方剂学

讲稿辑要

李德顺 ◆ 著

曹秋实 刘哲 ◆ 整理

华中科技大学出版社
http://www.hustp.com
中国·武汉

内 容 简 介

本书共十七章,包括绪论、解表剂、泻下剂、和解剂、清热剂、温里剂、补益剂、固涩剂、安神剂、理气剂、理血剂、治风剂、治燥剂、祛湿剂、祛痰剂、消食剂、驱虫剂。

本书注重传统人文知识的熏陶,倡用模块法分析方剂,注重从医案出发,培养临证思维。

本书可供中医药院校学生、中医临床工作者以及一线教师等使用。

图书在版编目(CIP)数据

方剂学讲稿辑要/李德顺著. —武汉:华中科技大学出版社,2022.6
ISBN 978-7-5680-7715-6

Ⅰ.①方… Ⅱ.①李… Ⅲ.①方剂学 Ⅳ.①R289

中国版本图书馆 CIP 数据核字(2022)第 101986 号

方剂学讲稿辑要 李德顺 著
Fangjixue Jianggao Jiyao

策划编辑:汪飒婷
责任编辑:汪飒婷　方寒玉
封面设计:廖亚萍
责任校对:王亚钦
责任监印:周治超
出版发行:华中科技大学出版社(中国·武汉)　　电话:(027)81321913
　　　　　武汉市东湖新技术开发区华工科技园　　邮编:430223
录　排:华中科技大学惠友文印中心
印　刷:武汉市籍缘印刷厂
开　本:880mm×1230mm　1/16
印　张:17.75
字　数:548千字
版　次:2022年6月第1版第1次印刷
定　价:59.80元

前言

讲稿是一名教师从事教学活动的必备材料。

转瞬之间,我已经讲授二十余年"方剂学"了,讲稿总是在不停地修改和完善,这份讲稿是我这二十多年中医本科教学的结晶。这其中,特别要提到的是 2014 年和 2017 年,这两年我都参加了全国高等中医药院校青年教师教学基本功竞赛,获得了不错的成绩。每一次赛后,我都要对方剂学教学大纲的教学单元进行新一轮的设计和修改,写出新的讲稿,并应用于新的教学中。这次出版的讲稿是以 2017 年修改的版本为蓝本,又经不断修改后完成的。这本讲稿,无论是在日常的本科课堂还是示范课、公开课上,都获得了师生的普遍认可。这套讲稿具有以下特点。

一是注重传统人文知识的熏陶。中医学是一门具有自然学科和人文学科双重属性的学科。学习中医必须具备一定的人文学科知识,才能理解中医的真正内涵。谈及中医学习,古有"秀才学医,笼里捉鸡"之说。"秀才"学中医为何容易?是因为他们主要修习文史哲,他们的知识结构以人文学科为主。这种人文底蕴,保证他们思考问题的方式与中医思维同轨,所以学习中医轻车熟路。历史上,先修儒,再学医,终成名家者,不胜枚举。可以说,传统文史哲是学习中医的"语言",是中医入门之钥,提升之阶。如果没有这个底蕴,就有"语言不通"之感,理解就存在障碍,这显然是不利的。

与古代的"秀才"相比,现代中医学子的传统文史哲知识是存在短板的,这个短板制约了他们对中医的接受度和理解度。在日常教学中,有意识地将教学目标、教学重难点与传统文史哲知识适当结合起来,是非常有必要而迫切的。

方剂学教材中选编的方剂,都是从古今十万余首方剂中精选出来的。这些方剂中都蕴含着丰富的文史哲内涵,都是名家高超医术和高尚医德医道的结晶。如何将这些宝藏挖掘出来,将其融入重点、难点的教学中,让课堂变得更有味道,是我一直在思考和实践的事情。

在这套讲稿中,我紧扣教学目标和教学大纲,整理了很多医家生平、学术思想、制方思路、医疗案例等与教学内容、重点、难点相关的材料。针对一些问题,特别是容易误解或者难以理解的问题,我努力从源头上,从文史哲的角度出发,力图把它讲清楚,这对学习者而言,不仅可以夯实中医底蕴,还可增强学习兴趣,建立专业自信,让他们在原汁原味的中医氛围中熏陶,促进重点和难点知识的掌握和理解,缩短入门时间,这是锻造新一代中医人的必由之路。更为重要的是,挖掘这些元素,讲好这些"故事",学习者从中能感受到古代名医仁心仁术的医道医德、孜孜以求的创新意识和精益求精的工匠精神,从而在"大医精诚"的精神中得到熏陶,培养和塑造医者情怀。

二是倡用模块法分析方剂。方解是方剂学的重点内容,是体现方剂学特点的核心部分。方解,说得通俗一点,就是解释方剂,以便让学习者不但知其然,还能知其所以然。一首方剂是一个系统,要解析这个系统,我们有两种方法可循,一种是先局部后整体,另一种是先整体后局部。哪种方法更好,就仁者见仁,智者见智了。

传统的方解理论是"君臣佐使","君臣佐使"的含义最早见于《黄帝内经》,历经金代成无己《伤寒明理论》到清代吴昆《医方考》,再到新中国成立以后方剂学教材的不断补充,逐步成为方剂学的核心理论。我在长期的教学实践过程中,逐步探索出一种新的方法,我把这种方法命名为"模块法"。其具体思路如下:首先将组成方剂的药物分成几个模块,再分析模块之间的关系,总结出治法和功效,最后对药物的配伍进行分析。"模块法"的最大特点,就是在分析方剂结构时先整体后局部,使功效与治法之间的关系更加简明化,更加易懂,有助于方剂的灵活运用和掌握。本讲稿的绝大部分方剂是按照"模块法"思路进行的。

　　三是注重从医案出发,培养临证思维。辨证论治是中医学临证思维的特点,有同病异治和异病同治之不同。在内外妇儿各临床课程中,都是以某个疾病为出发点,然后介绍它的不同证型、治法、方剂,是以同病异治思维为主的。而方剂学则不同,是以方剂为基点,以治法为核心的,同一首方剂可以治疗几种不同的疾病,是以异病同治思维为出发点的。方剂学和临床课程在培养临证思维方面,是很好的补充。方剂学在培养异病同治思维方面的作用,是不可替代的,因此要予以重视。在方剂学教学中,适当地融入临床医案是非常必要且受欢迎的。我在选取案例的时候,重点考虑到以下三点:一是案例的典型性,这里所讲的典型性,是既要起到巩固和提高课堂教学的重点、难点知识掌握程度的作用,又要适当控制难度。二是要起到夯实异病同治思维的作用。三是根据"金课"要求,要具有一定的挑战性。

　　本讲稿中方剂组成尽量与原方保持一致,但需关注国家重点保护野生药材的应用,此类药物在临床应用中应灵活处理,不可照搬照抄原方。

　　本讲稿的出版,可为中医药院校学生、中医临床工作者以及一线教师提供一定的参考和借鉴。在本讲稿付梓之际,要感谢华中科技大学出版社的编审老师,感谢湖北中医药大学教师发展中心、基础医学院的领导,感谢方剂学教研室曹秋实、刘哲老师在文稿整理过程中所做的努力,同时感谢柳琳、孙雅琴在文字校对过程中所做的工作,正是你们的大力支持和辛苦付出,才让本讲稿得以顺利出版。当然,受限于作者的水平,本讲稿中的纰漏和错误在所难免,诚望读者不吝赐教,多多批评指正。

李法顺

目录

第一章 绪论

第一节　方剂和方剂学的概念

【导言】

中医治疗疾病的方式多种多样，有内服、外用方药，有针灸、推拿，等等。现实生活中，老百姓一提到中医，最容易想到的一定是内服汤药，这说明方药是中医治疗疾病最常见、最为老百姓接受的手段。

中药最早是单味用的，在漫长的医疗实践中，人们逐步尝试将两味或两味以上的药一起使用，就形成了方剂；通过大量临床实践，进行总结并上升到理论后，反过来又指导遣药组方。所以，方剂的发展，是从药到方、从简单到复杂的漫长过程。在这个过程中，不仅积累了大量的方剂，而且总结出了组方的规律，形成了方剂理论。

【方剂的概念】

方剂是一个古老而又年轻的概念。说它古老，是因为方剂有着两千多年的历史，可以说，从有中医开始，就有了方剂，从某种意义上说，中医是从认识方剂开始的。

在古代，方剂包括"方"和"剂"两个词。"方"有两层意思，一是处方、医方、药方的意思，与今天的含义是完全相同的；二是规矩、规定的意思，"不以规矩，不成方圆"，要组成一个合格的方剂，必须将药物按一定的规矩组合起来。"剂"也有两层意思：一是整齐，二是排列。排列本身就包含规矩、规定，药物之间不是简单放在一起就可以称为方剂，还要将它们进行调和，使之整合成为一个系统，才能发挥更好的疗效。

由此看来，方剂是按照一定规矩搭配在一起治疗疾病的药物组合。

中华人民共和国成立后，中医院校的前辈们才将"方剂"的概念逐步规范下来。从这个意义上来讲，方剂又是一个非常年轻的概念。

所谓方剂，是在辨明病证和病机，确定治法的基础上，按组方原则，通过选择合适的药物，酌定剂量，规定剂型和用法等一系列过程，完成防治疾病的处方。

从这个概念中我们可以看出：一个完整的方剂包括药物、剂量、剂型、用法四个要素。

必须指出的是，临证过程中，一位医师要开出一张处方，首先必须遵循辨证论治的基本原则，在这个原则的基础上，合理完成四个要素，才能开出一张合格有效的处方。

笔者曾接诊过这样一个患者，年纪七十多岁，在某西医院诊断为胃癌，因不愿行放疗、化疗，希望吃中药保守治疗。前医开了一个处方，方中包括白花蛇舌草、夏枯草、黄芩等多味清热解毒药。患者回家煎服三剂后，吐泻交作，食欲不振，连起床、上厕所都需人照顾。笔者见患者舌淡苔白，脉缓弱无力，以附子理中丸加茯苓、砂仁与之，以颗粒剂冲服，每日一剂，患者服药十余剂后，吐、泻慢慢止住了，饮食、精神逐渐好转。

前医开处方时，选用了较多的苦寒清热解毒的药物，如白花蛇舌草、夏枯草、黄芩等；根据现代药理研究，这类药物具有较好的抗肿瘤的作用。但前医未考虑到患者年近八旬，体质较弱，再加上苦寒药物易损伤中阳，可能会导致吐泻交作，食欲不振，从而影响药物的抗肿瘤作用。所以根据中医的辨证论治原则，笔者选用了附子理中丸。附子理中丸能够温补中焦，纠正清热解毒药导致的中焦虚寒，虽无"抗癌"之初衷，但达到了"抗癌"的实际作用。因此，在辨证论治原则的指导下，完成药物的选择、剂量的酌定、剂型和用法的规定，才能开出一张合格且有效的处方。

【方剂学的概念】

方剂学是中医学体系中至关重要的一门学科，它研究的内容主要包括三个方面：方剂与治法的关系、方剂的配伍及方剂的临床应用。

1. 方剂与治法的关系 在临床上,中医师要开出一张方剂,必须要有一定的依据,这个依据就是治法,通常把治法与方剂的关系概括为"以法统方"。"以法统方"是说方剂的应用、分类等都必须在治法的统帅之下来完成和实现。

临证中,无论是应用古方,还是另组新方,都必须以治法为依据,只有这样才有疗效上的保证。例如,在治疗胃胀时,如果是食积引起的,就要以消食导滞为治法,以此为指导,开出诸如保和丸、枳实导滞丸之类的方剂,如果开补中益气汤之类的补气方,就犯了"虚虚实实"之戒,只会令患者愈用愈胀;再如冬日风寒感冒,如果是在东北地区,气温非常低,风寒较重,就要以峻汗解表为治法,开出麻黄汤之类的辛温解表剂,因为这类方剂的发汗解表力量峻猛,用于外感风寒重证是更相匹配的;如果是在气候潮湿的云贵川地区,这些地区的气候没有东北地区寒冷,还兼夹湿邪,所以应以发散风寒湿为治法,九味羌活汤一类的方剂就更为合适,因为这类方剂辛温解表的力量缓和一些,还能祛风除湿。

2. 方剂的配伍 配伍,就是将两味或两味以上的药物组合起来使用。中医方剂与西药虽然都是以治疗疾病为最终目的,但思路是截然不同的。西药基于分析思维,讲究"分",追求计量的准确,代谢途径的清楚,起效靶点的明了,但毒副作用也更多;与之相反,方剂是基于综合思维的,讲究"和"与"合"。如果单味药不能解决问题,就两味合用,如果还不行就多味合用,在治疗复杂的病证时,甚至几个方剂联用。"合"的目的,无外乎增效、减毒、扩大主治范围。

(1)增强疗效。例如,半夏和生姜都可降逆止呕,二者配伍可以增强和胃止呕的功效;木香和砂仁都是行气药,都能针对脾胃气滞证,木香以升为主,偏于理脾气,砂仁性降,偏于理胃气,木香、砂仁相伍,能调理中焦的气机,更好地缓解气滞导致的脘腹胀满,发挥协同作用。

(2)减轻毒副作用。中药的毒性是广泛存在的。通过漫长的实践,中医药摸索出一系列解毒的方法,其中,配伍解毒是方剂学的特色和优势所在。如前文所讲到的生姜和生半夏的配伍,生半夏是有毒的,与生姜配伍,不仅能增强和胃止呕的功效,而且生姜能缓解生半夏的毒性。又如,大黄俗称"将军",泻下力量峻猛,如果患者体质强壮,是没有问题的,但如果患者年老体弱,就有些投鼠忌器了,担心大黄药性过于峻猛而耗伤阳气,此时可将大黄和甘草配伍使用,甘草能缓和大黄的泻下力量,如此一来,既用到了大黄的泻下之功,又避免了伤正的弊端,两全其美。

(3)扩大主治范围。例如,柴胡性辛,善于散偏于表的邪气;黄芩苦寒,善于清泄在里的邪热。如果单用,柴胡只能用于治疗表证,黄芩只能治疗里证。如果是邪入少阳证,单用柴胡,则半表之邪得解,半里之邪仍在;单用黄芩,半里之邪气得解,但半表之邪仍在,因此,二味药单独使用,都不能解少阳之邪。如果将二者配伍使用,以柴胡解半表,以黄芩清半里,半表、半里的邪气都可以得到很好的解决,可以和解少阳了。所以,柴胡和黄芩配伍后,起到了二者单用都不能达到的效应,扩大了主治范围。

(4)控制多功效药物作用的发挥方向。一味中药功效往往不止一个,很多中药是多功效的。但在具体的方剂中,又往往只需要发挥某些功效,并不是所有的功效全部发挥。临证中,我们必须控制这些多功效药物,让它朝着有利于治疗、能够提高疗效、减少毒副作用的方向发挥作用,如何做到呢?

邓中甲先生曾提出"中药功效发挥方向受多种因素控制"的观点,很好地回答了这个问题。先生认为可以通过控制配伍环境、用量、剂型、用法、炮制等来控制中药的功效发挥方向。例如:柴胡具有透散邪气、疏肝解郁、升阳举陷三大功效,我们可以通过改变药物之间的搭配,调整用量来控制发挥方向。在小柴胡汤原方中,柴胡的用量为半斤,剂量偏大,因此朝着透散邪气的方向发挥;在逍遥散中,柴胡用量中等,故发挥疏肝解郁之功;在补中益气汤中,柴胡与黄芪、人参、白术、甘草等大队补气药物配伍,且剂量偏小,故朝着升阳举陷的方向发挥。在学习和应用的过程中,我们必须多琢磨古今名方,总结出控制多功效单味药功效发挥的一般规律,提高临床疗效。

3. 方剂的临床应用 方剂是在临床中产生的,必然回到临床中去,方能显示出其生命力;在临床实践中运用好方剂,是方剂学学习的终极目标。学习好方剂,对于临证思维的培养及临证过程中的知常达变都很重要。

中医辨证论治的思维有两种:同病异治和异病同治。后期要学习的内外妇儿各科,运用的都是同病异治模式,而方剂学是大学阶段唯一以异病同治模式为主的学科,所以学习方剂学,对于巩固和完善辨证论治思维,也是非常有益的,一定要予以重视。

大学阶段学习的方剂只有一百多首,但这些方剂都是从古今十万多首方剂中千挑万选出来的,是非常有代表性的。在教科书中,这些方剂的主治证、病机、配伍等都是非常典型的,这主要是为了方便初学者学习,给初学者提供一个"标准模型",即所谓的"知常"。毕业后从事临床工作时,还得进一步研修,在大量的临床实践中加深领悟,以达到灵活运用,即所谓的"达变"。

【方剂学的学习内容和方法】

首先是要记住一定量的方剂。熟记是理解、运用的基础,是大学阶段中医学习的一个关键环节,只有记牢一定量的方剂,才能在临床中"手上有粮,心中不慌"。

古代的中医教育是师承式教育,师父带徒弟时,一般先给徒弟《汤头歌诀》之类的入门书,让徒弟背诵,说明中医历来就重视方剂的记诵。目前中医专业教学大纲中,要求记忆120～130首方剂。记忆的方法可因人而异,其中用得最多的是背方歌。方歌是为初学者编写的歌诀,如《长沙方歌括》《汤头歌诀》等,都是以七言律诗的形式写成的,包含药物组成(部分包括用量)、功效、主治、加减变化等内容,短小精悍,朗朗上口,回味无穷,深受习医者的青睐。有些学生不喜欢律诗体,可以采用现代人编写的顺口溜、打油诗等,也可以自己编写一些适合自己记忆的歌诀,总之,无论是何种记忆方式,都是以记住、记牢为目的,尽量多记忆一些方剂,为未来的临床实践打下夯实的基础。

但学习方剂又不能单纯"靠背"。有些学生认为"中医靠背",认为学中医就是"背中医",这是不对的。按照现代教育学理论,学习可以分为记忆、理解和运用三个层次,三者由浅入深,"背"只是初级层次。方剂学的精髓在于理解,掌握方剂的配伍规律及其变化、功用、主治及临床应用,因此在熟记一定量方剂的基础上,必须花大气力理解方剂的内涵,唯有加深理解,才能提高学习的深度。

学习的最好方式是理论结合实践,方剂学也不例外。案例具有具体化、形象化、实战化的特点,能增强专业感和实践感。因此,在理论课学习过程中结合案例,来进行举一反三,达到具备临证组方能力、在实战中能够灵活运用的目的。

第二节　方剂学的发展简史

【导言】

方剂学历史悠久,其发展经历了数量上的从少到多、结构上的由简到繁、内涵上的逐步丰富,它的发展和演变,与特定的历史条件是密切联系的。下面我们以历史的发展为序,结合特定历史时期的特点,对方剂学发展予以剖析。在学习的过程中,大家不仅要掌握每一个时期的典型著作对方剂学的贡献,还要以历史唯物主义的眼光,深入思考内在的原因,为什么这个时期是这个特点,那个时期又是另一个特点,这有助于我们将来在临床工作中与时俱进,守正创新。

【先秦时期】

先秦时期指从原始社会到秦始皇统一六国、建立起封建君主专制国家的漫长时期,这一历史时期虽然时间比较长,但由于科技、文化、经济的落后,对方剂的认识还处于原始阶段,方剂数量少,结构也简单。

1973年在长沙市马王堆三号汉墓中出土的《五十二病方》是现存最古老的方书。该书以帛为材料写成,出土时没有书名,因其目录有五十二种病,后人把它叫作"五十二病方"。全书可见的方剂有280多首。以病为纲进行编写,每病之下少则一、二方,多则二十几方,病种涉及内、外、妇、儿多科。不少的方剂后面注明"尝试""已验""令"等字样,说明此书上的方剂是经过长期的实践积累总结出来的。

这些方剂多数由 2～3 味药组成,少量的由 6～7 味组成。从《五十二病方》中我们可以看出,这个时期的方剂有两个特点:一是辨证论治思维尚未确立,此时的方剂也不是以辨证论治为指导的;二是数量少,结构简单。

【两汉时期】

两汉时期是中医学发展的第一个鼎盛时期。我们以《黄帝内经》和《伤寒杂病论》两本著作为主,领略这个时期方剂学的发展概况。

1.《黄帝内经》的贡献在理论,不在方剂 《黄帝内经》一书中的方剂仅有 13 首,结构也比较简单。《黄帝内经》对方剂学的最大贡献,不在于方剂的数量,而在于提出的"急则治其标,缓则治其本""虚则补之,实则泻之""寒者热之,热者寒之"及因人、因时、因地制宜等治则,"君臣佐使"、气味相配如"辛甘发散为阳,酸苦涌泄为阴"等配伍原则等论述,为方剂学奠定了理论基础。

2.《伤寒杂病论》为"方书之祖" 《伤寒杂病论》分为《伤寒论》和《金匮要略》两部分,对方剂学做出了不可磨灭的贡献,被后世尊为"方书之祖"。

首先,体现在确立了辨证论治的思想,创造性地融理、法、方、药于一炉。

其次,提供了一定量的经方。二书中除去重复者,共计 314 首方剂,被尊为"经方"。这些方剂配伍严谨,服法精当,疗效卓著,为历代修习中医者之典范,具有很好的实用价值和研究价值。历代医家中,有很大一部分是从修习经方,开启学习中医之路的。

此外,还为后世提供了大量的经典配伍,如桂枝配白芍调和营卫、柴胡配黄芩和解少阳、附子配大黄温下寒积等,随着不断地挖掘,类似的配伍可达上万条。研习这些经典配伍,对于学习中医者提高理论素养和临证组方水平大有裨益。

正因为仲景确立了辨证论治思维,提供了一批行之有效的经方及大量的基本结构,对中医的发展居功至伟,对方剂学的发展举足轻重,后人将《伤寒杂病论》称为"方书之祖"。"万世医宗,众方之祖"用来评价仲景再贴切不过了。

【魏晋南北朝时期】

这一时期战乱纷纷,朝代更迭频繁,社会动荡不安,经济、文化都受到很大的破坏。此时的方剂学发展走上了"简便效廉"之路。典型的著作如《肘后备急方》,简称《肘后方》。该书中共搜集了 1004 首方剂,其中单方 510 首,复方 494 首。"单行径易,约而易验;篱陌之间,顾盼皆药;众急之病,无不毕备;家有此书,可不用医。"葛洪之方,多是简单有效、廉价易得的方剂,而且经过反复验证行之有效,如治疗外感的葱豉汤,仅由葱白、豆豉两味组成,既行之有效又便宜,而且方便易得。我国首个获得诺贝尔生理学或医学奖的发现——青蒿素的研究思路,就来源于该书"青蒿一握,以水二升,清绞取汁,尽服之"的记载。

【隋唐时期】

隋唐时期的代表著作主要有《千金方》《外台秘要》。

《千金方》为初唐时期医家孙思邈所作,分为《千金要方》和《千金翼方》两个部分。《千金要方》是孙思邈早年之作,共 30 卷 283 门,收方 5300 余首;《千金翼方》则为晚年之作,收载了包括《伤寒杂病论》方剂在内的 2200 首。清代医家张璐对《千金方》的评价很高,在其著作《千金方衍义》中说:"夫长沙为医门之圣,其立法诚为百世之师。继长沙而起者,唯孙真人《千金方》可与仲景书颉颃上下也。"

中唐时期的王焘搜集唐以前的医方,编为 1104 门,著成《外台秘要》,载方 6800 余首,有效地对前人的方剂进行了搜集和整理,对保存唐以前的方剂做出了巨大的贡献,清代医家徐大椿评价此书"唐以前之方,赖此书以存,其功亦不可泯"。

综上所述,由于唐代持续时间长,社会稳定,经济繁荣,医学发展的元气逐渐恢复,方剂的数量大规模增加,为宋金元的高峰时期的到来准备了条件。

【宋金元时期】

宋代由于实行崇文抑武、重视农商的基本国策,加上造纸术、印刷术的相继发明,故虽然国力不强、版图较小,但很富庶,为文化、教育、卫生事业的发展奠定了良好的基础;再加上宋代的国君自赵匡胤开始,都喜好医药,赵匡胤在位时,曾数次颁旨修订医书,其本人甚至身体力行搜集了上千首方剂;此外,宋代立国之初,国子监开放医科,使习医者的地位大大提高,甚至有科考中进士者,也愿意加入医疗队伍中来,因此学医者的文化素质、身份地位等都得到了空前的提高。可以说在宋代,上起皇帝,中及士大夫,下到百姓都对医药很关心。正因如此,宋代迎来了中医学发展的第二个高峰。

《太平圣惠方》《圣济总录》都是由政府组织编纂的大型方书,前者收载方剂17000余首,后者超过20000首,这两本书既注重搜集整理前代、当代的医方,又注重搜集民间"内府"收藏的秘方,具有很高的实用价值。

北宋王安石变法后颁布了《市易法》,规定了药品由政府专卖,不允许任何人私自制作和经营。为了防止制售假药,成立了第一个国家药店——熟药所,后又改名为"医药惠民局"和"医药和剂局",主要是制售丸、散、膏、丹等中成药和药酒。南宋时期,又将"医药惠民局""医药和剂局"改为"太平惠民和剂局",不仅卖药而且治病,瘟疫暴发期间实行不分昼夜坐诊售药制度。为了防止民间野医欺骗百姓,宋朝官方主持编纂了我国历史上第一部成药药典《太平惠民和剂局方》,历经160余年修改补充而成,共计收载788首方剂,今天常用的逍遥散、平胃散、藿香正气散、参苓白术散等名方均出自此书。

经济的富庶和文化的繁荣,加之崇尚创新的社会风气,开创了中医学史无前例的高峰时期。宋代的中医学,可谓百花齐放,百家争鸣,名家辈出,"金元四大家"就是最为典型的例证。"金元四大家"中,刘完素力主辛凉或寒凉治疗热病,后世称为"寒凉派";张从正擅长汗、吐、下三法,后世称为"攻下派";李杲倡"内伤脾胃,百病由生",提出了一系列治疗饮食劳倦所致脾胃病的方剂,后世称为"补土派";金元时期的朱丹溪有感于时医但遵《太平惠民和剂局方》而不辨证的医风,重视滋阴降火,后世称之为"滋阴派"。可以说,宋金元时期的方剂呈现出个性化发展的良性局面,这种个性化发展为方剂学的发展提供了有力的补充和提高。

值得一提的是成无己,成无己不仅医术高超,更是一位极具气节的人。他是山东聊城人,生于北宋嘉祐年间。北宋后期,聊城沦为金国领地,成无己被绑架到金国首府行医,随身携带自己所著的《伤寒明理论》等三书的书稿。但他宁死也不将三书进呈金朝出版,后辗转多年,才由他人带回宋地出版,遗憾的是,成无己至死也未看到自己的书出版。《伤寒明理论》首次依据《黄帝内经》中君臣佐使理论对方剂的结构进行了剖析。这本书中,虽然只剖析了《伤寒论》中的20首方剂,但开创了方论之先河,后人曾评价道"方之有解,始于成无己"。"方解"对于方剂学的教育和传承有很大的意义,使人能知其然,更知其所以然,也使方剂学的配伍理论有了开端。所以成无己对于方剂学的贡献,是相当大的。

综上所述,宋金元时期对于方剂学的贡献既有数量的积累,也有理论上的升华。

【明清时期】

朱橚是明太祖朱元璋第五子,从小酷爱医药。因感于百姓疾苦而著《救荒本草》,后又主持编纂《普济方》。《普济方》全书426卷,收方61739首,是我国现存古籍中收方最多的方书,广泛搜集了明初以前的方剂,但书中某些方剂的考证不严,记录错误。

吴昆是明代最有影响的医家,本着"考其方药,考其见证,考其名义,考其事迹,考其变通,考其得失,考其所以然之故"的宗旨,著《医方考》,从命名、组成、功效、适应证、配伍意义、加减运用、使用禁忌等方面,对700余首方剂进行了详细的考证、阐释,在《伤寒明理论》的基础上,将方剂的配伍作为重点详加分析和阐释,为现代方剂学的诞生和发展奠定了理论框架。如果说成无己的《伤寒明理论》是"方论"的发端,那么《医方论》标志着"方论"的成熟。《医方考》标志着方剂学的核心框架的形成,标志着方剂由经验阶段走向理论成熟阶段。

从清代中期开始,政府开始重视医学教育。出于教学的需要,逐步出现了一批教科书性质的书籍,如《医宗金鉴》《张氏医通》《医方集解》等。同时编写了一些适合入门者记诵的书籍,如陈修园的《长沙方歌括》《汤头歌诀》等,这些书籍以七言律诗的形式,将方剂的组成、功效、主治、组方特点、加减变化等内容进行高度概括,读起来朗朗上口,非常适合初学者记诵。这些著作对于促进方剂学的教学与传承起到了很大的作用。

综上所述,明清时期方剂学的特点可以用博约兼行来概括。

【方剂学的现代发展】

中华人民共和国成立后,中医学教育正式步入院校式教育的阶段,方剂学逐步成为中医学体系中的重要学科与核心课程,研究者结合现代化科学技术,对方剂开展了多角度、多层次的研究。由南京中医药大学为主编单位,由彭怀仁主编的《中医方剂大辞典》,收方约 10 万首,堪称古今医方之大成。

第三节 治 法

治法是治疗法则的总称,是根据辨证论治所确立的病机所制定的治疗方法,是理法方药的重要环节。治法是一个抽象的概念,分为治则、治疗大法、具体治法。

【治则】

所谓治则,是治疗疾病必须遵守的普遍法则。《黄帝内经》中对治则做了大量的规定,如治则十九条、正治与反治、标本缓急、三因制宜等。《素问·至真要大论》中提出"寒者热之,热者寒之……薄之劫之,开之发之",类似于"病机十九条",统称为"治则十九条",分别根据病因、病位、病势、病程等不同因素提出了治则;根据临床现象与本质是否相符,又提出了"逆者正治,从者反治"、热因热用、寒因寒用、塞因塞用等治则;提出"治病必求于本";《黄帝内经》所提出的治则是治疗大法和具体治法的前提和基础,可以说是中医治法体系的"法中之法"。

【治疗大法】

治疗大法是清代程钟龄提出的"八法"。程钟龄是清代中期著名医家,幼年丧父,自幼尝尽了有病不能医的艰辛,长大后立志学医,精研医理,创制了不少价廉、效佳的良方,可谓仁心仁术的典范。程钟龄非常善于总结、归纳前人的经验,如"八纲",提纲挈领地提出了辨证的基本框架。"八法"包括汗、吐、下、和、温、清、消、补,是对《黄帝内经》治则的具体化和发挥,也是基于大量方剂总结的共同规律,是针对某一类疾病共性所提出的治疗大法。八法的提出,让治法体系既细化又纲领化,适于学习和掌握。

【具体治法】

古人云:"一方即一法。"这里所讲的"法",就是具体治法,"一方即一法"讲的是每一首方剂都体现一个具体的治法。与治则、治疗大法相比,具体治法将治则、治疗大法细化、具体化到具体"患病的人"甚至某一个具体的症状上面,赋予治法"个性化"。

综上所述,中医的治法系统分为治则、治疗大法、具体治法三个层次,三者自上而下,从抽象到具体,从共性到个性。如以"阴虚"为例说明三者的关系(图1-1)。

认识和理解治法的层次,对于我们在辨证论治过程中分析、确立、拟定最终用于治疗"患者的病"的方剂提供了切实可行的思维程序。

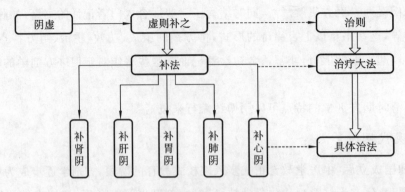

图 1-1 治法三层次之间的关系示意图

第四节 方剂的分类

将为数众多的方剂按照一定的方法分类排列和编纂,有利于学习者学习、查阅和应用。常用的分类方法包括功效分类法、类方分类法、病证分类法和笔画分类法。

【功效分类法】

功效分类法就是将功效大致相同的方剂归为一类,例如清代汪昂所著的《医方集解》中,将方剂按照补养、发表、涌吐、攻里、表里、和解、理气、理血、祛风、祛寒、清暑、利湿、润燥、泻火、除痰、消导、收涩、杀虫、明目、痈疡、经产及救急分为22类,现行的方剂学教材的编写分类方法主要是参考了这种功效分类法,将所学方剂编为解表剂、泻下剂、和解剂、清热剂、温里剂、补益剂、固涩剂、开窍剂、祛湿剂、治风剂、痈疡剂、消食剂等。这种分类方法体现了治法与方剂的本质联系,符合辨证论治立法的一般规律,有利于辨证论治过程中依法选方,同时方便进行类方比较。

【类方分类法】

如果一些方剂的组方药物中包含共同的基本方,就将这个基本方称为"类方"。类方的概念来源于清初医家施沛所著的《祖剂》,该书将医方分为"宗方""祖方""类方"三个层次。以《黄帝内经》之方为宗,以仲景方为祖,以《太平惠民和剂局方》二陈汤、四物汤、四君子汤为类。类方分类法是值得我们学习和继承的一类方法。在学习和运用时,我们可以"类方"为中心进行记诵和运用,这种方法既快当,又可以加强方剂的理解。如杏苏散、清气化痰丸、温胆汤、蒿芩清胆汤、半夏白术天麻汤中都包括二陈汤(半夏、茯苓、陈皮、甘草)这个基本方,我们可以称之为"二陈汤类方",二陈汤是燥湿化痰的基本方,深入理解二陈汤的组方原理、功效、主治,有利于我们对与之相关的一大串衍生方剂的学习和理解;又如,桂枝汤被誉为"仲景群方之冠",由桂枝、白芍、大枣、生姜、炙甘草组成,具有调和营卫之功,《伤寒论》之当归四逆汤、小建中汤、黄芪桂枝五物汤等,都含有桂枝汤的结构,同样可以桂枝汤为类方展开学习。

中医专业本科生在大学阶段,要求掌握一两百首方剂,但到临床实践时,实际上是远远不能满足临床需要的,因此拓展掌握方剂的数量,是必不可少的。类方分类法不仅是一种分类的方法,也是一种很好的拓展方法。

【病证分类法】

病证分类法早在战国时期的《五十二病方》中就已经出现了。战国时期,辨证论治的中医思维模式还没有确立下来,还处于辨病的阶段。辨证论治思维一直到《伤寒杂病论》才确立。《伤寒杂病论》虽然也是以病列方,但明显是在辨证的前提下进行的,是一个划时代的进步,后世的很多著作也都承袭了这个思路,采取先分病,再辨证的模式。例如,清初张璐在《张氏医通》中按照中风门、诸伤门、寒热门、诸气门、诸呕逆门等将方剂分类,每门下列若干方剂,对每门的病证又详细辨证再给出详细的方剂,这样既保留了辨证论治的精髓,又有利于读者有针对性地查阅。我们现行的内外妇儿各科教材就是沿袭的这种模式。

当然,这种分类法具有一定的机械性。比如,乌鸡白凤丸具有益气补血、滋阴补肾之功,按照辨证论治的思路,只要是气血不足、肝肾亏虚的证型用之皆宜。但目前绝大多数方书中将其列入妇科用药,给人该方只能用于妇科疾病的错觉。有一次,笔者治疗一位男性不育症患者,患者希望开中成药方便携带服用,笔者思考再三,开了乌鸡白凤丸。患者取完药后颇有质疑,在服药近三个月后复查精子常规,指标恢复正常,一年后,其妻怀孕,后顺产一健康男婴。

第五节　方剂的剂型

剂型是方剂的要素之一,是一首方剂发挥功效的主要形式。传统的剂型包括汤、丸、散、膏、丹等,随着现代化制药技术的进步,又逐步改进出了注射剂、浓缩丸、滴丸、酊剂等。本节介绍应用较为广泛的几种剂型。

【汤剂】

汤剂又称汤头、汤药,就是饮片经过浸泡后煎煮一段时间取得的药汁。汤剂是老百姓最为熟知的剂型,也是临证过程中使用频率最高的剂型。

1. 优点　汤剂吸收比较快,发挥作用迅速,方便根据病情的进展进行加减变化,体现个性化特点,对病机照顾全面且灵活多变。比如,治疗脾虚导致的胃脘不适,基本方是四君子汤,如果患者夹湿,可在此基础上加上扁豆、薏苡仁、莲子米、桔梗、砂仁等,构成参苓白术散;如果患者兼有食积,又可加山楂、神曲、炒二芽等;若兼见气滞,见于脘腹胀满,又可加木香、砂仁等,就是香砂四君子汤。

笔者曾治疗一位失眠患者,开了以天王补心丹(由生地黄、玄参、麦冬、天冬、柏子仁、酸枣仁、当归、人参、五味子、茯苓、桔梗、远志组成)为主的方剂,此方滋阴清热,养心安神。患者服药3天后来电,说他的睡眠有所改善,但食欲不佳,没有饥饿感,因此前来寻求解决办法。天王补心丹以滋阴养血为主要功效,方中滋阴养血的药物有9味之多,原为丹剂(即丸剂),改成汤剂后剂量加大,因滋腻太过而容易碍胃,故而食欲下降,没有饥饿感。嘱患者自行购买木香、砂仁各10 g,茯苓20 g,添加至剩余的四副药中,继续服药。果然,患者服完"加味"的汤剂后,不仅失眠的症状有明显好转,食欲亦恢复正常。

2. 缺点　传统的汤剂煎取比较浪费时间,对生活节奏快的人群是不利的,还有些患者掌握不了煎药的方法;更重要的是,汤药的口感苦涩,容易造成胃肠不适,对患者用药的依从性是一个考验。此外,汤药不耐储藏,容易变质,如果外出旅行,携带也是一个大问题。

【散剂】

散剂是将一种或多种药物粉碎后混合均匀,制成的粉末状制剂。按照服用方法可以分为内服散剂和外用散剂,内服者有冲散和煮散之分,冲散直接用水冲开即服,煮散一般以水稍微煎煮后服用,介于冲散和汤剂之间。外用散剂直接取散用酒或醋调敷于患处。散剂的特点就是使用方便,节约药材,便于携带。

【膏剂】

膏剂是将药物用水或植物油煎煮至一定程度,去渣、浓缩而成的较为稠厚的半流质制剂。其也可分为内服和外用两种:内服者有浸膏和煎膏,外用膏剂包括硬膏、软膏。

这里重点说一下煎膏,煎膏又称膏滋、膏方。膏,本义滋润,膏方一般具有滋补之性,有补养脏腑、强身健体的作用,民间有"吃药十副,不如膏方一补"之说。制作膏方的流程概括为浸渍、煎煮、浓缩、收膏四步。根据中医"冬藏春发"的理论,膏方的服用一般从前一年立冬到次年的立春为期,因此又称"冬令进补",冬主封藏,人的食欲旺盛,因此为进补的最佳时期。

由于膏剂在制作的过程中,会加入糖或蜂蜜浓缩,所以对于一些禁糖的患者,如糖尿病患者,可用木糖醇、甜菊糖或元贞糖替代。膏剂的服用方法主要分为冲服、兑服、调服和含化四种。冲服就是用温开水将膏滋融化服用,兑服就是用温热的黄酒兑入使膏剂融化服用,有些膏滋黏稠度较高,难以化开,则需用黄酒或开水隔水炖开服用,称为调服,含化则是直接将膏滋含在口中融化。几种服用方法可根据膏滋的特点和患者的服用习惯选取。

【丸剂】

丸剂的种类很多,有传统的蜜丸、水泛丸、糊丸等,也有利用现代制药技术制成的浓缩丸、滴丸等。前者是先将药物打成粉末,然后分别用蜂蜜、水或者醋、面糊、米糊或曲糊黏结成形。一般来讲,蜜丸味美,水泛丸崩解吸收快,而糊丸溶解迟缓,可起到延长药效的作用。特殊的曲糊可起到特殊的作用,如磁朱丸可重镇安神,方中磁石、朱砂均是重镇安神之品,但都是矿石类药物,作为丸剂吸收困难,且易碍胃,因此在制作的时候,在丸剂的表面黏上神曲糊,帮助药物消化吸收。

"丸者,缓也。"一般而言,丸剂发挥作用缓慢,药效持久,适合慢性疾病需要长期服用者或者病情较为稳定者服用。另外,由于丸剂在胃中停留时间较长,对于一些慢性胃病如消化性溃疡,可直接接触患部,因此与同方的汤剂相比,往往疗效更好。

【酒剂】

酒剂是将药物用酒浸泡而成。酒具有活血化瘀、助长药势的作用,故一般在活血化瘀、补气、温阳、散寒等功效的方剂中使用。现今,有很多人泡药酒服用,他们常会问这么几个问题:哪些类型的药材适于泡酒?泡多长时间为宜?是不是泡的时间越长越好?

一般来说,药材有行气活血、祛风通络、温阳散寒、温补阳气等辛温发散类药性者,泡酒服用更佳,这些类型的药物能更好地与酒的发散、温散之性相融,因为酒属阳,可以助长药势,可加强活血通络等功效。就浸泡的时间而言,一般以一个月到一年为佳,泡的时间太短,药性无法溶出,泡的时间太长,可能会变质,产生一定的副作用。但是,到底泡多长时间为宜,目前没有定论。

第六节　汤剂的煎法

汤剂是中医临床实践中最为常用的剂型,煎药的方法正确与否,直接关系到临床疗效。因此,掌握汤剂的煎药方法,对中医及相关专业的学生来说是非常有必要的。汤剂的煎药方法涉及煎药的容器、溶媒、程序等问题,下面分别加以介绍。

【煎药容器的选择】

一般而言,对煎药容器的要求是传热均匀、速度不能太快、与药物不发生化学反应。如果传热过快,则药物容易被煎糊,或者某些有效成分被破坏,发生化学反应则容易产生不可预知的毒副作用。根据这个要求,陶罐、土罐、砂罐之类的容器是较常选用的,一些常用的厨具如不锈钢、铁质、铜质等金属容器,不宜选用。

现在很多医疗机构所使用的煎药机中的核心内胆,大部分是不锈钢材质做成的,其优点是快速,适合大量煎制,从时间上方便了患者,但由于采用高压式、高温式煎煮,导致某些有效成分的破坏,再加上不满足某些特定药物的先煎、后下等要求,总体疗效与传统煎药方法相比,是要打一些折扣的。不过也出现了一些智能化的自动煎药罐,其文火、武火、先煎、后下、保温的时间等都采用程序控制,其核心内胆的材质都采用陶罐制成,既符合传统的煎药要求,又很好地适应了人们对智能化的要求。

【煎药的溶媒】

常用的溶媒是水和酒,古方中还有一些特殊的溶媒如甘澜水、酸浆水、童子尿、无根水等,这里主要介绍水和酒。

宋代"茶圣"陆羽在《茶经·五常》中对煮茶的水提出了这样的评判,他说:"山水上,江水中,井水下。"其核心意思是煮茶的水中以流动的水最佳,煎药也是如此,但现代人很难做到,尤其是在城市中生活的人群。在选择自来水作煎药溶媒时,最好先将自来水搁置一夜,尽量滤去漂白粉。

酒具有助长药势的作用,也是常用的溶媒。古方中有很多名方采用酒煎的方法,如《伤寒论》中的炙甘草汤、瓜蒌薤白白酒汤,所用的"酒"就是今天的米酒;《傅青主女科》中的生化汤中,采用酒与童子尿各半煎药,其中的酒就是黄酒。古方中的酒大多数指的是黄酒或米酒,高度烈性白酒很少使用。

至于溶媒的用量问题,则与方剂的种类、所含药材的量等密切相关。如煎解表剂,往往武火煎开即可,煎煮时间短,水分蒸发得少,因此所用的溶媒就少;相反,补益剂、矿石类药物、有毒药物(如附子、乌头)等都需要久煎,水分蒸发得多,因此所用的溶媒就多。煎煮药材量大的方剂时所需溶媒多,药材量少的则少;总之,添加多少溶媒,没有一定之规。

【煎煮程序和方法】

一般的程序包括药材加水浸泡30分钟、武火煎开、文火煎煮、滤出药汁四步。这里有两个问题必须加以说明,一是火候,二是药汁的服用。煎药的火候包括武火、文火。这两个名词从字面上都比较好理解,即大火和小火的意思。但在煎药中,患者普遍认为武火和文火的概念十分抽象,在实际煎药过程中不知道该如何操作。以家用燃气灶为例,仅中心圈有火而外圈无火即为文火,平视火苗时,以其不超出药罐底部为限。关于煎药的时间则要根据方剂的功效类型来决定,如解表剂武火煎开即可,而补益剂则在武火煎开后,还须文火煎煮半小时左右。

一剂药一般煎煮两次,分为头煎和二煎。药物浸泡后,头次煎取的药汁就是"头煎",加水再重复煎取者为"二煎"。原则上要求将头煎、二煎的药汁混合在一起,再均匀地分次服下。这个问题如果不解释清楚,有些患者就会上午将头煎服下,下午再服二煎,同样是一日一副药,看似没有问题,但实际上是错误的:第一,上、下午服用的药物浓度不同,造成了白天的疗效较好,晚上的疗效较差;第二,上午煎药后的药渣存放到下午,如果是高温天气,则会变质。方剂的煎服法如图1-2所示。

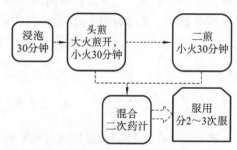

图1-2　方剂的煎服法示意图

曾有一位患者,常年胃痛、反酸,诊断为胃溃疡。笔者开了一张疏肝理气、清热降火的方剂。患者服药一周后复诊,自诉胃痛与反酸均减轻,白天基本没有症状,但到约凌晨一点时,症状出现反复。经详细询问,原来他每天早上煎药,只煎一次,服药后出门,下班后加水再煎一次服药。此案例中造成昼、夜疗效不均的主要原因,就在于煎服的方法不对。

明确了原因后,笔者又开了一周的药,方药变化不大,关键是明确了煎服方法:嘱患者煎药时将头煎和二煎兑在一起后平分为二,早、晚各服一半(且下午服药时间较原来推后一小时)。如此变化后,患者夜间胃脘疼痛、反酸烧心的症状逐渐平复。

【汤剂的储存】

按照中医的要求,一般一日一剂药,通常是晨起煎药,分早晚2～3次服完。但现代人生活节奏比较快,早起煎药者已是越来越少了,前一天晚上煎药,第二天服药者更为常见;很多医疗机构设立了代煎业务,一次可以煎几副甚至十几副药,煎好的药汁让患者带回家储存。无论是自煎还是代煎,都涉及汤剂的储存,一般来讲,如果是夏季,未服完的药物都需冷藏。在医疗机构代煎的中药大多采用真空包装,放入冰箱保鲜储存,一般在半个月内不会变质。

第七节　方剂的服法

方剂的服法包括服药时间和服药方法。

【服药时间】

常规情况下为饭前或者饭后一小时左右服药。临证中,尚可因人、因病、因方的不同而适当调整服药时间。如患者胃肠道反应剧烈,服药后容易呕吐或腹泻,则宜饭后 1～2 小时服药;安神定志方剂治疗失眠时,原则上宜在睡前 2 小时服药。这里所说的"睡前"怎么理解呢? 如果不解释清楚,许多患者在服药时间上把握不好,疗效也欠佳。

正确的做法是先仔细了解患者的睡眠习惯。如一名患者,正常情况下 10:30—11:00 入睡,则嘱咐其晚上 8:00 左右服药;另一名患者,冬季正常情况下晚上 8:00 左右即入睡,则让其下午 6:00 左右服药。如此一来,既保证了疗效,又有助于患者恢复到正常的作息节律,对于疗效的持久和患者的生活和工作都大有裨益。

其他如补益的方剂应该在饭后服用,治疗疟疾的方剂应该在疟疾发作前 2 小时服用,慢性病者定时服用,急性病者随时服。在这里就不一一介绍了。

当然,服药时间可以根据病邪的性质特点来调整。

2008 年冬,笔者曾治疗一名白带增多的女学生,当时辨证为脾虚湿浊下注,开的方剂是《傅青主女科》中的完带汤。患者服药三天后来诉,每日上午服药后均会腹泻,下午服药则不泻。仔细询问她服药的经过,自诉每日清晨六点左右起床,六点半左右服完药,然后锻炼和晨读。笔者思考片刻,嘱其将服药时间改为"朝九晚六"。患者依法服完剩下的 4 副药,再未出现腹泻,此后又在该方的基础上加减出入,共计服药 3 周而痊愈。这个服药时间的调整,主要依据就是病邪的特点,该患者的白带增多,是由于湿邪下注所导致的。湿邪为阴邪,借助阳气的萌发而祛邪,效果将大大增强。将上午的服药时间调整到九点左右,就是借助此时人体阳气的萌发而增强疗效。

【服药方法】

分为常规服法和反佐服法。

1. 常规服法

一般而言,一日一剂,如果是汤剂则煎药 2～3 次,将每次煎出的药汁兑在一起,分 2～3 次温服;一些丸、散、片等固体剂型按量分次温开水送下;外用者如生肌散,直接敷在创面上,眼膏直接涂敷于患眼。

一般情况下,热证治疗时用寒凉药,凉服为宜;寒证治疗时用温热药,热服为宜。如龙胆泻肝汤为清泄肝胆湿热之常用方,用于治疗肝火上炎或肝胆湿热下注时,属于"治热以寒",通常凉服效果佳;附子理中丸具有温阳补虚散寒的功效,用于治疗中焦虚寒证的作用,属于"治寒以热",温服则有助于散寒。

对于一些药性峻猛或毒副反应比较大的药物,应该从小量开始,逐步谨慎增加药量,以防毒副反应的发生。

2. 反佐服法

反佐服法是在病情严重,可能出现拒服现象时采用的一种方法。说得具体一些,热药是用来治疗寒证的,可起到温阳散寒的作用,常规情况下温服效果更好,但如果患者服药即吐,则改为凉服,即"热药寒服";同理,寒药是用来治疗热证的,可起到清热作用,常规情况下以凉服效果更佳,当出现服药即吐或泻的情况时,则改为温服,即"寒药热服"。因此,反佐服法包括热药寒服和寒药热服两种。

举个例子:《伤寒论》白虎汤由石膏、知母、粳米、炙甘草四药组成,具有清热生津功效,用于治疗阳明气分热证见于大热、大汗、大渴、脉洪大有力之"四大"证。方中石膏、知母均为大寒之品,且用量很大,一般情况下,采取凉服是有利于清热功效发挥的。但也有个别患者,在凉服时出现呕吐严重、不能受药的"拒药"情况,此时就应该改凉服为温服,以减轻对胃肠的刺激,暂时"迁就"胃肠,这就是"寒药热服"。必须说明的是,这里所说的"拒服"不是主观拒绝服药,而是因为病证客观原因导致的服药后呕吐、腹泻的现象。

【服药禁忌和药后调护】

1. 服药禁忌 通常是指服药过程中饮食的禁忌,习称"忌口",适当的"忌口"对药效的发挥有利的,也是要向患者交代清楚并要求患者遵守执行的。"忌口"分为药与食忌、食与病忌、药与药忌,这里以"药与食忌"为例加以介绍。

所谓药与食忌,讲的是服方剂时,所有影响方剂疗效的食物都应当列入禁忌之列。如附子理中丸具有温中散寒功效,服用附子理中丸治疗中焦虚寒所导致的呕吐、腹泻、腹痛等病症时,生、冷食物均当禁忌;服用寒下的大承气汤治疗热结便秘时,牛羊肉、辣椒等辛热食物应该忌口;舌苔白而厚腻的患者,常由痰湿、食积所致,在服用二陈汤或保和丸之类方剂治疗期间,应忌甜食、油腻食物;在使用生脉散治疗气阴两虚、舌光无苔的患者时,葱、蒜、荽等香燥食物必须忌口。总之,忌口必须根据疾病和所服方剂的特点来确定。

2. 药后调护 俗话说"三分治,七分调",服药期间的适当调护,是提高方剂疗效的重要举措。如解表剂是以辛散开腠以祛邪外出治疗外感表证的,因此,在服药期间应该增加衣被,关门闭窗,卧床休息;如果服药后外出吹风感邪,则腠理密闭,邪气不易外散,或者腠理开泄,邪气祛除以后又重复感邪,导致病情迁延反复。

第八节　方剂的组成

【导言】

除单方外,方剂都是由两味或两味以上的药物组成的,这些药物之间协同作用,并朝着治疗方向发挥。具体到每一味药物,则发挥的作用不尽相同,在方剂中所处的地位也是有区别的,我们用"君臣佐使"来定位。

【君药】

君药,是方剂中居于核心地位的药物。一首方剂就像古代的王国,在这个王国里,君药就好比君王,发挥着主要作用,对一个方剂的治疗作用、治疗方向具有引领和主导作用,针对主病或主证的主要方面。

如图 1-3 所示,脾气虚弱可导致饮食不化和湿聚不化,产生食积、痰湿、气滞,形成虚实夹杂的病机。在这个病证中,如果气虚为主证,则会选择黄芪、人参、白术之类的益气健脾药为君药,方剂侧重于补气;如果以食积为主证,则会选择山楂、神曲、麦芽等消食药作为君药,方剂侧重于消食;如果以痰湿为主证,则会选择半夏、陈皮、茯苓

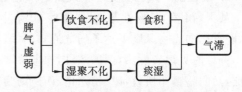

图 1-3　脾气虚弱导致的病机

之类的祛湿化痰药作为君药,侧重于祛湿化痰;如果以气滞为主证,则会选择枳实、陈皮之类的理气药作为君药,全方则重于行气消痞。君药是方剂的功效发挥的中心,一首方剂中,如果君药发生了变化,方剂的功效、治疗方向就会发生相应的变化。

如何判定君药呢? 主要是依据药物的功效,不是以力量的大小或用量的多少作为依据。一首方剂确立后,君药就固定下来了,但在实际应用中,应该根据病情的变化灵活变动,让方剂去适应病情,让方剂"活"起来。

【臣药】

顾名思义,臣药好比古代王国中的大臣,大臣有很多种:第一种是位于中央权力中心的大臣,直接辅佐君主,对国家决策发挥重要作用;第二种是地方各级官吏,主政一方,受中央集权管辖,在地方或局部事务中发挥主导作用。

因此臣药在一首方剂中发挥两个方面的作用:一是辅助君药,加强君药治疗主病或主证的功效,这类臣药和君药的作用几乎完全一致,只不过君药起主导作用,而臣药发挥的是协助作用;二是直接针对主要的兼证起治疗作用。

例如,四物汤由熟地黄、当归、白芍、川芎四味药组成,功效为补血和血,针对血虚血滞证。这个证中,血虚是主证,血滞是兼证。方中熟地黄益肾填精养血,针对血虚,为君药;当归具有补血活血的作用,其补血之功可以加强熟地黄的补血之功,针对血虚这个主证发挥协助作用,而其活血之功,又可直接针对血滞起主要的治疗作用,因此在此方中,当归为臣药。

【佐药】

佐药分为佐助、佐制、反佐三类。

1. 佐助药　佐助药的作用有二:一是帮助加强君、臣药的治疗作用。前面讲过,君药针对主证,臣药针对主证或主要兼证,从这个层面讲,佐助药针对的也可以是主证或主要兼证,只不过发挥的作用是次要的。二是直接针对次要的兼证。以麻黄汤为例加以说明。

麻黄汤功效发汗解表,宣肺平喘,主治外感风寒所导致的恶寒发热,无汗而喘。外感风寒是主证,血脉不通是主要兼证,肺失宣降是次要兼证。方中的杏仁止咳平喘,可针对肺失宣降所致的咳喘。同时,杏仁具有降肺气的作用,与麻黄的宣发作用配伍,可以宣降肺气,有助于腠理的开泄而发汗,因此杏仁虽然不能直接发汗,但可加强麻黄、桂枝的解表作用以针对主证,因此在此方中,杏仁为佐助药。

2. 佐制药　制,制约之意。所谓佐制药,就是用来制约方剂中君、臣药毒性或者峻烈之性的药物。一首方剂中,出于用药安全的考虑,药物的毒性和峻烈之性是必须要制约的,而通过配伍来制约毒性或者峻烈之性是方剂的特色之一。

在漫长的历史中,中医的先辈们不仅观察和记载了诸多的药物毒副反应,而且探索出了丰富的减毒方法,我们今天讲的佐制药就是其中的一种,是通过配伍来达到减毒目的的方法。例如,用生姜配伍半夏缓解半夏的毒性,用炙甘草搭配附子来减轻附子的毒性,都是配伍减毒的范例。又如,大黄为泻热通便之品,泻下作用峻猛,若用于体质虚弱之人,担心其峻猛之性耗气伤阴,用炙甘草搭配大黄,借助甘草缓和药性的作用,使方剂成为缓下之方,用之不仅能解决热结便秘的问题,还能兼顾患者的体质。这里讲的生姜、炙甘草都是佐制药。

3. 反佐药　反佐药是一个理解起来相对困难的概念,我们通过案例予以解释说明。

某男,74 岁,患慢性肾炎、尿毒症 10 余年。1997 年 5 月病情加重,行透析、支持等治疗后仍不见好转,院方已向患者家属下达了病危通知单,家属请求中医治疗。

刻诊时见患者发热,两颧潮红,神志昏迷,四肢及下半身冰凉,舌淡胖少苔,脉沉细若无。诊断为戴阳证,乃阴盛格阳所致,以《伤寒论》四逆汤为主加减以回阳救逆。患者初服汤药时,入口即吐,遂加新鲜猪胆汁,先以滴管少量滴服,再喂服少许药汁,呕吐渐轻,再逐渐加大猪胆汁及汤药用量,以此法施治,延长患者生命长达 14 日之久。

所谓"反佐药",就是在病重邪甚,拒不受药的情况下,用与君药性味相反,而又能在治疗中起相反相成作用的药物。这个概念中有四个要点:一是病重邪甚,二是拒不受药,三是与君药性味相反,四是相反相成的作用。

本案例中,辨证为阴盛格阳,阴寒很重,即所谓的"病重邪甚";"拒不受药"指的是用药过程中,客观病情导致邪药格拒而服药即吐,并非主观上拒绝服药;方中以大辛大热的附子为君药,猪胆汁为苦寒之品,原本与病机相反,甚至有可能会降低疗效,但必须要用,因为方中无此药时,患者服药即吐,加入以后,患者方能受药。所以,虽然猪胆汁与君药附子的性味相反,但能帮助君、臣药的受药,起到了相反相成的作用。因此,猪胆汁在本方中是反佐药。

【使药】

使药分为调和药、引经药和矫味药三种。

1. 调和药　如果有人问这样一个问题:古今的方剂中,哪一味药的使用频率最高?大家的答案肯定是一致的,非甘草莫属。为什么会是甘草呢?甘草又称"国老",是一首方剂中的"和事佬"。

绝大多数方剂由多味药物组成,这些药物有的偏寒,有的偏热,有的主升,有的主降,有的性补,有的能泻,总之,是多种性味的药物组合在一起的。因此要想将这些"个性"不同的药物组合成一个整体,让它们朝着治疗目的发挥作用,就必须用到调和药。除甘草外,大枣、蜂蜜等也是常用的调和药。

2. 引经药 所谓引经药,就是将药物的治疗作用引向病所或病证所在经脉、脏腑的药物。常用的引经药:太阳经——羌活,少阳经——柴胡,阳明经——白芷,太阴经——苍术,厥阴经——川芎,少阴经——细辛。此外,还有一些药能将药物直接引向病所,用在活血化瘀方剂中,可以把其他行气活血药物的作用引向血瘀的具体部位。

引经药又称向导药,有时称之为"药引子"。"向导"这个词最早是古代军队的一个专有名词,古代军队中都要设向导官一职,如果把一首方剂比作一支军队,那么引经药就是方剂的向导官,可以增强治疗的针对性和精确性,从而提高疗效。兹举一例加以说明。

患者男,45 岁,体形偏胖。偏头痛 10 年,嗜食肥甘厚腻,每于阴雨天或住处潮湿出现头痛,以右侧为甚,舌苔厚腻,脉弦滑。诊断为偏头痛,辨证为痰湿阻滞,气滞血瘀证。治法祛湿化痰,行气活血,方药:半夏 12 g,茯苓 20 g,苍术 10 g,厚朴 10 g,陈皮 8 g,砂仁 10 g,甘草 5 g,车前子 10 g,桃仁 10 g,红花 6 g,蜈蚣 10 g。

本案例中,结合患者的饮食嗜好、体质、病因、舌脉等因素,辨证为痰湿阻滞,气滞血瘀,且气滞血瘀是由痰湿阻滞引起的,所以治疗时以祛湿化痰为主,行气活血为辅。就患者偏头痛的发病部位来讲,头部两侧乃少阳经、厥阴经循行部位,方中半夏、茯苓、苍术、厚朴、陈皮、砂仁、甘草等主要药物以归太阴、阳明二经为主,并不走足少阳胆经和足厥阴肝经,因此,药物归经与疾病的归经并不一致,此时可以考虑加入引经药,如柴胡、川芎,引主要药物归入少阳、厥阴二经,从而使治疗的针对性加强。

现代西医也可借鉴方剂学的这种思维模式。例如,癌症是临床多发、难治、死亡率高的疾病。现代医学对于癌症的治疗方法主要包括手术、放疗、化疗三种治法。以化疗举例,化疗药物进入人体后,好似一把双刃剑,由于缺乏精准识别的功能,在杀灭癌细胞的同时,也会波及人体正常的细胞和组织,对身体造成一定的损伤。因此,现代医学提出"生物导弹"的理念,希望借助靶向疗法加强化疗药物对癌细胞的针对性,使正常的细胞和组织得以保存,减轻副作用,从而提高整体的 5 年生存率。这正合中医中"引经报使"的理论。

3. 矫味药 中药方剂多数口感苦涩,患者服药的依从性较差,更有甚者,某些药物有让人难以接受的异味,导致恶心、呕吐等不适反应。此时,可以考虑用一些药物矫正异味,让患者能更好地受药。如胆南星入汤剂时,常有明显的腥臭味,导致服药者呕吐拒药,此时可在汤剂中加入一定量的生姜汁。又如,为了促进小儿服用中药的依从性,中成药颗粒剂在制药时,常加入某些添加剂,让冲剂具有水果的香甜味,改进了口感。这些改进口感或矫正异味的药物就是矫味药。无论是中药的研发、制药还是临床医师,都要在这个方面多多努力,提高中医药的普适性和依从性。

综上所述,君臣佐使是方剂的基本结构,也是方剂学的核心理论。一首方剂中君臣佐使的划分,是以药物的作用为依据的。有的方剂中君臣佐使俱全,但有些则不一定完全具备;有些药物在方剂中不止充当一个角色,有的既可充当臣药,同时也是佐药。在学习、分析方剂时,可以参照君臣佐使理论,但不可太过拘泥。

第九节　方剂的变化

一首方剂包括药物组成、药量、剂型和服用方法四个要素,其功效、主治方向都是相对固定的,但也要从实际病情出发,灵活变化。方剂的变化主要包括药物组成的变化、药量的增减、剂型的变化三种。

【药物组成的变化】

药物组成的变化包括的范围很广,这里只介绍君药不变的情况下,加减方中其他的药物。这种变化通常是主证不变,而兼证发生了变化,需要增加一些药物针对兼证。如四君子汤是补气的基本方,由人参、白术、茯苓、甘草组成,用于治疗脾气虚弱所致的气短懒言、面色萎白、语音低微、不欲饮食等。如果气虚夹痰，兼见咳嗽痰稀、胸脘痞闷，则加半夏以燥湿化痰，陈皮行气燥湿化痰，构成六君子汤；如又兼见脘腹胀满，为气虚气滞，则在六君子汤的基础上可再加木香、砂仁，构成香砂六君子汤；如果湿重而兼见腹泻、呕吐，则在四君子汤的基础上加薏苡仁、山药、桔梗、砂仁等药，构成参苓白术散。

另一种情况是去掉某些药物，这种变化有可能会改变药物之间的配伍，使治疗的方向发生改变。如下面的案例：王某，女，21岁。初诊时恶寒发热，体温39.2 ℃，无汗，鼻塞流涕，舌淡红苔薄白，脉浮紧。服用麻黄汤一剂后，未见恶寒发热，体温正常，已汗出；咳嗽，咳白痰，舌淡红，苔薄白，脉仍浮。予以三拗汤加前胡治疗。

在这个案例中，麻黄汤由麻黄、桂枝、杏仁、甘草组成，其中麻黄与桂枝配伍，起峻汗解表的作用，是方中的主要配伍；麻黄与杏仁配伍，可以宣降肺气而止咳平喘，是方中的次要配伍，全方组合在一起，主要针对外感风寒后恶寒发热、无汗之主症，而咳嗽喘息为兼症；三拗汤由麻黄、杏仁和甘草组成，在麻黄汤的基础上去掉了桂枝，麻黄与杏仁宣降肺气的配伍就变成了方剂的主要配伍，因此针对的主症为咳嗽喘息，而恶寒发热就变成了次要症。

【药量的增减】

药量的增减可根据患者体质的强弱，或者根据证情变化来调整。如《小儿药证直诀》中的六味地黄丸是滋补肾阴的代表方剂，原用于肾阴不足所致小儿"肾怯"而导致的小儿"五迟"，后拓展为治疗成人肾阴亏虚，虚火内扰所致的腰膝酸软、耳鸣耳聋、盗汗、遗精诸症。如果应用汤剂，在药物不变的情况下，则成人方应该用较大剂量，而小儿方则应减小剂量。

又如，《丹溪心法》中的越鞠丸由香附、苍术、川芎、栀子、神曲五味药组成，用于治疗"六郁证"（气、血、痰、湿、食、火郁）。若气郁为主，则加大香附为君；若血郁为主，则加大川芎为君；若食积重，则加大神曲为君；若火郁为重，则加大栀子为君；若湿郁为主，则加大苍术为君。

【剂型的变化】

同一方剂，不同剂型之间功效的强弱不同。如用于治疗脾虚气滞证的香砂六君子丸，若用汤剂则功效较强，适用于急性发作期或者症状较重者，而改为丸剂后，则功效变缓，适用于慢性或者症状轻的患者，起到量小效缓的作用，方便长期调理。有些方剂，在组成不变的情况下，当剂型发生改变时，治疗方向也会相应发生改变。

第二章　解表剂

【概念】

以解表药物为主,具有发汗解肌、疏达腠理、透邪外出的作用,主治表证的方剂,统称为解表剂。

关于这个概念,有三点说明:第一,主治证是表证。表证是由外感六淫邪气侵袭人体而成的,风寒、风热以及温邪之风温都在此列。表证的病位按照伤寒六经辨证,则邪在太阳经,按照温病卫气营血辨证,则邪在卫分,按照脏腑辨证,则邪在肺。第二,解表剂的功效。解表剂体现的是"八法"中的汗法,主要作用是开腠理以祛邪外出。虽然解表剂具有发汗的作用,但在服药后,汗出并非是必然结果。有些患者会有汗出,但也有患者不汗出,换句话讲,服用解表剂的最终目的不是发汗,而在于祛邪,解表不等于发汗,发汗更不等于解表。第三,根据"肺主皮毛"的理论,解表剂还可用来治疗以皮肤瘙痒、出疹、水肿等症状为主,辨证属于表证的疾病。

【分类】

解表剂分为辛温解表剂、辛凉解表剂和扶正解表剂三类。

辛温解表剂适用于外感风寒证,按照组方药物的特点又可以分为麻桂剂和羌防剂两种。辛凉解表剂适用于外感风热或者外感风温邪在卫分者,按照组方药物的不同可以分为辛凉轻散型和辛温加寒凉两种模式。扶正解表剂适用于虚人外感,所谓虚人指的是正气不足之人,包括气、血、阴、阳的不足,按照正虚的不同,这类方剂可以分为益气解表剂、温阳解表剂、滋阴解表剂等。

【使用注意】

1. 煎法 解表剂的核心是解表药,其药性清扬,所以煎煮时间不宜太长,太长则辛散之性尽失,起不到解表作用,故一般情况下,武火煎煮,煎开即可服用。扶正解表剂包括益气、补阳、滋阴养血等补益药和解表药两个部分,可将补益药先煎,再加入解表药来煎取。

记得 2008 年冬,笔者的母亲感受风寒,笔者为她开了两剂辛温解表剂。母亲煎药时怕浪费药材,故煎煮时间较长,导致两副药服完仍不济。笔者知晓缘故后,照前方又抓了两副药,将药煎开后让母亲服下,服药后卧床休息,不到一小时便全身汗出而愈。

我们常用的姜汤亦是如此,如果武火急煎,煎开后加红糖迅速服下,则具辛温解表的作用;煎煮时间一长,所得的姜汤就成了温胃止呕的方剂,已经没有辛温发汗的作用了。

2. 药后调护 老百姓有句口头禅"三分治,七分养",特别强调服药后的调护对于疾病治疗、康复的重要性。有很多人并不重视药后调护,认为外感表证只是一个轻证,在服完解表剂后照常外出,导致病症反复,服药一周有余却不见明显好转。原因不在于方药,而在于没有正确调护。解表剂服下后腠理开放以祛邪外出,如果不重复感受外邪,病可就此痊愈。但如果此时外出,外邪就借助腠理开泄之机再次侵袭人体。如此反反复复,迁延不愈。由此可见,服用解表剂后的调护非常重要。一般而言,服用解表剂后应避风寒、加衣被、喝热稀粥、饮热水,帮助发汗开腠散邪。

3. 发汗的度 解表剂是通过发汗开腠理发挥祛除表邪功效的,那么是不是发的汗越多,邪气祛得越彻底,疗效就越好呢?答案是否定的。解表剂在使用时,只需微微汗出即可,要求服药后遍身温暖潮湿。发汗过程中强调发汗要畅,如果汗出不畅,邪气的祛除就不彻底。当然,在临证的过程中应结合具体情况,如中风后偏瘫半身不遂的人感受风寒后,服用解表剂发汗解表时,就不必强调遍身汗出,只需健侧汗出顺畅即可。如果发汗后大汗淋漓,即发汗太过,则耗损心气、心阴,卫阳就显得不足,邪气反而不容易祛除,严重者还会导致阴阳离决,即古人所说的"过汗亡阳",就是过犹不及,既伤了正气,也没有祛除邪气,"赔了夫人又折兵"。

综上所述,在应用解表剂发汗时,一定要把握好发汗的度,不可不及,也不可太过,不及则祛邪不尽,太过则徒耗阳气阴津。

4. 服药的度 服用解表剂时,只需达到"遍身微汗"即能祛邪外出,汗出即应停服。说得具体一点,如果一副药只服了一半即已"遍身微汗",剩下的一半应该毫不犹豫地弃掉;如果一副药解决了问题,就应停止服用。

有些人认为中医的优势仅仅在于慢性疾病的调理,这种看法是不正确的。实际上,中医在治疗伤风感冒一类的疾病时,只要辨证准确、处方得当、调护得好,往往治愈很迅速,既快速又经济,绝对不是"慢先生"。

5. 饮食禁忌 服用解表剂期间,应注意忌食生冷、油腻之品,以免影响药效的发挥。在这一点上,中医和西医是有分歧的。按照西医的观点,多吃生冷水果可增加维生素,有助于感冒的痊愈。而按照中医的观点,有悖于"温服取汗"的原理,生冷水果妨碍药物的吸收和腠理的开泄,不利于邪气的去除。

第一节 辛温解表

麻 黄 汤

【导言】

《后汉书》中有这样一段记载:"献帝初平四年(公元193年)六月,寒风如冬时。"这描述了东汉初年气候之寒冷。东汉自汉献帝元年开始,气候就急剧转冷,在这种极度寒冷的气候下,暴发了席卷欧亚大陆的疫病,据考证,这种疫病包括流感、肠伤寒等,但最主要的还是流感。作为当时世界上较为强盛发达的帝国,西方的古罗马帝国和东方的汉王朝都是疫病横行,死亡惨重。罗马城是古罗马帝国的经济和政治核心,但在疫病期间,城内日死亡人数在800人以上,使这个当时世界上最发达的城市在短时间内变成一个荒芜的小村寨,古罗马帝国的政权由此衰落。东汉虽然政权得以保存,但人口"大落",正如张仲景在《伤寒论》原序中记载的"其死亡者,三分有二,伤寒十居其七"。《伤寒论》正是在流感暴发,横行肆虐的背景下,在与疫病抗争的斗争中总结完成的。麻黄汤出自《伤寒论》太阳篇,是针对极寒气候条件下,外感风寒而立的重要方剂。

【主治】

本方主治外感风寒表实证。

在学习主治证之前,让我们先来看一个案例:

陈某,小贸营生;在风霜雪雨中行走,冬月感寒;患者蒙头而卧,自云头痛甚,不能转侧,足筋抽搐,发热无汗,脉紧而有力(《湖南省中医医案选辑》)。

这则病案的叙述非常简略。《黄帝内经》云"邪气盛则实",这里的"实",包括两层意思:一是邪气重,本案中,病因是"冬月感寒",而且这种寒是"大寒",属邪"实",主症是发热无汗,头痛项强不能转侧,说明了气血阻滞严重,导致症状偏重;二是正气不虚,本案中,从"脉紧而有力"可看出,患者体质壮实。综合看来,本案辨证为外感风寒表实证。

麻黄汤证的发病机制和主要临床症状见图2-1。

风寒从皮毛腠理侵袭人体,因为皮毛和腠理都属肺,故而外感风寒首先侵犯肺卫。"卫"既指邪气居留的部位和层次,也指卫气,所谓卫气是具有温煦、防御和司腠理开合的功能的一类物质,又称为"卫阳"。

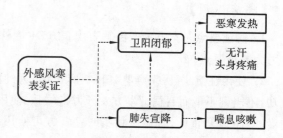

图 2-1 麻黄汤证的发病机制和主要症状

细分起来,外感风寒证又有风偏重和寒偏重两种类型,本方证属于寒偏重者。寒为阴邪,容易阻滞人体的阳,卫阳首当其冲,导致腠理不开,不能发挥温煦作用,因此汗不能出,表现为恶寒发热无汗;人的气血得热则行,遇寒则凝,大寒侵袭人体,气血运行不畅,因此头身疼痛,甚至出现上述案例中的"不能转侧"。

外感风寒不仅郁滞了卫阳,也能影响肺的功能。肺主宣发肃降,我们习惯将宣发和肃降连在一起说,实际上不同的邪气侵袭于肺,影响的是宣发或是肃降,阴邪的影响偏于宣发,阳邪则偏于肃降。麻黄汤针对的证是以大寒为主的外感风寒表实证,因此影响的主要是宣发,一方面加重卫阳的闭郁,另一方面导致咳、喘。至于脉象,脉浮表明病位表浅,紧预示寒偏重,有力则强调体质不虚。

【病机和治法】

麻黄汤主治外感风寒表实证,按照《黄帝内经》"其在皮者,汗而发之"的治则,应该选用辛温解表发汗之法,这是基本本方向。因为风寒偏重,故非峻汗不能解。中医治疗疾病,除祛除邪气、扶助正气外,很重要的一点是还必须调理脏腑、经络,只有脏腑、经络的生理功能得以恢复,才能长治久安,疾病方告痊愈。本方证中,外感风寒的侵袭导致了肺的宣降失调,因此,本方证的治法是峻汗解表,宣肺平喘。

【方解】

本方的主要配伍有两个,一是麻黄-桂枝,二是麻黄-杏仁。

麻黄辛散之性猛烈,发汗力强,为解表发汗之峻药,为方中之君药。麻黄的发汗重在开腠理,桂枝的发汗重在温分肉以解肌,故曰"发汗解肌"。因此,麻黄与桂枝配伍后,不仅体现在解表的力量增强,还体现在解表的层次上,由表及里,层层深入,使表邪的祛除更为彻底,所以称之为"峻汗"。此外,桂枝还擅长于温通血脉,缓解一身疼痛。

麻黄主宣,杏仁主降,二者一宣一降,可恢复肺的宣发肃降,从而止咳平喘,当然,本方以麻黄的宣发为主,故曰"宣肺平喘"。肺宣发肃降的正常也有利于卫阳的宣散,从而加强腠理的开泄,从这一点来看,杏仁的配伍,还可间接加强麻黄、桂枝发汗解表之作用。

麻黄-桂枝、麻黄-杏仁配伍相合,可达峻汗解表之功,《医宗金鉴》中评价本方为"仲景开表逐邪发汗第一峻药"。

如图2-2所示,全方组合起来,可达峻汗解表、宣肺平喘之功。

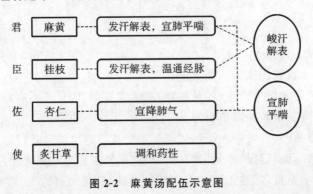

图2-2 麻黄汤配伍示意图

【临床运用】

1. 辨证要点 本方为辛温解表代表方,主治外感风寒表实证。临证以恶寒发热、无汗而喘、脉浮紧有力为辨证要点。

2. 使用注意 《医宗金鉴》曰:"(麻黄汤)为纯阳之剂,过于发汗,如单刀直入之将,用之若当,一战成功,不当则不戢而召祸。"本方发汗力量峻猛,使用时,一定要注意把握好适应证。要充分理解"实"的内涵,外感风寒重证,且体质壮实的患者方可使用,把握好用方之度,尽可能一鼓作气,祛邪务尽,中病即止。

《伤寒论》原文中有疮家、淋家、亡血家忌用麻黄汤之说。《黄帝内经》病机十九条中有"诸痛痒疮皆属于心",疮疡类疾病多由于火热所致,本方辛温宣散,容易助火升焰,故禁用。"淋家"指的是发汗之后,阴血亡失所致的尿频、尿急、尿痛之证,"亡血家"指的是因出血而阴血亡失之证。根据"汗血同源"的理论,过度发汗会加剧"淋家""亡血家"之阴血亡失,从而使病情加重,故也在禁用之列。

我们再看前文提到的案例。综合病因、症状及舌脉,辨证为外感风寒表实证,至于足筋抽搐,乃由寒凝静脉,血脉不通所致,也反映出寒邪之重。治以辛温解表,温通血脉之法。以麻黄汤加减:麻黄 10 g,桂枝 12 g,杏仁 10 g,炙甘草 5 g,当归 15 g。加当归以活血,与桂枝相合,温通血脉。

【附方】

1. 三拗汤　由麻黄、杏仁、甘草三味药组成,是在麻黄汤的基础上去掉桂枝而成。

拗,违逆不顺的意思。之所以起这么个奇怪的名字,是因为本方有三点与麻黄汤相"拗":麻黄汤中麻黄去节,杏仁去皮尖,甘草用炙甘草,而本方中麻黄不去节,杏仁不去皮尖,甘草用生甘草;麻黄汤中麻黄三两,杏仁七十个,炙甘草一两,本方中三药等分;麻黄汤用汤剂,而本方是煮散。因此,其组成、用量、服法都完全不遵仲景之法,与古法相"拗",故称三拗汤。

由于去掉了桂枝,本方的主要配伍由麻黄-桂枝变成了麻黄-杏仁,且用量减小,因此发汗力量也减弱,用于治疗外感风寒较轻,而咳喘胸闷明显者。

2. 麻黄加术汤　本方由麻黄汤加术而成。术有白术和苍术之分,在汉代,白术和苍术混用,所以现代应用此方时应区分白术或苍术。本方具有发汗解表、散寒祛湿之功,适用于外感风寒夹湿之痹症而见身体疼痛、无汗者。

3. 麻杏苡甘汤　本方在麻黄汤的基础上做了两个改变,一是去掉了桂枝,加了薏苡仁,二是减少了麻黄、杏仁的用量,因此发汗解表的力量比麻黄汤弱得多,但兼具除湿之功,故用于治疗风湿在表,湿郁化热之证,症见一身尽疼、发热、日晡所剧等。

这里说一下"日晡所",从"晡"的造字来看,左边"日",为太阳,右边"甫",为美男子,连起来就是"太阳最美的时刻"。一日之中,太阳何时最美?晚唐诗人李商隐的《登乐游原》中,有两句非常有名:"夕阳无限好,只是近黄昏",一日之中,夕阳最为辉煌、从容、壮丽,是最美的。因此,"日晡所"指的是太阳即将下山的时刻,为十二时辰中的酉时,对应六经中的阳明经。薏苡仁为阳明经药物,微苦微寒,具有渗利之性,使水湿从小便而出。

桂　枝　汤

【导言】

桂枝汤是《伤寒论》里的第一首方剂,故有"伤寒第一方"之称。桂枝汤又是一首非常有名的方剂,被誉为"仲景群方之冠"。

桂枝汤为什么被后世如此赞誉呢?主要归结于两点:一是精妙的配伍,二是精当的服法。下面我们通过本方主治、病机、治法、配伍以及服法的学习,体悟桂枝汤配伍的严谨和服法的精当,感悟经方之妙。

【主治】

对于桂枝汤的主治,不同版本的教材的表述都不同,归纳起来有三种:一是外感风寒表虚证,二是营卫不和证,三是外感风寒表虚、营卫不和证。那么到底哪个更为精当?

我们先从原著出发,《伤寒论》言其主治"太阳中风"证、"卫强营弱"证。"中风"是"中于风"之意,就是伤于外风,也就是外感风寒。从字面上看,麻黄汤、桂枝汤的病因都是外感风寒,没有太大的差异,但细细体会,区别还是很明显的,麻黄汤证的风寒偏于"寒",而桂枝汤证中的风寒偏于"风",寒相对较轻,故言"太阳中风"。

再看"卫强营弱"。卫气的功能概括为"温分肉、充肌肤、肥腠理、司开阖",在人体首先发挥防御外邪入侵、护卫肌表的功能,如果卫气强盛则外邪不侵。由此看来,此处的"卫强"指的不是卫气强盛,而是指卫分有邪;而外邪入侵的根本原因在于卫气不足。所以,这里所讲的"卫强"包括卫分有风寒之邪、卫阳不足两重含义。

再来分析主要的症状。风寒外袭，形成外感风寒表证，故见恶风发热。这里所说的"恶风"，实质是恶寒，只不过程度较麻黄汤证中的恶寒轻一些，患者如果避免吹风，那么恶寒的感觉很轻，一旦吹风则恶寒症状就加重；由于卫阳不足，腠理的开与合就失去控制，故自汗出，这种自汗多为冷汗，而且通常时间比较长，有时稍微动一下就汗出湿衣，汗为营阴所化，长时间的自汗不可避免招致营阴耗损，造成"营弱"。

综上所述，"卫强营弱"指的是这样一种状态：卫阳、营阴俱不足，即"营卫俱虚"，且卫分有风寒外邪。所以，关于本方的主治证的表述，如果侧重病机则可用卫强营弱，如果讲证型则用外感风寒表虚，如果二者兼顾，则为外感风寒表虚，营卫不和。

营、卫的生成和运行，涉及多个脏腑，因此桂枝汤证除了表证的症状外，还可见到多种兼症，如头痛、鼻鸣干呕或咳嗽，属于邪气犯肺；小便频多、夜卧易惊醒，即《黄帝内经》中所讲的"肝痹"，属于邪犯肝经；如果出现心动过缓，或心悸心动，就属于邪犯心经，为《黄帝内经》所讲的"心痹"。初学者要求掌握常见的主症如恶风发热、自汗出、脉缓等。

【病机及治法】

本方证的病机涉及正和邪两个方面。邪气方面，风寒邪气在表，谓之"卫强"，宜发汗解表为法；在正的方面，营、卫俱不足，宜调和营卫，又应补益营卫。

【方解】

本方药虽仅五味，但法度严谨，配伍精妙，值得我们仔细品味（图2-3）。

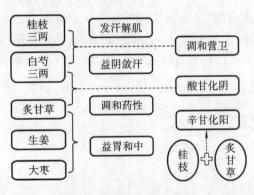

图2-3　桂枝汤配伍示意图

桂枝汤证之风寒不似麻黄汤证重，故不用麻黄之峻汗，而以桂枝为君。桂枝性辛温，是一个表里同治的药物，其解表之功较麻黄平和，但可深入肌腠，所以称其解表之功为"发汗解肌"。叶天士云"阳加于阴谓之汗"，若卫阳不足，不仅护卫肌表无力，而且不能鼓动阴液出腠理而为汗，故用桂枝与炙甘草搭配，取辛甘化阳之意。桂枝-炙甘草所化之阳，可为卫阳，亦可为心阳，因配伍不同而有所不同。在本方之中，是取其化卫阳以开腠祛邪之意。

桂枝汤原名"阳旦汤"，"阳"指阳气，"旦"字上为"日"，指太阳，下面为"一"，代表海平线。所以，"旦"的原意是刚升出海平线的太阳，为自然界阳气之初萌。桂枝-炙甘草是体现"阳旦"的核心配伍，根据"道法自然"的主旨，是在人体模仿自然界初升之太阳，能温煦而不灼烈，可温补卫阳、心阳等，且不至于灼烈而耗伤营阴，体现了"和"的内涵。

本方证中，由于长时间自汗出而阴液耗损，无力为汗（这里所说的汗为"药汗"，在后面的讲解中再详细说明），以致祛邪不力，尚需调整营卫。芍药分为赤芍和白芍，仲景以来，多数医家倾向于白芍，所以我们的讲解以白芍为准。白芍性酸，一方面与炙甘草合用，酸甘化阴，补充已损耗的营阴，从而补充汗源；另一方面，其酸性又可收敛自汗之汗，避免阴液的继续损伤。

或问：桂枝汤证中本有"自汗出"，为何仍要继续发汗？

民国初期的曹颖甫，在《经方实验录》中对这个问题的阐释很精妙。曹颖甫分别用"病汗"和"药汗"界定两种不同的汗，证中原有的"自汗出"为"病汗"，服药后发出的汗为"药汗"。"病汗"性凉，乃卫阳不足，外邪侵袭所致，这种"病汗"即使出的时间再长，也不能祛邪外出，只能徒耗营阴；而"药汗"则性温，乃阳气鼓动营阴所出，虽然出的时间短暂，量亦不多，但可解肌发表、祛邪外出。正如曹颖甫所云："病汗常带凉意，药汗则带热意，病汗虽久，不足以去病；药汗瞬时，而功乃大著，此其分也。"

现代研究证实:桂枝汤对汗腺分泌的调节是双向的。桂枝汤能下调副交感神经、上调交感神经的兴奋度,从而抑制"病汗",促进"药汗"(图 2-4)。

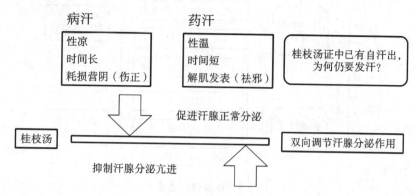

图 2-4 病汗与药汗的区别

综上所述,桂枝主要针对的是卫,白芍针对的是营,二者等量合用,是"调和营卫"的基本配伍。而调和营卫的目标,不仅仅是解肌发表,还包括温阳散寒,具有"攘外安内"之特性。

【服法】

1. 煎药的火候 桂枝汤要求"微火煮"。解表剂一般武火急煎,但桂枝汤特别强调"微火煮",何故?武火急煎时,煎煮的时间短,能充分保留方药的辛散之性,以求最大限度地发挥好发汗解表之功;但桂枝汤证病机的关键在于"卫强营弱",既有在卫分的风寒,又有在里的营卫俱损,治疗要求调和营卫。此时,如果和麻黄汤一样武火急煎,则只治表而不能兼顾营卫之虚。由此看来,桂枝汤的"微火煮"是表里兼顾的方法。

2. 药后调护 强调药后"温覆""啜热稀粥"。"温覆"即增加衣被,避风;"啜热稀粥"乃是助长药力的举措。所以,"温覆""啜热稀粥"既可外助发汗,又能内助阳气。至于饮食禁忌,禁生冷、黏滑、肉面等,也是避免妨碍药力的发挥。

3. 服法 一般一日一剂,分三次服完,以服后"遍身微似有汗"为起效的判定标准。如果服用第一剂的过程中,仅用一次即起效,则后两次不用再服,如果第一剂药后起效,则后续不用再服本方;如果按照一日一剂服完后没有起效,则第二日、第三日仍然按照这个方法服满三日;如果服满三日仍然未起效,可一日之内服完两剂药,具体方法是上午、下午各按照一剂分两次的方法服完,即一日内四次服药,《伤寒论》称之为"小促其间",就是稍微缩短服药的间隔时间;如果按照一日两剂的方法仍然未能起效,可考虑一日三剂,服用时间间隔参考前法继续缩短。若一日三剂仍不奏效,说明方证不对,需重新辨证、改用他方。

【临床运用】

本方是发汗解表、调和营卫的基础方,用于治疗外感风寒表虚证,以发热恶风,自汗出、脉缓为辨证要点。

由于本方在配伍、服法方面都表里兼顾,正如《金匮要略心典》所云:"外证得之,为解肌和营卫;内证得之,为化气和阴阳。"故本方不仅是解表的名方,也是温里散寒的基础方,如小建中汤、当归四逆汤、黄芪桂枝五物汤等温里的方剂都是以本方为基础的(图 2-5)。

【案例赏析】

吴某,男,47 岁。1984 年 3 月 10 日就诊。入春以来经常感冒,自觉全身不适、酸疼胀痛、关节胀痛、背部如冷水浇样、畏寒不发热、鼻塞流涕,舌苔白润,脉浮而软。

1. 辨证分析 从恶寒、鼻塞流涕、脉浮来看,病属外感风寒;结合经常感冒、苔白脉浮而软,故为外感风寒表虚证。患者就诊于春季,兼有全身酸痛,关节疼痛,舌苔白润,显然是夹有湿邪。《黄帝内经》中有"肺之俞在肩背"之言,背部冷如水浇,显然是肺阳不足,虚寒内生之象。综上所述,病机为外感风寒夹

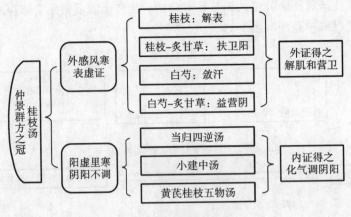

图 2-5　仲景群方之冠

湿,卫阳不足,治以发汗解肌除湿,益卫扶阳。

2. 方药　桂枝汤加减:桂枝 10 g,白芍 10 g,炙甘草 3 g,生姜 1 片,大枣 3 枚,防风 6 g,威灵仙 10 g。患者服上方后汗出,恶寒、鼻塞流涕、全身酸痛,关节疼痛皆解;后在上方的基础上加黄芪,背冷亦迎刃而解。

3. 方义分析　本案辨证为外感风寒表虚证,用桂枝汤为主方治疗,方证相符。所不同的是本方证发于初春,兼夹湿邪,故加入防风、威灵仙祛风除湿。防风、威灵仙为"风中之润药",发汗力量平和,倘若不谙药性贸然加入羌活、苍术等药,则纵然祛湿之力增强,但伤阴耗阳,则偏离了桂枝汤"调和阴阳"的本意,算不上善用经方。

小青龙汤

【导言】

青龙、白虎、玄武、朱雀为古代"四大灵兽",都能降妖除魔。这四个名字源于古人对星宿的膜拜,星宿共有二十八座,按照方位分为东、南、西、北,每方各七座。其中,东方七星连起来就像一条腾空而起的龙,因此称东方七星为"东方苍龙"。古人认为龙为鳞虫之长,能兴云致雨,利济万物。

青龙又分大龙和小龙,二者各司其职。《成方便读》云:"龙为水族,大则可兴云致雨,飞腾于宇宙之间;小则亦能治水祛邪,潜隐于波涛之内耳。"又东方主生发,升散。由此,"小青龙汤"的含义有二:一是言其功效与"治水祛邪"相关;二是言其发挥作用的方式与发散相关。下面我们通过对组成、主治、配伍、功效的分析,重点体会本方的功效和作用方式。

【主治】

小青龙汤主治外感风寒,内停水饮证。

我们把本方的主治证概括为"外寒内饮",外寒即外感风寒,内饮指内停水饮,前者属表,后者属里,所以此证不是单纯的表证,而是表里同病,又称"表寒里饮"证。

外寒与里饮是密切相关的:多数情况下是先有"内饮"宿病,在一些慢性疾病如慢性支气管炎、哮喘等疾病的缓解期中,"内饮"作为宿疾潜伏起来,一遇到外感风寒就内外相引,一起发作。风寒从皮毛腠理侵袭人体,内应于肺,导致肺失宣发肃降,水饮代谢失常,引发、加重内饮,使处于潜伏状态的内饮发作起来;反过来,水饮阻肺,使肺的宣降失常加重,卫阳阻遏,又加重风寒,成为重证。由此看来,外寒和里饮,一个是宿疾,一个是新病,一个在表,一个在里,是互相加重、互相引动、互为因果的恶性循环。

因为有内停水饮,外感风寒容易演变为重证,表现为恶寒发热,头身疼痛,无汗而喘,类似于麻黄汤证之外感风寒表实证。水饮犯肺,宣降失常,故咳喘加重,且因为内外有寒,故又呈现出"寒饮"的特征,表现为痰涎清稀,量多易咯出,心胸痞闷。肺的宣发肃降功能是肺行水的关键,宣降失常,水液代谢紊乱,泛滥全身,殃及他脏。如犯胃则表现为恶心呕吐,胃中水声漉漉;若凌心,则出现心悸怔忡;如下注大肠,则导致腹泻,如图2-6所示。

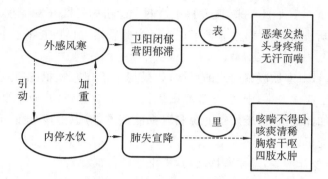

图2-6　小青龙汤证的发病机制及主要症状

【病机和治法】

本方证的特点是表里同病,且表里同重。外感风寒当辛温解表,内饮当温化寒饮。若单纯发汗解表,则里饮不去,肺之宣发肃降功能亦难恢复,卫阳仍然郁滞,表亦不易解;若单纯化饮,则腠理闭塞,肺之宣发难行,水道不通,水饮亦难去除。故外散风寒和内化水饮二者之间,并非是孤立的,而是互相促进的。

【方解】

本方有两个主要模块:麻黄-桂枝-白芍、干姜-细辛-五味子。

围绕本方证中的风寒,存在着这样一个分歧:到底是类似于麻黄汤证之表实证,还是桂枝汤证之表虚证? 从发病机理来看,在小青龙汤证中,虽然感受的风寒不一定很重,但由于寒饮痹阻卫阳,腠理的闭塞也加重,症状也会加重;从症状来看,无汗而喘,所以更似麻黄汤证。方中的麻黄-桂枝是峻汗解表的基本结构。干姜和细辛,二者均为辛温之品,能温阳散寒,促进水饮的去除。就去除水饮的功能而言,表里同时起作用。打个比方,就好比大雨过后,要去除地上积水,风吹日晒自然更快,麻黄-桂枝走表,好比风吹,干姜-细辛走里,又似日晒,如图2-7所示。

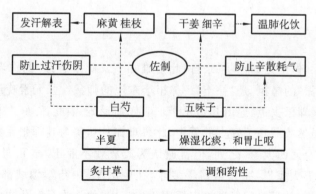

图2-7　小青龙汤配伍示意图

再从水液代谢与脏腑之间关系的角度来分析干姜-细辛的配伍内涵。肺通调水道,脾主运化,肾主水,都和水液代谢的关系紧密,都依赖阳气来发挥运行水液的功能。干姜归肺经和脾胃经,细辛归肺经和肾经,二药合用,肺、脾、肾三脏兼顾,考虑全面,因此被后世公认为"温阳散饮"的经典配伍。所以,麻黄-桂枝散表寒、干姜-细辛蠲内饮,体现了"东方苍龙"治水祛邪的特点。

《周易·乾》中有"上九,亢龙有悔"之说,后世对此注云,亢龙有悔,穷之灾也;倨傲者,不免致祸。原意是龙飞得过高,就属于"亢龙",必然会招来灾祸。这个道理放到本方之中,麻黄、桂枝均为发汗解表之峻品,合用则更加峻猛,容易过汗而耗损阴液;同样的道理,干姜、细辛的辛散之性也很强,但容易耗损脏腑之气。如果仅用这两组发散的药物,发散之性显得过亢,犹如亢龙。为了制止这种"过亢",方中又添了白芍和五味子,白芍善敛阴津阴血,制约麻黄-桂枝之发汗,避免过汗伤阴;五味子善敛气分,防止干姜-细辛太过辛散而耗伤正气。如此一来,既发挥了这两个配伍的发散升发、治水祛邪之功,又监制其功以避免过亢,散敛结合,既祛除了邪气,又兼顾了正气。由此看来,白芍、五味子小量使用,是发挥了佐制药的作用。

方中半夏燥湿化痰,针对寒饮凝聚而成的痰饮,如果用于治疗寒饮犯胃所致的恶心呕吐,又可发挥降逆和胃止呕之功。对于痰饮来讲,干姜-细辛温阳散饮,从上源去痰饮,而半夏燥湿化痰,乃针对已成之痰饮,属于治疗下源,如此配伍,对于痰饮的源和流都能兼顾,考虑得很全面,因此,"干姜-细辛-半夏"是临床治疗痰饮的经典配伍。

综上所述,全方具有发汗解表,温化寒饮之功,表里兼顾,散收结合。

【临床运用】

1. 用方要点　本方外可发汗解表,内则温阳蠲饮,是治疗外寒内饮证的常用方剂。临证以恶寒发热、无汗而喘、脉浮等外感风寒表证,咳嗽喘息、痰多清稀色白、舌苔白滑等内停寒饮证为辨证要点。

2. 加减变化　若小便不利,小腹胀满,是阳气虚衰,膀胱气化不利所致,《伤寒论》原文中去麻黄,加茯苓或附子,临证过程中可与真武汤、肾气丸合用增强温阳化饮的作用;若出现烦躁,乃外寒、内饮阻滞卫阳不出而化热所致,可仿大青龙汤义加生石膏,生石膏大辛大寒,既能发汗开腠理以助解表发汗,又能清透郁热,不过,这种变化仅在患者邪正俱实的情况下才能使用。

3. 是否必须见到表证,才可用小青龙汤　表寒里饮是小青龙汤最为"标准"的适应证,那么是不是一定要见到表证才能应用呢?本方在《伤寒论》中用于"伤寒表不解,心下有水气",而在《金匮要略》中用于"溢饮",且不一定兼有表证。临证应用小青龙汤的时候,只要辨证为寒饮内停就可运用,不必拘泥于表证的有无。笔者常用本方加地龙,治春季吸入油菜花粉或者油烟、灰尘而引发的慢性支气管炎和哮喘急性发作多例,这些患者既无外感病史,也不见恶寒发热、鼻塞流涕等风寒症状,但都兼见舌淡苔白滑,咳嗽喘息,痰多色白清稀易咯等"寒饮内停"之象。

九味羌活汤

【导言】

此方出自张元素之手,但出处却标明"录自《此事难知》",《此事难知》的作者是王好古,这是怎么回事呢?张元素是"易水学派"的鼻祖,是"补土派"鼻祖李东垣的师父。张元素晚年又收王好古为弟子,但王好古尚未出师时张元素即已去世,遂由其师兄李东垣代师授徒,因此,王好古与李东垣名为师兄弟,实则为师徒。九味羌活汤虽然收载在王好古的著作《此事难知》中,实为其师张元素所创。

张元素虽然未列入"金元四大家"之列,但普遍认为其成就不亚于"金元四大家",甚至很多人认为"金元四大家"应为"金元五大家"。张元素博学多才,在中医学、中药学领域都卓有贡献。在中药学领域,他创立了药物归经学说,并且将归经理论广泛用于诊疗中,他认为了解药物性味归经,而使之各归其经,则力专效宏。宋金元时期,"风药"学说盛行,张元素也是风药理论的贡献者和倡导者。九味羌活汤就是归经理论和风药学说的集中体现。

【主治】

九味羌活汤主治外感风寒湿,内有蕴热证。

本方主治的外感风寒证中兼夹表湿,这是与麻黄汤、桂枝汤、小青龙汤等方剂的不同之处。外感风寒夹湿证与居住环境、发病季节密切相关。本方证多发于居处潮湿地区者,或发于多雨多湿季节,或发于初春时节。

风寒外袭,卫阳闭郁,湿为阴邪,亦容易阻遏阳气,腠理闭塞,表现为恶寒发热,肌表无汗;湿邪容易阻滞气血的运行,故见头项强痛,肢体酸楚;卫阳闭郁,久则化热,而且这种内热由于腠理的闭塞而不能外出,故为蕴热,但这种蕴热并不重,表现为口苦微渴。

【病机和治法】

本方证为表里同病,在表为外感风寒湿,在里为蕴热,但二者相比,前者是主要的,后者是次要的。故治疗时以发散风寒湿为主,清里热为次。

【方解】

顾名思义,本方的组成包括九味药。按照功效特点,将这九味药分为三个模块:羌活、白芷、细辛、苍术、川芎、防风为第一模块,生地黄、黄芩为第二模块,甘草为第三模块。

羌活、白芷、防风、苍术、川芎、细辛均为辛温解表药,能发汗解表,针对外感风寒;但这些药又与麻黄、桂枝不同,都属于"风药",风能胜湿,故这六味药又有祛风湿的作用,与外感风寒夹湿证甚为相合。黄芩清热,针对蕴热,生地黄滋阴,甘草调和药性,共为使药。

一首方剂往往由多味药组成,在初学阶段,要先从整体把握它们的特点。此处,我们采用了一种新的分析方法,并称之为"模块法"。其要义是先取主干,迅速抓住要点,"先整体,后局部"。如图2-8所示。

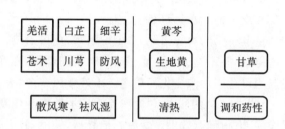

图2-8　九味羌活汤配伍示意图

本方的配伍,有两个问题值得探讨:一是羌活、防风、白芷、细辛、川芎、苍术均为祛风散寒除湿之品,为何连用六药?能否选取其中一两味加大剂量代替呢?二是清热药很多,为何选用黄芩?证中既已有湿邪,为何又要选用滋阴的生地黄?

1. "风能胜湿"和"分经论治"　一首方剂的创制,必然与作者所处年代的社会背景、学术风气密不可分。宋代虽然国力不强,但学术氛围很好,提倡百花齐放、百家争鸣,提倡创新。张元素提出"古方不能治今病",不能照搬伤寒学派的麻黄汤、桂枝汤、小青龙汤概治风寒表证,提倡风药理论,故创立此方。本方的重点不在"寒",而在"风",发汗的力量比麻黄、桂枝轻,属于轻汗解表,这一点显然是受到了魏晋时期之葱豉汤的影响;另一方面,宋以前的解表剂长于发汗,短于祛湿,到九味羌活汤的创立就补齐了这个短板,运用《黄帝内经》"风能胜湿"理论,将发汗解表除湿治疗外感风寒湿的治法从理论上确立了下来。这是本方的第一个创新点。

本方的另一个创新点在于"分经论治"的组方思维。归经是指药物在治疗疾病过程中有定向、定位的作用,张元素结合丰富的临床经验和深厚的理论功底,提出了"引经报使""药物归经"理论。下面以头痛为例,来说明归经理论在九味羌活汤中的具体运用。

如果头痛在颈项,以归太阳经的羌活为主;如果头痛以前额或眉棱骨为主,以归阳明经的白芷为主;如果头痛主要在两侧近太阳穴处或颠顶,以归少阳经和厥阴经的川芎为主;如果头痛连齿,以归少阴经的细辛为主;苍术归太阴经,防风为"十二经之卒徒",讲得形象一点,就像酒店里跑堂的,哪里需要就往哪里去。由此看来,这六味药联用,并不是为了增强解表的力量,更为重要的是"药备六经",照顾全面。

张元素在原方中强调:"上九味,虽为一方,然不可拘,当视经络前后左右之多少,以其多少、大小、轻重不一,增损用之。"这句话讲了两层意思,一是在实际运用时,不一定要这六味药一齐上阵,可以根据病邪的病位来确定具体用哪些、去掉哪些;另一层意思,本方以羌活为君是最为常见的,因为风寒最容易侵犯太阳经,但实际应用的过程中可根据发病的主要部位来确立君药。如在急性额窦炎中,患者的头痛常以前额为多见,发作时间以午后3—5时多见,前额属于阳明经所过之处,下午3—5时属于申酉之时,按照子午流注的划分,病属阳明经,如果选用九味羌活汤为主方治疗,君药应选用白芷。

由此可见,九味羌活汤极富时代特征和创新精神。本方解表的力量缓和,但可兼顾表湿,这是特点之一;特点之二,即为分经论治。

2. 清热药的选用　由于表寒和湿邪的郁滞,卫阳不出而形成郁热,故本方又选用了黄芩和生地黄两味清热药,为何如此选药呢? 前面说过,本方证易发于初春时节,与隆冬时节的风寒相比,程度较轻,侵犯的经络多见于太阳经。按照"太阳-少阳-阳明"的三阳经传变规律,风寒侵袭太阳经后,如果寒重,则郁热容易聚于阳明,故可用大青龙汤(以麻黄汤加石膏)、小青龙加石膏汤,这两方中,均加石膏以清阳明经之郁热;如果寒较轻,则热易郁于少阳。本方证中的"口苦微渴"即是热郁少阳经之明证。黄芩性味苦寒,可入少阳、厥阴经,可清肝胆之热。

生地黄药性甘寒,若论清热,则善清营、血分热,自然与本方证的病机不很匹配。另外,生地黄具有滋阴之功,本方主治证中夹有湿邪,按理不应该用柔润之品。本方中的生地黄的用意何在? 本方中"风药"很多,风药容易伤阴,特别是本方中共用六味。因此,用生地黄的主要目的,并不是清热,而是甘寒滋阴,制约风药伤阴之弊。

【临床运用】

本方解表力量缓和,用于治疗外感风寒湿,内有蕴热而以表证为主,蕴热为次者。临证以恶寒发热,头身酸痛,口苦微渴为辨证要点。

易老(张元素)曾云此方"冬可治寒,夏可治热,春可治温,秋可治湿,是诸路之应兵也"。张元素之所以这样说,并不是讲此方能通治四时之病,而是说在外感风寒湿这个基础病机的基础上,偏寒、夹热、夹湿温均可适当加减变化而用之。以外感风寒湿,表实无汗而又兼有里热证最为适宜。

《此事难知》中记载,"九味羌活汤不独解利伤寒,治杂病如神"。有医家用此方治疗青海湖周边高原反应症,取得满意效果。青海湖地势高,缺氧,致人体的免疫力下降,寒邪容易袭人,且初入之人发为新病,病位轻浅,故选用此方治疗有效。邓中甲老师根据四川多山盆地气候及本方的特点,倡用本方治疗痹症,认为初患痹症者,风寒湿邪气在表,可从汗而解,但不可骤汗,本方祛风散寒除湿,且力量缓和,恰合其用,服用时以丸剂更佳。

第二节　辛凉解表

麻黄杏仁甘草石膏汤

【导言】

本方出自《伤寒论》太阳篇,是以方剂组成来命名的典型方剂,简称"麻杏石甘汤"。与之前学过的麻黄汤相比,仅一药之差,就是将桂枝换成了石膏,方剂也由辛温解表剂变成了辛凉解表剂。那么,本方治疗什么证呢?

【主治】

本方主治肺热壅盛证。

单看"肺热壅盛证",感觉是一个里热证,本方似乎应该放在清热剂里介绍更为合理,为什么放在解表剂这一章呢? 关于本方的归属,最近二十年左右出版的教材中分为两种:一种是将其编入清热剂之中,另一种则将其放在辛凉解表剂中。

按照《伤寒论》太阳篇的总纲,本方证的起因是外感风寒引起腠理的闭塞所致,因此初期无汗,卫阳闭郁于里化热,此时虽然有汗,但汗出不畅,且发热渐重,体温升高,在一些流行性、传染性疾病中,体温通常可高达 40 ℃以上。 由于毛孔腠理闭塞,热没有出路,所以体温不容易降下来,《伤寒论》称之为"身热不解"。肺为娇脏,郁热犯肺,故咳嗽喘息,甚至鼻翼扇动。

由此可见，与其说本方证是"肺热壅盛"，倒不如说是"外寒里热"。外寒指外感风寒，里热指壅阻在肺的里热，表里同病，表里同重，形象一点说，叫"寒包火"。后世尤其是明清时期的温病学派的医家，将本方用于治疗风温证的初起阶段。风温初起，邪在卫分，皮毛腠理亦为之闭塞，热壅盛于里，内合于肺，热毒渐呈炽盛之势，形成表里俱热的病机格局（图 2-9）。

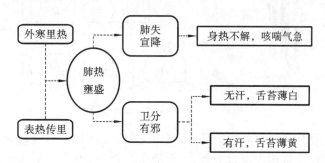

图 2-9 麻杏石甘汤证的发病机制及主要症状

【病机和治法】

对本方证中的表邪，伤寒学派和温病学派认识不同：伤寒学派认为是外感风寒，温病学派主张外感风温或风热，但两个学派都认为"肺热壅盛"是关键。"肺热壅盛"既是里热，又为"郁热"，根据《黄帝内经》"火郁发之"的理论，不能一味用寒药来清，给邪热以出路才是治疗的关键。如何给邪热以出路呢？

肺主皮毛，居上焦，其位最高。《黄帝内经》有"其在皮者，汗而发之""其高者，因而越之"，"高"指胸及胸以上的部位，"越"即发散，也有人解释为涌吐，这里的肺热虽然壅盛于里，但毕竟是无形之邪，吐法显然不宜。以此看来，发汗开腠理，给壅盛之郁热以出路，乃是最为合理的治法。

综上所述，以辛散药开腠理，给邪热以出路，以寒药清泻里热，表里同治乃是正治之法，如图 2-10 所示。

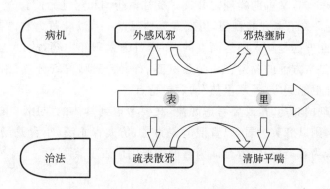

图 2-10 麻杏石甘汤证的病机和治法

【方解】

本方主要配伍包括两个：麻黄-石膏和麻黄-杏仁。

1. 麻黄-石膏 麻黄辛温，石膏辛、甘、大寒。麻黄发汗解表以开腠理，石膏辛可助发汗，寒可清热，二者相合则腠理开，热有去路，纵然麻黄之温有助火之弊，但有石膏之大寒制之，里热也不至于嚣张。

理解这个配伍，对于本方的制方思路至关重要，这里打个比方加以解释。如图 2-11 所示，一个装满开水的暖水瓶，从外面触摸是冰凉的，但里面是热的。要想使瓶中的水温降下来，首先得打开瓶盖，让热往外散，再加一些冰块在里面。本方中的麻黄能开腠理，好比开启瓶盖，石膏性大寒，好比往瓶中加入冰块，如此这般，瓶中水的温度就会降得快些，体现了"火郁发之"的思想。如果直接用清热泻火的药物试图"隔着暖水瓶"清热，则热必然不除，如同在流感、急性上呼吸道感染、肺炎等疾病中，当出现"肺热壅盛"的病机时，单用抗生素、退热药治疗，会出现体温降不下来，即便降下来也会再升高的情况，即是这个道理。

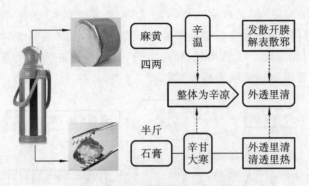

图 2-11 麻黄-石膏配伍示意图

学习麻黄-石膏组合的第二个要点是二者的比例问题，这个问题一直是讨论的热点。原方中麻黄用四两，石膏用半斤。汉代的度量衡为十六进制，一斤等于十六两，半斤就是八两，所以，原方中石膏与麻黄用量的比例是 2∶1。后世很多医家建议加大石膏用量，石膏与麻黄用量的比例为 4∶1、5∶1 者不在少数，清末民国初期著名医家张锡纯善用石膏，他用石膏与麻黄用量的比例甚至到 20∶1。今天我们使用这个方剂的时候，应该辩证地看待这个问题：如果外寒偏重，患者无汗，则遵仲景原方之旨，则石膏与麻黄用量的比例以 2∶1 为宜；若用于风温所致之表里俱热证，则可加大石膏用量。

关于麻黄-石膏的配伍，在本方中，麻黄是"性用并存"的，而不是"去性取用"。在伤寒学派看来，此证的源头在于表寒，表寒不去则"身热不解"，"寒包火"局面就会一直存在，甚至会加剧。基于此，以麻黄之辛温发汗开腠理，以石膏之大寒清透里热，乃是奏效的不二途径，此时应用的恰好是麻黄的辛温。在温病学派看来，本方用于治疗风温初起，表里俱热之证，透表宣卫是透发郁热的必然之法，然而辛凉又不能太过，太过则阻遏里热之外出，避免凉遏太过用的恰恰就是麻黄之温性。

2. 麻黄-杏仁　麻黄、杏仁均归肺经，麻黄以宣肺为主，杏仁以降肺为主，二者相伍，恢复肺宣降肺气的生理特点，既可止咳平喘，又可助腠理之宣。炙甘草药调和药性为使。

3. 关于君药的讨论　关于本方的君药，历来有三种观点：一，以麻黄为君。持这种观点的主要是伤寒学派。伤寒学派认为此方证是从太阳经而发的，而麻黄为太阳经主药，故以之为君；二，以石膏为君。持这种观点的主要依据是本方证的关键在于肺热壅盛，石膏善清肺胃气分热；第三种观点则是以麻黄、石膏合用为君，认为这样更能适应"外寒里热"的病机特点。

我们在探讨一个方剂的君药时，既要考虑源流，又要考虑到具体的应用。秉承这个观点，笔者认为若病证外寒重而里热轻，则麻黄为君，以宣卫散表为主，仿大青龙汤、小青龙汤加石膏之法；若病证外寒轻而里热重，就以石膏为君；至于二者合而为君的情况则应表里兼顾。

【临床运用】

本方的主治证属于"表寒里热"或者"风温犯肺"，重点在于肺热壅盛。临证以发热、咳喘、舌苔白或黄、脉数为辨证要点。

【案例赏析】

1. 案例 1　初学者往往从肺热壅盛证出发，以舌红苔黄、脉数来按图索骥。实际上，本方证由于里热被风寒郁在里面，舌苔并不红，有些夹湿的患者甚至舌苔白厚而滑。武汉地区冬季气温低，天气寒冷。笔者曾治疗多例流感患者，这些患者多以发热为主症，体温 38.5 ℃至 40.5 ℃之间，有些伴见咳喘。初用麻杏石甘汤为主方治疗，但效果不佳，有些患者初服有效，但易反复。后联系这段时间气候寒冷，阴雨不断，有些患者的舌苔白而厚，显然是夹湿之状，遂在方中加入薏苡仁、苍术、茯苓等祛湿药，效果转佳，复发者也就少了。

2. 案例 2　在本方的应用过程中，在把握肺热壅盛的前提下，绝不能忽视表邪。笔者在 2015 年 8 月曾治疗一名 16 岁的少年，因全身多处瘙痒就诊。就诊时多发性红色隆起，遍布全身,搔抓不止,几乎体无完肤,面部痤疮严重。既往发作以天阴或者由热转凉的天气更为严重,曾在西医院行多种抗过敏治疗。舌淡苔白,脉滑数。观其既往所用之方,祛风散邪和清热解毒类方剂为多。考虑内有热壅于肺,外有风寒湿邪郁于表,唯有"火郁发之"方可清透郁热,以麻杏石甘汤加白芷、防风、浮萍、生地黄,嘱温水洗脸,避风寒。一周后,痒消疹去,面部痤疮好转甚多。之后4年间仅发作一次,仍用原方,二剂即大效。

银 翘 散

【主治】

本方主治风温初起。

本方出自《温病条辨》,是温病学派治疗风温的重要方剂,用于治疗温病初起,后世医家常用于治疗风热表证。风温、风热,皆由外感所致,前者常带有传染性、流行性,大体属于疫病范畴,带有"瘟"的特点,后者较为笼统,无论有无传染性和流行性,都可用风热来统括。

风温和风热从口鼻入卫分,首先侵犯肺。卫气不宣,故见恶寒发热。风热或风温之恶寒发热与风寒之恶寒发热是有所区别的:前者恶寒轻,为时短暂,在临证中,患者的主诉往往以发热、体温升高为主,而当问及是否恶寒的时候,则多言较轻,有些患者甚至说不清楚,因此,我们在描述时虽然讲发热而不言恶寒,实际上患者在就诊前是有恶寒的,只不过是程度不重,时间也不长,以至于患者自己都记不清楚了。热和温为阳邪,导致腠理开泄,所以在体温升高的同时,会见到汗出,只不过汗出不畅,多是头部出汗;如果汗出较多,全身汗出,那么就标志着热已经由表转里了,如图 2-12 所示。

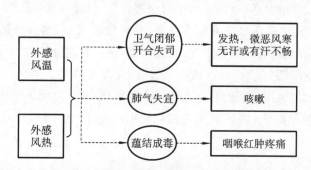

图 2-12　银翘散证的发病机制及主要症状

风温容易蕴结成毒,常表现为咳嗽、咽喉肿痛,如果是小儿发病,则易见扁桃体肿大或者化脓。至于舌象,一般初起为淡白舌,时间长了,舌尖变红。如果在初春温燥的天气发病,舌边红,则是肝火犯肺之状,临床常见呛咳不止。

【病机和治法】

本方证的发病在于风温或风热犯肺,蕴结成毒,肺失清肃。治疗宜辛凉解表。这里的辛凉解表必须体现出两个特点:一是透邪。风温传变快,容易从卫分传入气、营、血各层次,如 2003 年"非典"流行时,有些重证患者在较短时间内,从鼻塞流涕、发热咳嗽之卫分证演变为营、血分证,表现为呼吸窘迫、神志异常。基于温病传变迅速快、病情凶险的特点,尽早"透邪"外出以防止传变是非常重要的。二是针对邪气蕴结成毒的特点,必须予以清热解毒。综上所述,本方证治宜辛凉透表,清热解毒。

【方解】

本方的君药是银花、连翘。银花和金银花为同一种属,金银花通常在四五月份开花,花的颜色为白色,称为"银花",若未采摘,则部分白花变黄,因此在同一花枝上同时出现黄花和白花,称为"金银花",俗称"二花"。金银花和银花的功效区别很大,银花性薄,以辛凉透表为主,用量宜小;金银花性味较厚,更

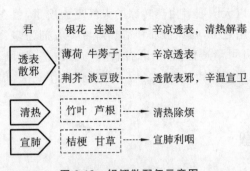

加寒凉,以清热解毒为主要功效,用量宜大。连翘用壳,质地轻,也是清透结合的药物。银花、连翘相伍,主要发挥透表散邪、清热解毒的功效。此外,二药还具有辟秽之功,对于流行性、传染性疾病的预防和治疗的价值很大。薄荷、牛蒡子辛凉解表。淡豆豉乃大豆加辅料发酵而成,发酵大豆的辅料包括两种:一种是青蒿,另一种是麻黄和苏叶(即紫苏叶,简称"苏叶")。前者制成的豆豉性微寒,后者则微温,临床上用后者更多,如图 2-13 所示。

图 2-13　银翘散配伍示意图

那么,方中为什么要用荆芥、豆豉两味微温的解表药,难道不担心助火助热吗?

高温天气运动后洗热水澡和冲凉水澡,两种感觉是有区别的。通常冲完凉水澡后会顿感清凉,但不久后便又觉得燥热了;而洗热水澡的情形就刚好相反,刚开始觉得不解热,但慢慢就从里到外都凉下来了。这是什么原因呢?因为冲凉水的时候,腠理闭塞,里热不出,因此凉意过去以后,又觉得热了;洗热水澡以后腠理开放,里热外透,自然从里到外都凉爽了。"荆芥、淡豆豉"就相当于这个热水澡,起开放腠理、里热外透的作用。

本方中用了银花、连翘、牛蒡子、竹叶、薄荷、芦根等一大队凉药,在疏散风热、风温的同时,容易凉遏气血,使腠理闭塞或开放不畅,从而影响了热邪的外透。荆芥、淡豆豉虽然是辛温之品,但其微温之性不影响辛凉的总体格局,更为重要的是使发表不至凉遏,从而使风温邪毒透散彻底,尽量减轻壅遏成毒的后患,后世将这种用药布局称为"辛凉复辛温"。民国初期,浙江"绍派伤寒"医家何廉臣曾创麻黄银翘散,在银翘散中加入辛温峻汗的麻黄,反映出对于过用寒凉后阻邪外透的顾虑。

叶天士在《温热论》中云:"盖伤寒之邪留恋在表,然后化热入里,温邪则热变最速。"从阴阳属性来看,风温属阳,传变迅速;就脏腑而言,风温上受,首先犯肺,逆传心包,出现神昏谵语等重症;为了防止邪气内传,温病学家非常注重早期"截断"病邪的入里传变,防患于未然。本方中,芦根、竹叶均为甘寒之品,芦根入肺经,竹叶入心经,运用二药的目的在于清心肺之热,防止热邪入里传变。

综上所述,本方具有辛凉透表、清热解毒之功,体现了风温初起的治疗思路——透邪外出和截断防变。

【临床运用】

1. 辨证要点　本方是温病学派治疗风温初起、邪在卫分的重要方剂,具有辛凉透表、清热解毒之功,属于"辛凉平剂",临证以发热、口渴咽痛、舌尖红、脉浮数为辨证要点。

2. 用法要点　本方的用法,关键在于一个"轻"字,这个"轻"字表现在以下三个方面:一是药物的质地轻,宗"肺药取轻清"之旨;二是用量轻,本方的剂型为散剂,且每次仅用六钱,切勿大量;三是煎煮轻,煎煮时间不宜过长,原方以"鲜芦根汤煎,香气大出",且告诫"勿过煮"。"治上焦如羽,非轻莫举",本方的选药、用量、煎煮都要以"轻"为特点,目的是充分适应肺的生理特点和"风温初起,首先犯肺"的病理特点。

3. 药物加减　银翘散方中辛温药物的应用,是值得关注的问题。若患者无汗,则增加荆芥、淡豆豉的用量以宣卫达表;若患者汗出较多,则减少用量,以免助热升火;《温病条辨》原文有"衄者,去芥穗、豆豉,加白茅根三钱、侧柏炭三钱、栀子炭三钱"。

【案例赏析】

某女,1 岁,1961 年 6 月 27 日会诊。麻疹 10 天,高热不退,面红无汗,气促而咳,舌红中心发黄,脉浮数。

银花二钱,连翘一钱半,牛蒡子一钱半,荆芥三钱,豆豉三钱,桔梗一钱,芦根四钱,竹叶一钱半,僵蚕一钱半,葛根一钱,升麻八分,葱白二寸。

从发热、面红无汗、舌红、脉浮数来看,病属风温,邪在卫分,用银翘散辛凉透表。患儿面红而汗不出,说明卫分闭郁较重,腠理不开,邪无去路,因此高热不退,所以宣达卫分之闭郁很重要。方中荆芥、豆豉重用至三钱,且加上辛温之葱白,目的都在于宣卫开腠,给热以去路,体现了治疗温病重"透"的特点。

桑　菊　饮

【主治】

本方主治风温初起。

本方与银翘散同出《温病条辨》上焦篇,都用于治疗风温初起证,但二者是有区别的。桑菊饮所主治的风温初起常见于两种情况:一是风温之邪较轻;二是外感风温重症经过治疗,邪气已轻但未散尽,历时较久,已入肺络。无论是哪种情况,总体上邪气较轻,内热不重,以表邪为主,且不见蕴结成毒征象。

肺为娇脏,不耐邪气,邪入肺络,清肃受到影响,故咳嗽。本方证中所见的咳嗽,既可为轻咳,亦可为呛咳连声,尤其是初春天气当寒不寒,反而温燥的时节,就是叶天士所说的"春月受风,其气已温"的时令,更易见到,因为温燥之邪容易引动肝阳或肝风,继而犯肺,导致呛咳不止。由于邪气已轻或已入肺络,因此,发热、口渴咽痛、舌红等征象俱不明显。因此,吴鞠通在《温病条辨》中描述桑菊饮时说"但咳,身不甚热,微渴""咳,热伤肺络也;身不甚热,病不重也,渴而微,热不甚也"。

综上所述,本方证的特点是邪气不重,邪已入肺络,以咳嗽为主症。病机为风温外袭,肺失清肃,治以疏风清热,宣肺止咳。

【方解】

学习本方,重点要关注两个问题:其一,本方以桑叶、菊花为君药有何深意?其二,桑菊饮和银翘散在组方、功效方面有哪些异同之处?

先看第一个问题。桑叶、菊花性味辛凉,归肝、肺二经,能疏散肺经风热,且能"走肺络",恰合"邪入肺络"之病机。初春本应收藏,若天气温燥,很容易引动肝风、肝阳,肝风、肝阳内犯肺经而发为呛咳,即吴鞠通所说的"木旺金衰之候"。《黄帝内经》云"肝生于左,肺藏于右",生理上,肝和肺是升降相因的,肝的升发能促进肺的肃降;若肝升太过,形成肝风或肝阳上亢,则肺之肃降亦因此受制,导致"肝气犯肺"。桑叶、菊花归肝经,能平肝阳、息肝风,可促进肺的肃降以止咳。

再来比较银翘散和桑菊饮。

银翘散中的银花、连翘的辛凉之性比桑叶、菊花强,且兼具清热解毒、芳香辟秽之功,更适宜于风温较重者,尤其是蕴结成毒,具有传染性、流行性者。桑菊饮中杏仁宣降肺气,以降为主,桔梗宣发肺气,以宣为主,二药相伍,可恢复肺的宣发肃降功能以加强止咳之功。至于连翘、薄荷、芦根、甘草,此四药乃银翘散和桑菊饮二方共同的药物,功效基本相同,此处不赘述。

【临床运用】

1. 辨证要点　本方为"辛凉轻剂",临证以咳嗽为主要症状,发热不甚、口微渴、脉浮数为辨证要点。

2. 加减变化　气分热重,见咳喘兼作,气促,甚至出现"三凹征"者,可加石膏、知母;舌上少津,口渴明显者,可酌加麦冬、天冬或生地黄滋阴润肺;轻咳为日已久者,根据"久病入络"的思路,可酌加僵蚕、蝉蜕、蜈蚣等虫类搜风通络药。

第三节 扶正解表

败毒散

【导言】

有一个中成药，叫大败毒胶囊，名字与本方有些接近，能清血败毒，消毒止痛，用于治疗脏腑毒热，血液不清引起的梅毒、血淋、尿路刺激、大便秘结、痈疽疮疡等。当我们看到本方"败毒"之名时，或多或少地会和上面提到的清热解毒功效，与热毒证联系在一起。败毒散具有什么功效？能否清热解毒？主治什么证？与热毒有无联系？

【主治】

本方主治气虚外感证。这个主治中，虽然将气虚写在前，外感在后，实际上，外感是病证的主要方面，而气虚则是次要的。

外感风寒湿邪，卫阳闭郁，故恶寒发热，无汗，鼻塞声重。在《太平惠民和剂局方》和《小儿药证直诀》中，写"恶寒发热"这个症状的时候用的都是"憎寒壮热"，是因为外感邪气特别重吗？在这里结合本方出处的考证说明这个问题。

本方的出处，有认为是出自《太平惠民和剂局方》的，有认为是出自《小儿药证直诀》的。从出版年代来说，《太平惠民和剂局方》始自1078年，后经多次增补，于大观年间（1107—1110年）由医官陈承、裴宗元、徐师文校正，起名为《和剂局方》；南宋绍兴十八年（1148年），和剂局更名为"太平惠民局"；后又陆陆续续增补了10卷，成为现在我们见到的《太平惠民和剂局方》版本。在《太平惠民和剂局方》中，本方名为人参败毒散，在1110年之前就已出版；而《小儿药证直诀》出版于1119年，本方在书中的方名为"败毒散"。因此，从出版时间来看，说它出自《太平惠民和剂局方》是没有问题的；但从方名来看，显然是出自《小儿药证直诀》。

本方在《太平惠民和剂局方》中主治证为"伤寒时气""寒壅"，"时气"就是时行邪气，类似于现在的流感，因此"憎寒壮热"就可以理解了；在《小儿药证直诀》中，本方是针对小儿外感而设的，小儿心肝常有余，脾肺常不足，容易出现气虚外感，即便是一般的外感，也容易出现"憎寒壮热"。故今天我们在应用这个方剂的时候，不可拘泥于"憎寒壮热"。

湿为阴邪，容易阻滞人体的气血，气血不畅则全身酸痛，颈项强痛。脾肺不足，水湿不化，酿湿为痰，蕴结于肺，故见咳嗽有痰，胸脘闷塞，舌苔白腻（图2-14）。

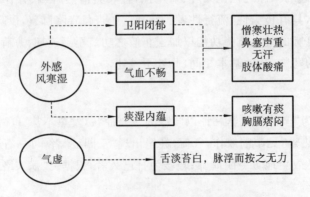

图2-14 败毒散证的发病机制及主要症状

【病机和治法】

本方证包括外感风寒湿和脾肺气虚两端,以邪实为主,正虚为次,气虚则无力鼓邪外出,故治以祛风散寒除湿为主,培补脾肺之气为次,如图2-15所示。

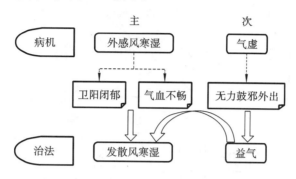

图 2-15　败毒散证的病机和治法

【方解】

本方分为三个模块,功在祛风散寒除湿,益气化痰调肺。第一模块为羌活、独活、柴胡、川芎;第二模块为前胡、茯苓、桔梗、枳壳;第三模块为人参、甘草。

第一模块:羌活、独活、柴胡、川芎。

方中羌活、独活为君。二者都可祛风散寒除湿,是治疗外感风寒湿的常用药物;其中,羌活擅长祛上半身风寒湿,独活则善于祛下半身之风寒湿,合用则通治一身上下之风寒湿。柴胡、川芎均归肝经,其升散之性可助肺的宣发肃降,从而帮助发散风寒湿邪。"肝升于左,肺降于右",肝的升发,有利于肺的肃降,从而发挥肺主皮毛的功能,最终有利于宣卫开腠散邪作用的发挥。所以,卫气的宣发与肺直接相关,但与肝的升发亦有着密切的关系。《伤寒论》中柴胡桂枝汤体现的就是这种原理。另一方面,这几味药可通行一身之气血,针对寒湿阻滞带来的气血不和而导致的一身疼痛。

第二模块:前胡、茯苓、桔梗、枳壳。

前胡辛而微温,功善化痰止咳;茯苓健脾祛湿,是治疗生痰之源的要药;二药配伍,一个针对已成之痰,另一个则针对将成之痰,共治蕴结于肺的痰湿。桔梗开宣肺气,枳壳本归阳明胃经和大肠经,但基于"肺与大肠相表里",胃肠气机的下降有利于肺气之降,所以枳壳虽然不直接走肺,但亦可降肺气。枳壳、桔梗相伍,宣降肺气,与麻黄、杏仁的配伍之意类似,但力量柔和,为后世医家宣肺化痰止咳的常用配伍。

第三模块:人参、甘草。

本方在《小儿药证直诀》中针对的是小儿外感。小儿形气未充,脾肺常不足,卫气不充实,一旦外感,难以开腠散邪、鼓邪外出。人参为补益脾肺之气的佳品。本方中辅以少量的人参、甘草,补脾肺之气以实卫散邪,即"培其元气,散其邪毒"。人参在本方中的配伍,有两个要点:一是益气以利于祛邪,或者说是彻底祛邪;二是应用时仅可小量(图2-16)。

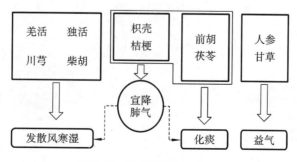

图 2-16　败毒散配伍示意图

【逆流挽舟】

喻昌将本方的应用拓展于治疗痢疾,后世称之为"逆流挽舟"(图 2-17)。痢疾多由于热毒或疫毒下犯大肠所致,病势向下,治疗以清热解毒、清热燥湿、泻下诸法为常规治法。败毒散是益气解表方剂,药势是向上向外的,如何能治疗痢疾呢?又用于什么样的痢疾呢?

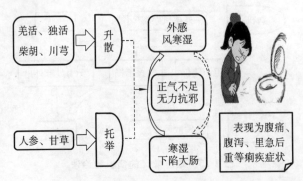

图 2-17 败毒散"逆流挽舟"法治痢疾

本方所治之痢疾是由于外感风寒湿,脾肺气虚,邪气下陷大肠,导致肠道壅滞,气血失调而成。因为这种痢疾的病因是表邪内陷,并非由热毒或疫毒所致,所以不能用清热解毒、泻下等常规方法,只能逆其病势,以解表法治之。正如喻昌所言:"今以逆挽之法,卫外之阳领邪气同还于表,而身有汗,是以腹中安静,而其病自愈也。"

败毒散中,借羌活、独活、柴胡、川芎之发散解表,领内陷于大肠的邪气"还于表",祛邪于外;人参、甘草健脾益气,助脾之升阳以托邪外出,外散、内托相配合,即《黄帝内经》所说的"陷者举之"。桔梗一药,在《神农本草经》中言其能治"腹满,肠鸣幽幽",常用于治疗湿陷大肠之腹胀腹痛、肠鸣下利;枳壳为阳明经药,可调理大肠气机。全方通过汗法,使内陷于里的邪气发散出表,达到治疗痢疾的目的。这里所说的"逆",是与白头翁汤、芍药汤相对而言的,实际上也是"顺",是顺表邪外出之势。

【临床运用】

本方是益气解表的代表方,适用于外感风寒湿兼见气虚。临证以恶寒发热、头身疼痛、无汗、脉浮重按无力为辨证要点。本方原为小儿外感而设,后世逐渐将其推广使用于年老、体弱、产后又外感风寒湿者,至于《太平惠民和剂局方》《小儿药证直诀》中主治之"时疫""瘟疫",后世医家大多持否定态度。

【附方】

荆防败毒散为败毒散去人参,加荆芥、防风而成。与败毒散相比,荆防败毒散的解表力量更强,适用于外感风寒湿而体质不虚之恶寒发热、头身疼痛、胸闷咳嗽等症,中医外科亦用于治疗疮肿初起红肿热痛,兼见全身恶寒发热、无汗等风寒湿表证者。

第三章　泻下剂

【概念】

泻下剂的功效主要包括泻热、攻积、逐水、通导大便等,主治里实证。这里必须强调的是,并非所有的里实证都可以用泻下剂。首先看部位。《黄帝内经》有言"中满者,泻之于内""其下者,引而竭之","引"是"导"的意思,是指通过引导邪气下行达到治病的目的。泻下剂适应证的部位在中、下焦,而且这些部位的气机以"通""下"为特点,如胃、大肠。肾虽然也居于下焦,但以"藏"为特征,所以一般不用下法。其次看病邪的特性。泻下剂治疗的里实邪气为有形之邪,如宿便、食积、痰饮、瘀血、虫积、水饮等,气滞属于无形之邪,则不适宜。如临证治疗胃脘痞满证,如果由热结便秘造成,则用泻下剂治疗是合理的;如果是由肝气犯胃所致的,则不能使用泻下剂,因为病的根源在于气滞,气属无形。

【分类】

形成于中下焦的里实证,《伤寒论》中称之为阳明证。阳明经包括足阳明胃经和手阳明大肠经,胃和肠同属六腑,以通为用,以降为顺,且都喜润恶燥,而热、寒、燥、湿等邪气均易壅聚大肠,影响通降,形成"结",分为热结、寒结、燥结、水结等,一般结聚于局部。

例如热结阳明证,首先表现为大便不通、痞满腹胀等局部症状,胃又为多气多血之腑,邪气久踞局部,也会影响全身气血,导致气血不畅,出现四肢厥逆,手足汗出,甚至内入血分,导致神昏谵语。局部结聚不去,气血不通,故治疗的关键在于通下。按照结聚形成的原因,泻下剂可分为寒下、温下、润下、峻下逐水四大类。

【使用注意】

1. 应该顾护正气　《金匮要略心典》中有"吐下之余,定无完气",无论是病证中出现的呕吐、泻痢症状,还是通过涌吐、泻下等方法祛邪,都容易耗损脾胃之气。所以在应用泻下剂的时候,不仅要关注邪气是否去除,还要注意中气是否被耗损。一般而言,若有形之邪已去,应该停止泻下剂的使用;应用过程中,如果耗气太过,还需辅以益气之品;如果邪气尚未去尽而正气已虚,则改为攻补兼施来善后。

2. 注意泻下力量的轻重　按照泻下力量来划分,泻下剂可分为峻下、轻下和缓下三类。里实证重,病情危急者,如热结阳明证中神志昏迷、抽搐惊厥或水饮压迫导致心悸、呕吐、尿闭严重者,应该当机立断,给予峻下之剂;相反,病势较缓如肠燥津亏、无水行舟所导致的便秘,宜润下,且下之宜缓,不可急于求成。

笔者曾在2014年4月治一孕妇,27岁,怀孕已5个月。便秘严重,常5～7日一解,每次大便时间短则半小时,长则1小时,大便干燥如算盘子,每次便后即感眼花腿麻,曾出现便后跌倒在地的情形2次。问其病史,自诉结婚已5年,5年间曾怀孕4次,每次怀孕都在孕期3～4个月时流产,本次怀孕为第5次,自怀孕之日起即服益肾补气固胎膏剂,每日饮食之中肉食、蛋类、鱼类等高蛋白食物较多,观其舌,可见苔厚腻,边红;切其脉,其双关滑而有力,辨为热结便秘无疑。如果是普通壮实之人,大承气汤峻下即可,但患者为孕妇,恐峻下有损胎元,故采取峻药缓下之策。处方:番泻叶50 g,厚朴50 g,枳实50 g,炙甘草25 g,生地黄100 g,砂仁50 g,颗粒剂冲服,每服15～20 g,早晚各1次。服完后大便通畅,嘱患者清淡饮食,固胎膏剂减量使用。

3. 注意患者的体质　体质虚弱者,如老年、术后、月经期的患者应慎用或者禁用。泻下剂容易耗伤中气,月经期的女性如中气耗伤,不能固摄冲任,则有血崩之忧。有些外科医师习惯用番泻叶泡水的方法治疗肠道手术后的便秘,且用量常高达每次50 g,应用期间,大便较为通畅,而一旦停药则便秘复发,且较前更为严重,再应用番泻叶泡服,用量即便加至100 g亦不见效,何故?因为术后本就体虚,以大剂量番泻叶泡服后,脾阳重伤,脾气不升,胃肠不降,大便自然就不通了。在治疗这类病例时,可采用温阳益气,兼用泻下之法,待大便通畅后,以理中丸加黄芪、当归之类的方剂善后,防止复发。

第一节 寒 下

大 承 气 汤

【导言】

《伤寒论》中有大承气汤、小承气汤、调胃承气汤,合称"三承气汤"。"大"言其力量大,"承",奉也,受也(《说文解字》),是由下受上之意;"气"作名词时指的是物质,作动词时是气化、运动的意思。大承气汤是"三承气汤"中力量最为峻猛者,其功效为承顺气机。那么,大承气汤到底承顺什么气机? 如何承顺气机? 为何力量峻猛呢? 下面我们通过对本方主治、病机、治法、配伍、用法等内容的学习,体悟本方"大"和"承气"的内涵。

【主治】

本方主治阳明腑实证。

教材中介绍了三个主治证:阳明腑实证、热结旁流、热厥。三者有什么内在联系呢?

1. 阳明腑实证 阳明腑实证的症状多种多样,后世医家将其概括为"痞、满、燥、实"四字。"痞"指脘腹有闷塞、重压感;"满"指脘腹胀满,按之有抵抗感;"燥"指肠中有燥粪,干结不下;"实"指腹痛拒按,大便不通。此外,手足汗出、脉沉实有力等都可划分为"实"的范畴。当然,这种划分是一个笼统的划分,有些症状,如大便不通,既属实也属燥,不可绝然分开。《伤寒论》中云:"阳明之为病,胃家实是也。"这是阳明病的总纲。"家"乃家族之意,狭义的阳明家族包括手阳明大肠和足阳明胃,广义的阳明还包括脾。本方主治证的病位在胃和大肠。《黄帝内经》有"邪气盛则实","实"指的是邪气,而且特指邪气重。胃肠中的热若与有形之邪气相结则为腑病,不与邪结则弥漫为经病。大承气汤证属于腑病,为热结在局部。胃和大肠以通为顺,以降为用,热与邪结,则气机壅滞,不能通下,首先表现为大便干结,且由于热重而耗伤津液,所以时间越长,大便干结就越严重,以至于形成便秘,同时伴脘腹痞满。"痞""满"二词都是指脘腹胀满,上下攻撑曰"痞",左右攻撑曰"满"。

阳明之热传于四肢,不表现为全身发热,而是局限于手足,以手足汗出、日晡潮热为特征。《黄帝内经》曰:"太阳为开,阳明为阖,少阳为枢。"人的阳气上午散于外,午后至黄昏就要"阖"了,"午后至黄昏"大概指的是申时(15—17 时)和酉时(17—19 时),这个时间段为阳明经所主的时辰。此时,如果胃肠气机顺畅,在外的阳气就能顺利"回家",否则就不能"阖"。本方证中,由于热结阳明,气机不顺,卫阳在当回时不能回归,故此时发热,即"日晡潮热"。

胃为多气多血之腑,阳明之邪热若深入血分,则易出现两类症状:一是出血,表现为躯体发斑;二是神志异常,表现为神昏谵语。一般来讲,实热的脉象多表现为滑数,但大承气汤证中,由于热邪郁结在阳明,热为邪气所郁结而不能出,所以脉象不仅不是滑数,反而为沉迟,虽然沉迟,但重按有力。舌象多为黄厚,若热结时间较长,津液损伤较重,又常见黄燥或黄干,见图 3-1。

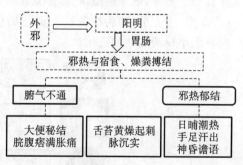

图 3-1 大承气汤证的发病机制及主要症状

2. 热结旁流 "热结旁流"指的是肠腑的水液从燥粪旁流过,形成下利清水,其气臭秽异常。一般而言,肠腑中的津液可润泽肠道,使大便干稀适中,正常通下。今邪热结聚肠腑,水液不仅起不到润泽作用,反而从燥屎旁流下,形似下利,但泻下稀水,痞满燥实诸症依然同前,并不能缓解。可见本方证中的下利是假象,热结才是本质。

3. 热厥 "厥"意为厥冷。脾主升清,能将清阳向四肢升散。脾的升清与胃的降浊是相反相成的,如果胃气能降,则脾气能升,相反亦然。本方证中,由于热结胃肠,胃肠不能通降,脾的升清因此被抑制,不能将清阳升散至手足,所以患者自觉手足冰凉。除见手足厥逆外,全身可见发热汗出,脉也是沉滑实有力的,舌也不白滑,反而黄燥,所以厥冷是假象,热结胃肠才是本质。

热结旁流与热厥的异同见表 3-1。

表 3-1　热结旁流与热厥的异同

	现　象	本　质	共有症状	病　机
热结旁流	下利清水(过通)	腑气不通(不通)	痞、满	邪热内结
热厥	手足厥逆(寒)	邪热郁结(热)	燥、实	气机不顺

大承气汤还可以用于治疗痉病、发狂等证,大家可按以上的思路展开分析。

【病机和治法】

阳明腑实证、热结旁流、热厥、痉病、发狂等证,临床表现虽异,但病机却相同,皆为热结胃肠、气机不通;病位在中、下焦,病性为实热,属于重证,且有伤阴耗液之势。根据《黄帝内经》"实者泻之""其下者引而竭之"的原则,应采用寒下之法,而且要求力量要大,即用峻下之剂。

笔者在前言中曾讲过,在方剂学这门学科中,最主要的就是异病同治思维。大承气汤就是体现异病同治思维的典型方剂。此处介绍的阳明腑实证、热结旁流热厥、痉病、发狂等证,病虽不同,但病机相同,都为热结胃肠,气机不通,所以均采用峻下热结之法治疗。

【方解】

方中大黄为君药。大黄性味苦寒,归胃肠经,是典型的阳明经药物,别号"将军"。《药品化义》称之"气味重浊,直降下行,走而不守,有斩关夺门之功",何谓"斩关夺门"? 就是斩杀了守关的将领,夺取战略要塞。我们熟知的三国名将关羽,就有"过五关斩六将"的传奇经历。称大黄为"将军",就是指它泻下通便作用峻猛,常用"荡涤胃肠"来形容。

芒硝咸寒通下,也具有泻热通便之功,并无滋阴作用,为什么又称其为"润燥"呢? 我举一个例子:在背街小巷的电线杆上、墙上贴有很多小广告纸条,如果要把这些小广告清理干净,单纯刮、擦通常不易彻底清除,但如果事先泼些水在上面润一下,就容易清理了。芒硝被吸收入肠胃后,容易吸附水分,使肠腔形成较高的水负压,能润泽干燥而坚贴于肠壁的燥粪,发挥"润燥"作用,再通过大黄的推荡下行之功,使燥粪更容易通下。由此可见,芒硝、大黄好比两员大将,一个有勇,一个有谋,二者密切配合,使攻城拔寨的力量更加峻猛。

枳实、厚朴均为行气药,二药既能行气以除胀满,又可降气以消痞。通过枳实、厚朴的行气、降气之功,顺应胃肠之通降,增强通便泻热之力(图 3-2)。我们在本章的教学过程中,安排了学生拆方实验,将动物分为 3 组:全方组(四药具备)、大黄芒硝组(全方去枳实、厚朴)、生理盐水组。给小鼠以药物灌胃后,观察各组小鼠肠蠕动的变化。

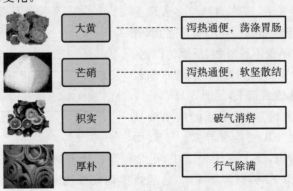

图 3-2　大承气汤配伍示意图

从图3-3可以看出,去掉枳实、厚朴后,泻下力量大减,说明行气药能增强大黄、芒硝的泻下之功,进一步说明大黄、芒硝和枳实、厚朴二组药之间具有协同作用。正是因为这种协同作用,大承气汤的泻下作用更为峻猛,故称之为峻下之剂。

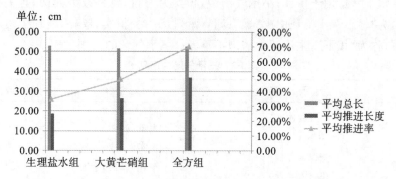

图3-3 小鼠肠道药液推进情况比较图

热结阳明后,阴液容易损伤,尤其在热结旁流中更是如此,舌苔黄燥即是明证,那么方中为何不用养阴药,仍然要用泻下之法呢?

俗话说,"扬汤止沸,不如釜底抽薪",本方中,通过大承气汤的泻下之功,可使结聚在胃肠的实热从大便而出,从而保存了阴液,古人称为"急下存阴",此时,如果仅仅是补充阴液,由于阳明的热未去,再怎么养阴,迟早也会被热所耗竭,也是无济于事的。如果用在热结旁流中,又是"通因通用";用在热厥中,则为"寒因寒用"。以上种种,皆是辨证论治、治病求本的体现。

由此看来,大承气汤以"承气"为名,是因为本方能泻热通便,承顺胃肠的通降功能。

【临床运用】

1. 辨证要点 本方是治疗热结胃肠之阳明腑实证的经典方剂。临证以痞、满、燥、实为辨证要点。

2. 加减变化 舌苔干燥较甚者,宜加生地黄、玄参、麦冬等以增水行舟;若兼胁肋疼痛,可考虑少阳、阳明同治,酌加柴胡、郁金等疏肝解郁;在外科急腹症中,如肠套叠时间较久者,必形成瘀血,可酌加丹皮(即牡丹皮,简称"丹皮")、赤芍、当归、桃仁等活血化瘀之品。

3. 煎法 《伤寒论》原文中,对本方的煎法有严格的规定:先煮枳实、厚朴,后纳大黄,溶服芒硝。杨裕忠和王新芳通过实验得出这样的结论:枳实、厚朴先煎20分钟,再下大黄,合煎30分钟后溶服芒硝,其泻下之力最大。本方煎法的核心在于后下大黄。清代伤寒大家柯韵伯在《伤寒来苏集》中说道,大黄"生者气锐而先行,熟者气钝而和缓",大黄煎煮时间短则泻下力量锐猛,煎煮时间长则泻下力量和缓,故本方采取后下之法,使其"力锐而先行"(图3-4)。

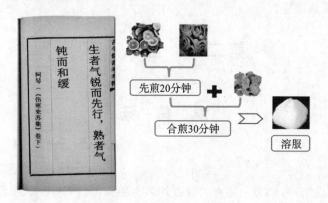

图3-4 大承气汤的煎法

4. 禁忌 本方力大效猛,故体弱者、老年人、孕妇或月经期妇女应忌用或慎用;得效后应停服,以免重伤中阳。

【类方比较】

大承气汤、小承气汤、调胃承气汤中,大黄及其用量始终未变。大承气汤中四药俱备,且大黄后下,故功效峻猛,称为"峻下",适用于重证;小承气汤中,枳实为三枚,厚朴改为四两,且去掉了芒硝,三药同煎,泻下力量减轻,为"轻下",主治证中少"燥";调胃承气汤中少枳实、厚朴,增加了缓和药性的炙甘草,故而泻下力量更缓,称为"缓下",主治证中痞满不重者。三承气汤的区别见表3-2。

表3-2 三承气汤的区别

项 目	大承气汤	小承气汤	调胃承气汤
组成	大黄(四两) 芒硝(三合) 枳实(五枚) 厚朴(半斤)	大黄(四两) 枳实(三枚) 厚朴(二两)	大黄(四两) 芒硝(半升) 炙甘草(二两)
煎服法	先煮枳实、厚朴,后下大黄,溶服芒硝	三药同煎	先煮大黄、炙甘草,溶服芒硝
功效	峻下	轻下	缓下
主治	重证 痞满燥实俱全	轻证 痞、满、实为主	轻证 燥、实为主

【案例赏析】

李士材治一人伤寒,九日以来口不能言,目不能视,体不能动,四肢俱冷……六脉皆无,以手按腹,两手护之,眉皱作楚。按其跌阳脉,大而有力……欲与大承气汤,病家惶惧不敢进……得燥屎六、七枚,口能言,体能动矣(《续名医类案》)。

(1) 本证是实证还是虚证?从表象来看,口不能言、目不能视、体不能动、六脉皆无,为气、血、阴、阳俱不足的大虚之证,但在切脉时看出了端倪,"跌阳脉"又称"冲阳脉",位于足背动脉搏动处,属于足阳明经。有力、拒按为实,可知本证的本质属实,属于"真实假虚",即所谓"大实有羸状"。

(2) 本证是热证还是寒证?从四肢俱冷、六脉皆无来看,又似阴证、寒证。但"跌阳脉""大而有力"却排除了"寒证"和"阴证"的可能,故此证乃"真热假寒"之热厥。

(3) 本案既为实热证,患者何以见到"口不能言,目不能视,体不能动"呢?脾胃居于中焦,脾主升,胃主降,二者相因而动,互为因果。今胃为热所结,气不能降,脾因此不能升清阳于全身,故口、目、体俱不得清阳。阳主动,阴主静,阳不得升,阴踞其位,故不能言、视、动。以大承气汤泻下热结后,胃气承顺,清阳外达于口、眼、体,故病能瘥。

第二节 温 下

温 脾 汤

【导言】

本方出自《备急千金要方》,该书中共有二首方均名为温脾汤,一首由大黄、附子、干姜、人参、甘草五味药组成,另一首温脾汤较前者多当归、芒硝,这里介绍的是后一首。

【主治】

本方主治寒结腹痛证。

寒有虚、实之分。本方证中的"寒"是脾阳不足,寒从中生所致。脾具有升举外散的功能,这种功能与胃肠的下降功能相反相成,脾阳虚损则脾不能升散,胃肠的腑气因此不能下降,导致气机结聚于中,宿便、宿食停滞不下,与虚寒结聚而形成寒结。

本方证中,大便异常是首见症状,有三种情况:第一种是大便秘结而干,第二种是大便稀溏,即《千金方》中所说的"冷痢",第三种是大便前干后稀。无论是哪种情况,都会伴随较为剧烈的脐腹疼痛、手足不温等症,舌苔白而润、脉沉迟等都是中焦阳虚、气机不畅之象(图3-5)。

【病机和治法】

病机涉及两个方面:一是积,二是虚寒。前者宜下,后者宜温补。若单纯用下法,结果可能出现两种情形:一是首次用药时大便很通畅,但加重了脾阳虚,后续会加重便秘腹痛;二是药后便秘、腹痛依然如故。若单纯温补,易招致"积"加重,犯"虚虚实实"之戒。由此看来,唯有泻下和温补并行,方是正途。

图 3-5　温脾汤证的发病机制及主要症状

【方解】

全方分为三个模块:第一模块,大黄、芒硝,泻下通积;第二模块,附子、干姜,温阳散寒;第三模块,人参、甘草、当归,补中益气,如图3-6所示。

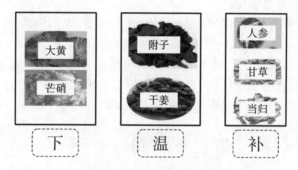

图 3-6　温脾汤配伍示意图

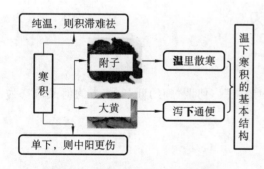

图 3-7　大黄-附子温下寒积示意图

治疗寒积证时,一般来说,泻下药物首选巴豆之类的温下药,但巴豆过于峻烈,用之恐伤脾阳,故不能用。本方中,以附子配伍大黄替代了巴豆,附子大辛大热,可温十二经之阳,散一身之寒,大黄可泻下积滞,但对本方证而言,其寒性与虚寒病机不相宜。因此,本方中重用附子,既温散寒凝,又可制约大黄的寒凉之性。如此一来,附子主温,大黄主下,附子用量重于大黄,综合起来是温的,成为温下的经典配伍,共为君药,如图3-7所示。

在大黄-附子的基础上,以芒硝辅佐大黄增强泻下之功,以干姜辅佐附子增强温阳散寒之力。有人会问,附子是少阴经主药,干姜偏走脾胃,本方证乃寒积中焦所致,为何不用干姜为君,反以附子作为君药呢?可以从以下两个方面来探讨:一者附子大辛大热,走而不守,干姜则守而不走,相比之下,附子的走散之性强于干姜,而积滞的通下有赖于这种走散之性,因此温散寒凝的功效更为突出;二者本方中除附子偏走少阴经外,其他的药如干姜、大黄、芒硝、人参、甘草等都善入脾胃经,附子与这些药配伍以后,入脾胃经是没有问题的。

实寒之治,温而兼散,虚寒之治,温必兼补。本方证之寒乃脾阳不足而生的虚寒,故在温的基础上,还要补。人参、甘草健脾益气,与干姜构成温补中焦的结构。寒主收引凝滞,容易凝滞气血;积滞亦阻滞气机,进而引起气血不畅。因此寒积阻滞胃肠,容易导致气滞血瘀。在外科急腹症中,肠套叠、肠粘连或肠梗阻多发,局部的血行很容易被瘀阻甚至导致肠坏死而加剧腹痛。故加当归活血化瘀,既可减轻腹痛,通导大便,更能防止肠粘连、肠坏死。

综上所述,本方具有泻下寒积、温阳健脾之功。

【临床运用】

(1) 本方适用于中阳虚衰,积滞内停于胃肠所致的寒积证。临证以便秘、腹痛、手足不温、舌苔白而润、脉沉迟或软滑为辨证要点,亦可用于治疗寒痢。

(2) 本方中附子、大黄的用量调整。若寒轻,则附子用小者一枚(20 g 左右),《千金方》卷十三之温脾汤即是如此;若寒重,则附子可加至 40 g 左右。

(3) 因泻痢或便秘日久,阳明气机受阻,亦有化热之可能,此时患者常见口臭、呕吐、口疮等反复发作,此时可加重大黄的用量,或酌加黄芩、金银花等清热药。

【案例赏析】

笔者曾在 2016 年 3 月治一名男性患者,口腔溃疡反复发作近 4 年。平素喜饮啤酒,每日不断,平均每日饮 2～3 瓶,且有饮浓茶的习惯。4 年里,屡经治疗,效果不佳。观其所用之方,以清热解毒和滋阴清热方为多;察其症,溃疡面颜色暗,舌淡苔白滑,脉缓而滑。《黄帝内经》云:"诸痛痒疮皆属于心。"口腔溃疡反复发作当是"火"引起的。但其舌脉为寒湿之象,长年饮啤酒、浓茶皆伤中阳,且用清热泻火、滋阴清热类方剂多,综合来看,属寒证无疑。

予思之再三,辨证为脾寒胃热,遂以理中丸(干姜 10 g,党参 15 g,白术 10 g,甘草 5 g)加黄连 10 g、法半夏 12 g 治之。服药期间溃疡消失,但停药以后的 2 周里,仍复发 2～3 次,且自觉腹胀明显,还时见嗳气,大便三日一解。上方加大黄 8 g、附子 10 g(即取温脾汤中大黄-附子温下寒积之意),再服 1 周,自诉前三日大便每日 3～4 次,夹有黏冻样物,腹胀嗳气消失,后几日逐步恢复正常。以理中丸加木香、砂仁、茯苓等水泛为丸调养 2 个月,近 4 年来口腔溃疡未见复发。

第三节 润 下

麻 子 仁 丸

【导言】

《伤寒论》中麻子仁丸,主治脾约证,因此后世又称"脾约丸"。何谓"脾约证"? 本方为何又被视为润下剂?

【主治】

本方主治脾约证。

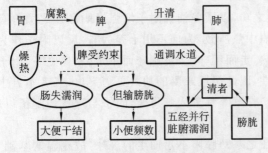

图3-8 麻子仁丸证的发病机制及主要症状

约,约束之意,"脾约"就是指脾的功能被约束住了。被什么约束住了? 是如何约束住的? 被约束住了有哪些临床表现?

脾喜燥恶湿,湿易困脾,这是脾被约束的直接机制。此处要介绍的是脾被约束的间接机制。《素问·经脉别论》中有"饮入于胃,游溢精气,上输于脾,脾气散精,上归于肺,通调水道,下输膀胱,水精四布,五经并行"。如图 3-8 所示。

金代的成无己用"胃强脾弱"概括本方证的发

病机理,"脾弱"并不是指脾虚,而是指胃中有燥热,不能正常通降,间接影响脾的升散功能,导致脾传输津液的功能受限,不能将津液传输至胃肠,但输膀胱,因此患者大便干结,小便频数,但由于膀胱的气化功能未受影响,因此不伴见尿急、尿痛等刺激症状。

或问:胃肠有热和积滞导致的大便不通,会不会同时伴有脘腹胀满一类的症状呢?《伤寒论》中云"小便数者,大便必硬,不更衣十日无所苦",未提及兼有脘腹胀满,但结合胃和大肠的生理特点,临证中兼见脘腹胀满也是有可能的。证中无论是否出现脘腹胀满,麻子仁丸都是可以应用的,不必拘泥。

【病机和治法】

大便干结是脾约证的主要临床表现,主因则是胃肠燥热。一般来说,胃强脾弱的关键在于胃热,治疗时只需清泻胃热即可,但大便硬结时,单纯泻下不一定能奏效,因为大便干结的时间较长,因此泻下和润燥相结合,方可事半功倍。明白了这一点,就不难理解本方的治法,既要润燥,也要泻热。明代的许宏在《金匮内台方议》中称这种治法为"润导",如图3-9所示。

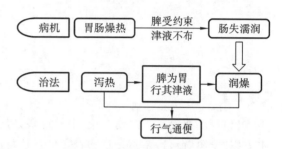

图3-9 麻子仁丸的病机和治法

【方解】

本方由麻子仁、大黄、厚朴、枳实、杏仁、甘草、白芍组成。可以看作在小承气汤(大黄、枳实、厚朴)的基础上加麻子仁、杏仁、白芍组成。小承气汤是"三承气汤"中轻下热结的方剂,由于本方采用的剂型是丸剂(蜜和丸),所以泻热通便的力量进一步变缓。麻子仁和杏仁均是种仁一类的药物,油多质润,可起到"润"的作用。麻子仁有火麻仁和胡麻仁之分,胡麻仁归肾经,除具润肠通便作用外,还可以益肾补虚,本方证乃实证,治法以祛邪为主,故不适用,因此,方中的麻子仁指火麻仁。杏仁归肺经,可通降肺气;肺与大肠相表里,肺气之降有利于津液下行入大肠,发挥润肠通便的作用,因此杏仁通过降肺气发挥润肠的作用。

白芍酸而微寒,归肝经,其益阴之功体现在益肝阴上,并不能养胃肠之阴而直接发挥润肠作用。如果直接润肠,应该选用麦冬,或者根据"肾司二便"的原理,选用生地黄、玄参之类的药物,而本方选用走肝经的白芍是为解痉,能缓解大肠的痉挛而发挥通便之效。综上所述,本方具有润肠泻热、行气通便之功,如图3-10所示。

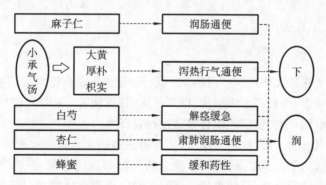

图3-10 麻子仁丸配伍示意图

【临床运用】

1. 辨证要点 本方为润肠缓下之方,主治胃强脾弱之脾约证,临证以大便秘结、脘腹胀满或不胀满、脉略滑为辨证要点。麻子仁丸的泻下之功为"缓下",原因何在呢?一是本方的剂型有别于"三承气汤",采用的是丸剂,"丸者缓也";二是服用剂量较小,原方中"炼蜜为丸,桐子大,饮服十丸,日三服,渐加，以知为度"；三是制药时，采取"蜜和丸"，蜂蜜可缓和药性。

2. 使用注意 本方具有"半润半泻"的特点，现代临床上很多人用之治疗习惯性便秘。习惯性便秘可有气秘、热秘、寒秘、虚秘等多种证型。本方主要适用于胃肠燥热，脾不行津所导致的燥结，用之于热秘尚可见到些许疗效，但用于寒秘、气秘、虚秘等，则属草率，还是要本着辨证论治的思想，方可药证相合。

第四节 峻下逐水

十 枣 汤

【导言】

本方出自《伤寒论》。在《伤寒论》中有许多方剂，如麻黄汤、桂枝汤、小柴胡汤等都是以君药来命名的。本方以"十枣"命名，是不是意味着大枣就是君药呢？

【主治】

"悬饮"和"实水"都是水饮一类的邪气，都是有形之邪，因此我们可以笼统地讲本方主治水饮证。

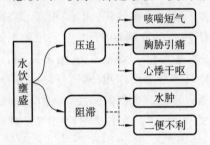

图 3-11 十枣汤证的发病机制及主要症状

本方主治的水饮证有两个特征：一是重而有形，以至于压迫多个脏器，如压迫上焦心肺则出现心悸、咳喘；压迫胸胁则胸胁挛痛不得息；压迫胃则心下痞硬、干呕；影响脾则清阳不升而头痛目眩；影响膀胱的气化，则小便不出；影响大肠气机则大便不通。二是邪气没有出路。水饮的出路有三：汗出、大便、小便。汗出通常针对在表的水湿，本方证属于里证，自然不能随汗而解，大、小便又不通，故水饮没有去路，遂外溢肌肤，形成水肿，如图 3-11 所示。

【治法】

水湿和水饮的治法，可分为以下几种，无形者，可汗法、消法治之，在表者则汗而发之，在里者，可用化湿、利湿、燥湿等法消于无形，即为消法；有形者，则应该下之。本方证之水饮，壅盛于里，邪重而有形，所以当以下法治之，即峻下逐水。

【方解】

本方由甘遂、大戟、芫花及大枣组成。甘遂、大戟、芫花均为峻下逐水的药物，均药性峻猛而有毒。遂，隧道、经隧之意，《本草崇原》云："土味曰甘，径直曰遂，甘遂味苦，以其泄土气而行隧道。""行隧道"乃言甘遂善行经络隧道之水饮，"泄土气"是说甘遂通过泻胃肠来排泄水气。也就是说，甘遂服后通过泻痢大便祛除水饮。大戟善行脏腑水湿，能利大小便，芫花善去胸胁痰饮，可治"水肿"（《本草纲目》）。

现代实验证实，甘遂、大戟、芫花三药均具有极强的利尿和致泻作用，但泻下作用更强，利尿作用次之。三药合用，功效峻猛，照顾全面，可使脏腑、经络、胸胁之水湿痰饮通过二便的通泄而排出体外。

也许有人会问，既然三药功效相似，都是峻下逐水，为何不采取单用其中的一味而增加剂量的策略呢？邓中甲老师用"同性毒力共振，异性毒力相制"来解释其中的内涵。邓中甲老师认为，如果单用甘遂、大戟或芫花 1～1.5 g，泻下或利水的作用或许相当，但很容易达到中毒"阈值"，产生一些毒副作用；如果三药各取 0.3～0.5 g，总量仍然是 1～1.5 g，但每一味药都没有达到毒性的阈值，而且三者毒性作用发挥的方向不同，所以应用起来安全得多。因此，从增效减毒的用药原则来看，三药小量合用，不仅祛除水饮彻底，照顾不同部位，而且还可以减轻毒副反应。

本方泻下力量峻猛,必致中气损伤,需要顾护胃气。然而,人参、黄芪、白术之类的益气药容易壅滞邪气,不能用;十八反中"藻戟遂芫俱战草",甘草与三味主药相反,会加重毒副反应,亦不能用,故本方选用大枣,一者顾护脾胃,二者制约毒性,三者缓和胃肠快速蠕动所致的剧烈腹痛。

大枣为什么又要十枚之多呢?在古代,数字分为阴、阳两类:一、三、五、七、九,5个单数为阳,二、四、六、八、十,5个双数为阴,"十"为至阴之数。张仲景以"十枣汤"命名方剂,实际上是在强调一要重视顾护脾胃之阴,二要切记不要误用甘草。

【临床运用】

1. 辨证要点　本方为峻下逐水方剂,使用的过程中,必须考虑患者耐受性的问题,一般邪正俱盛,即水饮壅盛且体质壮实者可用。临证以咳唾心悸、胸胁引痛或腹水严重、二便不利等为辨证要点。

2. 使用注意　本方药性峻猛,毒性较大,必须从用药时间、剂量、剂型、药后调护四个方面严格使用,如图 3-12 所示。

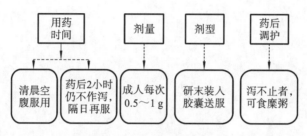

图 3-12　十枣汤的使用注意

(1)用药时间:原文要求"平旦服"。"平旦"指的是太阳初升于海平面的时间,意味着自然界的阳气开始萌发,此时人体内的阳气也开始萌发。水饮为阴邪,于此时服药,可借助于阳气的升发外散,增强祛除水饮的作用。现代的中医师,可能终其一生都不会在临证中用到十枣汤,但是方中蕴含的道理,却是可以借鉴的。在治疗水湿病证使用祛湿利水一类方剂时,也可依此调整服药时间,使之与自然界阳气的萌发相适应,提高疗效。这也是对中国传统哲学"天人合一""道法自然"原理的运用。

(2)剂型:从方名来看,本方的剂型似乎是汤剂。本方实际上是固体剂型。最为常见的是散剂,将甘遂、大戟、芫花三药研成粉末装入胶囊,用大枣汤送服;或者像《丹溪心法》中那样,改为丸剂,作用和缓;当然,对于体质偏弱又不得不用的患者,亦可用黑豆蒸三药,去药存豆,磨粉吞服,其效更缓,是为"峻药缓投"之法。如果用甘遂、大戟、芫花与大枣同煮,则易引起剧烈腹痛和吐泻。

(3)剂量:从小剂量(0.5～1 g)开始,如果效果不佳,隔日再加量使用。一般患者服药 1 小时后,出现上腹部不适,轻者眩晕、泛恶,继而腹中雷鸣作响,痛势渐渐下移,最后大便泻下稀水,一般 5～6 次,多者 8～9 次,如果仅有 1～2 次,则反应偏轻,未达到预期效果,隔日需加量再服。

(4)药后调护:如果服药后利下不止,可食糜粥护胃;如果服用时食管有烧灼感,可饮冷水以解之。

第四章　和解剂

【导言】

我2003年到成都中医药大学攻读博士学位时,师从邓中甲老师。在求学之初,有许多困惑,邓老以道家著作和思想指引我,为我开启了中医之门。而中医植根于中国传统文化,其形成、发展、应用离不开中国传统文化,对中医学子来说,中国传统文化乃是入门的钥匙。

【概念】

我们前面学过的麻黄汤主治外感风寒证,银翘散主治外感风热证,后面要学到的四君子汤主治脾胃气虚证,二陈汤主治湿痰证,这些主治证相对而言是比较简单,比较单纯的。实际在临证当中,我们遇到的病证通常比较复杂,很多案例中,有些既有表证,但又牵涉到里;既有寒,亦有热;或者涉及多个脏腑、多个经络。这些复杂的病证通常不能以单纯、简单的治法来治疗,通常既要照顾表,也要顾及于里;既要考虑热,也要考虑到寒;更要兼顾多个脏腑的平衡,不得已之下,必须将多种类型的药物"合"而"和"之,调和它们之间的关系,注意相互之间的"度",使其成为一个整体,这就是广义的"和",从这个意义上来看,和法是中医临床上使用最为广泛的一种治法。什么是和解剂呢?

和解剂的"和"首先是"合"的意思,"和"不是一种类型药物单独达成的作用,而是两种或两种以上类型的药物配伍以后的综合作用,如和解少阳适用于少阳证,少阳是半表半里,既不属于表,也不属于里,单用解表嫌其浅,单用清里又过深,不得已,就将二者组合起来起到和解少阳的作用;再如,肝脾不调证中,肝郁和脾虚互为因果,如果仅仅疏肝,脾虚仍在,仍然容易土壅木郁,结果是肝郁迟早还会发生;如果单纯补脾,则肝郁不除仍然克脾,依旧导致脾虚。单纯用一种类型的药物是无法"破两边之病"的,是解决不了这种复杂病机的,与"和"的内涵是不相符的。比如两个不和的人,只有两个人真心实意地各让一步,才能海阔天空,实现真正的"和"。因此,在讲和解剂的概念的时候,不能简单、机械地套用前面解表剂、泻下剂的逻辑。

【分类】

和解剂适用的范围十分广泛,分为广义的和法和狭义的和法。张景岳在《景岳全书·新方八阵》讲到:"凡病兼虚者,补而和之;兼滞者,行而和之;兼寒者,温而和之;兼热者,凉而和之。"所以,广义的和法是多种治法的组合,用来治疗"杂合之邪"。这种思路与临床实践非常吻合,使治法的针对性由单一病机逐步拓展至多种病机杂合而成的复杂病机。清代医家程钟龄在《医学心悟》中将诸多的治法概括为汗、吐、下、和、温、清、消、补八法,而且"一法之中,八法备焉,八法之中,百法备焉"。这说的是任何一种治法,都包含着其他的治法,实际上也有广义的和法的意味。如败毒散中辛温解表药与补益的人参、甘草配伍,起益气解表的作用,也可归为广义的和法。

我们此处讲狭义的和法。和法的概念,最初由金代的成无己提出,专门针对少阳证,特指小柴胡汤。少阳属于半表半里,治疗表证的汗法、治疗里证的下法都非所宜,唯有"和解少阳"为正道。后世医家又逐步将其扩展用于治疗肝脾不和、胃肠不和、表里不和、寒热不和等证型。我们要讲到其中的和解少阳、调和肝脾、调和肠胃、表里双解四个类型。

和解少阳剂用于治疗伤寒少阳证。少阳证是邪气由太阳传入少阳所致,以往来寒热、胸胁苦满、不欲饮食、心烦喜呕为主症,由于少阳为半表半里,治疗的时候既要针对半表之邪,又要针对半里之热,因此采用和解少阳之法。调和肝脾剂主治肝脾不和证,以脘腹胀满、不思饮食、情绪压抑等为主要临床表现,既要疏肝理气,也要调和脾气郁滞或脾虚,故立调和肝脾之法。调和肠胃剂主治胃肠不和证,肠胃不和常由寒热错杂,升降失调所致,以胃脘痞满、恶心呕吐、下利等为主要表现,通常组方时寒热兼用,补泻兼施以调和肠胃。表里双解剂针对表里同病,这种"表里同病"通常是指伤寒六经表里传变的"合病",既有偏表之经的,也有偏里之经的病证,如邪气在少阳经未罢,又传入阳明经,形成少阳阳明合病,这种情况下,单纯解少阳之邪,则偏里的阳明邪气鞭长莫及,反过来,如果单治阳明之邪,则无法针对偏表的少阳邪气,所以立表里双解之法。

【使用注意】

组方时，和解剂一般会选用几种类型的药物以照顾复杂的病机，由于不同类型的药物之间相互作用，所以功效相对平和，兼顾面广，是中医临床当中使用最为广泛的一类方剂。但也要注意使用的"度"，"和而毋泛，和而毋滥"。

一者，要注意几种病机的主次关系，从而确定治法的倾向性，例如肝脾不和证，如果治疗一个情绪压抑而闭经的患者，肝郁就是主因，脾虚、血虚是继发的，所以在疏肝健脾养血之中，以疏肝解郁为重点，肝气舒畅了，脾气郁滞就迎刃而解，脾能生化气血，月经应之而顺；如果治疗一个由于饮食因素而闭经的患者，脾运不畅，痰湿内生，土壅木郁，就以调理脾胃、祛湿化痰为主，痰湿祛除了，肝气相应也就正常了，月经也就恢复了。

二者，若病情紧急，邪气深重，一般不能应用和解剂，以免贻误病情，迁延难愈，或者引邪入里。

三者，和解剂不是简单拼凑而成的。有些医师开出的方剂，寒、热药都有，补、泻药都有，表、里药都有，五脏六腑的药都囊括其中，升降浮沉杂糅在内，主次不分，业界戏称为"大包围"，是不提倡的，因为它不符合中医的辨证论治思维。

第一节　和解少阳

小柴胡汤

【导言】

小柴胡汤出自《伤寒论》，是一首非常有名的方剂，千百年来一直被历代医家广为推崇，历代医家对小柴胡汤的阐发、应用、加减变化可谓是百花齐放。近年来，小柴胡汤被开发成诸如小柴胡颗粒、小柴胡口服液等众多的中成药制剂。

【主治】

本方主治少阳证。

1. 典型的少阳证　伤寒邪气从皮毛腠理侵袭人体，首先侵犯阳分，先太阳，再少阳，后阳明。太阳属表，阳明属里，而少阳在太阳和阳明之间，属于半表半里，是邪气由表入里的枢机。在少阳这个阶段，邪气有从表向里的趋势，而正气则相反，自里向外与邪气进行对抗；如此，正气和邪气展开拉锯战，正气胜了，就发热；邪气胜了，则恶寒。因此，人体会出现寒热往来，发热过了，就恶寒，恶寒过了，再发热，可以有规律，也可以没有规律。例如疟疾，民间俗称"打摆子"，说的是"恶寒"和"发热"就像钟摆一样，寒已而热，热已寒。疟疾的发病部位在"膜原"，"膜原"属于少阳，所以疟疾属于少阳证。

少阳经分为手少阳三焦经和足少阳胆经，这里我们重点介绍足少阳胆经病证。足少阳胆经起于目外侧，行于头部两侧，下胸中，贯穿胸膈，循行于胁肋里侧。胆五行属木，喜条达而恶抑郁。邪气入于少阳，经气抑郁而不利，胸胁胀满，心烦目眩，咽干口苦。此处的"咽干"，不是因为热邪伤阴所致，热邪伤阴者舌苔偏干甚至舌光无苔，而典型的少阳证舌象则多见白苔或者薄白苔。人体津液的运转与气机密切相关，气机正常，津液能正常运转，否则就会失调。比如，糖尿病之口渴多由于阴虚有热、津液匮乏所致，但如果虚热不明显，舌苔不红反白，则多为湿或者手少阳三焦经气不利，导致津液不能正常输布。肝胆五行属木，胆为甲木，肝为乙木，均以升发疏泄为顺，以抑郁为逆。邪入少阳，胆先受邪，肝亦受影响，导致情绪不能疏泄，因此会出现默默不语。《黄帝内经》有云"肝为语"，肝胆本性外达，当其升达之性受到过度压抑，则物极必反，表现为胡言乱语之状。弦脉为春象，亦属肝胆经郁滞之象。临证中，如果胆郁比较严重，亦常见到沉细或者细弦脉。

2. 热入血室 小柴胡汤还可以治疗热入血室、黄疸、杂病等少阳证。何谓血室?"血室"是一个有争议的部位,明代张景岳认为应为子宫,清代伤寒大家柯韵伯则认为应该是肝。我比较偏向于柯韵伯的观点。所谓"热入血室",即是女性在经期感受风寒,邪热内传入血室,影响肝胆气机,出现月经不当断而断,又兼见寒热往来,严重者还可见到神志异常等。

【病机和治法】

少阳证的基本病机在于邪入少阳,经气不舒。少阳为三阳经之枢,胆为清净之府,位于半表半里之间,无出无入,所以汗法、下法均不可用,故只能用和解法,如图 4-1 所示。

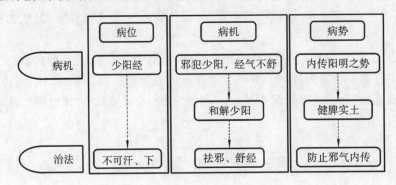

图 4-1　小柴胡汤证的病机和治法

【方解】

柴胡性辛而微寒,归肝胆经,升散的力量强,可透散少阳经中偏于半表的邪气;黄芩苦寒,归肺、肝、胆、大肠经,清肝胆之里热,清泻偏于半里之热。柴胡-黄芩配伍,共解半表半里之邪,为和解少阳的经典组合。需要强调的是,有些古书中讲到柴胡或者黄芩的时候,言其"和解少阳",这种说法是不太准确的,和解少阳是二药配伍的综合效应,单用柴胡或黄芩都不能达成和解少阳之功,这就是配伍的妙处,正如徐大椿所言"药有个性之长,方有合群之妙用",正是因为配伍,药和药之间产生了协同作用,达成了原来单味药不能达成的作用,扩大了主治范围。

关于柴胡-黄芩这个配伍,须着重说的是二者剂量比例问题。原方中,柴胡半斤,也就是八两,黄芩三两,二者用量的比例为 8∶3,为什么要取这个比例呢?《易经》中有"河图洛书"之说,河图是根据天上五颗行星(岁星属木、荧惑星属火、镇星属土、太白星属金、辰星属水)出没的时节而绘成的。木星每天三时(寅时,北京时间 3—5 时)、八时(未时,北京时间 13—15 时),每月初三、初八,每年三月、八月见于东方,故云"三八合木"或"天三生木,地八成之"。宋代许宏在《金镜内台方议》中将柴胡-黄芩的配伍概括为"上通天庭,下彻地户"。柴胡升散,由地而升,黄芩苦寒,从天而降。8∶3 的比例配合,合肝胆之用。

当然,小柴胡汤中柴胡、黄芩的比例并非一定是 8∶3 不可变动。《黄帝内经》云:"春三月,谓之发陈。"肝胆属木,对应于春。阳春三月包括立春、雨水、惊蛰、春分、清明、谷雨六个节气,这六个节气中,以春分为界,前三个阴多于阳,后两个阳多于阴,而春分则阴阳平分。因此,比类取象,临证中可根据阴、阳的不同(邪气偏表还是偏里的不同)而调整二者的比例:如果半表偏重,阴重于阳,散应大于清,柴胡用量重,但不能超过 8∶3 的界限;若半表半里相当,即阴阳平分,则清散各半;若里重于表,则清重于散,可加重黄芩用量,如《普济方》之小柴胡汤中柴胡、黄芩各半两,《医学心悟》的小柴胡汤中柴胡二钱、黄芩一钱五分。

半夏、生姜均为阳明经药,均可和降胃气。和降胃气的意义有二:一者止呕,二者降胃气、通肝经。降胃气为什么能通畅肝经呢?肝经环胃口,胃的和降与肝胆的疏泄气机之间有着密切的关系,胃气和降,肝胆气机容易疏泄,反之亦然。因此在此方中,有无呕吐这个症状,半夏、生姜均可应用,半夏、生姜不仅可以起到和胃降逆止呕的作用,还可以协助肝胆气机的舒畅。

人参、炙甘草、大枣均为补益脾气的药。一般而言,补益药是针对虚证而设的,本方证为纯粹的实证,为何仍用补益药呢?邪在半表半里之间,正胜则邪气外出于表,邪胜则邪气入里成实,正气的强弱是邪气外出内入的关键。本方用人参、炙甘草、大枣三味健脾益气的药,与半夏、生姜相合,就像开春了平整土地、施肥浇水,使土平地沃,以备苗木庄稼生根发芽一样。本方中用一系列脾胃药的目的就在于御邪内传,祛邪外出,又有助于少阳之生发,气机之疏通。

综上所述,本方中以胆经药物配合脾胃药,目的是和解少阳,疏通气机,如图4-2所示。

【临床运用】

1. 辨证要点 本方为和解少阳的基本方剂,古人赞其为"少阳枢机之剂,和解少阳之总方",主治少阳证,临床症状包括四个主症和七个或然症。

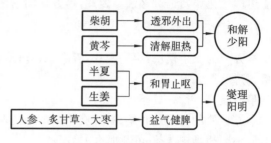

图4-2 小柴胡汤配伍示意图

四个主症为寒热往来、胸胁苦满、默默不欲饮食、心烦喜呕。

七个或然症为胸中烦而不呕、口渴、腹中痛、胁下痞硬、心下悸、小便不利、咳嗽。

关于本方的使用,《伤寒论》中有"但见一证便是,不必悉备",就是说,在使用的过程中,不必所有的症状全部具备。临证中,症状也不大可能像教科书里列的一样全部出现,此时,只要抓住一证就可以了。那么,这里说的"一证"指的是什么呢?一般而言,指的是四个主症之一,也可指七个或然症之一,但必须典型,必须符合少阳证的特征。

2. 加减变化 有关小柴胡汤的加减变化很多。这里仅就前面讲过的"少阳三禁"加以说明。所谓"少阳三禁"指的是禁汗、禁下、禁吐,是针对单纯的少阳证而言的。但是,若兼有表证或里证,如太阳少阳或太阳阳明合病,则必须与汗法、下法合用才行。

蒿芩清胆汤

【导言】

本方出自《通俗伤寒论》,作者是清代乾隆、嘉庆年间著名医家俞根初。俞根初是浙江绍兴人,为"绍派伤寒"的创始人。明清时期,伤寒学派逐渐分化出不同的门派,有按照学术特点分为错简重订派、维护旧论派、辨证论治派等,也有按照地域划分的门派,如齐鲁学派、浙派、绍派等。俞根初是绍派伤寒的创始人,注重临床实践,擅长治疗外感热病,他在论治外感病症时,首遵仲景之旨,兼参温病学说,颇有寒温汇通之风。蒿芩清胆汤就是寒温汇通的典型例证。

俞根初一生勤于临证,传世著作不多,其学术成就都收集于《通俗伤寒论》之中。民国时期的曹炳章对此书评价颇高,认为此书为"改进国医之先锋",他所说的"改进"指的是俞根初对自明末清初以来"寒温之争"所做的汇通工作和贡献。

【主治】

本方主治少阳湿热痰浊证。

少阳证是伤寒外感证,而湿热、痰浊则是温病外感病证。本方主治的少阳证中胆热偏重,故寒热往来之中,发热的程度重于恶寒。湿热、痰浊都属阴邪,容易阻滞气机,加重胆郁气滞,因此胸闷口苦、胁肋胀痛、小便黄而少。舌苔也与小柴胡汤证的舌苔有所区别,典型的小柴胡汤证一般舌苔薄白,而蒿芩清胆汤证的舌脉,临证所见不一:如果痰湿偏重,则舌苔白厚腻,舌边偏红;如果痰湿不重,则舌苔薄白,隐隐可见红色,或白苔上间隔着出现红色,一般舌苔不黄。典型的脉象为右滑左弦,又右候脾胃,左候肝胆,所以提示中焦有痰湿,肝胆有气郁。

【病机和治法】

本方证邪郁少阳,带有伤寒少阳证的特点,又兼有温病湿热痰浊阻滞气机的特点。少阳证中,邪郁在胆经或三焦经,没有出路,须以和解法治之;而湿热证的治疗中,为邪气找到出路又是非常关键的,祛湿清热理气化痰乃正对之法。因此,本方证的治法为和解少阳,清热祛湿,理气化痰。

【方解】

本方分为三个模块:第一模块,青蒿、黄芩;第二模块,半夏、茯苓、陈皮、枳实、竹茹;第三模块,滑石、甘草、青黛。

第一模块:青蒿、黄芩。

本方首要的作用是和解少阳,在小柴胡汤的基础上,将柴胡换成了青蒿,同时青蒿-黄芩的用量比例也不似小柴胡汤中柴胡-黄芩那么大。

柴胡性味辛凉,辛散之性很强,对于肝胆经邪气以及由此形成的气机郁滞偏重者,颇为适宜;青蒿的辛散之性不及柴胡,透散半表邪气的力量稍弱,但寒性比柴胡强,且气味芳香,所以又能清热、化湿。小柴胡汤证中,邪气初入少阳,半表之邪偏重,故而重用柴胡透半表,用黄芩解半里,合用以解半表半里。本方证中,半表之邪没有典型柴胡汤证的重,但半里的邪偏重,且兼有痰湿之邪,因此,将柴胡换成了青蒿。

原方中青蒿用量一钱半至三钱,黄芩一钱半至三钱,青蒿和黄芩的用量比例不会到类似小柴胡汤中柴胡-黄芩8:3的比例,一般最大比例为2:1,有时二者的比例甚至会倒过来为1:2。

第二模块:半夏、茯苓、陈皮、枳实、竹茹。

半夏、茯苓、陈皮、甘草这四味药组合起来,是化痰的基本方——二陈汤,可以燥湿化痰,尤其适用于湿痰证。枳实、陈皮都是理气药,可调理中焦之气,枳实的行气以降胃气见长,陈皮的行气以升脾气见长,陈皮-枳实配伍,可以调理中焦气机。人体的津与气的运行,通常是相伴而行的,气机通畅,津液通行也顺畅,陈皮-枳实的配伍有利于痰湿的祛除,从而有利于少阳胆经和三焦经的和解。竹茹是微寒的药物,既归胆经,也归胃经,可清胆热,也可清胃热,而且竹茹是偏降的药物,因此,也可起到降胃气的作用,对于胆热犯胃所导致的呕吐特别合适。综合起来,这个模块的主要作用在于祛除痰湿,调和中焦气机,以利于少阳邪气的祛除。

第三模块:滑石、甘草、青黛。

滑石-甘草以6:1的用量比例组合起来,谓之六一散,取"天一生水,地六成之"之意,六一散再加上青黛,青黛颜色碧绿,犹如翡翠,故名碧玉散。治疗暑湿或湿温之邪时,贵在给邪气以出路。而祛湿最快捷的路径是利小便,所以前人有"祛湿不利小便非其治也"的经验总结。滑石利湿清热,使湿热从小便而出,甘草护正。青黛善清肝胆之火,引胆经的热随小便而出(图4-3)。

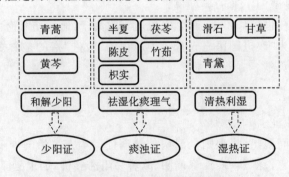

图4-3 蒿芩清胆汤配伍示意图

本方中的青蒿-黄芩承自伤寒学派,而碧玉散的结构则源于温病学派,"寒温汇通"的特征非常明显。蒿芩清胆汤中蕴含的传承创新精神,是值得学习的。

【类方比较】

小柴胡汤与蒿芩清胆汤均为和解少阳的方剂,均能用于治疗少阳证,症见寒热往来,胸胁苦满胀痛、呕吐等。小柴胡汤中柴胡用量重于黄芩,偏于疏透少阳半表之邪气,又加入了人参、炙甘草、大枣等健脾益气药,和解之中又能扶正,防邪入内,用于治疗典型的少阳证。蒿芩清胆汤中,以青蒿替代了柴胡,黄芩的用量重于青蒿,清重于透,用于半里偏重之少阳证,且加入了二陈汤以燥湿化痰,碧玉散以利水清热,导湿热从小便而出,所以更适用于少阳证兼见痰浊湿热者。

【临床运用】

本方适用于胆经热郁,痰湿中阻证,属于少阳证中热重于寒者。临证以寒热往来如疟,热重于寒,胸脘痞闷,舌苔白腻,脉弦滑有力为辨证要点。

【案例赏析】

笔者曾用本方为主治疗男性性功能障碍一例,案例如下。

林某,男,28 岁,从事快递行业,每日骑电动车送快递,2018 年 8 月因不育就诊。患者结婚已逾三年,一直未育,近半年来出现性功能障碍。三个月前,在某医院查精子常规,结果显示精子总数正常,成活率低于 60%,活动度减弱,曾自购中成药服用,效果不佳。自诉性欲低下,倦怠乏力,口干口苦,但不欲饮水,口腔溃疡反复发作,阴囊潮湿,稍食油腻则腹泻,脾气暴躁。舌边红苔白滑,脉双侧沉滑,重按有力。

患者从事快递行业,久暴骄阳,暑湿浸淫,加之服用温肾助阳之品,容易引动相火而助热。从舌脉来看,舌边属少阳,舌边红提示少阳有热,苔白滑则是中焦有湿,湿阻热郁,形成少阳湿热证,诸症如倦怠乏力、口苦口干、口腔溃疡、腹泻等亦都符合湿热、火郁的诊断。

那么,少阳湿热又为何会导致阳痿不育呢?肝、胆均属木,可疏泄一身之气机。少阳胆经属胆络肝,绕毛际,肝经亦绕阴器。患者感受暑湿,土壅则木郁,肝胆气机被郁滞,故致性功能障碍,阳痿不育。予以蒿芩清胆汤加减治之,处方:青蒿 10 g,黄芩 12 g,法半夏 12 g,茯苓 20 g,陈皮 8 g,枳实 10 g,竹茹 10 g,滑石 15 g,甘草 5 g,青黛(冲服)5 g,蜈蚣 3 条。7 剂,水煎服,每日 1 剂。

第一次复诊:口干口苦、口腔溃疡、阴囊潮湿均大见好转,已喜饮水,仍疲乏,舌苔变薄,舌仍红。在原方的基础上加用竹叶 10 g、大枣 3 枚,再服用一周。

第二次复诊:精神大为好转,复查精子常规,精子总数、成活率、活动度等均已恢复到正常水平。建议辞去快递工作,另找工作,患者家人均较为支持,后开疏肝健脾、祛湿清热方剂,隔三五日服用 1 剂。至秋凉后,复查精子常规,指标均正常。2019 年 1 月,其妻已孕,当年 10 月产下一健康男婴。

本方中蜈蚣可搜剔络脉,凡气郁、湿阻、痰滞导致络脉不通,均可用之。可协助清热、祛湿、化痰、理气的药物,搜剔细小络脉之邪气,临证用之颇为见效。

第二节 调和肝脾

四 逆 散

【导言】

逆,厥逆之意。《素问》中解释"厥"时,给出了两重含义:一是指突然昏倒,不省人事,逾时苏醒;二是指手足厥冷。四逆散中的"逆"即手足厥冷的意思。

四逆散主治四肢逆冷,机制是什么呢?总的来说,厥冷是失去阳气温煦所导致的。造成"阳不温煦"的原因无外乎两种,一种是阳气本身衰弱,无力温煦;另一种是阳气不衰,但传输路径受阻,不能送达四肢。那么四逆散主治的手足厥冷属于哪种机制呢?

【主治】

本方主治阳厥证或肝脾不和证。

1. 阳厥证 在《伤寒论》中，四逆散主治阳郁厥逆证，简称阳厥证，是由于伤寒邪气传入足少阳胆经所导致的。胆气郁滞，不能疏泄气机，脾的气机亦为之阻滞，从而形成肝脾气滞，不能将阳气输转至四肢，导致手足厥逆。与阳气虚衰所导致的厥冷不同，本方证中，患者手足厥逆的程度不重，仅见手足不温，有时手足微温，仅觉稍冷。阳气被郁结在局部，容易化火，如果火热郁积在胸部，则胸中烦热，如果郁积在肝，则出现烦躁等等。

从脉象上看，常见的有两种，一种是沉缓，这种沉迟或沉缓的脉象轻取似无，但重按有力；另一种是弦滑，尤其是左侧关部，因为左关候肝胆，弦为气郁之象，滑为实热，乃气机郁结后所化之火，如图4-4所示。

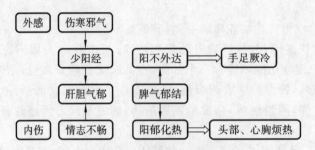

图 4-4　四逆散主治阳郁厥逆证

本方证中，患者手足厥逆，但头面、胸胁等上部的局部却可见阳热症状，所以有人将之称为"热厥"。这种说法有一定的道理，但这样一来，又容易与大承气汤证中的"热厥"相混淆，毕竟二者是不同的，所以还是称"阳厥"为妥，以免混淆。

2. 肝脾不和证 自仲景以来，四逆散证一直延续"阳厥"的认识。到了宋代，医学百花齐放，百家争鸣，对《伤寒论》的研究也不再局限在简单的注解和重订上，创新成为这个时代的主旋律。四逆散的主治证由阳厥证，逐步拓展到内伤杂病，用于肝脾不和证。

肝脾不和证多由情绪不畅，肝胆气机郁滞所致，属于内伤杂病。《金匮要略》有云"见肝之病，知肝传脾"，肝气郁治，脾气亦为之郁结，形成肝脾气滞。

所以，无论是外感，还是内伤，病因虽异，基本病机仍相同，肝脾气滞是关键。

肝脾气郁可能会导致全身上下多个脏腑、多条经络、多种物质的不畅。如影响肺部气机，则导致咳嗽，以阵发干咳、呛咳为多见；如果影响心的气血，则心悸心慌；如果影响大肠，就会出现腹泻，如果影响膀胱，则尿频。诸如此类，不一一列举，都属于杂病的范畴，如图4-5所示。

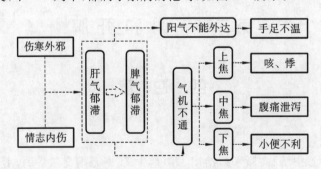

图 4-5　四逆散主治肝脾不和证

【病机和治法】

本方主治之证有外感、内伤之别，虽然发病途径不同，临床表现有异，但基本病机是一致的，关键在于肝脾不和，形成肝脾气郁，治以和解之法，以调理肝脾气机为要。

【方解】

本方由柴胡、白芍、枳实、甘草四味药组成,分为两个模块,如图4-6所示。

第一模块:柴胡-白芍。

柴胡具有疏风散邪、疏肝解郁、升阳举陷之功。通过大样本定量分析得出,大剂量(超过9 g)时,柴胡多为疏风散邪,用于外感病证;中等剂量(6～9 g之间)时,通常用来疏肝解郁;小剂量(6 g以下)则为升阳举陷,用于治疗清阳下陷证。《伤寒论》中,本方的服法为"各十分,捣筛,白饮和服方寸",这个剂量的柴胡主要发挥疏肝解郁的作用。

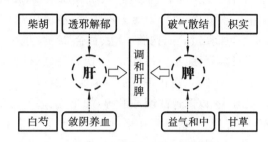

图4-6 四逆散配伍示意图

肝五行属木,喜条达而恶抑郁,体阴用阳。清代温病大家叶天士认为"柴胡有劫肝阴之虞",讲的是柴胡辛散之性强,用之过度有劫伤肝阴的弊端。白芍酸而微寒,归肝经,能收敛益阴,既可制约柴胡的辛散伤阴之弊,又能益阴,补充受损的肝阴。二者相配,柴胡能疏肝,使肝的升发之性恢复正常,其升散之性能疏肝解郁,使肝不至于抑郁;白芍益阴敛营,其收敛之性又避免升散太过,控制升散的度,能保证肝阴无损,二者体用兼顾,一散一敛,充分考虑了肝的生理特点。

第二模块:枳实-甘草。

枳实苦辛微寒,归脾胃经,可行脾气,亦可降胃气,从而疏畅中焦之气机。然枳实性猛,为破气之品,容易伤脾胃之气,故以甘缓之甘草缓和药性。

这就好比种庄稼时,翻土不能过深,翻深了,把下面生土翻上来,反而不利于庄稼生长。所以,枳实与甘草配伍是针对中焦气滞的,枳实理气,甘草和缓,充分注意了理气的度。

综上所述,本方针对肝脾不和、肝脾气郁这个核心病机,疏肝解郁,调理脾气。方中四味药等量、少量使用,可使气机顺畅,经络气血调和,起到和解作用。在疏散气机的同时,不忘"度",充分体现了"和"的内涵。

【临床运用】

本方原用于治疗外感之阳郁厥逆证,后世多用于治疗肝脾不和所致的内伤杂病,无论是外感病症,还是内伤杂病,都要把握好肝脾气郁的病机关键。朱丹溪云:"一有怫郁,诸病生焉。"在杂病中,本方的适应证的临床表现多种多样。本方也是疏肝理脾的基础方,后世调理肝脾的方剂很多由本方演变而来。

【案例赏析】

患者陈某,女,43岁,小便频数半年余。患者半年前开始出现小便频数,曾多次行B超、尿常规等检查,仅1次出现白细胞阳性,其余均为阴性,血常规、中段尿培养、泌尿系统B超、妇科白带常规检查做过4次,结果均为阴性。

既往经抗生素等治疗后,症状未改善。近3个月以来,常昼夜小便数十次,尤以夜间为甚,常每隔20～30分钟一次,几乎夜不能寐。无尿痛、腰痛腰胀等症,小便时黄时清。舌苔薄白,脉沉细,重按有力。细询病因,自诉近几个月来因经济问题与丈夫、儿子不和,吵闹严重,心情一直不快,白日上班忙于工作时症状稍轻,夜深人静时则严重。

本案例显然不属于尿路感染的范畴,结合病史来看,与情志因素的关系非常密切。《素问·痹论篇》中有"五脏痹"之说,其中的"肝痹"与本证较为相符,"肝痹者,夜卧则惊,多饮,数小便,上为引如怀"。"肝痹"就是肝气被痹阻。肝喜条达而恶抑郁,易为情志因素所伤。该患者因家庭矛盾导致情绪压抑,肝气郁滞,一身的气机因而被阻闭,发为"肝痹"。由此看来,肝气郁结乃是病机之关键,予以四逆散加减:柴胡10 g,炒白芍10 g,枳实10 g,炙甘草10 g,茯苓20 g,桂枝10 g,当归15 g,香附10 g,小麦50 g,大枣3枚。4剂,水煎服,每日1剂,分2次温服。

第一次复诊：自诉服药后小便次数大为减少，夜间 4～5 次，且多能入睡 2～3 小时，心情较前次放松许多，仍时感烦躁，不敢穿短袖衣服，电扇风力稍大即感觉浑身发冷，尤其是手足。效不更方，仍用前方7 剂，并细心为其解释病因，反复嘱其以乐观、放松为要。

第二次复诊：自诉手足渐不怕冷，小便仍然每夜 4～5 次，舌边红，脉左关弦数，郁热已现，前方去桂枝、茯苓，加青黛 5 g、钩藤 10 g，百合 30 g，再用一周。

第三次复诊：小便每夜 2～3 次，症状已极轻，睡眠安宁，夜间开空调睡觉也未感觉四肢恶冷。遂开逍遥散加减方，嘱症状稍有加重势头时煎服 1～2 剂。6 年后因他病来诊，自诉尿频一直未复发。

上方中，以四逆散调和肝脾，加小麦、大枣乃宗《金匮要略》甘麦大枣汤，取"肝欲散，急食甘以缓之"之意，加青黛、钩藤以清肝热，加百合乃"佐金平木"之意。火热去则魂安，夜能入静，尿频随之而减。《伤寒论》原文中加减云："小便不利，加赤茯苓。"本方中，尚加桂枝，桂枝与茯苓相配，可温阳利水。乃因"阳郁"于胸中，下焦之阳显得不足，膀胱气化不利，因此先加桂枝、茯苓以助膀胱之气化，待肝脾气机顺畅，自然不用。复诊时去掉桂枝、茯苓，另加青黛、钩藤等清热之品，乃因气郁被解后，郁热渐显于外。诸药配伍，肝脾调和，气机顺畅，阳郁得伸，肝痹得解，尿频、手足厥冷诸症终得痊愈。

逍 遥 散

【导言】

"逍遥"是道家非常重要的思想。所谓逍遥，是指身体、心灵自由自在，无任何束缚的一种状态。《说文解字》中对逍遥的阐释很形象，"逍遥，犹翱翔也。""翱"和"翔"都有一个"羽"旁，形容鸟展翅高飞。由此看来，逍遥的状态犹如大鸟在空中随着心性、摆脱天地万物的束缚，自由自在地飞翔。用通俗的话讲，就是任性，想怎样就怎样，是一种绝对的自由，谓之"大逍遥"。

然而绝对的自由是不存在的。有鉴于此，道家又对逍遥的内涵进行了修正。庄子在《逍遥游》中有一段经典论述，是这样说的："如阳动冰消，虽耗不竭其本；舟行水摇，虽动不伤其内。"这段话的意思是冬天来了，冰雪覆盖大地，草木、虫鸟皆藏而不动，阳的属性被制约了，待到春天日暖风煦，冰雪消融，草木萌发，虫鸟不蛰，阳动之性又得到了恢复，而这种阳动之性的恢复，并没有以耗竭大地万物为代价；小舟在水中，如果不摇橹，不借助水的力量，就只能停而不动，摇橹产生的舟行既没有损伤到水，也没有损伤到舟。这段话讲的是一种物体存在不仅要追求其本身的自由自在的状态，更要注意不能损害、耗竭与之关联的万物。也就是说，自由是相对的，不是绝对的，这就是庄子所讲的"小逍遥"。

"大逍遥"是一种绝对的自由，只能作为一种理想和追求，是不切实际的；而"小逍遥"则兼顾了自我与他我，将自我融入宇宙当中，切合人类社会、自然界的实际，有利于自然万物的和谐共处共生，所以后世更加认同。我们今天所讲的逍遥散，是"小逍遥"思想指导下的方剂(图 4-7)。

逍遥

《说文解字》：
犹翱翔也。

《逍遥游》：
如阳动冰消，虽耗
不竭其本；舟行水摇，
虽动不伤其内。

《现代汉语词典》：
自由自在，无拘
无束。

图 4-7 何谓"逍遥"

【主治】

本方主治肝郁脾虚血弱证。

这个证中肝郁、脾虚、血弱三者紧密相关。

第一种情况，也是临床最为常见的，起点在肝：因情志或者外邪影响了肝的条达，导致肝气郁结，脾气因之也发生郁结，此时为肝脾气郁之实证，郁结日久，脾气逐渐转虚，不能化生气血，导致血虚。

第二种情况，起点在脾：脾虚以后，一方面产生水湿，土壅木郁，另一方面，气血不能生化，产生血虚；肝体阴用阳，如果阴血虚损，肝就不能疏泄，导致肝郁。

第三种情况，起点是血虚：血不养肝，肝失疏泄而郁结，继而克脾导致脾虚。

由此看来，本方所主治的肝郁脾虚血弱证，实际上肝郁、脾虚、血弱三者互为因果、互相影响，其中的任何一个环节都可以作为证的起点,学习者应该灵活看待,切勿拘泥。

再来看看具体的症状。

足厥阴肝经,起于足大指,沿足背上行入小腿内侧,再沿大腿内侧进入毛际中,环绕生殖器(男子走阴器,女子走子宫),分布两胁,沿着喉咙上行至目内侧,上前额达颠顶。了解了肝经的循行路线后,就可以此为纲来学习肝气郁结的临床表现,肝气郁结后,肝经的循行部位及相关脏腑就会出现相应的临床表现。

肝行于两胁,其一支横行入双乳,因此,两胁及女子乳房的胀痛是肝气郁结最常见的症状。乳腺中,乳头属肝,乳房属脾胃。肝气郁结后,气血阻滞,乳房胀痛,郁结日久,气滞血瘀,化热化火,再加上肝气犯脾,脾不化湿,痰湿内生,则易引发乳腺增生、乳腺结节甚至癌肿。肝经上行至目内,开窍于目,上颠顶。肝气郁结时,会导致视物昏花。青少年尤其是面临中、高考的学生,最容易出现近视或者听力下降,就是因为情绪紧张,肝气不舒,气血不畅,肝不受血所导致的,一旦压力解除,情绪放松,就会自行缓解。

肝和十二时辰的关系:肝对应子、丑两个时辰,子时为 23 点至凌晨 1 点,丑时对应凌晨 1 点至 3 点。临床上,有许多失眠的患者上半夜能入睡,而至凌晨 1 点至 3 点间容易惊醒,醒后不能再度入睡,针对这类患者的辨证论治可以从肝与时辰的关系来着手,应用疏肝解郁之法稍佐清肝泻火之品,同时辅以心理疗法。

再说一下脾虚。脾气虚弱,不能运化饮食和水湿,就会出现食欲不佳,吃什么都没胃口,勉强吃一点又会食积而腹胀呕吐。我们通常所说的"喝水都长胖"的人,大概属于这个类型。脾虚易致痰湿停滞,即人们常说的"肥人多痰湿"。痰湿下注,则会导致大便溏薄,甚至腹泻,或者出现妇科白带量多等症状。

至于血虚,或导致月经延后,量少甚至闭经,或加重肝郁。比如临床多见的产后抑郁症,就是妇女在产后失血过多所致。

【治法】

如果单纯疏肝,则脾虚和血弱仍在,仍然会形成肝郁;同样的道理,如果单纯补脾,则肝郁不除,仍然会克脾,终致脾虚血弱;若单纯养血,则脾虚不能运化,进而造成土壅木郁。因此,不能单纯从一个环节入手,应该疏肝、健脾、养血同施,如图 4-8 所示。

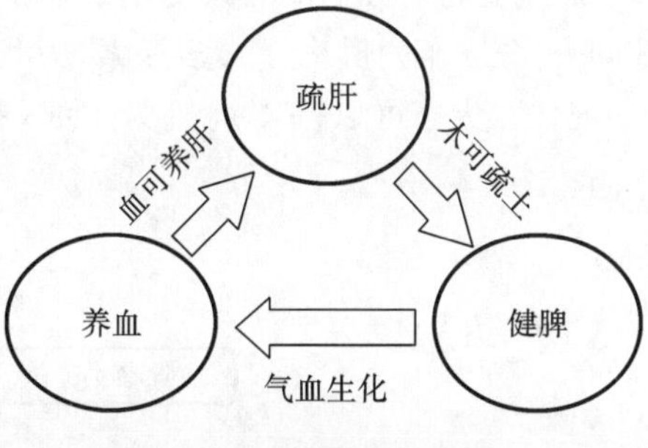

【方解】

图 4-8 逍遥散的病机和治法

本方是由四逆散演变而来。一般认为柴胡为君药,因为肝郁是最为常见的起因。柴胡和薄荷配伍能疏肝解郁,柴胡已经在四逆散中详细介绍过,薄荷是多功能药物,能疏散风热、疏肝解郁。要使薄荷在本方中发挥疏肝解郁的作用,控制用量很关键,在小剂量使用的时候,方能发挥疏肝解郁作用,临证中以 6～9 g 为宜。

关于本方中的薄荷,有的文献中认为是必要的,有的则认为可以去掉。在宋代,风药理论盛行,很多散剂在服用的时候不是以白开水冲服,而是用竹叶水、薄荷水冲服,是一种习惯而已。所以,薄荷不应该视为本方的必有药物。

柴胡在疏肝的同时,非常容易耗伤肝的阴血,如果损伤了阴血,会加重肝郁,如此一来,必然导致恶性循环。配伍当归-白芍以滋阴养血,一是针对病机中的"血弱",二是白芍味酸而收敛,防止阴血的耗伤;茯苓、白术均为甘淡之品,既可健脾益气,又可祛湿,甘草健脾益气,调和诸药;此处不宜贸然改为人参、黄芪等大补之品,如同给庄稼施肥,施肥过多,不但不能增产,反而会将幼苗"烧死"。方中的当归-白芍也是同理,二者补益阴血的作用也比较和缓,如果贸然用阿胶、熟地黄等养血药,可能会妨碍脾胃,增加水湿,于脾虚不利。

由此可以看出,本方的三组药分别针对肝郁、脾虚、血弱三个病机要素,性味平和,是"和"的运用,也

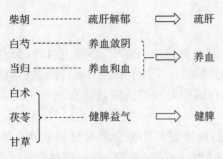

图 4-9 逍遥散配伍示意图

充分体现了道家"小逍遥"的思想(图 4-9)。

【临床运用】

1. 辨证要点 本方具有疏肝健脾养血之功,肝脾同调,气血同治,用于肝郁脾虚血弱证。临证以两胁胀痛,神疲食少,月经不调,脉弦虚为辨证要点。

2. 妇科调经的常用方 如图 4-10 所示,女子的月经与气血的关系非常紧密,脾胃为后天之本,气血生化之源;肝主疏泄,能疏泄一身之气机,能藏血。肝脾调和则血能生化,气血和畅,气血充盛则太冲脉通,子宫充盈,月事能按时来潮。若脾虚血弱,则气血不足,太冲脉不能充盛;若肝气郁结,则气滞血瘀,致太冲脉不通,则月经不能按时来潮,或月经量少,或经期延后,或闭经,或痛经。逍遥散能疏肝健脾养血,气血同治,肝脾同调,故为妇科月经病常用方。

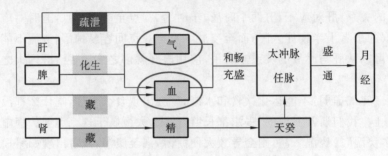

图 4-10 女子月经与气血的关系

3. 加减变化 方剂的加减变化是临床运用和组织方剂的必备技能。一些方剂,尤其是常用方、名方、基础方,先贤们对其做了很多探索,为我们提供了大量有价值的参考和借鉴,但是初学阶段不可能将其一一记住。大家可以基本病机为主线,按照基本病机的常见演变来有序学习加减变化,如图 4-11 所示。

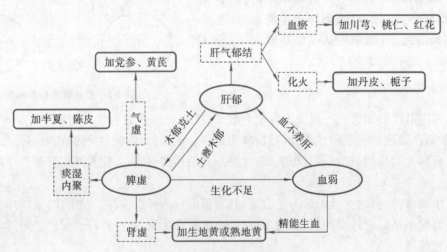

图 4-11 逍遥散的加减变化

【案例赏析】

王某,女,45 岁,少腹疼痛半年余。患者素有月经不调,自半年前开始出现少腹疼痛,尤以经期更为严重,月经后期,时 35～40 天一行,有时 2 个月一行,每次疼痛以排出较多紫暗色血块方告结束,伴双侧乳房疼痛。曾做 3 次 B 超检查,结果提示子宫多发性肌瘤,双侧乳腺增生,既往曾服用小金丹、乳癖消、桂枝茯苓胶囊等中成药,效果不佳。舌苔白而偏厚,边稍红,脉左弦右缓。

辨证：少腹、乳房、子宫均属肝经，结合症状及舌脉来看，与肝郁脾虚有关。气为血之帅，气滞则血瘀，故月经后期，经暗有块，疼痛剧烈。脉右关缓，提示脾虚，又脾主运化，脾虚则痰湿阻滞，日久形成痰核，故见双侧乳腺增生，子宫肌瘤多生。综合看来，肝郁脾虚为基本病机，血瘀痰凝为其衍变。拟以疏肝健脾，活血化瘀，燥湿健脾通络为主。

处方：

柴胡 100 g，白芍 100 g，当归 150 g，川芎 100 g，茯苓 200 g，白术 100 g，玫瑰花 80 g，荔枝核 100 g，橘核 100 g，丝瓜络 100 g，橘络 100 g，桃仁 50 g，桂枝 100 g，浙贝母 150 g，黄药子 100 g，栀子 100 g，黄芩 120 g，炙甘草 50 g，皂角刺 150 g。上 21 味，水泛为丸，一日三次，每次 10～15 g，温开水送服，2～3 个月服完。

复诊：服完一料后月经已正常，小腹及双侧乳房疼痛消失，经期无明显不适症状。B 超检查示双侧乳腺增生同前，子宫肌瘤中有 2～3 个体积明显缩小，且无新增肌瘤，效不更方，上方加麦冬 200 g、赤芍 100 g、法半夏 120 g，仍水泛为丸，继服一料，服法同前。3 个月后服完，服药期间月经正常，未见疼痛，B 超复查提示双侧乳腺增生明显改善，双侧子宫仅存 2 枚肌瘤，已缩小至原有体积的三分之二。

按：子宫肌瘤、乳腺增生是妇科常见多发病，病机复杂多变，短期很难根治。且患者年届更年期，冲任虚损是必须要考虑的，因此，本例中采用了丸剂缓图的思路。

此方综合了逍遥散、桂枝茯苓丸、二陈汤三方，共奏疏肝健脾、行气清热、燥湿化痰、活血消癥之功。针对气、血、痰、火、湿诸因素，多管齐下，尤其重在调和肝脾，气血兼顾，终获佳效。但获效后亦不能高枕无忧，复发的可能性依然存在，后期宜考虑益气健脾，化痰除湿。

第三节 调和胃肠

半夏泻心汤

【导言】

乍一听这个方名，会觉得它是一个清心火的方剂，是用来治疗心火亢盛证的。实际上，这里的"心"指"心下"，也就是胃。那么，半夏泻心汤是不是清胃热或者泻下的方剂呢？如果不是，又针对什么证呢？

【主治】

本方主治胃气不和之痞证。

"痞"是一种感觉，指的是胀满一类的临床表现。"痞"字由"否"和"疒"组成，"否"在念"pǐ"时，与"泰"相对，我们都熟知"否极泰来"这个成语。泰，就是顺利、和调、吉象。因此，《周易》中将"泰"描述成"天地交而万物通也"。了解了"泰"，"否"就不难理解了，与"泰"相对，"否"乃天地不交，上下隔绝而闭塞之象。"否"这个词最初是用来描述自然界天地万物之理的，后来引入到医学领域中来，就演变成了"痞"这个字。

从症状上来讲，"痞"是闷胀闭塞的意思，包括心胸、脘腹等部位。从病机来看，则是因为脏腑上下不能交通，说得再通俗一点，就是该升的没有升，该降的没有降，以致痞塞于中。本方证中，"痞"是怎样形成的呢？

半夏泻心汤出自《伤寒论》，原治疗少阳误下或误吐之证。少阳证中出现呕吐、胀满症状时，原本应该用小柴胡汤之类的方剂和解少阳来治疗，但如果将"呕吐"或"脘腹胀满"误判成了阳明腑实证，进而误用承气汤泻下，就出现了半夏泻心汤证，如图 4-12 所示。

"吐下之余，定无完气"。泻下剂容易损伤中焦阳气，在脾中形成虚寒；随着中焦阳气的虚损，原本在少阳的邪气，乘虚内陷阳明，在胃中形成实热。这样一来，在中焦就形成实热与虚寒互结的状态。脾中

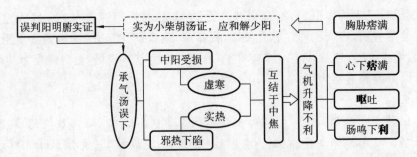

图 4-12　半夏泻心汤证的发病机制及主要症状

因为虚寒不能升,胃中因为实热不能降,导致当升的不升,当降的不降,痞塞于中焦。因此,患者首先感觉到的是脘腹胀满,这种胀满不伴随疼痛,因为它并不是由于痰热、瘀血、燥粪、水饮等有形之邪所引起的。脾不升清,所以清阳下陷或者湿浊下注,出现肠鸣下利。胃气不降则呕吐或嗳气。

概括起来,半夏泻心汤证包括痞、呕、利三端。

【病机和治法】

本方证的病位在中焦,涉及脾和胃;就病性来讲,有寒有热,有虚有实;就气机来讲,又关乎升降,因此,治疗方法上调和升降、寒热、虚实乃为关键。切勿一见脘腹痞满就妄用理气法或下法,否则更伤中气,使痞者更痞。

【方解】

我们可以从三个角度来学习本方的配伍,如图 4-13 所示。

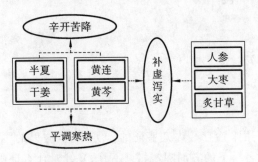

图 4-13　半夏泻心汤配伍示意图

第一个角度:升降。

半夏、干姜性味辛温,黄连、黄芩性味苦寒。辛能升能散,苦能降能泄;温能使气机由下而上,寒能使气机由上而下。两组性味相反的药物相伍,辛开苦降,使上下交通,故能消痞。

第二个角度:寒热。

半夏、干姜均性温,与人参、炙甘草、大枣等补中益气的药物相配,构成温补脾阳的结构,可散虚寒;黄连、黄芩性寒,能祛除阳明之实热。两组药物相反相成,能调和寒热。

第三个角度:虚实。

黄连、黄芩虽能泻内陷于阳明的实热,但亦会继伤中阳,中阳一伤,其升清之力更显不足,故以人参、炙甘草、大枣益气健脾以补虚。或问:本方证中已有痞满,仍然用补益之品,会不会增加痞满?

我们以生活中常见的例子来说明这个问题。假设有一段路出了问题,导致往来车辆的拥堵,若要解决拥堵的问题,恢复道路的正常是关键。如果拥堵是由山体滑坡造成的,就要迅速清除路障;若是路段出现了塌陷,则必须补路才行,如若二者兼而有之,则清障和补路必须同时进行。本方证中,虚寒、实热兼而有之,脾虚不补,则脾阳不复,升清之性仍不正常;胃热不清,胃不能降,因此,人参、炙甘草、大枣三味补中益气之品不但不会加重痞满,反而可以增强脾的升清能力而促使痞满的消除,这属于反治法,为"塞因塞用"。

本方的配伍特点体现在三个方面:从气机的角度,辛开苦降以复升降;从寒热的角度,寒热并用以调和寒热;从虚实的角度,补泻兼施以顾其虚实。

【临床运用】

本方是调和肠胃的名方,具有平调寒热,消痞除满之功,临证以痞、呕、利为辨证要点,尤以痞而不痛为主,舌苔腻而微黄。

【附方】

附方包括生姜泻心汤、甘草泻心汤,与半夏泻心汤合称"三泻心汤"。

生姜泻心汤在半夏泻心汤的基础上减干姜用量,加生姜四两,甘草泻心汤在半夏泻心汤的基础上加炙甘草一两。三方主治证同中有异,都用于治疗寒热互结、虚实夹杂于中焦所致的"痞、呕、利"。生姜善于和胃止呕,为"呕家圣药",故生姜泻心汤止呕功效更强,对于"痞、呕、利"中呕吐严重者(《伤寒论》原文有"干噫食臭")更为适宜;"吐下之余,定无完气",吐下容易耗损中气,中阳不升,加重下利,所以对于下利严重者(《伤寒论》原文有"下利日数十行"),甘草泻心汤更宜。半夏善于散结消痞,所以对于痞满偏重、满而不痛者,半夏泻心汤最为适宜。

【案例赏析】

某女,年已六旬,1970年春失眠复发,屡治不愈,日渐严重,竟至烦躁不安,昼夜不寐,每日只得服安眠药片才能勉强入睡一小时。按其脉涩而不流利,舌苔黄厚黏腻,问其胃脘胀闷否,答曰"非常满闷",并云大便数日未行,腹部并无胀痛。处以半夏泻心汤加枳实,当晚酣睡一夜,满闷烦躁都大见好转。

学习这个案例,可从以下几个方面入手。

(1)辨证:从主诉、年龄来看,患者年已六旬,失眠严重,烦躁不安,容易误判为肝肾阴虚,虚火亢盛所致。阴亏火旺者,多为舌红少苔。然患者舌苔黄厚腻,兼有胃脘胀满,大便不下,显然是湿热内蕴,脾胃不和所致。

(2)病机:"胃不和则卧不安"。卫气日行于阳则寤,夜行于阴则寐;卫入于阴,是以阴跷、阳跷为路径的,脾胃为中枢,中焦气机顺畅,则卫阳容易夜入于阴;反之,若中焦为湿热、痰浊、气滞、瘀血、食积等邪气阻滞,则不能回归于阴,阳不藏于阴,故而入夜不寐,烦躁不安。本例患者舌苔厚腻,且脘腹胀满,大便不下,显然是中焦气机为湿热所阻,从而阻滞了阴跷、阳跷,所以不寐。由此可见,本证病机的关键在于中焦。

(3)治疗:结合胃气不和、湿热中阻、卫不入阴的病机,调和胃气,清其湿热,使卫阳能入阴是关键,如果误用滋阴降火、养心安神之类的方剂,则适得其反。

(4)方义:关于半夏泻心汤的君药,主要有两种观点:一是成无己的观点,以黄连、黄芩为君;二是柯韵伯的观点,以半夏为君,他认为"痞本于呕",我们现行的教材都是采用的这个观点。在本案例中,患者舌苔黄厚腻,烦躁不安,大便不下,显然中焦之实热偏重,故以黄连、黄芩为君,以半夏、干姜为臣。我们在学习和运用古方时,必须做到师古而不泥古,方能得心应手。

第四节 表里双解

大 柴 胡 汤

【导言】

近年来的多版教材将大柴胡汤归为表里双解剂。表里双解剂是治疗表里同病的一类方剂,所谓表里同病,是指表证未解,又见里证,或原有里证宿疾,又感表邪,而出现表证与里证并见的证候。以此而论,大柴胡汤证中理应包括表证(外感风寒所致的恶寒发热、鼻塞流涕等)和里证(腹满、便秘等),方才符合这种归类思路。实际上,大柴胡汤源于小柴胡汤,主治少阳阳明合病,并无太阳表证,为何归入表里双解剂呢?表、里是两个相对的部位,有相对、绝对之别。绝对的表里就是太阳表证与里证。人的三阳包括太阳、少阳和阳明,太阳属表,阳明属里,而少阳位于半表半里之间。少阳虽然居于半表半里之间,不属于绝对的表,但拿它与阳明相比,就偏于表了。所以说,这里的表里是相对的,不是绝对的。正如《医方考》中所说:"表证未除者,寒热往来、胁痛口苦尚在也,里证又急者,大便难而燥实也。"

【主治】

本方主治少阳阳明合病。

少阳居于半表半里,是正气、邪气出入的枢纽。大柴胡汤所治之证,乃由邪气初在少阳,又传于阳明。少阳证未罢,又兼阳明证,少阳、阳明两经同时有邪,称为"少阳阳明合病"。大柴胡汤证中的少阳经症状,包括寒热往来、胸胁苦满、口苦咽干、心烦呕吐等,但由于阳明证的存在,故大柴胡汤证中的少阳经症状比小柴胡汤证中的少阳经症状要重。

例如,在小柴胡汤证中,由于胆热犯胃,患者心烦喜呕,一般呕吐有间歇,表现为时时呕吐,且呕吐后患者感觉舒爽一些,气机稍微顺畅一些;但在大柴胡汤证中,胃肠之热使呕吐更加频繁剧烈,呕吐以后阳明经邪气依然亢盛,所以呕吐以后,患者并没有症状稍微减轻的感觉,因此表现为呕不止。

再如,证中烦躁表现为"郁郁微烦",从字面上看,"微烦"是烦躁比较轻的意思。"郁郁"有两种含义,一种是用来形容树木、庄稼长得茂盛,呈现一幅丰收景象,也可以指文采好,总之是"美好"的意思;另一种是忧伤、沉闷、幽暗之意,隐含着抑郁难伸、郁结难解的意思。大柴胡汤证中的"郁郁微烦",不但不是指烦躁轻微,反而是指烦躁异常,就像一片广袤的森林一样,无休无止,而且被郁在体内,无从发泄。中医历史悠久,由无数先辈们的心血凝聚而成,记载和传承的文字以古汉语的形式呈现在今人面前,如果不具备一定的古汉语功底,很难准确理解,更遑论正确地运用。

大柴胡汤证中邪入阳明,腑气不通,因此会出现"痞、满、燥、实"诸症,如心下痞满、大便秘结、邪热下利等。基于这一点,大柴胡汤可用于治疗急性胆囊炎、急性胰腺炎、急性肠梗阻、胆道蛔虫症及胃、十二指肠溃疡等诸多急腹症。这些急腹症中,通常以腹痛为主症,腹部胀满一般较为严重,扪诊腹部时,压痛、反跳痛加重,有些还会出现腹肌紧张、拒按呻吟,呈板状腹,与"心下痞痛或痞硬"类似。拒按属实,心下痞硬乃由邪实在里的缘故。

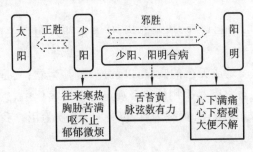

图 4-14　大柴胡汤证的发病机制及主要症状

在小柴胡汤证中,由于邪气居于半表半里,气机不顺,因此舌象一般为薄白,脉以弦为多见;而本方证中,邪热已经入里,因此舌黄脉数,如图 4-14 所示。

【病机和治法】

本方证中,少阳有郁热,阳明有热结。邪在少阳,禁用汗法、下法,但兼有阳明热结之时,又不得不用下法。这是因为胆经不舒容易导致胃气不降而呕吐;反过来,若胃肠之热结不下,胃气不降,也会影响胆之疏泄,少阳、阳明二经的气机是互为因果的。如果单用和解少阳,则阳明热结犹在;若单下阳明,则少阳郁热不行,气机不顺;唯有少阳、阳明同治,表里邪气得去,气机才能调和。

【方解】

本方由小柴胡汤演变而来。少阳证犹在,故保留了柴胡-黄芩基本结构以解少阳之邪;小柴胡汤中用人参、炙甘草、大枣补益脾气,目的是防止邪气内入阳明,本方证中邪气已入阳明之腑形成了热结,若再用补药,只能徒增阳明之热,故去之。半夏、生姜、大黄、枳实四药为阳明经药物,半夏、生姜为"呕家圣药",能降逆止呕、通降胃气以助胆经之疏泄,促进少阳经邪气的祛除;大黄、枳实可以泻热行气通便,使阳明热结从大便而去。同时,本方中的大黄仅用二两,较大承气汤中的四两减少了一半,并且也不后下,因此泻下力量是比较和缓的,是充分考虑到少阳经的邪热,体现了本方的"和"。

大柴胡汤证中,呕、利、痞、痛并见,尤其是急性胆囊炎、急性胰腺炎、胆石症之类的急腹症中,腹部拘急、疼痛等症状通常为首症,而且程度剧烈,治疗过程中,缓解疼痛乃当务之急,方中白芍-大枣可以起到缓急止痛的作用,当然在使用过程中,剂量要大,要用到40 g或者更大才行。正如清末的何廉臣所说"里证已急,或腹满而痛,或面赤烦渴,或便秘溺赤,故加芍药以破里急"。

综上所述,柴胡-黄芩和解少阳,半夏、生姜、大黄、枳实清泻阳明热结,白芍、大枣缓急止痛,构成表和少阳、里泻阳明的表里双解剂,如图4-15所示。

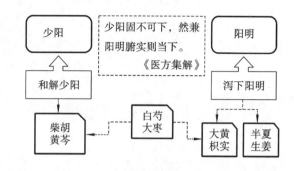

图4-15 大柴胡汤配伍示意图

【临床运用】

1. 辨证要点 《伤寒论》在论及大柴胡汤的治法时冠以"下之"二字,但不能因为这两个字就误以为大柴胡汤是一个泻下的方剂,冠以"下之",是与小柴胡汤证"禁下"相较而言的,临证使用时要紧紧抓住少阳阳明合病的特点,凡有少阳证之往来寒热、胸胁苦满、烦躁呕吐及阳明证之脘腹满闷、大便秘结、舌红苔黄、脉弦有力并见者,均可应用。

2. 拓展运用 中西医结合在急性阑尾炎、宫外孕、溃疡病穿孔、急性肠梗阻、急性胆囊炎、急性胰腺炎等急腹症的研究中取得了一系列成果,复方大柴胡汤就是其中的代表。复方大柴胡汤在大柴胡汤的基础上增加了川楝子、延胡索疏泄肝胆气机,增强止痛之功,增加蒲公英以清热解毒,具有和解少阳、清泻阳明、行气止痛、清热解毒之功,主治溃疡穿孔后腹部感染,以上腹及右下腹压痛、肠鸣便秘、脉数苔黄等为辨证要点。

邓中甲老师常用大柴胡汤治疗癌症患者,有无疼痛者均宜。邓老师认为癌症的治疗要注意脏腑经络的疏通和病理产物的排出,尤其是放化疗后的患者,对于改善生存质量、延长生存期都很重要。他提倡的"人瘤共存,改善自身"治疗理念,运用的就是"和"的思想。

现在中药药理学研究十分广泛,我们在应用这些研究成果时,应基于中医理论辨证使用,这样才能事半功倍。大柴胡汤兼顾少阳、阳明两经,能将堆积在胃肠的病理产物排出体外,通过和解少阳使一身气机和顺,减轻病理产物带来的疼痛、痞满等不适,如此,再根据具体病情,稍佐一些益阴补气之品,自然能做到邪正兼顾,对于提高患者生存质量大有裨益。

【案例赏析】

患者,女,64岁,因头痛反复发作十余年,加重一周而就诊。患者十年前患有三叉神经痛,时好时发。一周前因为与家人争吵导致头痛发作,头痛如裂,入院CT显示左侧小脑脑室小面积梗死,供血不足。自诉头痛以前额及左侧太阳穴处多见,部位转移不定,发作时间以午后2—5点和夜间1—3点尤为明显,睡眠不安,脾气暴躁易怒,时感心慌胸闷,心电图及胸部X片均未见异常,大便3~4日未解。舌苔厚,略黄,双关脉弦滑有力。

从发病部位来看,前额属于阳明经,太阳穴属于少阳经;从时间来看,午后2—5点为申酉,为"日晡所",乃阳明经气旺盛之时;夜间1—3点为丑时,为胆经旺盛之时。综合起来看,病在少阳、阳明二经。结合病证、舌脉来看,病性属实、属热。患者既往曾用过多个行气活血止痛方剂,效果都不佳。四诊合参,以大柴胡汤为主治疗。处方:柴胡24 g,黄芩9 g,法半夏12 g,生大黄5 g,枳实10 g,白芍30 g,大枣5枚,全蝎10 g,蜈蚣3条,桃仁10 g,砂仁10 g,莱菔子15 g。三剂,水煎服,每日一剂。

服完第一剂后,一日一夜大便5次,泻下臭秽颇多,泻后疲乏,安静入睡,连续睡眠7~8小时,醒后头痛顿消,自言近十年从未如此轻松舒爽。

第五章　清热剂

【概念】

以清热药为主组成，具有清热、泻火、解毒、凉血等作用，主治里热证的一类方剂，统称为清热剂。

清热、泻火、凉血、解毒、清暑、滋阴透热等的实质都是清热，但同中有异。"泻火"较"清热"力量更强，"凉血"针对血分之热，"解毒"主要针对温热病，特别是瘟疫之类的传染病或流行病等蕴结成毒、传变速度快的温热病，"清暑"则针对暑热，"滋阴透热"针对阴虚发热。

里热证产生的原因无外乎外感和内伤两种。外感分为伤寒和温病。伤寒由邪气通过皮毛腠理袭入太阳经而来，因为太阳属表、少阳为半表半里、阳明为里，故邪入阳明才成为里热。邪气入于三阴，伤损阴液，阳气内郁，亦为里热。温热病中，风温、风热邪气初期还在卫分的时候，属于表证，如果失治或误治，就会逐步进入气分、营分、血分，就演变为里热证了。暑邪虽为六淫邪气之一，也属于里热证范畴。

另外一种是内伤，主要见于情志内伤和脏腑偏胜。五志过极均可化火，体质偏于阳亢阴虚或过服温燥、芳香类药食都容易导致脏腑阳热偏胜。这些火、热都属于内伤化热，即属于里热的范畴。

笔者曾在2019年8月治疗一名患者，多年失眠，阴虚体质，经治后睡眠安稳。来诊时，失眠复发已经2周，问其诱因，自诉情绪比较稳定，家庭和睦，工作进展顺利，全无不良情绪的影响。问其饮食，大致与以前相同，自云家中一个月以来，肉食由猪肉改为牛肉，偶尔吃一点鸡肉。牛肉温燥，容易酿生里热，里热伤阴，虚火又生，于是失眠复发。笔者开了一张滋阴清热的方剂，嘱患者服用两周，并嘱停用牛肉，仍然改为猪肉，睡眠渐渐恢复正常。

【分类】

按照不同辨证方法，清热剂可分为多种类型，常见的分类方法及其类别如下。

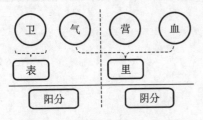

图 5-1　卫气营血辨证示意图

1. 卫气营血辨证方法　按照卫气营血的辨证方法，风温或风热从口鼻袭入人体，初入卫分时，还处于表证阶段。如果邪气继续向里传，进入气分、营分、血分，就属于里证的层次。按照阴阳来划分，卫、气属阳分，营、血属阴分，如图5-1所示。营分和血分都隶属阴分，理论上是可以完全分开的，但由于温邪传变快，在短期内邪气可能从营分传入血分，所以在临证中碰到的案例往往是营分和血分并见，故常将二者合称为"营血"。但也有主次之分，邪气尚在营分者，以清营解毒、透热外出为主，邪气从营入血者，以清热凉血为主。当然，当瘟疫邪毒极重，症状也可能贯穿阴分和阳分，通常称为气血两燔，同时出现气分、营分、血分三个层次的症状，属于危重证，治疗时应将清气分、营分、血分热的药物联用。综上所述，按照卫气营血辨证体系，清热剂可分为清气分热剂、清营分热剂、清血分热剂三种。

2. 三焦辨证方法　按照三焦辨证的规律，上焦热为初期阶段，邪热壅滞于肺，也可逆传心包；中焦热则常见胃燥伤阴，脾经湿热等变化；下焦热则见真阴损伤，虚热内扰。所以，按照三焦辨证体系，将清热剂分为清热解毒剂和滋阴透热剂两类。

3. 脏腑辨证方法　脏腑辨证方法是临床上使用较多的辨证方法。按照脏腑辨证方法，可将清热剂分为清肺热剂、清胃热剂、清肝胆热剂等。大家要注意的是，在清脏腑热时，既可以直接清，也可以间接清，"直接清"很好理解，在"间接清"的方剂中，运用的原理就是"实则泻其子"。比如，治疗肝火上炎的时候，既可以用黄芩、栀子、龙胆草、钩藤等直接清肝火，也可以用竹叶、木通、黄连等清心火，以达到清肝火的目的，也就是清心火以泻肝火，即"间接清"。

【使用注意】

1. 把握好适应证　清热剂适宜于表证已解，里热已成的病证。如果还兼有表证，可先解表再清里热，或者解表与清里同用。这本来是一个基本原则，也是辨证论治的基本要求，但实际在临床中，误用的情况还是很多的。比如，现代药理学证实黄芩、黄连、板蓝根、金银花等清热解毒药具有体外抗病毒、抑制细菌生长繁殖的作用,很多医师在治疗上呼吸道感染时,开具板蓝根冲剂等中成药,并以抗炎、抑菌、抗病毒为理论依据向患者解释疗效。这种将现代药理实验结果直接套用到中医药上的做法,是值得商榷的。按照中医药理论,板蓝根属于清热解毒药,只适于治疗里热证。

2. 把握好里热证的部位、层次、虚实 针对热的不同的部位、层次、属性,清热剂配伍的思路是同中有异的。

(1)热的部位:热壅聚上焦,涉及心肺,应采取清而兼散的思路,即清热解毒药和辛散药相伍,使热从上而去;热在中下焦,则采取清而兼下的思路,即清热药和泻下药配伍,使热从下而出。热在不同脏腑,亦需辨明。例如:口舌生疮多由火热所致,但火热在何脏腑需详辨。若兼见小便赤涩、心烦失眠,则可辨为心火亢盛证,应予以清心泻火之法;如兼见口臭、舌苔厚腻,则属心脾积热,属于实热,予以清热泻火之法。

(2)热的层次:对温热病邪气的不同层次,亦需详辨。如热入血分而见出血,应予凉血解毒之法,若予以清气分热之白虎汤,则病重药轻,隔靴搔痒。相反,如邪在气分而给予凉血解毒之方,则滋腻太过,有滞邪之弊。

(3)热的虚实:里热有虚热、实热之分。例如,以大热、大渴、大汗、脉大为主要症状的病证中,如果患者喜冷饮、出热汗、脉洪大而有力,则属于实热,为阳明气分热证,治疗以清为主;如果患者在发热的同时,背恶寒、喜热饮、出冷汗、脉洪大无力,则属于虚热,为气虚发热,应以补为主,以"甘温除热"为法治疗。

3. 寒凉药物容易伤中,切勿太过 清热剂主要由清热药物组成。清热的药物性多寒凉,无论是苦寒、甘寒还是咸寒的药物,都易损伤中阳,苦寒之品还易化燥伤阴,故在临床使用时,应时时注意顾护中阳或胃阴,可适当加入少量温阳散寒药或养阴药,寒性特别重的方剂中,甚至要加入附子、干姜、肉桂等辛热之品以反佐。清热剂运用时间不宜过长,应该中病即止。有些温热疾病,在温热祛除后,还要用调理脾胃的方剂善后。

4. 把握好热证的真假 有些虚寒病证,虽表现为发热,但虚寒才是其真相,乃真寒假热证。根据治病求本的原则,应予以温阳补虚、回阳救逆之法,如果贸然用清热解毒方剂,则损阳更重,不但发热去除不了,还有阴阳离决的危险。

第一节 清气分热

白 虎 汤

【主治】

本方主治阳明气分热盛证。

在《伤寒论》中,本方用于治疗阳明病,阳明病分为阳明经证和阳明腑证。阳明经证是弥漫全身的,阳明腑证则是邪热与肠中燥粪、积滞相互搏结,形成热结,局限于局部,白虎汤用于治疗阳明经证。明清时期,温病学派医家将此方用于治疗风温、瘟疫、温毒病在中焦者,称为"阳明温病",实际上是温热邪气由卫分传入气分所致。

胃为多气多血之腑。所以,温热入阳明之后,轻者表现为气分证,重者则邪入血分。

人身之气无形,无处不到,因此气分热盛的发热表现为全身发热,而且常为高热,患者的皮肤扪之灼手,面目红赤。热性开泄,故全身热汗出。里热炽盛,所以短时间伤阴耗液较重,因此患者口渴严重,饮水自救。《伤寒论》中,用"烦渴引饮"来描述口渴的严重,"引"是拉开、拉伸的意思,如"引弓"。在汉代,大户人家喝水用小杯小盏,而普通劳动人民则用瓮、罐之类的粗制容器,容量大,喝水时动作幅度自然就大,犹如引弓射箭,所以"引饮"就是形容饮水量大的样子。总而言之,本方证伤阴既重且快。

本方证为实热证,由于热象外显,又没有郁滞存在,故呈滑脉或洪脉。不论滑脉还是洪脉,均搏指有力。如果浮取有力,重按则芤,则属虚脉,为虚阳浮越所致。所以,在辨阳明气分热证时,不仅要强调脉形滑洪,还必须强调脉神的有力与否。《伤寒论》中未言及本方证的舌象,清代温病大家叶天士在卫气营血辨证中,把舌苔变黄作为邪气由卫分进入气分的标志,故本方证之舌象应该是黄色,而且随着里热的逐渐加重,黄色逐渐变深、变老。

后人将本方证主症归纳为"四大",即大热、大汗、大渴、脉洪大,如图 5-2 所示。

【病机和治法】

本方证病位在阳明经或气分,病性属里热,病机为里热炽盛。从病势来看,里热炽盛,汗出又多,伤阴不仅严重,而且迅速。在热病初发期、急性期,损伤的阴液是肺胃之阴,至后期和极期,则进一步损伤真阴。打个比方来说明这个问题,现代人花钱一般通过几种方式:现金、储蓄卡、信用卡。一般先用现金,现金花完了,用储蓄卡,储蓄卡上的钱花光了,拿信用卡透支,到要用信用卡透支的情况时,说明人已经负债了。所以,本方证存在着阴液的大量损伤,后期若真阴耗损,好比信用卡透支了一样,病证有从阳证转为阴证之趋势。

综上分析,祛除温热病邪是当务之急,但到底是用清法还是下法呢?本方证中,热邪弥漫,未与有形之邪互结,热结并没有形成,因此不能用下法,要用清法。另外,由于阴液损伤既重且快,所以顾护阴液以免转化为阴证,也是不容忽视的,如图 5-3 所示。

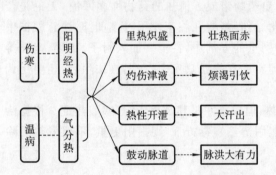

图 5-2　白虎汤证的发病机制及主要症状

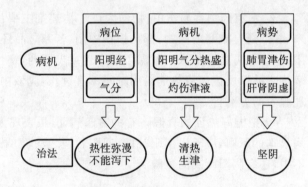

图 5-3　白虎汤证的病机和治法

【方解】

石膏辛、甘、大寒,归肺胃经。其清热的特点概括起来有几点:一是由于性大寒,所以清热力很强,善清肺胃之热;二是味辛,所以具有透散之性,能开腠理,透邪从皮毛而出;三是甘寒,用之不至于伤阴。近代中西医汇通派大家张锡纯极其擅长用石膏,他对石膏的认识和见解深刻独到,他认为石膏为退实热的"有一无二之良药""不但长于清热,且善排挤内蕴之热息息自毛孔达出也"。石膏能内清外透,双管齐下,退热迅速,故为张锡纯所推崇。

知母为臣药,原因有二:其一,知母性苦寒,既归肺胃经,也归肾经,可助石膏清热。其二,说到知母,很多著作、教科书言其"滋阴",让人很疑惑,"滋阴"通常指的是养阴、生阴,是补益阴津的意思。养阴药通常甘寒,而知母苦寒,苦能化燥伤阴,不伤阴就不错了,焉能"滋阴"?是因热在气分,热势弥漫,伤阴耗液,先伤肺胃之阴,若热势燎原,就会伤肾阴,而知母入肾经,味苦,能"坚阴",能提前阻断热入阴分,防止真阴耗伤,而非直接补充阴液。所以,知母的作用应该理解为"坚阴"。

石膏-知母是本方的核心配伍,我们应该从两点理解它。一是在药性的选择上,石膏甘寒,知母虽苦寒但质润,能顾护阴液,特别是肺胃之阴,避开了黄连、黄芩等苦寒伤阴之品;二是药量大,原方中石膏一斤,知母六两,现代临床中,石膏用量 30～40 g 属于常量,热势重者用至 100～120 g。张锡纯曾批评不敢放胆使用者,"视石膏为畏途,即有放胆者,亦不过七八钱,以微寒之药,扑温燥燎原之势,又何能起效?"他用石膏治疗外感温病发热者案例甚多,"轻证亦必至两许,若实热炽盛,又恒重用至四五两或七八两"，在清末民国初期，一两大约相当于现在的 33 g，也就是说，张锡纯重用时可达 250 g 左右，可见他对石膏的谙熟，真可谓"艺高人胆大"！

由于石膏、知母性寒量重，极易伤胃，故用粳米、炙甘草和胃护津，防止苦寒伤中之弊。我们常吃的大米分为籼米、粳米和糯米。粳米主产于长江中、下游地区和东北地区，但一千八百年前的东汉时期，中原地区是不产粳米的。所食粳米都是从江南运输过来的，高昂的运输成本使米价居高不下。粳米归脾胃，可益胃生津，有顾护胃津的作用。张仲景用昂贵的粳米告诉我们，应用白虎汤时顾护胃阴是非常重要的。

本方药仅四味，石膏、知母重用相伍，清热生津，配伍粳米、炙甘草益胃生津，使祛邪不伤正，用之得当则能救人于垂危之中，故张锡纯盛赞白虎汤为"无上良方"（图 5-4）。

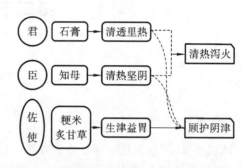

图 5-4 白虎汤配伍示意图

【方名释义】

白虎汤的君药是石膏，用量大，其色白，因此有些医家认为本方命名为"白虎汤"乃因石膏色白之故，这种说法是不准确的。本方的命名与《易经》中的星宿之说密切相关。古人将宇宙划分为东西南北四个方位，分别以青龙、白虎、朱雀、玄武与之相属，其中白虎镇守西方，有肃杀之意，在四季中与秋季相应。生活经历告诉我们，在烈日炎炎的盛夏酷暑，如果刮东南风，人就感觉更热，因东南属火；而当刮西北风时，人很快就会热退汗止，顿时觉得凉爽下来了。所以，本方起名为白虎汤，意思是说人在全身好像暑热难当时，服用了白虎汤后，犹如西风骤起，清凉立至，身凉脉静。如柯韵伯所说："白虎为西方金神，取以汤名，秋金得令，而炎暑自消。"

【临床应用】

白虎汤是清气分热的代表方，以大热、大汗、大渴、脉洪大为辨证要点。需要说明的是，本方在用于外感传染病如流行性脑脊髓膜炎、流行性乙型脑炎、脊髓灰质炎时，常"四大"俱全，但应用于一些内伤疾病如 2 型糖尿病中的"上消"证时，患者通常口渴很重，甚至饮一溲一，但发热、汗出并不是很典型，此时，只要脉洪大有力便可应用。因此，在应用本方时，不可拘泥于"四大"齐备，关键是要抓住阳明气分燥热，津液耗损，但里实还未形成的特点。

【附方】

1. 白虎加人参汤 即白虎汤加人参而成。用于治疗里热炽盛，气津两伤证。白虎汤证中的阳明气分热盛属于"壮火"，《黄帝内经》有"壮火食气"之说，故易致气津两伤，因此临证中可见大热、大汗、大渴、脉洪大搏指，重按则显芤象，身虽大热但背恶寒。暑为壮火，亦易致气津两伤，故本方也可用于治疗暑热气津两伤者。

2. 白虎加苍术汤 在白虎汤的基础上加苍术三两而成。原用于湿温病见身热汗多，兼见胸腹痞闷，舌红苔腻者，后世又逐渐将之用于治疗热痹而见发热、关节肿痛者。

【案例赏析】

陈某，男，58 岁，2018 年 7 月就诊。自诉每日凌晨一点左右就会不自主醒来。问其故，自云被"饿醒"，但吃两三块饼干后又可重新入睡至天亮，持续半年有余，冬天因天冷担心感冒而忍"饿"不吃，导致整个下半夜无法入睡。近两三周以来，即便夜间吃食物，也常有下半夜无法入睡的现象出现。问其日常饮食，食欲甚佳，除夜间有被"饿醒"之外，其余时间一切正常，舌稍红，苔不厚，脉偏弦。

凌晨一点属于子时，对应肝胆。考虑为肝胃火旺而消食，予以肝胃两清之方：

当归 15 g，柴胡 8 g，白芍 10 g，丹皮 10 g，栀子 10 g，生地黄 20 g，炙甘草 5 g，生石膏 20 g，七剂。

一周后复诊,自云服方的前两日症状消失,但后几日又恢复原状。舌红,脉双关搏指有力,考虑肝胆郁火已去,放"胃火"出笼,按"上消"治之:

生石膏 30 g,知母 15 g,粳米 30 g,炙甘草 5 g,干山药 30 g,生地黄 20 g,川楝子 6 g,生麦芽 10 g,七剂。

一周后复诊,诸症消失,舌亦不红,唯脉象仍然滑而有力,查血糖在正常范围,效不更方,继用上方一周,脉渐平。

第二节 清营分热

清 营 汤

【导言】

顾名思义,清营汤是清营分热的方剂。白虎汤是治疗温病气分热盛的代表方剂,针对气分热容易弥漫,偏于阳分的特点,采用石膏配伍知母,既清且散,里外兼顾,同时顾护肺胃阴津。营分属于阴分,营分热是气分热邪更进一步的结果,治疗时又该如何遣药组方呢?

【主治】

本方主治温病热入营分证。

关于清营汤的主治证,不同版本的《方剂学》教材的表述有别,有的是"热入营分而气分未尽",也有的是"热入营分证",争论的焦点在于有无气分证的存在。目前,多数学者倾向于没有气分证存在。笔者也赞同这个说法,认为清营汤的主治为"热入营分证"。

首先看看营分热的发热特点:身热夜甚。所谓"身热夜甚"就是白天发热较轻或者不发热,一到晚上,体温就开始升高,开始发热,或者发热更重。机理是什么呢?

温病热邪入里,无论邪在气分、营分还是血分,都会耗损阴液,在卫分、气分时耗损肺胃阴液,不涉及肝肾阴液;而热入营分、血分,就已进入阴分了,不可避免要损伤肝肾之阴,从而产生虚火、虚热,虚热的特点是入夜则发,入夜则重。因此,入夜以后,实热、虚热齐发,因此发热更重。

卫气,又称卫阳,日行于表,夜归于阴。就好像人的生活劳作节奏一样,白天出外工作,晚上归家休息。卫阳"夜归之家"在哪里?在肝肾之阴。热入阴分后,真阴已经受损,虚火渐亢,无法涵养卫阳,不能容纳卫阳的回归,卫阳就变得"有家不能归",夜间只能"流浪于外",因此表现为神烦少寐或夜寐不安。

营分和血分属于阴分,理论上是可以分开的,但实际上,温热病的传变速度很快,往往营分未罢,血分已被波及。所以很多病证中,营分、血分的症状是并见的。血分有热,扰乱心神,故出现神昏谵语。但本方证只是初涉血分,主体还是营分,所以尽管有血分热的表现,但比典型的血分热要轻。患者神志虽有昏迷,甚至谵语,但多数情况下是清醒的。斑疹可有可无,即便有,颜色也比较浅。

患者"目常开不闭"。吴鞠通《温病条辨》中指出,目为心火,性急,故欲开泄其火,且阳不下交于阴也,或喜闭不喜开者,阴为阳亢所损,阴损则恶见阳光也。目开而不闭乃阴分之实火,而喜闭则由虚火所致。从患者目喜开而不闭可以看出,本方证中虽然实火、虚火都存在,但以实火为主。营分热乃气分热深入而来,阴液损耗更重,故邪气入营分时,患者口渴严重。但人体是一个自适应很强的系统,当阴液损伤到一定程度时,就会消耗肾水来应急,故反不渴。此处初学者容易误认为不渴是由于病情变轻了,实际上是加重了,因为真阴耗损还有可能引发内风。由此可见,本方证中营分既有实火,也有虚火,以实火为主。

温病学派十分重视舌诊。舌红,说明邪气的主体还在阳分;舌绛,则表示邪热的主体已入阴分,在营分或血分。如果红绛,则提示邪气居于气分之尾,主体已进入营分,阴液损耗,可能还波及血分了,如图5-5所示。

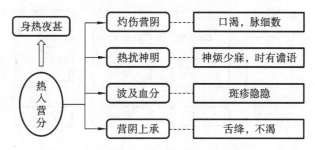

图 5-5　清营汤证的发病机制及主要症状

【治法】

热入营分,转归有二:一是透出气分而解,二是邪气继续深入血分而出现出血、斑疹、神昏等。本方证之治疗,一是清热解毒,截断邪气继续内传,二是透散邪气,就是叶天士所说的"入营犹可透热转气",三是养阴以促虚火消退。

【方解】

本方可分为三个模块:第一模块,犀牛角、银花、连翘;第二模块,生地黄、玄参、麦冬;第三模块,黄连、竹叶、丹参。

第一模块,犀牛角、银花、连翘。

犀牛角性味咸寒,善入阴分清营凉血。由于犀牛是濒临灭绝的动物,从 1992 年开始,犀牛角就被禁止入药,现在的中药学教材已经将其从教学内容中剔除了,临证中用水牛角替代。水牛角的性味和归经与犀牛角相同,但功效弱许多,因此用量要大,在汤剂中可用水牛角片。若病在营分,以发热、口渴、舌绛为主,可用 20～30 g 煎服;若热毒已深入血分,出血严重,在应急的情况下,可用袋装粉末剂或瓶装超微粉温水冲服。

银花、连翘均为辛凉之品,善于外散,可使入营的邪热透散到气分,再通过清热解毒的药在气分清解,谓之"透热转气"或"透营转气"(图 5-6)。所以,水牛角能直接清热,银花、连翘透热,清透结合,共解营分热毒。

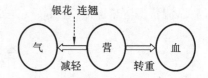

图 5-6　银花-连翘透热转气示意图

第二模块,生地黄、玄参、麦冬。

本方证之热,既有实热火毒,亦有因阴液耗伤所致的虚火,如果仅仅清实火,而虚火犹在,即便大热已去,也会遗留虚热,形成邪伏阴分证。因此,滋阴清热必不可少。方中生地黄、玄参、麦冬均为甘寒之品,三药合用乃《温病条辨》之增液汤,可滋养肺胃之阴,亦能补益肝肾之阴。

第三模块:黄连、丹参、竹叶。

三者均擅长清心经之热,但以气分为主,可清心安神。由于方中用了水牛角清营分热,用黄连、丹参、竹叶清气分热,所以有医家据此认为本方是气营两清的代表方。方中的黄连苦燥,容易伤阴,竹叶乃利水之品,亦易伤阴,故两药的剂量不可能用得很大,因此,本方还是一个清营分热毒的方剂。

在《温病条辨》中,本方亦用于治疗暑温之邪入于手厥阴心包经,营气通于心,清营分热即可清心经之热,道理与以上相同,在此不赘述。

综上所述,本方具有清营解毒,透热养阴之功(图 5-7)。

【临床运用】

1. 辨证要点　本方是治疗温热病热入营分的代表方剂,临证以身热夜甚、神烦少寐、舌绛为辨证要点。

2. 加减变化　在临证使用的过程中,必须重视舌脉,舌红绛而干才能使用。如果舌苔偏白滑或淡黄而滑,则不能使用,因舌苔白滑是挟湿之象,是湿邪受温热邪毒蒸腾于上的表现,应当按湿温的治法予

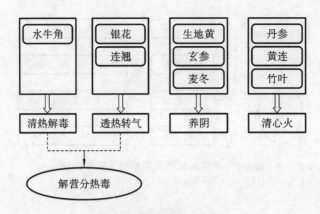

图 5-7　清营汤配伍示意图

以清热利湿治之,本方药物偏于柔润,用之容易导致湿温之邪胶腻不去。若舌苔黄白相兼,则是温热邪气仍在卫气分,应用白虎加苍术汤之类清气分热的方剂,不可早用本方。

【案例赏析】

患者,女,6 岁,突发高热,体温 39.8 ℃,伴头痛、咳嗽、流涕、烦躁不安,西医给予退热针剂及抗病毒、皮质激素治疗,用药后体温下降,当晚又升至 40.1 ℃,请中医会诊。症见:面红赤,胸腹斑疹隐隐,烦躁不安,口渴,舌红绛。予以清营汤加减。

处方:水牛角 60 g,银花 6 g,连翘 6 g,竹叶 5 g,玄参 10 g,生地黄 10 g,麦冬 10 g,丹参 10 g,黄连 3 g,板蓝根 15 g。

发病之初,"头痛,咳嗽,流涕,烦躁不安",说明邪尚在卫分,此时当辛凉解表而治之,但用抗病毒、激素等治疗后,表邪未去,反而入里,晚间体温升高,属于"身热夜甚","面红赤,胸腹斑疹隐隐,烦躁不安,口渴,舌红绛"说明热已入营分和血分,但斑疹尚隐隐出现,故而血分不显著。综合起来,邪气主要在营分,故以清营汤清热解毒,透热转气。方中重用水牛角以清营解毒,加入板蓝根 15 g 清热解毒。

第三节　清血分热

犀角地黄汤

【主治】

本方主治热入血分证。

热入血分证的临床症状表现在三个方面。

第一,影响心所主的神明,表现为神昏谵语。热毒尚在营分时,热毒初涉血分,对神明的影响较轻,患者只是偶尔或间断出现神志不清;热毒深陷血分时,患者出现长时间神志不清,说胡话。而就发热特点而言,和营分热差不多,也是身热夜甚。

第二,热入血分,损伤血络,导致出血。这种出血一般为急性,势头猛,量大色红。出血的部位可在肺络,表现为咳血、咯血或衄血;可在胃,表现为呕血;可在下焦,表现为便血、尿血;还可外溢肌肤,表现为皮下红斑红疹。

第三,蓄血瘀热。所谓"蓄血",实际上是瘀血。出血都是血不循经,血溢脉外所致,一般而言,所出之血如能及时排出体外则不会形成瘀血,如滞留体内则形成瘀血。本方证中,出血未能完全排出体外,故形成瘀血。但不直接名之为"瘀血",当有更深层次的原因。这里拿一个浅显的自然之理来解释:天上下雨时,地上会湿,有的地方甚至会积水。形成积水需要两个条件,一是雨量要大,毛毛细雨不会形成积水；二是形成积水的地方地势往往低洼。以此看来，"蓄血证"中的瘀血程度较重，而且部位偏低。当然，这里所说的偏低不是绝对的，而是相对的，并非是说肺的位置最高，就不形成蓄血，而胃肠位置最低就一定形成蓄血。肺也会形成蓄血，其位在靠近胸膈的最低处，表现为胸满胀痛。

瘀血与热互结，形成瘀热，影响神明，导致喜忘如狂。这里的"忘"，有人认为是忘记的"忘"，有的认为应是"妄"。笔者比较倾向于后者，为胡乱、荒诞、不合情理之意，与瘀热互结扰乱神明，神志失常的病机病理变化是相延续的，明确了这一点，我们就可将本方用于治疗以神志失常、举止乖张等为主症的一些精神类疾病。如果瘀血蓄积于胃肠则腹部胀满，但因热已过气分，所以大便并不干结，更不形成便秘，但大便色黑，色黑乃是瘀血所致，小便是正常的。对大小便的诊断是一个鉴别诊断，说明证不在气分。

热陷血分乃由营分而来，阴液损伤更重，一般来说口干口渴更明显，饮水本应更多，而本方证中，患者只觉口干，想漱水而不欲咽下，何故？血分有火热，灼伤阴津，因此口燥咽干，但瘀血阻滞了气机，故但漱水而不欲下咽。

总之，本方证是一个既有血分热毒存在，又有瘀血阻滞气机的瘀热互结之证。本方出自《千金要方》，原治蓄血在胃肠，后世医家以温病学派为代表将其拓展至治疗瘀热互结于胸所致的胸闷、胸中烦痛，如图5-8所示。

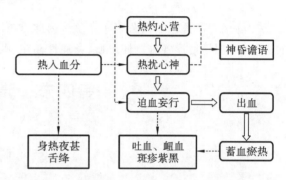

图 5-8　犀角地黄汤证的发病机制及主要症状

【病机和治法】

从上面的分析来看，热毒深陷血分，导致心神被扰，血络受损，瘀血阻滞，病的层次深，病情急。清代温病大家叶天士云："入血则耗血动血。""耗血"指的是耗损阴血，既包括热灼伤阴血，又包括因出血而损伤营血；"动血"则指的是血热炽盛引动心神错乱和迫血妄行，血溢脉外所致的出血。热毒清，心神自宁，出血自止，故需"凉血"；而离经之血所形成的瘀血不散，则又与热结形成瘀热，故又需"散血"，因此，叶天士简明扼要地将血分热的治疗大法概括为"凉血散血"。

【方解】

本方由犀牛角（现多用水牛角代替）、生地黄、芍药、丹皮组成。水牛角咸寒，善入血分，清血分热毒，为治疗温热疫毒深入血分之要药；生地黄性甘寒，既可清血分之热，又可滋补肝肾之阴。水牛角与生地黄合用，加强清热凉血的作用。如遇暑温还可选取鲜地黄绞汁服用，与生地黄相比，鲜地黄寒凉更显著，清热生津，凉血止血力量更强，后世俞根初用羚角钩藤汤治疗热极动风时，就选取鲜地黄绞汁，取得了较好的疗效。

热入血分，易动血形成瘀血。方中的赤芍和丹皮均为辛凉之品，既可入血分活血化瘀，又可清血分之热，因此对瘀热互结者甚为适宜，即叶天士所谓的"散血"。在此需要说明，孙思邈在原方中只言芍药，并未明确说明是赤芍。在唐代，白芍和赤芍尚未分开，笼统称为"芍药"。因此，后世医家有的认为应该是白芍，如《医宗金鉴》中认为是白芍，取其"敛血止血"，张秉承的《成方便读》中也认为是白芍，"生地、白芍养阴而护营"；张璐《张氏医通》则认为应是赤芍，"赤芍、牡丹下气散血"。参考现代临床报道，以出血为主的疾病诸如肺结核大咯血、急性白血病之出血、血小板减少症之紫癜等均使用赤芍，而用白芍的报道则不多见。

本方四药，皆为寒凉之品，且都走血分，故本方清血分热的力量集中，体现了《黄帝内经》"甚者独行"的思路，如图5-9所示。

【临床运用】

本方是凉血散血的代表方，主治热入血分证，临证以各种急性出血、神昏谵语、斑疹紫黑、舌绛为辨

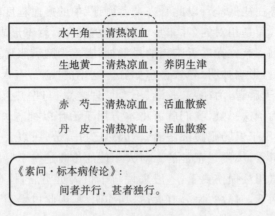

图 5-9　犀角地黄汤配伍示意图

证要点。近代中西医汇通派医家胡光慈认为此方可减轻炎症充血,降低体温,降低血管通透性以达到止血的目的,可用于治疗各种急性出血、炎症性高热、败血症等。

第四节　清热解毒

凉　膈　散

【导言】

"膈"是一个部位。在《素问》中为"鬲",在《灵枢》中为"膈"。

《说文解字》中解释"鬲"为"鼎属",乃下有三足、中空的炊具,今天人们用的蒸笼就是由此演变而来的。蒸笼最初是单层的,随着蒸煮方式的演变,逐渐由单层发展为多层,"鬲"就又延伸为"隔"(《康熙字典》),意思是将上下两层分隔开来。

用到人体解剖上来,"膈"把人体的某些部位分隔开来。《黄帝内经》中将胸膈至咽喉划分为上焦,包括心、肺,将胸膈至脘腹分属于中焦,脘腹至下腹、二阴分属于下焦。清代吴鞠通基于温病自上而下发展的特点及对《黄帝内经》三焦的认识,创造性地发展了三焦辨证体系。

【主治】

本方主治热聚胸膈。

胸膈是上、中二焦的分隔,因此,热毒在胸膈时,既影响上焦,也影响中焦。影响上焦时,若邪热犯于心,则口舌生疮,睡卧不宁,重者谵语狂妄;咽喉属肺,邪犯于肺,则致咽喉肿痛。在儿科,常见的扁桃体肿大、化脓性扁桃体炎等病中,烦躁口渴、面赤唇焦等都属于心肺郁热的常见症状。若邪犯中焦,则可见胃腑症状,如呕吐、便秘等。舌红苔黄,脉滑数等均为热毒壅盛的表现。

【病机和治法】

有的教材将本方的主治表述为"上中二焦火盛证",与本教材的"热聚胸膈"既有相同点,也有不同点。相同点在于病性、病位相同,都是火热证,都在上中二焦。但"热聚胸膈"还有"聚"这层内涵。"聚"是壅聚之意。因此,治疗"热聚胸膈"要考虑两点:一是火盛,要清热解毒;二是"聚"者,则要疏散,给邪气以去路。

【方解】

本方可从祛上焦热和祛中、下焦之热两个方面来分析。连翘、黄芩、栀子、竹叶清透上焦郁热。

连翘辛凉,质轻性浮,善清心肺之火,去上焦诸热,重用为君药;黄芩有枯芩、子芩、条芩之别,其中枯芩轻浮,上达于肺,善清肺热,故本方在应用时用枯芩。连翘、黄芩合用,清热泻火解毒,清无形之火热邪毒。

中医是以中华民族文化为根基的医学。中华民族文化的基础以儒、释、道三家为本,其中影响最为深远者,当属道家文化。道家思想博大精深,用一句话来概括其深刻内涵,就是"道法自然"。"道法自然"的精髓在于"因势利导",也就是我们今天习惯讲的"顺势思维"。"道法自然"也好,"因势利导"也好,要领在于一个"顺"字。张景岳在论治病之道时,曾说过这样一句话:"为治之道,顺而已矣。"意思是说,治疗疾病的精义在于顺势而为,顺势而治。病万变,治法亦万变,只有抓住"顺"才算抓住了要点,"顺"是中医执简驭繁的要领。所谓"顺势",就是循着事物的内在特征和发展趋势,给事物创造良好的外部条件,使其向好的方向发展。

病邪侵袭人体后,影响脏腑、经络、气血的平衡,有其消长、进退、出入规律,要充分利用好这些规律,把握好时机,让邪气从最近、最方便的途径祛除。根据"顺"的思维,热毒、火热层次、部位不同,故祛除的途径也不尽相同。

本方证的热在胸膈,涉及上、中二焦,《黄帝内经》云"其上者,因而越之……中满者,泻之于内",壅聚在上焦的热毒,用连翘、黄芩清热解毒,薄荷、竹叶性味辛凉透散之,薄荷-竹叶与黄芩-连翘配伍,可起到"火郁发之"的效应,如此内清、外透,使壅聚于上焦的热毒祛除更快,更彻底。

笔者在硕士阶段学习儿科专业时,常跟随导师蔡根兴先生抄方学习。在每年入冬至开春这段时间,由感冒引发的扁桃体肿大、化脓性扁桃体炎之类的患儿很多,这些患儿中,很大一部分是经过抗生素治疗后效果不佳者。论治时,老师常在清热解毒方剂中加入蝉蜕、薄荷、荆芥、豆豉,甚至麻黄等发散药。多数小儿使用后,热退得快,扁桃体肿大、化脓在较短时间内就能消退,而且复发者少。这种疗效归功于清与散的配合,是"火郁发之"的运用。

以上讲的是祛上焦热的思路,即清透结合。而中焦之热,已经形成热结,属有形之热,自然不能再用清透的思路。方中大黄、芒硝、甘草为调胃承气汤,可泻热通便,使壅聚在中、下焦的有形之热从大便而出。

或问:本方证中已有热结便秘形成时用调胃承气汤泻下,这个不难理解,若患者大便正常,还用调胃承气汤吗?大便不秘结,说明胸膈之热未殃及中、下焦,仅在上焦,一般来说清散就行了,不必用泻下。但这里还是可用的,何故?肺与大肠相表里,大肠的通降与肺的肃降是相因的,大肠降则肺气亦降。泻下有利于肺气之肃降,与宣散药相伍,最终利于肺气之宣降,促进壅聚于肺的热毒的清和散。清代医家张璐称之为"以泻代清"。栀子为清热泻火解毒之品,用壳偏走于上或表,用仁偏走于下或里。本方取用栀子仁,利小便,清小肠之火,亦利于清上焦心火,亦是"上病下取",与方中调胃承气汤的使用有异曲同工之妙。

综上所述,针对热聚上焦采取了清散之法,针对有形之火郁于中、下焦则采取了清泻之法,从上、下两个方向给邪气以不同的去路,如图 5-10 所示。

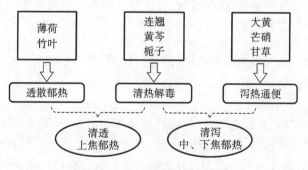

图 5-10　凉膈散配伍示意图

最后,方中寒凉药物甚多,易伤中焦阳气,故用甘草、蜂蜜缓和药性,同时护胃,甘缓之品亦可使诸药不至于速下,使其停留在上焦的时间更长。

【临床运用】

1. 辨证要点 在运用本方时,要紧紧抓住"热聚胸膈"的病机关键,胸膈不主十二经中的任何一经,是上焦与中焦的分隔,故热毒涉及上焦心肺和中焦胃肠。临证以心胸烦热,口舌生疮,咽喉肿痛,大便秘结,舌红苔黄为辨证要点。

2. 加减变化 若心火犯肝,导致双目红赤,可加黄连,取"实则泻其子"之意,即《银海精微》之凉膈连翘散;若膈热犯肺,导致咳喘,痰黄绿而不易咳出,可加桔梗、桑白皮以清火宣肺;若用于治疗里热壅盛所致的扁桃体脓肿而症见高热者,可加荆芥、防风、牛蒡子以增强疏散外达之功,即《医宗金鉴》之凉膈消毒饮。

仙方活命饮

【导言】

仙方活命饮是治疗痈疽的名方。痈疽疮疡是中医外科常见的病证,分为阳疽和阴疽。按照患病部位来分,又可以分为内痈、外痈。根据病情的发展经过,又大致可以分为初期、成脓期和溃脓期三个阶段,相应地采取消、托、补的治法。消即消散,是用清热解毒、行气活血、祛湿化痰、通经活络等治法,在未成脓之前,使邪热不至于嚣张,使肿势局限,疮疡消于无形的方法;托法就是扶正与透脓合用,使毒能外出而不至于内陷,主要针对痈疽中期,正虚毒盛者;而补法是通过补益正气之法生肌敛疮,用于邪气已祛而正气已衰者。

仙方活命饮为痈疽"消法"的代表方剂,被誉为"止痛消毒之圣药""疡门开手攻毒第一方""疮疡之圣药,外科之首方"。本方缘何在中医外科中享有如此高的声誉呢?

【主治】

本方主治痈疽疮疡阳证初期。

痈疽疮疡的发生,莫不由于火热邪毒引起。或由外感六淫入里,郁而化火;或由饮食辛辣厚味;或脏腑失调,内热丛生;或感受毒气。火热邪毒若郁滞在里不得外出,则一方面导致肉腐血败,血脉经络阻滞,气滞血瘀;另一方面,灼津成痰,又致痰热、痰火壅聚。气、血、痰、火诸因素聚于局部,故见局部红肿热痛,继而痈肿,肿处高起。对于体质强盛,正气素盛而火毒、热毒炽盛的患者,正邪交争,又常见恶寒发热甚至憎寒高热,如"疔疮走黄"的患者。

【病机和治法】

由于外痈疮疡发生于体表,火热邪毒壅滞局部,气血不畅,痰热壅滞,局部腠理闭塞,火热不得外出,因此,治法应重在消散火热、气滞血瘀,祛除痰湿,方能使之消于无形或溃脓迅速。

【方解】

本方主要分三个模块:第一模块,金银花、白芷、防风;第二模块,当归、赤芍、乳香、没药、陈皮;第三模块,贝母、天花粉、皂角刺、穿山甲①。

第一模块:金银花、白芷、防风。

金银花,正名忍冬,正式用"金银花"这个药名最早见于李时珍《本草纲目》。金银花,三月开花五月出,花初开则色白,经一二日则色黄,故名金银花。初开之花称为"银花",性薄而散,偏于疏风解表,辛凉解表的银翘散、透热转气的清营汤均用之。后开之花,黄白同蕊,金银相间,故名"金银花"。金银花性味甘寒,常用于痈疽疮疡,堪称要药,用在本方中取其清热解毒之功,消散痈疽。在临证过程中,金银花治

---

① 注:2020年6月,穿山甲被列为国家一级保护野生动物,此处仅作学习用,临床应用中应灵活处理。

疗痈疡时,用量要大,一般在 40 g 以上,用量小了效果不佳。

清代鲍相敖《验方新编》中,有一首采自民间的方剂,由金银花、玄参、当归、甘草组成,后人将其名为"四妙勇安汤",用于热毒蕴结于血分所致的脱疽。方中金银花用至三两,而且"药味不可减少,减则不效",参考清末、民国时期的度量衡,合现在的 130 g 左右。

白芷、防风均为辛温解表药。本方证不属于表证,为何用这两味辛温解表药呢? 前面已经提到过,外痈是发于体表的痈肿,是由于郁火、痰浊、气滞血瘀等致病因素壅聚在皮毛、腠理,卫气不宣导致的。就好比一间热烘烘的屋子,如果窗户、门都闭死了,热气就出不去。同样的道理,如果腠理不开,热毒、火邪就不能外泄。白芷、防风可辛散卫气,开宣腠理,促使火热外出,与金银花配伍,有"火郁发之"之意。

第二模块:当归、赤芍、乳香、没药、陈皮。

当归的药用部分可分为当归身和当归尾。其中,当归身以补血为主,当归尾以活血化瘀为主,全当归则补血、活血兼备,补而不滞,活而不伤,称之为"和血"。本方中用当归尾,取其活血之功。赤芍为辛凉之品,既能活血,也能散瘀血所化的瘀热。乳香、没药都是香药,擅长活血化瘀止痛;不过,正是由于二者气香,有伤气耗血之弊,凡气血不足或者脾气虚弱者,容易出现脘腹疼痛甚至便血,必须谨慎使用。四药俱为血分药,共奏活血化瘀之功。陈皮理气,使气机顺畅,瘀血得去,壅聚更容易消散。

第三模块:贝母、天花粉、皂角刺、穿山甲。

火热灼津为痰,痰浊阻滞气血、腠理,导致痈肿坚硬,要么不容易成脓,要么脓成而不溃,使病程延长。但诸如半夏、白芥子之类的化痰药性温,与病证不相宜,故此选择了相对滋润的天花粉、贝母清热散结消肿。穿山甲为血肉有情之品,可透达经络,皂角刺清热透脓。

本方的煎药方法,强调酒煎。酒为"百药之长",可助长药势,增强通行周身、直达病所之效。

诸药配伍,融汇清热解毒、宣卫达表、行气活血化瘀、化痰散结诸法于一体,荟萃了外科痈疡阳证治疗大法,为后世提供了范本,因此被誉为"疮疡之圣药,外科之首剂方"(图 5-11)。

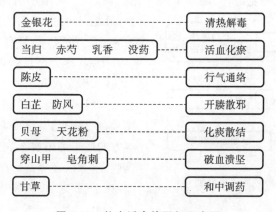

金银花	清热解毒
当归 赤芍 乳香 没药	活血化瘀
陈皮	行气通络
白芷 防风	开腠散邪
贝母 天花粉	化痰散结
穿山甲 皂角刺	破血溃坚
甘草	和中调药

图 5-11 仙方活命饮配伍示意图

【临床运用】

1. 辨证要点 本方适用于痈疡阳证。症见痈疽初起,患处红肿热痛,舌苔薄白或黄,脉数有力。脓未成者,可消散,脓已成者可破溃,因此,无论脓成与否均可使用。因本方清热解毒、活血化瘀、通络止痛之功很强,故体质壮实者可用,气血不足、脾胃虚弱者宜与补益药配伍使用,不宜单独使用。

2. 加减变化 本方中诸法合用,堪称外科阳证治疗之标杆。临证使用过程中,还须灵活应用。如患处瘀紫较重,疼痛较著,当重用活血化瘀药为君;如红肿显著,伴见恶寒,脓毒血症之象明显,则重用金银花,酌加野菊花、蒲公英等以增强清热解毒之功;如热痛不甚,肿处历久不散或不成脓者,加清热化痰、散结消肿之品以促进消散或溃脓。另外,也可根据痈疽的发病部位不同,加入相应的引经药。如痈发于耳后或腋下,可加柴胡,或与柴胡疏肝散合用;如发于枕部,可合用太阳经的引经药如羌活;还可根据发病原因加用适当的药物,如接触疫畜所致的急性传染病可加用黄连、黄柏或与黄连解毒汤合用。

3. 使用注意 《医宗金鉴》中仙方活命饮的方歌中有"内服外敷一方宗"之句,是说在煎药时,以酒煎药,至于酒用多用少,要以患者的饮酒量为准,以使患者服药后周身温暖为佳,如果加的酒过多,患者服后则醉,效果反而不佳。药渣醋调后敷于患处,可加快痈肿的消散与破溃。

第五节　清脏腑热

导　赤　散

【导言】

本方出自《小儿药证直诀》,作者是北宋名医钱乙,《四库全书》称其为"幼科鼻祖",现代很多中医医著尊其为"儿科医圣"。钱乙字仲阳,幼时命运多舛,三岁沦为孤儿,幸得姑父收留并悉心培养,遂得以走上从医之道。钱乙一生对中医贡献极大,他将小儿的生理、病理概括为"稚阴稚阳""阳常有余而阴常不足",力批将小儿视为成人缩影,执成人方剂以治疗小儿疾患,创制了很多儿科专方和新方。在辨证论治体系中,发展了脏腑辨证方法。在《小儿药证直诀》中,针对小儿脏腑火热证,钱乙分别创制了泻青丸(泻肝火)、导赤散(泻心火)、泻黄散(泻脾火)、泻白散(泻肺火)等,都是享誉后世的名方。

【主治】

本方主治心经火热上炎或心移热于小肠证。

原方用于治疗心经火热证,《小儿药证直诀》中记载用于治疗"心热",表现为"视其睡,口中气温,或合面睡,及上窜咬牙"。儿科为"哑科",因此望诊显得非常重要。钱乙描述的这些症状皆为望诊所得。"合面睡"是指头向下而睡。一般人睡觉时,头面朝上或朝向一侧,朝下者表明有热。小儿心胸烦热,但不能言明,只能用"合面睡"、睡时磨牙或夜间啼哭来表达。舌为心之苗窍,心经有热常表现在舌上,常见的是口舌生疮,疼痛严重时拒食,或乳食时啼哭。

《太平惠民和剂局方》中也收载此方,并将该方的主治拓展至成人,用于治疗成人"心热"所致的"邪热相乘,烦躁闷乱",根据心与小肠相表里的理论,又将本方的适应证拓展至"心移热于小肠"所致的小便赤涩刺痛。《医宗金鉴》中将此方用于治疗"心火刑金""心火干肺"之"火热喘急"证,如图 5-12 所示。

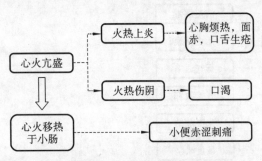

图 5-12　导赤散证的发病机制及主要症状

【病机和治法】

导赤散治疗心经或小肠有火,至于本方证中的"火"是实火还是虚火,尚需分析。考察方名,本方起名为"导赤散",而不是泻心散、清心散或泻赤散,可见"导"字很关键。导,繁体字写作"導",上面的"道",是道路、方向、途径的意思;下面的"寸"是手的意思。针灸学中有一种定穴位的方法,叫"手指同身寸",即源于此意。"導"的意思是用手指出正确的方向,意味着给邪气以恰当的去路。我们知道,实热、实火方能导之而出,而阴虚之虚火需要滋阴以退热,是不能导之外出的。因此,本方证所主治的火热为实火无疑。根据病邪的性质和部位,列清心利尿之法。

【方解】

本方由生地黄、木通、竹叶、甘草组成。生地黄、木通、竹叶均性寒,归心经,可清心火,针对心经火热或者下移于小肠之火。但生地黄甘寒,可滋阴,而木通、竹叶却于清热之中又善于利尿。为什么要采取这样的配伍呢?

宋代以前医学分科不细,儿科病通常被视为缩小版的成人疾病,遣药组方还是套用成人方的思路。

针对心火亢盛证,首先想到的当然是黄连,黄连性味苦寒,清心火没问题,但苦燥伤阴,对成人心经火热证,问题不大,但小儿为"稚阴"之体,"阴常不足,阳常有余",治疗过程中应加倍顾护阴液。钱乙在详查小儿生理特点后,认为"小儿脏腑柔弱,不可痛击",黄连乃虎狼之品,不可用,当摒弃之。生地黄既清心火,又能养阴,能顾护阴液。木通、竹叶通过利小便的方式,使心经或小肠的火热从下而出,给邪气以合适的出路,体现了"导"的思路。如果改为黄连,就是"清"而不是"导"了。或问:木通、竹叶作为利水药,不同样伤阴吗?如果单独使用,的确有伤阴之弊,但与甘寒之生地黄配伍,则利水而不伤阴。甘草清热解毒,利尿通淋,和中护胃,如图5-13所示。

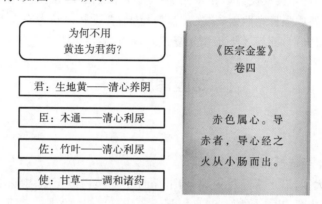

图 5-13　导赤散配伍示意图

综上所述,本方以清热、养阴、利水三种治法联用,利水而不伤阴,清火又不伐胃。

【临床运用】

1. 辨证要点　"导赤"即导心火从小便而出,本方是清心利水的常用方剂,临证以心烦、口舌生疮、小便赤涩、舌红、脉数为辨证要点。

2. 拓展应用　本方创制的出发点是小儿心经有热,因此,在遣药组方时应注意祛邪而不伤正,养阴又不恋邪,充分照顾到小儿的生理特点。后世医家将其拓展用于治疗成人心经有热,心火移热于小肠或心火扰肺、肝诸证,加上了黄连、黄芩、栀子等苦寒之品。

【案例赏析】

导赤散是治疗心经火热或心移热于小肠所致之失眠、口腔溃疡、小儿夜啼、急性尿路感染等疾病的常用方剂,疗效可靠,相关报道很多,在此不赘述。中医临床贵在辨证,精在灵活运用。笔者以之为主方,治疗以瘙痒为主症的皮肤病较多,捡录一二。

《素问·刺禁论》曰"心部于表",隋代杨上善《黄帝内经太素》注云:"心者为火,在夏,居于大阳,最上,故为表。"日本学者森立之《素问考注》云:"心火阳气充足于皮肤,故心部于表。"所谓表,包括皮肤、汗腺、毫毛等组织。《素问》病机十九条又有"诸痛痒疮皆属于心"之说。《灵枢·终始》"痒者阳也",皮肤瘙痒,多由阳邪所致,风、燥、火等皆属于阳邪。因此,论治皮肤瘙痒时,从心火论治是重要的一条途径。

1. 案例 1　患者,男,8岁。2017年3月18日初诊。患儿瘙痒起皮疹一个月余。曾用口服氯雷他定片、静脉注射钙剂、外用止痒软膏等治疗,时发时止,发作以夜间为重,下肢明显,双下肢膝盖以下抓痕累累。舌质偏红,苔薄白,脉细数。处方:苍术8 g,防风6 g,通草10 g,生地黄12 g,当归6 g,白蒺藜6 g。服方7剂后复诊,瘙痒消失,夜间睡眠安稳,抓痕渐渐结痂痊愈。

2017年9月6日,瘙痒又复发,以上肢腘窝处为主。舌红,脉细数。处方:生地黄12 g,川木通8 g,炙甘草5 g,竹叶6 g,蝉蜕6 g,防风8 g,白蒺藜6 g,大枣2枚。服药7剂后痊愈。2019年下半年因他病就诊,诉瘙痒已有2年未再复发。

按:患儿初诊时为初春,症状以夜间为主,下肢多见,舌红苔白,是湿热为风邪郁结,发于肌肤。湿邪为阴邪,容易下注,故发为双下肢。故用消风散加减以疏风清热利湿治之起效。第二次就诊时,已隔半年,时在初秋,俗称"秋老虎",有盛夏之余温,发作时以上肢为主,且舌红脉数,辨证为心火上炎,故以导赤散为主,兼用祛风止痒而起效。

2. 案例2 某女,25岁,2004年6月就诊。患者患日光性皮炎5年,就诊时可见面部红疹,不高出皮肤,瘙痒甚。自诉每逢夏季强太阳光照射面部时,皮肤瘙痒发作,使用过多种抗过敏西药及祛风止痒类中成药,初用有效,后渐渐不效,舌红苔白,脉细数。处方:生地黄20 g,竹叶10 g,川木通10 g,炙甘草5 g,蝉蜕8 g,浮萍10 g。一周后,面部红疹减退,舌仍红。继续服用一周,整个夏季皮疹再未见发作。

按:本病西医诊断为"日光性皮炎",以强日光照射或遇热发作频繁,夏秋季节多发。中医认为:夏属火,对应于心,内有心火,外加强日光照射,故发。病属里,结合舌脉诊断为心火上炎,予以导赤散加减以清心疏风。患者愈后自留方剂,此后3年每至入夏偶尔发作,服用上方三四剂后疹退而痒消,渐至不发。

龙胆泻肝汤

【主治】

本方主治肝胆实火上炎或肝经湿热下注证。

足厥阴肝经起于足大指,沿足背经过内踝,向上循行于下肢内侧至股内侧,绕阴器入小腹,行两胁,沿喉咙,上行入耳中及目内眦,出于前额,上颠顶,是一条从足贯头的经脉。当肝经火热上炎或湿热下注时,会沿着肝经走向的部位出现复杂繁多的症状。

有的方剂主治证的临床表现很多,光教材列的就很难记得住,临床实战中,可能出现的症状远比教材所列的多,如何记忆更加轻松?借着本次对龙胆泻肝汤的学习,介绍一种方法,笔者将它戏称为"按图索骥"。

本方证涉及肝胆实火和湿热,火热属阳,容易上行,谓之"上炎",主要症状部位偏上;同理,湿为阴邪,其性下趋,湿热下注的症状以下部为主。所以,我们以肝胆所处的位置为界,按照肝经循行部位,从肝胆出发,上行至头目的症状为上炎诸症,逆着肝经走向下行至足大指者为下注诸症。所以"按图索骥"的"图"即肝经循行路径图。

首先讲肝火上炎的临床表现。肝经布于两胁,实火上炎,气机阻滞,故见两胁胀痛。肝经上行至两乳水平的位置处有一分支行走至双侧乳头,所以有"乳房属胃,乳头属肝"之说。实火一是阻滞气机,导致气血不畅,出现乳房胀痛,二是血败肉腐,出现乳腺化脓、溃烂,如果火热灼津成痰,气滞、血瘀、痰浊阻滞,则会形成乳腺增生、结节甚至癌肿。肝经沿着咽喉入目,上颠顶,胆经绕耳。因此,口咽部会出现口苦、口渴,外耳道至鼓膜处会出现肿痛、流脓,眼部会出现目赤肿痛、见风流泪,颠顶出现头痛等,常见的疾病如急性外耳道炎、中耳炎、鼓膜炎、角结膜炎等。

再来讲肝经湿热下注的临床表现。湿热自肝经下注,逆着肝经循行路径直至于足大指。肝经下行入小腹,在男子绕阴器,在女子走子宫。因此,在男子会出现性功能、生育方面的障碍,在女子则出现带下黄臭。此外,在外阴部还会出现阴肿、阴部瘙痒、臊臭等。肝主筋,膝为筋之会,肝经湿热下注于膝,可见膝盖肿胀,腹股沟、大小腿、足趾溃烂等。

总之,我们可以以肝胆两经循行路径为纲,以实火、湿热的特点为基础,结合肝胆的生理病理特点来分析、学习、记忆和理解本方证,这样既全面,又有序可循(图5-14)。

【病机和治法】

本方证乃肝胆经实火或湿热所致,上炎者,以清为主;下注者,清、利结合。

【方解】

本方主要分为三个模块:第一模块,栀子、龙胆草、黄芩;第二模块,木通、泽泻、车前子;第三模块,柴胡、生地黄、当归。

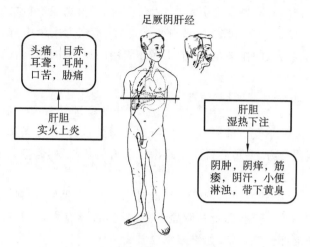

图 5-14 龙胆泻肝汤证的发病机制及主要症状

第一模块：龙胆草、栀子、黄芩。

龙胆草大苦大寒，入肝胆经，清代医著《笔花医镜》中称其为"凉肝猛将"，指其清肝胆火热的作用特别峻猛。龙胆草上能清实火，下能燥湿，为方中君药。黄芩、栀子亦归肝胆经，既清实火，又能燥湿。所以，三者组合起来，既能清泻肝胆之实火，又能燥湿，针对下注之湿热。因三者同用后苦寒较重，容易伤脾胃，补土派鼻祖李东垣的龙胆泻肝汤中，去栀子、黄芩，只保留龙胆草，临证应用时可资参考。

第二模块：木通、泽泻、车前子。

木通、泽泻、车前子三者性凉，可利水渗湿，导湿热从小便而出，协助龙胆草-栀子-黄芩祛邪。

第三模块：柴胡、生地黄、当归。

肝属木，体阴用阳，喜条达而恶抑郁。从病机来看，肝经实火与肝胆湿热都容易影响肝的条达；从用药来看，龙胆草、栀子、黄芩均大苦大寒，木通、泽泻、车前子均为利水药，苦寒、渗利药物均性降下行，也容易抑制肝的升发之性；再从阴血来看，大队苦寒药物化燥伤阴，利水渗湿药耗伤阴血。阴血损耗，肝失滋养，升发也会受到影响。

有鉴于此，方中用柴胡来疏肝，顺应肝的"用阳"，用生地黄、当归滋阴养血，补益肝的"体阴"，如此则体用兼顾。也有学者将柴胡的引经作用列为它在本方中的作用之一，笔者认为不妥，因为方中的主要药物龙胆草、栀子、黄芩、生地黄、当归原本就归肝经，故无须引经药。最后，因方中诸药苦寒太甚，恐伤胃阳，故用甘草顾护脾胃，如图 5-15 所示。

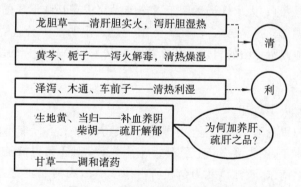

图 5-15 龙胆泻肝汤配伍示意图

综上所述，本方的三个模块分别重在清肝火、利湿热、疏肝养阴以调理脏腑气机。通过对这个方剂的方法研究，我们可以学到一种组方的宏观思路：从祛邪气、顾正气、调脏腑三个部分着手考虑。

【临证应用】

1. 应用要点 本方初创于宋代，用于治疗肝胆实火上炎，到了明清时期，逐步应用于肝经湿热下注证。临证以头痛目赤，两胁胀痛，或妇女带下黄臭，阴痒阴肿，舌红苔黄，脉弦数有力为辨证要点。

2. 使用注意　本方具有清肝胆、利湿热、调肝气的功效，虽然力求泻中有补，但毕竟苦寒之性重，渗利之力强，临证中凡脾胃虚弱者、阴血不足者、小儿等在应用的过程中应注意扶正。

【案例赏析】

笔者曾在 2010 年 12 月底治一 29 岁男性患者，要求开冬令进补膏方。细问其因，自云性功能减退已经半年，常感疲乏不堪，睡眠不安，自以为是肾虚所致。望其舌苔，舌红苔黄，切其脉，双侧寸关滑而有力。当即对患者说不能服用膏方，并耐心说明了理由。患者将信将疑，答应先吃一两周汤剂。为之处方龙胆泻肝汤加蜈蚣。

患者服用一周后，自云精神状况、口苦咽干（初诊时未言及）大见好转，睡眠亦较为安神，并询问是继续服汤剂还是服膏方。观其舌，仍稍红，舌苔明显见薄，脉仍弦滑有力，为开温胆汤加柴胡、黄芩。再服用一周后，诸恙皆除，性功能亦恢复正常，始终未服滋补膏方。

按：肾为先天之本，主生殖，因此，肾与性功能、生殖的关系，一般为修习中医者首先注意到的。但肝与肾一样，在调节人体生殖功能方面起着至关重要的作用。《灵枢·经脉》云："肝者筋之合也，筋者聚于阴气。"阴器为宗筋，肝经绕阴器，抵少腹，故男子的阴器勃起与肝关系密切，此外，男子的泄精也与肝的疏泄功能有关。精藏于肾，但精液能按时溢泄，则有赖于肝气之疏泄条达。故《广嗣纪要》说："阳道奋昂而振者，肝气至也。"

肝胆内寄相火。《黄帝内经》云："君火以明，相火以位。"相火必须在其位，才能发挥"阳道奋昂而振"的生理功能。若肝胆实火上炎，则致使相火失位而性功能过亢。龙胆泻肝汤能清泻肝胆实火，使相火回归本位。若肝胆被湿热蕴结，气机不舒，则性功能反被抑制。

本证中，患者口苦咽干，失眠烦躁，精神疲乏，舌红苔黄，脉滑而有力，显然是湿热之象，若不细问详查，勉强遵从地方传统及本人诉求而开具补肾助阳膏方，则南辕北辙，当泻反补，为祸甚大。例中处方以龙胆泻肝汤清热祛湿、疏肝理气，湿热去，肝气舒，则"阳道奋昂而振"，加用蜈蚣可疏通经络。

清 胃 散

【导言】

从方名来看，本方是清胃热，针对足阳明胃经火热证的。在前面我们已经学过的方剂中，大承气汤、白虎汤都是针对足阳明胃热的。大承气汤适用于胃热与燥粪积滞互结形成的热结证，本着"中满者泻之于内"的治则而制定的，是下法的代表方。白虎汤适用于热入阳明经气分，热邪弥漫，以清透里热，生津止渴为制方思路。那么，本方所主治的胃热有什么特点？又采取了什么样的组方思路呢？

【主治】

本方主治胃中积热，胃火上攻证。

本方出自李东垣的《脾胃论》。原方主治"因服补胃热药而致上下牙痛不可忍，牵引头脑，满热发大痛……喜寒恶热"。南宋末年，国力衰微，朝廷腐败，金人入侵，朝廷无力抵抗，迫不得已与金廷议和，隔江而治，长江以南为偏安之南宋，长江以北为金人所占。李东垣为河北正定人，他盛名时河北已经划为金人所属。故李东垣常受金人王公贵族所邀诊病。金人为游牧民族，上层社会中，喜饮酒、奶酪，食牛羊肉者众多，胃火上攻病例并不少见，清胃散就是在这些治验中总结出来的。清代医家罗美在讲到本方主治证的病因病机时，说醇饮肥厚，炙煿过用，以致热壅大腑。"大腑"指的是胃，"热壅"讲的是热的成因，与白虎汤证、大承气汤证之表邪入里化热不同，本方证乃因"服热药"或"醇饮肥厚，炙煿过用"而成，为内伤病；另外，此热不像外感邪气那样传变迅速，而是在较长一段时间里逐渐积累而成的。

现今，由于经济、社会的发展，人们的饮食习惯、结构都与从前有很大的区别，肉类、重口味、辛辣、海鲜产品、刺激类的食物越来越多,由此引发的胃肠疾病也越来越多。鉴于此,笔者倾向于将本方主治证表述为胃中积热,胃火上攻证。与教材相比,稍微复杂了一点,但这个表述既明确了病因,也讲清楚了病机特点。

胃经为多气多血之经。胃中有火热,轻则入气分,重则走血分。

足阳明胃经起于鼻翼,夹鼻上行于鼻根部,向下沿鼻外侧入上牙龈,回出环绕口唇,向下过膈,属于胃,经乳头。火热循经上攻,致面颊发热,喜饮冷而恶热,牙龈红肿疼痛。因胃经经过鼻翼、鼻根部,所以有些经常饮酒的人,在鼻翼或鼻根可见玫瑰色的痤疮,俗称"酒渣鼻",在青年人则可见粉刺、痤疮。如若火热壅聚在胃,兼夹腐败食物,或久而不出,或时出时不出,或但出不畅,出而不彻,则又导致口气热臭。

若火热入血分,肉腐血败,则可见牙龈溃烂或腮颊唇舌肿痛。舌红苔黄,脉滑或数。这里需要指出的是,数脉为热,如果双关脉滑或者数,则很容易判断出病机为胃热实火。但临证中很多患者的脉象不仅不是数脉,反而是沉迟脉,就是因为热壅聚于里,表现为"郁热"或者"郁火",这时就要抓住滑象,或沉取滑而有力(图 5-16)。

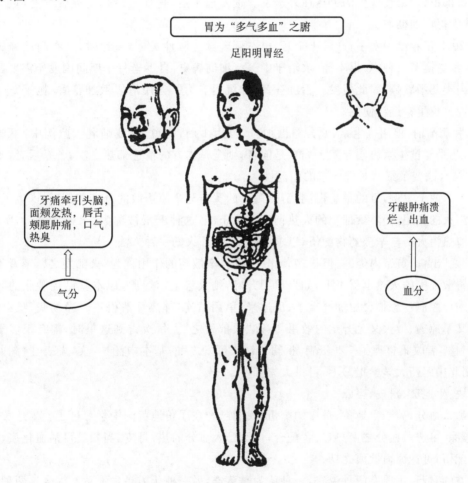

图 5-16 清胃散证的发病机制及主要症状

【病机和治法】

本方证是由过食温热药食,胃热壅聚,胃火上攻所致。根据"热者寒之""聚者散之"的治则,治宜清散,又因火热波及血分,故宜凉血,治法为清热凉血。

【方解】

本方可分为两个模块:第一模块,黄连、升麻;第二模块,生地黄、丹皮、当归,分别针对气分热和血分热。

第一模块：黄连、升麻。

黄连性味苦寒，善清胃火，升麻辛凉，善入足阳明胃经，能透散郁火。如此，清透结合，以透散气分火热邪气为主，能使郁热透散，彻底去除。

2009年秋，笔者受友人之托，为某私营企业高管一行三人诊治，三人均为男性，平日应酬较多，经常饮酒，且素喜辛辣厚味，口腔溃疡频繁发作，口气热臭，自言平日不敢近距离对人说话，甚为苦恼，问及治疗史，抗生素、维生素、清热解毒中药、口气清新喷雾剂等都用过，往往初用有效，但容易复发，间歇期长则十余日，短则三两天。当时为三人都开具清胃散加减，或加藿香，或加麦冬，或加地榆、槐花。用药1周后疗效颇佳，此后复发的周期大大延长，最早复发的是在三个月以后。

此后，笔者在临床中又尝试用本方治疗酒渣鼻、痤疮，常可取得满意的疗效。需要说明的是，有少数患者在初服本方时，酒渣鼻的玫瑰色变红、变深，面部痤疮更加明显、更多，大有"暴发"之势。有时忘记了向患者交代，患者在服药过程中就会出现焦虑，以为方不对证，致使病情加重了。实际上，这正是升麻的透散作用将郁积、壅聚在胃里的火热往外透发。透发出来后，再加重清热泻火解毒的力量，可一举歼灭，火热就祛除得更加彻底。

笔者在2018年春治一女子，产后1个月，患右侧乳腺化脓性炎症，就诊时，已在门诊静脉注射抗生素2周，抗生素更换了三种，效果不佳，求治于中医。细询病史，自诉坐月子期间因发奶需要，鲫鱼汤、猪蹄汤、牛奶、肉类几不歇顿，因此引发。舌红苔黄，脉沉迟有力。方用清胃散加藿香、栀子、皂角刺、浙贝母、甘草，七剂。抗生素继续使用。

1周后，肿痛渐消，停用抗生素，原方略微加减，再用1周，痊愈，恢复哺乳。此例中，不敢肯定是本方单独起效，还是与抗生素协同起效。如果是前者，则全是本方的清透郁热之功；若是后者，则可能是黄连-升麻清散结合改变了细菌对抗生素的耐药性。

这里连讲了两个案例，目的是想强调，清热泻火的黄连与辛凉透散的升麻配伍后，产生了协同作用，加强了清热泻火的作用，使壅聚郁积的火热彻底去除干净，这种配伍被称为"火郁发之"。所谓"火郁发之"，就是将清热泻火药与辛散药物配伍，以求清透郁热、郁火的一种方法。

"火郁发之"出自《黄帝内经》。但很多著作中，仅将辛散药的作用称为"火郁发之"，笔者不太赞同这种观点。清胃散证中的火热本就炎上，如果单用升麻，则火势上窜燎原，原本就已经肿胀的牙龈、乳腺，或已经发作的口腔溃疡恐怕会更加严重了；反过来，单用黄连，郁热又清得不干净彻底，唯有二者合用，可起到泻火又不凉遏、散火又无升焰的效果，方称"火郁发之"。每次讲到这里时，都有很多学生会感到疑惑。2008年笔者收集整理了一些资料，撰写了《"火郁发之"的基本内涵》一文，发表在《湖北中医学院学报》（现《湖北中医药大学学报》）上，可供大家参考。

第二模块：生地黄、丹皮、当归。

这三药都入血分，关于生地黄、丹皮的配伍，我们已经在犀角地黄汤中学习过了。生地黄甘寒，清热凉血，丹皮辛凉，可透散血分之瘀热，二者配合，可清已入血分的热；丹皮、当归又可活血化瘀，祛除瘀热、瘀血。诸药配伍，可达凉血散瘀之功。

关于本方的君药，主要有两种说法，一种认为是黄连，另一种认为是生地黄。综合这两种说法，问题的关键在于到底是以气分药为君，还是以血分药为君。笔者认为应该辨证看待：若病证以气分为主，譬如治疗口气热臭、智齿冠周炎、急性乳腺炎时，以黄连为君；若用于牙龈出血或肉腐血败所致的口腔溃疡、乳腺化脓或痤疮红斑、化脓较为显著者，以生地黄为君。

我们学习和应用本方的时候，应抓住足阳明胃经"多气多血"的特点，根据热入气分或血分来理解其配伍，这样就能驭繁就简（图5-17）。

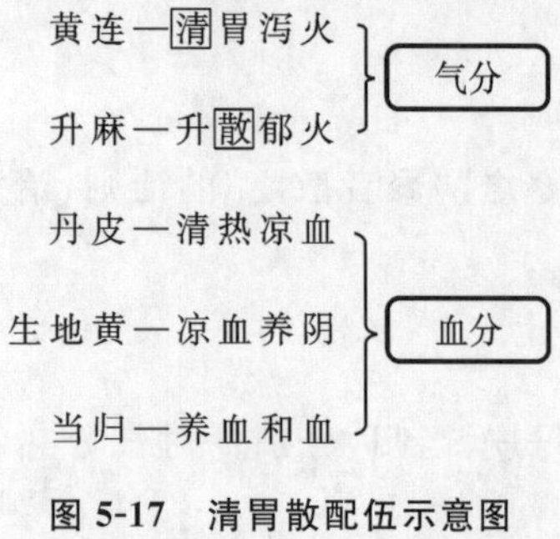

黄连—清胃泻火 ⎫
升麻—升散郁火 ⎬ 气分
丹皮—清热凉血 ⎫
生地黄—凉血养阴 ⎬ 血分
当归—养血和血 ⎭

图5-17　清胃散配伍示意图

【临床运用】

1. 辨证要点 本方是针对胃火上攻所致的牙痛而设,具有清热凉血散瘀之功,既可清散气分郁火,也可治疗血分火热证。临证以牙痛腮肿,口气热臭或牙龈出血,舌红苔黄,脉滑或滑数为辨证要点。

2. 加减变化 临证中,宜先分清病证主在气分还是血分,再调整气分药和血分药的剂量和君臣关系。前面的案例中提到,以本方为主治疗痤疮时,有小部分患者初次服药后出现面部红斑点增多的现象,也说明了未能很好地处理气分热和血分热的关系,清热凉血的药物的力量显得不足。鉴于此,在临床中,要注意根据患者病情酌情加诸如紫草、赤芍,或加大生地黄的剂量以增强凉血之功。气分热重者,如青年人智齿冠周炎牙龈肿胀、面目不开,可酌情加入石膏清热透邪。

有些患者,胃中积热壅聚为时已久,来诊时,舌红,舌上裂纹纵横,切脉时却滑数或滑实,显然不是阴虚火旺所致,乃壮火伤阴食气所致,可用清胃散加玉竹、石斛、麦冬等甘寒养阴药和党参、太子参等补气药。这里需要注意,有些人一见舌红,舌上裂纹,气阴两虚之象具备,很喜欢用西洋参。西洋参性味甘凉,既可益气养阴,又不助火,乍一看,合丝合缝,为不二之选。但综观全方,就可发现端倪。方中黄连、升麻、生地黄、丹皮俱为寒凉之品,有伤中之弊,所以原方中所选的活血化瘀药为甘温的当归,而不是辛凉的赤芍,这告诫我们,切勿寒凉太过。本方中如若再加西洋参,则势必有加重寒凉抑遏胃阳之弊。

芍 药 汤

【导言】

本方出自《素问病机气宜保命集》,作者是金元四大家之首的刘完素。刘完素字守真,河北河间人,故又称刘河间,他结合北方的气候环境及民众饮食醇厚、体质强悍的特点,围绕《黄帝内经》病机十九条,倡伤寒火热病机,提出"六气皆从火化"的理论,主张寒凉攻邪,世称"寒凉派"。

在刘完素行医的年代,宋、金连年征战,而河间又是主要战场,战争后常瘟疫蔓延,时医沿袭《太平惠民和剂局方》中的方剂治疗,很少辨证论治,效果不佳。刘完素提出用寒凉治疗热病的主张,疗效惊人。本方就是刘完素基于火热理论,在治疗疫毒痢疾过程中创制的著名方剂。

【主治】

本方主治湿热疫毒痢疾。

溯源至刘完素创制本方的背景,总结出本方证病因有三:一是疫毒,二是外感湿热之邪,三是饮食因素。当时宋金争夺中,战争后未及时处理的阵亡者遗体酿生瘟疫,时值初秋,湿热郁蒸,再者北方人体质彪悍,加之平素饮食醇厚,或者误食酸馊不洁之物,很多人因此而感染瘟疫。

本方证属于湿热或疫毒痢疾。如果湿偏重,则主要表现为气分证。如果热偏重,说明血分受到波及。在气分证中,大肠气机阻滞,表现为大便黏冻,色白如鱼脑。随着热入血分,黏冻中夹杂出血,表现为赤白相兼。本方证中,邪气主要在气分,所以黏冻中白多赤少。大肠属阳明经,主传化糟粕,以通降为顺,大肠气机阻滞,故出现里急后重、腹痛等症状。里急,是指大便在腹内急迫,欲解下为爽;后重,是指大便时肛门如坠重物,致使便意频频,欲下不下,有"排便不尽感"。至于肛门灼热,乃由频频如厕努挣,欲便不得所致,如图5-18所示。

【病机和治法】

本方证乃由湿热疫毒阻滞大肠气机所致,气血不和,以气分为主,血分为次。治宜清热燥湿解毒,调和气血,如图5-19所示。

【方解】

学习本方,有以下五个问题值得探讨。

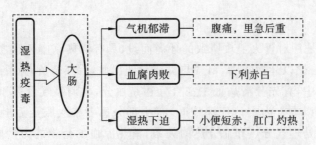

图 5-18　芍药汤证的发病机制及主要症状

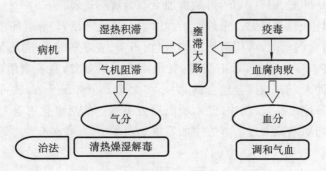

图 5-19　芍药汤证的病机和治法

第一个问题：本方中的君药是什么？

纵观历代医家方论，有两种观点，一是白芍，二是黄连、黄芩。本方中的芍药指的是白芍，白芍酸而微寒，若论清热解毒，其功太弱，不足以担当君药，然而白芍入肝经，大剂量使用时能缓急止痛，李时珍《本草纲目》中言白芍"止下利腹痛后重"，故重用白芍为君理所应当；黄连、黄芩俱为苦寒之品，均入手阳明大肠经，能清热燥湿、泻火解毒以解湿热疫毒，以之为君，可谓名正言顺。这两种说法，没有针锋相对，非此即彼之处，应该辨证看待。若患者以腹痛、里急后重为主，则重用白芍（40 g 以上）为君，刘完素将本方命名为"芍药汤"，显然是非常重视白芍的缓急止痛作用；若舌苔厚腻，而腹痛不明显，则应考虑以黄连、黄芩为君药。

第二个问题：本方为何独用苦寒燥湿？

本方证乃湿热所致，在清热解毒的同时，祛湿也很重要。祛湿的方法有芳香化湿、祛风胜湿、苦温燥湿、苦寒燥湿、淡渗利湿，本方为何独用苦寒燥湿呢？芳香化湿之品如藿香、佩兰性味辛温，祛风胜湿药如羌活、白芷性味辛温且走表，皆不适宜；而苦温之品譬如半夏、苍术又与病机不合。

古人云"祛湿不利小便，非其治也"，利小便是祛湿之捷径，是最有效、最快速的治法，按理与湿热甚为合拍，为何也未考虑呢？

痢疾患者频繁腹泻，严重时日夜无度，伤阴甚重，小儿更甚。小儿稚阴稚阳，腹泻或痢疾的小儿，严重时常呈现出脱水貌，囟门凹陷，口中无黏液，皮肤弹性差，啼哭无泪等，伤阴严重，热毒容易深入阴分导致动风，出现抽搐、昏迷等。所以，在痢疾的治疗过程中，顾护阴液是防止热毒深陷阴分引起动风的要义。利水渗湿药物在祛除水湿的同时，伤阴也最为迅速，因此不能选用。故本方中选择黄连、黄芩清热解毒燥湿，既针对热毒，又顾护了阴液。

第三个问题：本方证中已有泻痢，为何仍用大黄泻下通积？

痢疾的成因，与饮食不洁有关，多由食入受污染的食物所致。古人云"无积不成痢"，酸馊腐败的饮食进入胃肠，导致胃肠湿热熏蒸，气机不能通降，形成"积"，因此痢疾又名"滞下"。从现代医学角度来看，这些腐食、粪便都是致病细菌良好的培养基，如若不及时清除，泻痢很难治愈。大黄别名"将军"，可荡涤肠胃，泻下积滞。民间有句俗语"痢疾不怕当头泻"，意思是治疗痢疾时下得越早越好。本方证中已有泻下，仍用大黄泻下积滞，体现了"通因通用"之法。

第四个问题：方中行气药物使用的妙处在哪？

刘完素认为"调气则后重自除"。方中木香、槟榔均归大肠经,与大黄配伍,行气之中导积滞下行,不仅可以调理因大肠气滞带来的腹痛和里急后重,又可导积滞下行以除邪气之巢穴,体现了刘完素治疗痢疾的锐意创新。

第五个问题:本方为清热剂,为何反用温热之肉桂、当归?

人的气血好比江河之水,得热则行,得寒则凝。本方用了白芍、黄连、黄芩、大黄等大队寒凉药,全方的寒凉之性很重,容易阻遏气血,不利于气血的运行,故用大辛大热之肉桂作为反佐药,制约诸寒凉药冰遏气血的弊端。此外,本方证虽主要在气分,但已波及血分而出血,因此瘀结肠腑较为常见,血瘀容易加重腹痛,故又用当归活血化瘀,与大黄相配,可以引瘀血从大便而出。

本方实际上是由张仲景《伤寒论》之黄芩汤变化而来。在黄芩汤的基础上,加入了行气调血法,成为治疗痢疾大法的有益补充。后世将"行血则便脓自愈,调气则后重自除"视为治疗痢疾的本法,如图 5-20 所示。

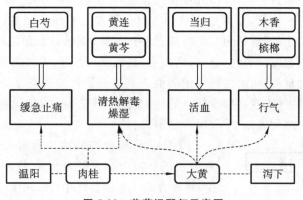

图 5-20 芍药汤配伍示意图

【临床运用】

1. 辨证要点 本方是治疗痢疾的名方,针对湿热疫毒痢疾而创,具有清热解毒燥湿,行血调气之功。临证以腹痛、里急后重、利下赤白为辨证要点。

2. 使用注意 本方药性寒凉,使用时应注意患者的脾胃功能,必要时使用反佐药,然反佐药的使用也要分清气分和血分,清代陈修园云:"肉桂色赤入血,赤痢取之为反佐;干姜辛热入气分,白痢取之为反佐。"

白头翁汤

【主治】

本方主治热毒痢疾。

痢疾,古称"滞下",皆由湿热、热毒壅遏大肠所致,大体分为湿热痢疾和热毒痢疾,湿热痢疾是由于湿热蕴结大肠所致,偏于侵犯气分,以气机壅滞引起的腹痛、里急后重、利下白色黏冻为主要临床表现。本方主治热毒痢疾,热毒深陷血分,出血明显,利下的黏冻赤白相兼,随着热毒深陷血分程度的加重,出血越来越明显,黏冻中的赤色也就更加突出,最后演变成利下纯血。离经之血容易成瘀,瘀血阻滞大肠气机,故见腹痛、里急后重、肛门急迫。热入血分,势必伤阴,故见口渴而欲饮。

本方在《伤寒论》中见于厥阴篇,足厥阴主肝而司相火,肝藏血,相火妄动,故见出血,脉弦或者弦数。

【病机和治法】

本方证乃热毒深陷血分所致,以出血为主要见证,属于痢疾之重证。《素问·标本病传论》有"间者并行,甚者独行"之说。所谓"间者并行",是指病势较缓时,可同时采取多种治法,兼顾病机的各个方面;

"甚者独行"则指病势深重时,应集中药力,采取针对性的治疗措施,解决当前的关键所在,不必面面俱到。在芍药汤中,清热解毒与调气行血并施,为"间者并行";而本方证的主要层次已入血分,病势急重,故宜"甚者独行",以清热解毒凉血为治法。

【方解】

本方由白头翁、黄连、黄柏、秦皮组成,四药都是大苦大寒之品,主要功效是清热解毒,以着眼于热毒的速祛,体现了"甚者独行"的思路。其中,白头翁归手阳明大肠经和足厥阴肝经,入血分,能清热解毒,凉血止痢。痢疾无不由"湿热内蕴"所成,只是有湿偏重和热偏重之别。本方证中,显然是热偏重,但湿仍然是要考虑的因素。黄连、黄柏既能清胃肠之实火,又能燥湿厚肠。湿祛热易孤,热毒更容易被祛除。黄连、黄柏能"清其亢甚之火"(张秉成《成方便读》),有助于止血,如《珍珠囊》所云:"黄连止中部出血,黄柏止厥阴先见血。"

秦皮与白头翁类似,性味苦寒而涩,归肝经和大肠经,能清热泻火解毒,具有涩精止痢之功,正如《本草纲目》所云:"(秦皮)治下利崩带,取其收涩也"。或问:秦皮具有收涩之性,难道不担心收涩邪气吗?《本草汇言》对秦皮的"收涩止痢"解释为"秦皮,味苦性涩而坚,能收敛走散之精气",说明秦皮的收涩作用仅在于"收涩精气",而不会收涩邪气。热毒痢疾中,热毒深入血分,不仅伤阴,而且易耗血,因此,这里所说的秦皮收敛的"走散之精气"指的是耗损的阴血。秦皮除了入大肠经以外,还入肝经,擅长散郁火,且能止血,因此,它的收涩特性表现在减少阴血的流失耗损,不仅不会收敛火热邪气,而且还有助于散郁火,正因如此,汪昂认为秦皮"涩能断下"(《医方集解》)。

综上所述,全方四药均为大苦大寒之品,功效以清热解毒为主。正是因为本方既清大肠实火,也清肝经郁火,故《伤寒论》将本方归入厥阴篇之中(图 5-21)。

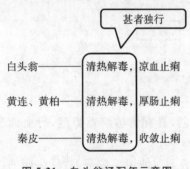

图 5-21 白头翁汤配伍示意图

【临床运用】

1. 辨证要点 本方是在《黄帝内经》"甚者独行"之训的指导下创制的,主治湿热毒邪下注大肠,热毒深陷血分所致的痢疾。临证以利下赤白,赤多白少,甚至利下纯血为辨证要点。

2. 使用注意 本方组方精炼,药仅四味,均为大苦大寒之品,故全方苦寒甚重,在使用过程中宜中病即止,在下利血止后,应适当加入顾护脾胃、养阴养血之品。对于脾胃虚弱,服药后呕吐或腹泻加重者,可将汤剂口服改为灌肠使用。

3. 拓展运用 方中四药不仅入阳明大肠经清热泻火解毒,凉血止痢,而且善入肝经,如《淮南子》称秦皮为"治泪目要药",《伤寒论》中将本方列入厥阴篇,也是因为方中的药物可清厥阴之火,后世常将此方应用于治疗肝经火热炽盛所致的赤眼、风热目疾。"赤眼",俗称红眼病,西医称为流行性出血性角结膜炎。肝开窍于目,故本病的病位在足厥阴肝经,发病层次已深入血分,故用本方甚为适宜。《类聚广义》中曾记载白头翁汤治疗眼目郁热赤肿阵痛,风泪不止,并将其用法改为"蒸气剂"。

第六节 清 虚 热

青蒿鳖甲汤

【主治】

本方主治温病后期,邪伏阴分证。

温热邪气侵犯人体,是沿着卫、气、营、血逐渐由表及里传变,由阳传阴的。卫分、气分属于阳分,营分、血分属于阴分。无论热邪在阳分还是阴分,共同的特点是耗损阴液。温病的初期,邪气炽盛,耗损肺胃阴液;后期则耗损真阴,如果此时邪气深重,则病情深重,如邪气不重,则伏于阴分。本方主治的病证即为温病后期,真阴受损,余邪伏于阴分。

人体的卫阳,日出于表,夜归于里。温病后期,阴分本有伏邪,加上由表归里的卫阳,因此入夜则发热。这里所说的"入夜而热"指的是夜晚的发热程度比白天高。有两种可能,一种是白天不发热,到了晚上则发热;另一种是白天低热,到了晚上则高热。就体温来讲,可能升高,也可能不升高,但患者自觉手足心、肢体乃至全身如火烧般难受,发热形式又以午后潮热多见,符合阴虚发热的特点。晨起以后,卫阳又复归于表,体温下降或恢复正常,潮热渐渐消退。

汗是阴与阳共同作用的结果。人体要出汗,必须以阴液为材料,以阳气为动力,阳气鼓动阴液外出为汗。在表证中,卫阳开泄腠理,祛邪外出,所以邪气的退却一般伴随着汗出。本方证中,邪气深伏阴分,并不在表,且肺胃之阴、真阴均严重损耗,导致没有充足的阴液作为汗源,所以在热退时,不像表证那样伴随汗出,就是吴鞠通讲的"热退无汗"。

温病的诊断和治疗特别重视舌象。一般而言,本方证的舌苔为舌红少苔。如果舌色鲜红,无苔无点,无津无液,一般是阴虚火旺,说明阴虚已极,不能生苔;如果舌上已经呈现焦干之象,或舌上有裂纹,则说明阴虚水涸,且津不载气,气亦大伤,此乃重证(图5-22)。

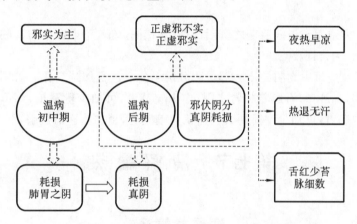

图 5-22　青蒿鳖甲汤证的发病机制及主要症状

【病机和治法】

本方证的病机在于真阴已伤,余邪未尽,伏于阴分。如果纯用养阴之品,则虽然阴液得到填充,但邪气不能外出,无异于养虎为患;阴分之伏邪为余邪,并非壮火,不能用苦寒之品直折其热;更兼其热有"深伏阴分"的特点,因此选择滋阴透热之法。

【方解】

青蒿性味辛凉,善入少阳经,其辛散之性可透邪外出。吴鞠通在《温病条辨》青蒿鳖甲汤中说,青蒿领邪之功较柴胡力软,但芳香逐秽开络之功,则较有独胜。但青蒿毕竟属于阳药,只能到达少阳经,对于深伏阴分的热邪只能望洋兴叹;鳖甲性味咸寒,善入阴分,且动物类药为血肉有情之品,故鳖甲有益肾填精滋阴之功,尤其善治真阴耗损伴有虚热的病证。真阴得补,残余邪热得以驱逐于阳分,再由阳分之青蒿辛凉外散。吴鞠通深谙此道,谓之"先入后出","青蒿不能直入阴分,有鳖甲领之入也;鳖甲不能独出阳分,有青蒿领之出也"。青蒿气味芳香,易伤耗阴液,而鳖甲滋腻,易妨碍邪气外出,二者相伍,既不至于滋腻太过碍邪,也不至于芳香太过伤阴,一动一静,相反相成。青蒿—鳖甲为方中的主要结构,也是温病滋阴透热的常用配伍。

生地黄、丹皮亦为阴分药。丹皮辛凉,可散伏火,加强青蒿透散余邪之功,其寒可清热凉血,故对于深伏阴分之伏火可起到清透作用。然本方证毕竟属于阴虚伏火,关键在于真阴不足,故加甘寒之生地黄,以滋养肝肾之阴,又能清阴分之热。由此看来,生地黄-丹皮也是清、透、养结合的组合。至于知母,在白虎汤、清营汤中已经讲得很详细了,在本方中与二方相同,乃取其苦寒坚阴之效,防止真阴继续被伏火损伤。

综上所述,方中青蒿-鳖甲、生地黄-丹皮均是动静相伍的组合,动则透邪外出,静则滋阴清热,滋、清、透并进,共奏滋阴透热之功(图5-23)。

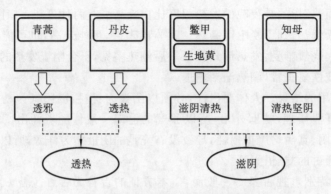

图 5-23 青蒿鳖甲汤配伍示意图

【临床运用】

1. 辨证要点 本方适用于温病后期之真阴已伤,邪伏阴分证,正虚邪不实。临证以夜热早凉,热退无汗,舌红少苔,脉细数为辨证要点。

2. 临证加减 抓住病机中真阴耗损和邪伏阴分两个要点进行加减变化。若阴虚较为显著,可酌加女贞子、墨旱莲养肾阴,加沙参、石斛养肺肾之阴;虚火较甚者,可加少量黄柏、知母;用于治疗小儿夏季热属先天不足,暑湿内蕴者,可加少许荷梗、白薇;伏火偏重者,稍加黄连清热解毒。

第七节 清 解 暑 热

清暑益气汤

【导言】

本方出自清代温病大家王孟英的著作《温热经纬》。王孟英出生于清代中后期一个医学世家,其祖父是当时名医,其父亦精通医术,但在王孟英14岁时,其父去世,家中变得愈加贫困。为了生计,他不得不到盐铺做伙计,晚上又"批览医书,焚膏继晷,乐此不疲"。学有所成后,他离开家乡为人治病,所治之人多为贫困百姓,如果患者付不起药费,他也不要,因此日子过得非常清贫。他以"术以济世,德以安身"为行事做人的标准。王孟英盛年时期,社会动荡不安,内忧外患,霍乱丛生,虽生活贫困,亦不辞辛劳,全力救治患者,"吃着糟糠治霍乱"是他生活状况和医德的真实写照。

在王孟英创制本方以前,金元四大家中李东垣的《脾胃论》中就载有清暑益气汤,后世为了区别两方,将东垣方称为"李氏清暑益气汤",将孟英方称为"王氏清暑益气汤"。

【主治】

本方主治暑热气津两伤证。

暑为阳邪,其性开泄,一旦感受暑邪,首先身热汗出,汗出一般较多、较畅;暑气内应于心,暑热通于心,所以暑热外感之人,常见心情烦躁;心与小肠相为表里,暑热传于小肠,故见尿黄短赤。

暑为壮火,容易耗气伤津,故口渴饮冷,体倦少气,精神不振。试想一个人在三月份和七八月份以同样的速度爬楼梯,在三月份时毫不费力,而在七八月份时却感到气喘吁吁,什么缘故? 是因为七八月份为暑热天,人体的气津容易被耗损,故说暑易伤津,如图5-24。

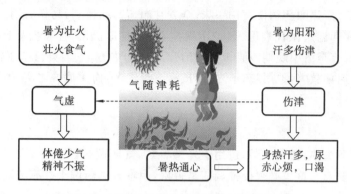

图5-24　清暑益气汤证的发病机制及主要症状

【病机和治法】

暑热虽为壮火,有特定的季节性,属于外感实热,但不能用诸如黄连解毒汤之类的清热解毒方剂治疗,因为暑热耗气伤阴,应以清解暑热,益气养阴为治法。

【方解】

本方分为两个模块:西瓜翠衣-荷梗、黄连-竹叶-知母为第一个模块,主要着眼于祛除暑热邪气;西洋参-麦冬-石斛、粳米-甘草为第二模块,着眼于益气养阴,培补正气。

第一模块:西瓜翠衣-荷梗,黄连-竹叶-知母。

西瓜翠衣就是西瓜皮。西瓜是夏季最常食用的水果,通常有两个品种,一种是瓜皮颜色翠绿而薄的,俗称花皮瓜;另一种是瓜皮青褐色,皮厚,是杂交的无籽瓜。这里所讲的西瓜翠衣指的是花皮瓜的瓜皮。西瓜性甘凉,有"天生白虎汤"之称,能祛暑生津止渴。多数情况下西瓜皮是丢弃的,实际上瓜皮的消暑之功也很强。王孟英在《随息居饮食谱》中这样描述西瓜翠衣:"西瓜翠衣入药凉惊涤暑。"荷梗是荷的水上至荷叶之间的部分,与西瓜翠衣一样,善于清解暑热,而且性味甘凉,不会伤阴,这样就避免了过用黄连、黄芩、栀子等苦寒之品苦燥伤阴的弊端。在夏天烈日炎炎之时,亦是西瓜、荷叶生长最为旺盛的季节,如果作药,随处可得,物贱而效宏。

黄连、竹叶都是清热泻火的药物。其中黄连清心除烦,竹叶利水清心,导心火从小便而出,二者都是针对"暑热通于心"而设的,是为了防止暑热传入心包;暑热入里,轻则伤肺胃之阴,重则伤肾阴。知母性味苦寒,苦能坚阴,防止暑热耗损肝肾之阴而致邪热内陷或阴虚风动。这三味都是寒凉药,是清热泻火的,目的既是祛暑热,又是防止邪气内传产生变证。但毕竟苦寒伤阴,因此用量宜小。

第二模块:西洋参-麦冬-石斛,粳米-甘草。

西洋参性甘凉,善于益气养阴,石斛、麦冬均是补益肺胃之阴的药,防止"火热伤阴,肺胃先损"。故这一组药是针对气阴两伤而设的。

民间有句谚语,"冬吃萝卜夏吃姜",夏天气候炎热,为什么反而要劝人多吃生姜呢? 这是因为夏日人们普遍容易贪凉,如果寒凉过度,则易损伤胃阳,生姜的温热之性恰好能对付这个弊端。同样的道理,综观全方,共计八味寒凉药,过用寒凉,容易损伤胃阳,不利于饮食的运化。故用粳米、甘草益胃和中,防止寒凉过度伤胃,是佐药。

综上所述,全方共奏清暑热,益气阴之功,故起名为清暑益气汤。不过,王孟英在《温热经纬》原书中仅列出了治法和药物组成,未列方名,清暑益气汤这个方名,是中华人民共和国成立后为了适应高等中医药教育教材建设的需要,由编者加上的。

王孟英不仅是一名医术高超,仁心仁术,克己赴难的大国医,更是一位尊贤敬长的君子。在王孟英之前,金元四大家之一的李东垣在《脾胃论》中已载清暑益气汤一方,是由苍术、黄芪、升麻、人参、炒曲

（神曲）、橘皮、白术、麦冬、当归、甘草、黄柏、泽泻、五味子、青皮 14 味药组成，能清暑益气，除湿健脾，治疗平素气虚，又感受暑湿所致的暑热气虚证，针对的是暑中夹湿，湿邪较轻，脾胃受困者。实际上是立足于健脾益气，升阳祛湿。清热的药物仅黄柏一味，全方甘温、苦燥、通利，易伤胃阴。

王孟英是清代中晚期温病派代表医家，论治温病，讲究甘凉滋润，注重益胃阴、存真阴。自金元以来，东垣方的影响很大，直至清中晚期一直被视为治疗暑热的主方，王孟英目睹了江南许多医师以此方治疗暑热的弊端，为了纠偏救弊，他用"东垣之方，虽有清暑之名，而无清暑之实"的强烈语气，大声疾呼，以图明辨是非。

【临床运用】

本方甘凉滋润，清解暑热，益气养阴，适用于外感暑热，气阴两伤证。临证以发热汗出，口渴体倦少气，舌红脉虚数为辨证要点。这里必须要强调的是舌象，因本方选药偏于甘凉滋润，故凡舌苔偏厚，夹湿者应当谨慎使用。

第六章　温里剂

【概念】

从组成上来讲,温里剂主要由温热药物组成。温药和热药实际上是同一类型的药物。温药的祛寒散寒力量缓和,如桂枝、高良姜、乌药、当归等;热药的散寒力量峻猛,如附子、肉桂、干姜等均属大辛大热之品。

温里剂适用于里寒证。所谓里寒证,是指寒邪入侵脏腑经络或脏腑阳气虚弱而产生的寒证。前者属于外入之寒,多由过食寒凉或过用寒凉药物,或者暴露在寒冷环境,接触过寒的物体,如夏天贪凉,吃过多的寒凉食物、喝过量的冰饮,或者冬天衣着过于单薄,或在冰库、冷库工作。这里所说的接触过寒的物体,通常是时间相对短暂地、突然地接触寒冷物体,属于实寒。后者属于内生之寒,发病缓慢,是由于脏腑阳气衰弱,阴不制阳所引起的,属于虚寒。

【分类】

里寒可分为寒在脏腑、寒入经络两种。中焦虚寒、寒饮射肺都是寒在脏腑。前面讲过的小青龙汤主治"外寒里饮证",单纯的寒饮射肺证也常用此方,寒饮射肺证就是肺中寒饮,属于里寒证,故这个方剂也可以列入温里剂。寒凝肝经、少阴寒化证则属于寒入经络,在后面的理血剂中的温经汤主治冲任虚损、寒凝肝经证,祛湿剂中的真武汤主治阳虚水停之阴水证,理论上也可列入温里剂的范畴,大家在学习的过程中,应注意前后参看。

里寒证又有轻重之别。这里主要介绍重证,包括外入和内生两种。外入者,就是《伤寒论》中的寒邪直入三阴,简称"直中";内生者,乃心肾阳虚,阳不制阴,阴寒内盛,严重者格阳外出,阳不能内居其位,表现为面部潮红,像女子化妆时涂抹了胭脂一样,虚火就如同戴帽子、戴眼镜一样戴在面部,故称"戴阳",表面看来是发热,似阳证,但人的身半以下寒象明显,四肢厥逆,冷汗淋漓,实际上是一个阴证。

阴阳互根、互制互补,二者平衡协调,则能维持人身之健康。如果阴寒太盛,就会格阳于外,导致阴盛阳衰最严重的后果——亡阳。针对这种阴盛阳衰的危、重、急证,最主要的是解决阴盛阳衰的问题,须用大辛大热的药如附子、干姜、肉桂等散寒温阳,才有可能使亡散于外的浮阳重归其位,因此形象地称之为"回阳救逆"。

外入之寒属于实寒的,治疗以温散为主,用温散的药把寒邪驱逐出人体,故以辛温或辛热的药为主组方。内生之寒,属于虚寒,治疗上,既要散寒,也要补虚,所以通常用温热药和甘味药相伍,用温热药散寒,用甘味药补虚。

【使用注意】

1. 严格把握好适应证 温里剂在应用的时候,首先要确认辨证是里寒证时方可使用。有些证,虽然是以恶寒怕冷为主要症状,但可能并非寒证。如大承气汤证之"热厥证",虽然四肢厥逆,但脉象沉滑有力,舌苔干燥,还伴有燥热;四逆散主治之"阳厥",虽然四肢不温,但实际上胁肋腹疼痛,情绪抑郁,心胸烦热,实质是阳郁化热。如果误辨为里寒证而予以温里散寒的方剂,无异于火上浇油。

笔者曾治一个 5 岁小儿,鼻流清涕一个月余,稍恶冷,初以感冒论治,点滴抗生素一周,症状无丝毫缓解,又按寒饮射肺证给予小青龙颗粒口服三日,亦不见效,邀余诊治。查患儿舌红脉滑数,显然是热证。予以泻白散加减,一剂症状即轻大半,睡卧安宁,二剂诸症皆除。

2. 要注意三因制宜 在云南、贵州、四川等地,气候阴寒潮湿,临证使用附子时常倾向大剂量,三四十克甚至更高者并不罕见。笔者在 2006 年曾诊疗一个慢性肾炎的患者,方用真武汤,其中附子 30 g。让患者去缴费取药,不多久方剂就被退回,药剂师认为附子的用量过大了,我认为没问题,就在 30 g 的那个地方签字以示负责,患者这才取了药。可见地区不同、气候不同,附子用量的差别是很大的。

3. 反佐药物的使用 反佐,包括服法反佐和配伍反佐。如果寒邪太重,或者为戴阳、亡阳等阴盛格阳重急证,附子、干姜等大辛大热药物的用量一般偏大,但常因其辛辣之性导致患者服药时入口即吐,称为"格拒",可在方中配伍少量的寒凉药反佐。如通脉四逆汤中,生附子用大者一枚,剂量常在 40 g 以上，为了防止药证格拒，用寒凉的猪胆汁作为反佐，此为"配伍反佐"。按常理，温里剂热服效果更佳，但方剂中主要是大辛大热之品，如果热服反易招致呕吐，此时可适当将药汁放凉后服用，此即热药凉服，属于"服法反佐"。

第一节　温中祛寒

理　中　丸

【导言】

理中丸是温中补虚的方剂，一般来说应该命名为"温中丸"才更贴切，仲景为何却命名为"理中丸"呢？明代方有执在《伤寒论条辨》中这样解释本方的方名："理，治理也，料理之谓；中，里也，里阴之谓。"讲了两层意思：其一，本方的目的是调理中焦。中焦为一身上下、气血津液、阴阳升降出入之枢纽。所以，调理中焦，其功不局限于中焦虚寒之脘腹冷痛、不欲饮食、呕吐下利等症，通过调理中焦，也可以治疗上、下焦病证。由此看来，"理中"的深意不限于中焦，上、下焦的病证亦可用之。其二是"中"通指脾胃，脾为脏，属阴；胃为腑，属阳。《伤寒论条辨》言"里阴"，说明重点针对的是脾。那么本方用于治疗哪些证？又是通过怎样的组方思路实现温补脾阳的呢？

【主治】

本方主治中焦虚寒证、霍乱吐泻、阳虚失血、病后喜唾、胸痹、小儿慢惊等。

1. **中焦虚寒证**　中焦虚寒是总括，是实质。中焦指脾胃，脾主升，胃主降，二者维系全身气机的升降和水谷津液的正常运行。对于运化和升降来说，阳气发挥着核心作用。中焦阳虚，不能温煦本脏本腑，表现为腹痛，一般来说，喜按为虚，拒按属实；喜温为寒，喜凉属热。本方证为虚寒所致，故其痛得热则减，遇寒加重；劳则气耗，气亦属阳，故本方证在繁重劳作、饥饿时加重，休息或饱餐后症状暂时减轻。

气机的升降和水谷的运化都需要阳气来维系。脾胃阳气虚弱，则中焦气机升降和水谷津液运化失常。脾不能升，胃不能降，故又见呕吐、下利，脘腹痞满，食欲不佳，厌油腻，口淡无味。很多人一见"脘腹痞满"，习惯性地联想到中焦气滞。理中丸证中的脘腹痞满乃由于中焦升降失调所致，这种机制在半夏泻心汤中讲得很详细，此处不赘述。当然，气滞也有可能，由于脾的运化功能减弱，可能会产生痰湿或食积，痰湿和食积会阻滞气机，形成气滞，这些在后面的理气剂和消食剂中会做详细介绍。综合起来，理中丸证的典型症状可以用"吐、利、冷、痛"四个字概括（图 6-1）。

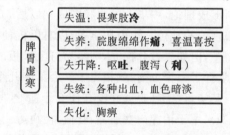

图 6-1　理中丸证的发病机制及主要症状

2. **霍乱吐泻**　中医学中脾胃升降失常，出现剧烈的上吐下泻症状时，古人称为"霍乱"，霍乱的意思是挥霍缭乱，什么叫挥霍缭乱呢？突然的、剧烈的呕吐、腹泻，不仅伤津，而且耗气，就好像把人的气和津挥霍掉了。中医所讲的霍乱，虽然发病急骤，症状剧烈，但不一定都是西医所讲的传染病。

3. **阳虚失血**　脾主统血，有赖于脾的阳气来发挥。中阳虚衰时，统血失职，就可能出现一系列的出血症，如便血、尿血、女子月经量过多等。这种出血是虚寒性的，与血热导致的出血完全不同，可能是大出血，也可能是慢性出血，血量可大可小，可急可缓，如脾胃虚寒所致的胃溃疡引起的便血，可以是肉眼可见的黑便，也可能是大便潜血，血色一般暗淡。这种出血是由脾阳不足，统血无力所致，因此称为"阳虚失血"。

4. **病后喜唾**　脾主涎唾。生理情况下，脾阳可以收摄涎唾，为人所用。小儿在 3 岁以前，口中涎唾比较多，常流出口外。3 岁以后，涎唾就逐渐变少，是因为随着小孩年龄的增长，脾气一点一点变得足了,渐渐地能收摄涎唾了。在疾病的恢复过程中,如果脾阳还没有完全恢复,就容易出现多涎多唾的症状,《伤寒论》称之为"病后喜唾"。涎唾多了,患者有时会不自觉地往下咽,表现出吞咽频繁。

笔者曾在2014年5月治疗一个中风后遗症康复期的患者,中午睡觉或上半夜熟睡后,喉咙里好像不停地做吞咽动作,夜里安静时,家人能听到较大的声音。《黄帝内经》中有"脾主吞"之说,因患者舌淡苔白,故给予理中丸加益智仁、莲子米、煅牡蛎等治疗,一周后,不自主吞咽动作和声音消失。

5. 胸痹 "痹"通"闭",是闭阻的意思。脾主运化,可运化饮食、运化水湿。若脾阳不足,水液不能运化,则化为水湿,水湿聚而成痰,居留胸中,闭阻气血,表现为胸闷胸痛,咳唾短气,尤其是肥胖者更易出现。这里所说的胸痹,气血不通是标,脾阳不足,水湿不化,聚而成痰是本;症在心胸,本在中焦。

通过对理中丸主治证的学习,我们应该领悟两点:一是基础知识应该常习常新;二是异病同治的思想。中医的辨证论治分为同病异治和异病同治两种,临床内、外、妇、儿各科强调的是同病异治,而方剂学学习的是异病同治思想,在理论学习阶段务必细加领会。

【病机和治法】

根据以上的分析,脾的升降失职、运化无力、统摄无权、温煦无力均源自中焦虚寒,根据"虚则补之""寒则温之"的治则,温补中焦是治法的关键。

【方解】

本方可以分为两个模块:一是干姜;二是人参、白术、炙甘草。干姜大辛大热,长于温中散寒;人参、白术、炙甘草俱为甘温之品,健脾益气。全方实乃辛热药与甘温药配伍,构成温补中焦的基本结构。四药配伍,使寒得散,虚得补,中焦得调,如图6-2所示。学习本方,有两个问题是值得探究的,一是何药为君?二是本方中为何益气药多而温阳药少呢?

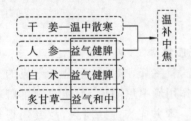

图6-2 理中丸配伍示意图

关于本方的君药有三种观点:一是以干姜为君药,理由是本方证为里寒证,干姜是方中唯一的温中祛寒药;二是以人参为君药,理由是本方证是由虚寒引起的,《伤寒论》有"然不及汤"之说,"汤"指汤剂,即人参汤(组成与理中丸相同,仅仅是剂型不同);三是干姜、人参联合为君。

君臣佐使的理论早在《黄帝内经》中已经有了,但此后很多年中并未被广泛采用,直到清代初期,才逐渐形成理论,中华人民共和国成立以后,方剂学成为一门独立的学科,才将君臣佐使结构理论上升到核心理论的地位。作为初学者,以君臣佐使为纲学习方剂是有益的,有利于在一定成规之下学习,此谓"知常",但如果过分拘泥,则容易打上呆板的印记。方剂最大的魅力在它的变化无穷,有了变化的思维,学会了一个方剂,就相当于学会了好几个方剂,这就是"达变"。

其实,这三种观点并没有什么矛盾之处。如果寒偏重,则以干姜为君;如果虚较重,则可以人参为君;如果用于治疗妇女崩漏、吐血、便血等出血症状重者,必须以人参为君,以汤剂治疗。而一些缓慢性的出血,则可采用丸剂缓图,以人参、干姜为君均可;当然,如果虚、寒并重,可加重干姜、人参的用量,以二者共为君药。

或问:本方证乃中阳不足所致,理应温阳药多,而本方中补气药反多,如何理解?

气和阳的性质相似,都具有温煦的作用。明代医家张景岳曾说:"丹溪云'气有余便是火',余续之云'气不足便是寒'。"中气不足,温煦无力,会加重虚寒,所以,补中气同样可以起到温煦作用。《黄帝内经》云"损其脾者益其气",通过补益脾气,中阳亦得生化。补益脾气正是中阳生成的途径。

综上所述,本方的关键在于温补结合,调理中焦,使脾阳不足带来的运化、升降、统血、统摄失常所导致的中、上、下焦问题一并得到解决,体现了异病同治的思想。

【临床运用】

1. 辨证要点 本方是温补中焦的基础方,以中焦虚寒,升降失调,温养无力为其病机关键,临证以中焦虚寒之吐利冷痛,舌淡苔白为辨证要点,根据虚、寒的轻重、主次关系调整君臣配伍。

2. 加减变化 理中丸的加减变化如图 6-3 所示。

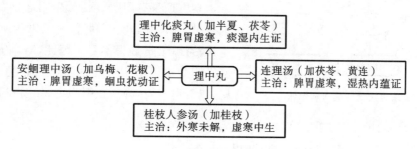

图 6-3 理中丸的加减变化

【案例赏析】

某男,43 岁,2008 年 9 月 1 日因腹泻三年就诊。患者 3 年前因过量饮酒导致呕血,紧急入院,因"胃穿孔"而行"胃大部切除术"。出院后食欲精神尚可,能胜任一般强度工作,但经常腹泻,稍冷即发,喜热饮热食。曾服用诸多中西药效果不佳。半月前曾在某医院开服中药汤剂参苓白术散加减方,先后服用 15 剂,未见好转,就诊时舌淡紫,脉弦细。

参苓白术散为益气健脾、祛湿止泻的常用方,很显然,前医辨证为脾胃气虚挟湿。但详细分析上例,虽然患者腹泻反复发作,但精神气力、食欲、工作均正常,虽有虚,但显然不以虚为主。该患者 9 月初来汉,气候炎热,结合喜热饮热食,遇冷即发的特点,断定病证属于虚寒,寒的迹象非常明显。依据辨证,为其开具附子理中丸,嘱患者自行购买中成药服用。一个月后,来信称腹泻明显减轻,但仍不能碰冷饮冷食。嘱其继用,此后连续服用一年半之久,腹泻偶发,可见其中焦虚寒之重。

吴茱萸汤

【主治】

本方主治肝寒犯胃、中虚胃寒或肾寒犯胃呕吐证。

本方可见于《伤寒论》厥阴篇、阳明篇和少阴篇,共同的特点是胃寒呕吐。至于胃寒的源头,可为胃的本经本脏之寒,也可能是来自厥阴经或少阴经之寒,这三个源头中,以厥阴之寒和中焦虚寒多见。

同样是中焦虚寒证,理中丸的主治证偏于虚寒在脾,故主症除吐、利、冷、痛外,还包括脾不统血所导致的出血(阳虚失血)、运化失职所致的痰饮(胸痹)、脾不摄津所致的病后喜唾等症。而本方主治的中焦虚寒证病位以胃为主,故胃气上逆最为突出,以呕吐为主症。

足厥阴肝经挟胃上行,故厥阴有寒,累及于胃,导致胃中浊阴上逆,出现呕吐。呕吐常呈喷射性,一阵一阵地,发作起来很剧烈。《伤寒论》描述为"干呕,吐涎沫",怎么会"吐涎沫"呢?病情初起时,呈喷射性呕吐,势头很猛,呕吐物为胃内容物,等到胃中的内容物已经吐尽了,无物可以呕出,就变成了干呕。由此可见,此证中的呕吐并非一开始就是干呕或吐涎沫。干呕、吐涎沫实际上是表明呕吐的剧烈、频繁,切不可拘泥于字面意思。由于肝经上颠顶与督脉相接,肝的气机又是升散的,故又可挟浊阴而上犯颠顶,故呕吐时常兼有颠顶头痛。

至于少阴寒呕,乃由于火不暖土所致。肾阳为元阳,可温煦、温养其他脏腑之阳,肾阳虚衰,阴寒太甚,必致胃中虚寒,故见呕吐、下利、手足逆冷、烦躁欲死等厥寒证表现。特别要强调的是"烦躁欲死","烦躁欲死"并非是有热所致,而是因为呕吐、下利频繁、剧烈,致使患者精神情绪烦躁,"恨不得一头撞死",提示了呕吐的严重性。

综上所述,本方证以肝寒犯胃或中焦虚寒为本,浊阴上逆为标。

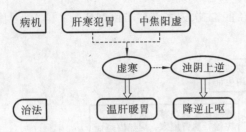

图 6-4　吴茱萸汤证的病机和治法

【病机和治法】

本方证虽有阳明、厥阴、少阴之别，但以阳明、厥阴为多见。少阴呕吐、下利者，一般以四逆汤治疗，如果用本方治疗，力量显得不足。因此，对本方的分析以阳明和厥阴为主。由于呕吐剧烈，根据"急则治其标"的原则，以温肝暖胃，降逆止呕为主，如图 6-4 所示。

【方解】

本方的君药是吴茱萸。吴茱萸辛、热，归胃、肝、肾经。《素问·至真要大论》中有"寒淫所胜，平以辛热"。"淫"是过分的意思，指寒邪很重；"平"原意是动用武力镇压，这句话的意思是如果寒邪过盛，则必须用大辛大热的药物迅速平定。本方证中，引起呕吐的原因是虚和寒，寒是关键，所以首选性辛热的吴茱萸迅速平定胃、肝、肾三经之"寒淫"。

辛味能升，能散。本方证中的胃气上逆原本就非常突出，再用升散的吴茱萸，岂不加重呕吐？吴茱萸虽然辛热，但它的特点是"可升可降"，"可降"指的是它能降胃气，所以不仅不会加重呕吐，还能降逆止呕。"可升"一是指它能散肝、胃、肾三经的寒邪，二是指"顺折肝性"。

何谓"顺折肝性"？我们从黄连解毒汤和左金丸来说明。黄连解毒汤主治三焦火毒热盛证。方中黄连、黄芩、黄柏、栀子大苦大寒，合用则泻火解毒势大力沉，谓之"苦寒直折"，就是说用简单粗暴之法，折其火热；左金丸由黄连、吴茱萸两味药组成，主治肝火犯胃证。黄连清肝火，但其苦寒之性又易抑郁肝的升散之性，易形成肝郁而化火，因此，用辛热的吴茱萸散肝，避免肝郁而产生郁火。所以左金丸一方面清肝火，另一方面又照顾了肝的条达升发之性，谓之"顺折"。吴茱萸汤中的吴茱萸既能散肝胃之寒，降逆止呕，又能升散肝气，使之不至于抑郁，因此称之为"顺折肝木之性"。

本方中，生姜的用量达到了六两，是仲景诸方中生姜用量最大的一个。原因有二：一是加强止呕之功，二是解吴茱萸之毒。吴茱萸有毒，即便入药前经过炮制，仍然有小毒，而生姜能制其毒性。综上所述，吴茱萸-生姜这个配伍，既能温经散寒，降逆止呕，又能顺应肝胃之性，制约毒性，为方中的主干结构。

本方证之内寒，无论是中焦之寒，还是肝经之寒，俱为虚寒。治疗时，必须温而兼补，更何况严重的呕吐会加重中气的虚损，因此用人参、大枣益气健脾。或问：既然本方治疗的重点在于治标，把呕吐控制住了，目的不就达到了吗？胃主降，需要以胃气作为物质基础来实现，如果仅用吴茱萸和生姜降逆止呕，强行使之通降，而没有恢复胃自身通降的物质基础，即便暂时有效，不久也会反复，维持不了多长时间。所以，人参、大枣不仅在于补虚，也在于加强降逆止呕，巩固疗效。

综上所述，本方药仅四味，以吴茱萸、生姜温散寒邪，降逆止呕，辅之以人参、大枣补中益气，温补结合，以温为主。

【临床运用】

本方主治证包括胃中虚寒、肝寒犯胃、肾寒犯胃所致的呕吐，性属虚寒，因吴茱萸性辛热，归肝、胃、肾三经，且能下气降逆，故能一方通治三经之病。临床应用时，除见手足冷，口不渴，胃喜热饮等中焦虚寒的常见症状外，还应以呕吐，舌淡苔白，脉沉迟为辨证要点。

【附方】

1. 吴茱萸汤（《千金方》）　由《伤寒论》吴茱萸汤加半夏、桂心而成。半夏为降逆止呕的常用药，桂心即桂枝。《医学衷中参西录》中将桂枝的功用概括为"散邪气、升大气、降逆气"，"散邪气"即解表散寒，"升大气"即升胸中之宗气，"降逆气"即平肝降逆。本方中加桂心一方面可增强吴茱萸温肝暖胃之功，又可平肝降逆以增全方降逆止呕之功。主治中虚有寒，肝寒犯胃，冲气上逆所致的胸胁逆满，食入则呕等。

2. 小半夏汤（《金匮要略》）　由半夏、生姜组成，二药均为降逆止呕要药，配伍后可温胃散饮，降逆止呕，是温胃止呕的基础方。主治寒饮犯胃所致的呕吐，以呕吐不渴，食而不得下或欲呕，舌苔白滑为辨证要点。

小 建 中 汤

【主治】

本方主治虚劳里急证。

何谓虚劳？虚，就是不足，包括气、血、阴、阳的不足，也包括五脏六腑的虚损；劳，是因繁重劳动、过分劳作而导致脏腑虚到一定程度才叫"劳"。具体虚到什么程度呢？一般而言，虚到气血阴阳俱不足，五脏皆不足的程度就称之为"劳"。

虚劳之因，复杂多样。今天主要讨论中焦虚寒的问题。脾胃虚寒，中焦失去温煦之力和温养之功，故腹中疼痛，疼痛有两个特点：一是得温则轻，遇寒加重，属于寒痛；二是饥饿、劳累则加重，饱食、休息则可缓解，属于虚痛。腹痛之中，但凡喜按喜揉者属虚，拒按者属实。本方证之患者常喜揉喜按，揉按之后疼痛、拘急可得到暂时缓解。以上是中焦虚寒在本脏本腑的临床表现。

全身脏腑经络之温养皆有赖于中焦运化生成的气血阴阳。中焦虚寒，气血阴阳化生无源，五脏六腑都可能出现失调现象，如肺气、肺阴不足，则会出现咳嗽、咳痰、动则喘息、容易感冒、自汗盗汗等；若肝阴不足，肝气不舒，则反侮脾土，又会加重腹部拘急疼痛；如心气心血不足，则心中悸动，这里所说的悸动，既可能是较为严重的自觉心慌心悸，也可能是虽然没有心慌心悸，但只要安静下来就能感觉自己心跳得比较厉害，这就是心中悸动的含义。至于肾，由于它内寄水火，阴阳共居，所以后天不足，既能影响肾阴，也可能影响肾阳，出现脱发、须发早白、遗精、滑精、腰膝酸软、女子不孕、男子不育或夜尿频多等。

阴阳互根互制，当阴虚时，阴不制阳，虚热就产生了，所以本方证会经常见到五心烦热、咽干口燥、遗精盗汗等虚热内生的症状；反过来，如果阳虚比较重，致温煦无力，则会出现喜暖恶寒、自汗冷汗等症。所以，本方证可以同时出现虚寒、虚热症状，辨证分析时一定要本着整体观、治病求本的思维，否则很容易无从下手或者陷入头痛医头、脚痛医脚的乱战之中。再看舌脉，若虚寒较重，则为舌淡苔白；如若虚热突出，则又可能舌红苔少，在临证过程中必须具体分析对待(图6-5)。

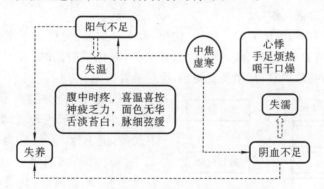

图 6-5 小建中汤证的发病机制及主要症状

【病机和治法】

本方证临床表现多种多样，所涉脏腑涵盖五脏六腑，物质可能涉及气血阴阳，但究其根本，乃中焦虚寒，生化无权所致，因此，本着治病求本的原则，以"治中"为思路。"治中"，包括"气血阴阳俱不足，治其中""三焦同病，治其中""五脏皆虚，治其中"。"中"指中焦脾胃。不管是五脏六腑的不足，还是气血阴阳的不足，抑或是三焦的不足，只要调理好了脾胃，各种物质都能得到很好的补充，脏腑就能得到温养、温煦，三焦的升降就能恢复正常，各种纷繁复杂的症状都能渐次消退，是一种驭繁就简的思路。反之，若一见到心烦、手足心热、遗精盗汗等虚热症状就加知母、黄柏等清热泻火之品，或生地黄、麦冬、女贞子、墨旱莲等滋阴之品，则会加重中焦虚寒；若见到冷痛，舌淡苔白，选用干姜、附子、桂枝、人参等温里散寒，则虚热诸症又会加重。如此一来，各种症状此起彼伏，绝非上策。

笔者曾在 2014 年 7 月治疗一名女性患者,61 岁,体形消瘦,精神倦怠。主诉胃脘疼痛三年余,自云自 50 岁以后,疾病不断,十余年内未有一日停止就医服药。患者近三四年先后因直肠、乳腺、甲状腺、心血管方面疾病在武汉几家大型医院行 6 次手术,所服中、西药无数。到我处就诊时,仍在同时服用 5 种西药和中药汤剂。当时已经过了头伏,常人短衣短袖尤显燥热,该患者仍长衣长裤,上装为夹层春装,自云夜间胸腹必须加盖薄棉被才能入睡,但手足心热,必须伸出被外;心悸心动,如有人持刀欲砍状;脘腹疼痛持续,少有缓解时候,饮食热则腹痛减轻,但手足心热、口干加重,饮食稍凉则腹痛欲呕。

细查其方,有益气健脾,行气止痛方,言服后腹痛稍轻,但口干舌燥加重,以至于喝粥尤显"梗阻";有滋阴清热方,服后腹痛腹泻加重,甚至不能自已,并且食欲下降严重;有理中丸之类的温里方,服后胃脘较舒,但大便干结,心慌心悸,夜不能寐。察其舌脉,舌红少苔、裂纹散布,脉细缓。

结合症状、舌脉,虚寒、虚热并见,心、胃、肺、肝等诸脏腑均受牵连。根据"治中"思想,予以小建中汤加滋阴清热药,小剂量开始,小心从中焦论治。半年之内,共计服用小建中汤近百剂,诸症渐轻,此后自留方底,自行购药调治。

【方解】

本方为桂枝汤之衍变方,桂枝汤由桂枝、白芍、生姜、大枣、炙甘草组成,可调和营卫,和解阴阳。本方是在桂枝汤的基础上,倍加白芍,增加饴糖而成,《长沙方歌括》中有"倍加芍药君饴糖"之歌诀,只要牢记了桂枝汤的组成,小建中汤的组成就很容易记了。

饴糖是以高粱、稻米、大麦、小麦、粟米、玉米等粮食为原料,经发酵糖化制成的食品,又称胶饴。因为主要成分是麦芽糖,故又称之为"麦芽糖"。饴糖性甘而微温,入脾胃经,可温中焦,但与干姜、附子之类的辛热药相比,其性更加温和,不至于加重虚热;性甘又能补中,但补益之性又较人参、黄芪之类的补气药缓和,又可避免脾胃虚寒所致之虚不受补。《素问·脏气法时论》中有"脾欲缓,急食甘以缓之",以饴糖微温缓补达到温中补虚,和中缓急之功,可谓用心良苦。

饴糖的使用,有以下两点值得注意:一是按照五谷配五脏的理论,稻和脾相配,所以选用以稻米熬制成的饴糖最为适宜;二是用量宜大,以 50～100 g 为宜,少则疗效不佳。因饴糖性味甘甜,用量颇大,故此方入口很好,患者服药的依从性好。

桂枝辛温,可温里散寒,与饴糖同用,可辛甘化阳,散寒补虚,同时桂枝的辛散之性被饴糖之甘味缓和,不至于加重虚热;白芍加倍使用,合饴糖又能酸甘化阴,在化阴的同时,又不至于碍胃。再加上炙甘草、大枣、生姜调和脾胃,共建中宫,化生气血阴阳,温煦滋养五脏。

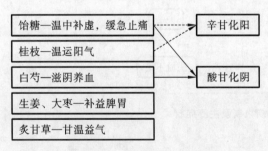

图 6-6 小建中汤配伍示意图

总体来看,全方温而不燥,补而不腻。这就好比春耕时,须待天气转暖,但又不能在大晴之日,种下幼苗,浇上水,施加肥料,期待秋天有个好的收成,一家老小衣食有着。饴糖-桂枝辛甘化阳,好比春风和煦,气候转暖,化去冬寒,饴糖-白芍酸甘化阴,好比浇上水,施好肥,炙甘草、大枣、生姜好比平整好土地,使之适于作物生长(图 6-6)。

综上所述,本方具有以下两个特点:第一,重点在于温中补虚,通过辛甘化阳和酸甘化阴达到祛寒补虚,共建中宫,化生气血阴阳以达到温煦滋养五脏的目的。第二,体现了"和"的特点,虽为温补之方,但用药平和,温而不燥,补而不腻。

【临床运用】

本方具有温中补虚,和里缓急之功。适用于中焦虚寒所致的虚劳里急证。虚劳里急的临床表现主要概括为三个方面:一是中焦虚寒,如腹中时痛,喜温喜按;二是中焦虚寒所致的阴阳失调,如手足烦热,遗精盗汗、衄血等;三是由于中焦虚寒所致的气血不足,脏腑失于濡润所致的心悸心动,面色萎黄,腰酸腿软,月经延后等。见症复杂,但以中焦虚寒,化源不足为病机根本。

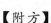

【附方】

1. 黄芪建中汤 为小建中汤基础上加黄芪,以增强健脾益气之功,适用于中焦虚寒、中气不足所致的虚劳里急诸不足证。

2. 当归建中汤 为小建中汤基础上加当归,适用于中焦虚寒,产后诸不足证。

【案例赏析】

施某,二十岁,形寒而六脉弦细,时而身热,先天不足,与诸不足之治法:白芍六钱,炙甘草三钱,炙甘草三钱,生姜四钱,桂枝四钱,饴糖一两,大枣四枚,服六十余剂,诸皆见效。

本案出自《吴鞠通医案》。"六脉弦细"表明患者五脏六腑、气血阴阳均显不足,究其原因乃为"先天不足"所致,按理应当以培补先天为主,使用诸如六味地黄丸、肾气丸之类的方剂予以治疗。然五脏六腑俱不足,单纯补先天又有所不宜,故以补后天脾胃之法。

患者既有形寒,又有身热,虚寒和虚热共见,颇合小建中汤证,故以小建中汤温建中宫,和调阴阳,化生气血阴阳,培补五脏,治疗"诸不足"。然不可操之过急,宜以小剂量缓图徐治,不要超过中焦的受纳运化能力,否则欲速不达,反而加重病情。

第二节 回阳救逆

四 逆 汤

【导言】

本方针对四肢厥逆而设。在《伤寒论》中,"厥逆"分为十种,此前我们学过用于治疗"热厥"的大承气汤,用于治疗"阳郁厥逆"的四逆散,那么四逆汤主治什么厥逆证呢?

【主治】

本方主治阳衰阴盛证。

本方在《伤寒论》太阳篇和少阴篇都有应用,在太阳篇中主要用于"误汗亡阳",这里重点介绍《少阴篇》中的四逆汤。"少阴"包括足少阴肾经和手少阴心经,方剂学学习阶段重点介绍足少阴肾经。

肾阳为元阳,为人一身热力源泉,温煦全身各个脏腑及十二经脉。若肾阳不足,阳不制阴,则内生阴寒,且随着肾阳的虚衰,阴寒逐渐亢盛,肾中阴阳失衡逐渐加重,肾阳便不能再停留于肾中本有的位置而亡失于外,形成亡阳。古人云"不在其位,不谋其政",由于脱离了本位,成了浮阳,肾阳就不能再发挥温煦全身的作用了,故见厥冷。这种厥冷有两个特点:一是程度很重,按之甚凉,即便是穿着厚衣亦不能缓解,常表现为恶寒蜷卧;二是寒冷的部位多为全身性的,冷过肘膝,以四肢最为严重。

肾阳的温煦作用还能温养精神和其他脏腑;若肾阳虚衰,则精神失养,欲动不能,整个人便呈现出神衰欲寐之象。肾阳虚衰,命门之火随之而衰,火不能温暖脾土,形成脾肾阳衰,又会出现呕吐、下利、腹痛等中焦虚寒征象。相较而言,这些症状比单纯中焦虚寒之理中丸证程度要重。本方证常表现为泻痢无度,且完谷不化。

肾主水,肾阳虚衰,水湿内生,故舌象常为白滑,阳虚无力推动气血,因此脉象常双尺沉而微细。

【病机和治法】

本方证乃肾阳虚衰,阴寒内盛所致,属于重证,当阴盛格阳,虚阳有亡脱之势时,又是危证。根据病性、病位、病势,应用重剂祛其阴寒,温补肾阳,促即将亡脱的虚阳回归本位,才能力挽危势,这种治法称为"回阳救逆"。

阴寒内盛，格阳外出而成浮阳，若不加干预，那么人体的阴阳即将离决，生命很快也会终止。所以，散阴寒，扶虚阳，使浮阳重归本位，恢复封藏、温煦之功，乃是唯一方法。所以，回阳救逆不仅针对病因，还针对病势。

【方解】

本方药简力宏，为救急之方。由生附子、干姜、炙甘草三药组成。生附子和干姜都可温阳散寒，生附子-干姜是本方的主干结构。《本草经读》称生附子"火性迅发，无处不到"，是指生附子大辛大热，温里散寒的力量峻猛，作用峻猛，适于救急；其温阳之功，上可到心肺，中及脾胃，下至肝肾，五脏六腑、十二经脉，无所不到，尤其长于温少阴心肾，因此被称为"回阳救逆第一良品"，大凡阴寒内盛，虚阳暴脱乃至亡阳、戴阳之证，生附子必为首选。

干姜散寒的力量不如生附子，作用部位偏于中焦脾胃，但也有其自身的优势：生附子"走而不守"，力量虽然峻猛，但作用时间难以持久；而干姜则相反，为"守而不走"，虽然力量不及生附子，但作用时间更加持久。二者相伍，既可增强散寒力量，又能延长作用时间，古人常用"附子无姜不热"来概括二者配伍的妙处。从先后天关系来看，生附子以温少阴见长，偏于先天；干姜以温太阴见长，偏于后天。回阳救逆的关键固然在于真阳，但真阳如果没有脾阳的扶助，就不能源源不断得到发挥和维护，必然昙花一现而不能持久。补土派鼻祖李东垣在《脾胃论》中的论述很精辟，他说"真气又称元气，乃先自身之精气，非脾胃之气不能滋生之"，说明了脾阳可不断充养肾阳。说得通俗一点，生附子乃为救急，干姜则为长治久安，二者相辅相成。

《本草经疏》中用了一个非常生动形象的比喻来阐释这个经典的配伍，"有姜无附，难收斩将夺旗之功；有附无姜，难收坚壁不动之功"。"斩将夺旗"指进攻，古代的战争中，如能斩获敌方主将、夺取将旗，则大获全胜；进攻讲究的是勇武，注重一鼓作气，单用干姜而不用生附子，进攻之力大打折扣。"坚壁不动"讲的是防守，防守讲究的是持久、耐力、消耗，非一时之勇猛，因此单靠生附子而不用干姜显然不是长久之计。只有二者组合，才能使进攻更勇猛有力，防守更坚固持久。

附子分为生附子和炮附子两种，清代伤寒大家柯韵伯谓"生则力锐，熟则力钝"，生附子的辛散之性急，炮附子散寒之力大减。生用则性浮，以走上走外为主，偏于温散；炮则性沉，走下入里，以温补见长。故本方用生附子，取其力锐、性急、升浮的特点，以期力量峻猛、迅速、走散，发挥其"彻上彻下，开辟群阴，迎阳归舍，交接十二经"的勇武之力。

关于生附子的用量问题，历来颇为医家所重视，争论也很多，不同的地区、不同学术流派观点也不同。一般而言，西北地区偏向于大量，东南地区则偏向于小量。要强调的是，如果加大剂量，一定要特别重视煎煮方法，留神毒副作用。临证时应视病情轻重、患者体质和耐受性，适当调整用量。一般情况下，用中等大小一枚（20 g左右），当患者体质壮实，阴寒太盛，格阳外出，阴阳离决之危急时刻，又当用大者一枚（40 g左右）。

最后来要说一下炙甘草。过去有一个歇后语"药铺的甘草——随便拿"，讲了两层意思：一是甘草价格便宜，用多用少不在意，也没人计较；二是甘草的作用不受重视，认为它在方中可有可无，甚至可以忽略不用。

炙甘草在本方中很重要：它味甘性平，与辛热之干姜、生附子为伍，构成辛甘化阳的结构，可化阳气以充养少阴，也就是充养心肾之阳；炙甘草是最为典型的太阴经药物，与干姜一样，亦可延长温阳散寒的作用时间。清代陈修园《长沙方歌括》中四逆汤的歌诀是这样写的："生附一枚两半姜，草须二两少阴方。建功姜附是良将，将将从容籍草匡。"讲了本方的结构和各个药物的作用，前三句很好理解，第四句则颇费思量。

"将将从容籍草匡"大致意思是说要驾驭干姜、生附子，使之从容，还需借助甘草。为什么这么说呢？刚才我们讲过，生附子、干姜大辛大热，温阳散寒、回阳救逆之功甚为峻猛，攻能拔寨，守能坚城，均是无上良将,但也是一把双刃剑,驾驭得当,就是国之栋梁,控制失当,则会反叛作乱,威胁国家安全。因此,必须用其勇猛,制其狂野。对于武将的管束,向来以文人任之。干姜、生附子药性峻猛,易致虚阳暴脱,且生附子毒性较大,也是众所周知的。

炙甘草被称为"国老",善于调和诸药,既能缓解干姜、生附子的峻烈之性,又可减轻毒性。因此,炙甘草在本方中的作用是不容忽视的,绝不是可有可无的。《医宗金鉴》中甚至认为炙甘草应为本方的君药(图 6-7)。

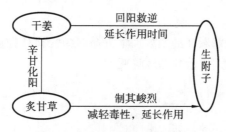

图 6-7　四逆汤配伍示意图

【临床运用】

1. 用方要点　本方是温阳散寒之方,因其药简力宏,故又是回阳救逆的代表方剂,为针对少阴阳虚,阴寒内盛,甚则阴盛格阳之证而设,临证应用时以四肢厥逆,全身恶寒蜷卧,伴神衰欲寐,舌淡苔白,脉沉微为辨证要点。

2. 生附子的应用　《伤寒论》原方中,附子用生附子,取其雄烈之性,急散阴寒以回阳,乃针对急证、重证、危证而设。实际运用时,很多情况下并不着眼于急重证。若心肾阳虚较轻,阴寒不重,亦可将生附子改为炮附子,减少剂量,采取缓图之法。有些地区、有些流派医家提倡附子用超大剂量的思路,学者必须谨慎对待。若加大剂量,必须严格规定其附子的煎服法,避免毒副反应的产生,保障用药安全。

3. 加减变化　若兼见脉细似无,体质虚弱,可加用红参或与六君子汤合用,以补脾益胃,固守中州,以防骤然使用大剂量干姜、附子在破阴回阳的同时,造成虚阳暴脱;血得热则行,得寒则凝,若兼见口唇紫暗,或女子经期腹痛剧烈,可加用桂枝、当归、川芎等温经活血;若兼见冷汗出,可加用黄芪以益卫敛汗;若大便泻下,完谷不化,可与理中丸合用,以脾肾兼顾。

【附方】

1. 通脉四逆汤　本方是在四逆汤基础上,干姜加倍(四逆汤中为一两半,本方中为三两),生附子用大者一枚。主治阴盛格阳证而见里寒外热,手足厥逆,脉微欲绝者。本证与四逆汤证相比,更加凶险,已发展成为阴盛格阳,有阴阳离决之虞。因此增加了干姜、生附子的用量。但在服药时,切忌"速战速决"的冒进,宜采取重药缓服的方法。在《伤寒论》原文中,规定的服法为"分温再服",即少量频服的方法,目的是防止"脉暴出"。

这里举俞长荣先生 1964 年医案一则。患者,女,三十余岁,月经期中不慎冲水,夜间忽发寒战,继而昏昏入睡,不省人事,脉微细欲绝,手足厥逆。当即针刺人中穴及十宣穴出血,血色紫暗,难以挤出,针刺时能呼疼痛,并一度苏醒,但不久又昏昏入睡。俞先生判定此证属阴寒太盛,阳气大衰,气血凝滞。拟大剂量四逆汤:炮附子八钱、北干姜四钱、炙甘草四钱,水煎,嘱分四次温服,每半小时灌服一次,服完患者复苏,恢复正常精神状态。病者家属不解,问俞先生:"此证如此凶险,为何将药分作四次温服,而不一次服下使其速愈?"俞先生回答说:"正因为症状严重,才采取重药缓服的办法,目的是防止'脉暴出',否则就是欲速而不达,譬如春临大地,冰雪自然消融,如若突然烈日当空,冰雪骤然融化,反致弥漫成灾。"

2. 四逆加人参汤　即四逆汤加人参一两。功用:回阳救逆,益气固脱。主治真阳虚衰,元气亦衰者。凡四逆汤证见气短、气促、自利不止者均可应用。

第三节 温 经 散 寒

当归四逆汤

【导言】

四逆汤是治疗阴盛阳衰所致寒厥证的主方。本方命名为"当归四逆汤"，从方名上来看，其组成是不是四逆汤加上当归呢？是不是也用于治疗寒厥证呢？

【主治】

本方主治血虚寒厥证。

从方名上看，本方似乎与四逆汤相似，也是针对寒厥证。实际上，本方主治的血虚寒厥证与四逆汤证有很大的差异。四逆汤之寒厥证是由阳衰阴盛所致的，而本方证之寒象，则与血虚关系密切。血属阴，主要发挥滋养濡润的作用，并不能起到温煦之功，怎么跟寒厥联系在一起呢？是因为血能载气。气，尤其是卫气，具有温煦体表和防护外邪入侵的作用。血虚则载气的能力削弱，导致两个后果，一是温煦力量减弱，寒象立生，二是卫外之力不足，表寒乘虚入里，袭入肝经。

本方证的主要表现为厥寒。这里的表述与四逆汤有别，四逆汤中是厥冷。本方证中，手足冷的程度比四逆汤证中的寒冷要轻，四逆汤证的寒象更重，以恶寒蜷卧为特征，而本方证只是指（趾）至腕（膝）关节不温。例如，临证中常见一些女性患者，在盛夏炎热季节，不敢穿短衣短裙，或不敢吹电扇，更不用说空调；有些痛经的患者，只是在月经期间出现疼痛和手足恶冷，平常一如常人，并没有特别明显的寒象，就属于这种情况。

血得热则行，遇寒则凝。由于寒邪入于肝经，故沿着肝经循行的部位会出现血行不畅甚至瘀血等不通之征。"不通则痛"，所以出现腰、腿、股、足等处疼痛，尤其是天气转冷之时更为明显。对于女性而言，因肝经循行部位经过子宫，所以痛经也是常见症状。或问：肝经从足大趾出发，从足走头，为什么这里仅仅讲腰以下部位的症状，会不会出现腰至头部的症状呢？一般不会，因为寒为阴邪，惯于下行，若非气逆，不会上达。同为寒邪入于肝经的吴茱萸汤证中之所以出现头痛，乃因胃气上逆，浊阴挟寒上犯颠顶所致。

再讲一下本方证的脉象。本方证脉象一般为沉细或脉微欲绝。寒邪入里而脉沉迟，这种情况很好理解。但"脉微欲绝"很容易被误解为危重证。脉象是阳加于阴形成的，"阴"指阴血，"阳"指阳气，阴血充盈和阳气鼓动才能形成脉象。本方证中，因为血虚不能充盈脉道，经脉又有寒凝，阻滞血行，因此呈现脉微欲绝。本方证中的寒仅在局部而不在全身，在经脉而不在脏腑，因此不是重证，更不是危证，不能被"脉微欲绝"的字面意思所迷惑了（图6-8）。

【病机和治法】

本方证的病机概括为"血虚寒凝"，肝血不足，不能承载阳气温煦经脉，导致肝经寒凝，血脉不通，不通则痛。针对虚，养血充脉，进而载气温经散寒；针对寒凝，散寒通脉以利气血通行。故立"养血温经"之法，如图6-9所示。

【方解】

方中当归、白芍益阴养血，充盈血脉，恢复阴血载气温阳之功，有助于祛除肝经寒邪和脉象的恢复。桂枝、细辛都是辛温的药物，既可发汗解表，又可温里散寒。

提到桂枝的归经，大家很容易想到归心、肺、膀胱经。其实，《神农本草经》对于桂枝归经的认识，是从肝经开始的。《神农本草经》在记载桂枝功效时，首载"下气"，下什么气？下肝经之气。在《伤寒论》中

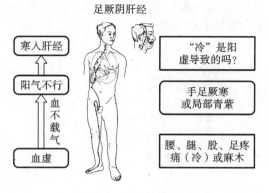

足厥阴肝经

图 6-8　当归四逆汤证的发病机制及主要症状

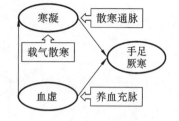

图 6-9　当归四逆汤证的病机和治法

讲得比较多的是桂枝能"平冲降逆"，冲为血海，"平冲"就是平肝气之上逆。魏晋时期《名医别录》说桂枝主治"胁痛胁风，温通经脉"，是说桂枝通过温散肝经之寒邪达到止胁痛的作用，因为两胁属肝经。因此，说桂枝温经散寒，首先指的是散肝经之寒，后面要讲到的《金匮要略》中的温经汤，《伤寒论》中的柴胡桂枝汤等，方中的桂枝都是这个作用。

细辛与桂枝相伍，加强温经散寒之功。细辛更善于走气分，而桂枝则擅长入血分，桂枝与当归相伍，一者温经散寒通脉，二者活血化瘀止痛，是温通肝经的常用组合，这个组合作用温和，温通而不伤阴血。

现今考证认为，《伤寒论》中的"木通"相当于现在的"通草"，而"通草"则相当于现在的"通脱木"。木通、通草、通脱木、路路通等都以"通"命名，顾名思义，都有"通"的作用。木通（今之通草）在本方中具有通利血脉的作用。

那么，全方到底以什么药为君药呢？现行教材以病机为依据，取了一个折中的意见，以当归、桂枝联用散寒养血为君，似乎没有什么不妥。但我们学习古人的方剂，首先要尊重原著，才能更好地传承。要剖析张仲景的真实想法，恐怕要从容易忽视的地方入手。本方中大枣用 25 枚，恐怕极少有人会关注这个数字，很多人认为大枣就是一个可有可无的部分，用多用少无关紧要，至于是 25 枚，还是 24 枚或 23 枚有什么关系，即便去掉亦无大碍。那么这个数字背后到底隐含什么样的信息呢？

今天科学技术发达，计量准确，自然无需为大枣到底是多少枚而费神。但在古代，"数术观"代表了一定的学术思想甚至流派。"数术观"详于《易经》，《易经》虽然和《黄帝内经》一样，是多家思想的融合体，但主要基于道家思想。而《伤寒论》成书于东汉末年，当时的统治阶层推崇儒家思想，对道家思想是抵触甚至是迫害的。因此，作为医学专著，《伤寒论》中不能明目张胆地把道家思想写出来，只能巧妙地隐藏在行文之中，如《伤寒论》序言的结尾有一句"余宿尚方术，请事斯语"。

数包括 1—10 十个数字，其中 1、3、5、7、9 为阳数，2、4、6、8、10 为阴数，所有阳数相加为 25，所有阴数相加为 30。通过这个基本术数规则，我们发现，当归四逆汤中的 25 枚大枣强调的是阳数，这个数字告诉我们：主治证虽然和血虚密切相关，但重点还在于寒，温阳散寒乃是治法的重中之重。由此剖析，则桂枝当为君药。

炙甘草汤中，大枣用 30 枚，是阴数，意在强调阴，即滋阴养血是治疗"脉结代，心动悸"的关键，过去有很多人争议炙甘草汤的君药到底是生地黄，还是炙甘草，一直到现在也没有一个定论，各说各理，剖析大枣的数量后，则变得很清晰了。清代温病学派在继承这个方剂时，如三甲复脉汤，是把它作为滋阴涵阳以息风止痉的方剂的。

十枣汤中，之所以用"十枣"，而不是九枣、八枣、三枣、二枣，是因为该方的峻下逐水之功太峻猛了，容易导致胃阴骤然耗伤，十为至阴之数，用"十"这个至阴之数，昭示后人用此方时维护胃阴的重要性。

以上不厌其烦地浅析了经方中用药思路与数术观的关联，意在强调透过这些数字理解创立此方的本意。

炙甘草、大枣益气生血，调和营卫。本方的组成并不含四逆汤的主干结构之附子、干姜，因此决不能误以为本方是由四逆汤演变而来。本方实际上是由桂枝汤去生姜加当归、细辛、通草而成。桂枝汤既是解表之方,也是化气和阴阳之名方。本方中之所以去掉生姜,是因为生姜的发散之性和细辛、桂枝相伍,更容易上行而不是下趋,可能会导致发汗太过而不利于散下部之寒。

全方配伍,能温经散寒,养血通脉(图6-10)。

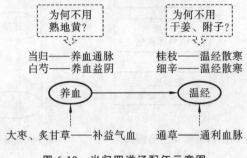

图6-10 当归四逆汤配伍示意图

【类方比较】

《伤寒论》中以"四逆"为名的方剂主要有四逆散、四逆汤、当归四逆汤三方,三者在组成、功效、主治等方面的比较见表6-1。

表6-1 四逆散、四逆汤、当归四逆汤的类方比较

方 名	组 成	功 效	主 治	厥冷的特点
四逆散	柴胡、白芍、枳实、炙甘草	透邪解郁 疏肝理脾	阳郁厥逆证 手足不温,胸胁闷痛	冷不过肘膝,伴身热、脉弦
四逆汤	生附子、干姜、炙甘草	回阳救逆	寒厥证 恶寒蜷卧,手足厥冷	肢冷严重,冷过肘膝
当归四逆汤	当归、桂枝、白芍、细辛、通草、大枣、炙甘草	温阳散寒 养血通脉	血虚寒厥证 手足不温,肢体疼痛	厥冷较轻

周扬俊《温热暑疫全书》:"四逆汤全在回阳起见,四逆散全在和解起见,当归四逆汤全在养血通脉起见。"四逆汤、四逆散、当归四逆汤虽然都以"四逆"作为方名,但三者主治的病证、功效、主治等方面是有区别的。

四逆汤证的寒在脏,厥冷严重,伴见腹痛下利,脉沉微等,乃因阴盛阳衰,不能温煦四末及全身所致,故立"回阳救逆"之法;四逆散证是因外邪入少阳经或情志抑郁,导致肝胆气机郁滞,脾不能升阳以达于四末,其实质是气机郁滞,故厥冷的程度轻,伴见胸胁闷痛,心胸烦躁等气郁化火之症,以"调理气机,和解肝脾"为法;当归四逆汤证乃因血虚受寒,寒凝经脉所致,寒在经不在脏,程度轻,仅在腕踝以下,伴见肝经循行部位疼痛,故以"温经散寒,养血通脉"为治法。

【临床运用】

1. 辨证要点 本方具有温经散寒,养血通脉之功,临证以肝血不足,寒入肝经所致的手足不温,腰、腿、股、足疼痛,舌淡苔白,脉沉细或脉微欲绝为辨证要点。因肝经与女子月经关系密切,所以本方也常用于治疗痛经属于血虚寒凝肝经者。

2. 加减变化 经期受寒,寒入肝经之痛经者,可酌加丹参、鸡血藤,改木通为川芎。因丹参、鸡血藤俱为养血活血之品,既能补肝血之不足,又能活血化瘀,活血不伤血,养血不滞血;木通虽能通利血脉,但其性寒,而川芎为"血中之气药",可加强活血化瘀、通经止痛之功。

用于治疗腰、腿、股、足疼痛属于血虚寒凝者,可根据部位的不同,酌情加入适当的引经药。膝盖以下腿疼者,可加入牛膝、杜仲、桑寄生等补益肝肾;膝关节疼痛者,酌情加入枸杞子、木瓜等;寒凝较重者,可加吴茱萸、乌药以加强散寒之功;血虚重者,可加重当归用量;经脉阻滞较重者,可酌加蜈蚣、地龙、乌

梢蛇等虫类药以通经活络。

【案例赏析】

某女,28 岁。产后 10 天,因患乳腺炎而屡次外出就医而感受风寒,引起周身关节疼痛酸楚,四肢尤甚,不能活动,上肢持物无力,下肢不耐行走,且自感冷痛麻木,腰背酸软,头晕心悸,舌淡苔白,脉沉细。曾自服阿司匹林后汗出如雨,身痛加剧。

妇女产后,十二经脉空虚,特别是肝经气血亏虚,风寒乘虚入里而为里寒。寒邪入里凝滞肝脉,血脉不通,则周身疼痛;血不载气,不能温煦四肢,则四肢冷痛麻木;血虚不养,则头晕心悸。参考舌脉,本证显然是里寒证,而非外感风寒表证。

阿司匹林为非甾体类抗炎药,其主要作用机制是通过发汗来退热。中医认为,汗血同源,"夺汗者无血,夺血者无汗"。患者服用阿司匹林"汗出如雨"后,反而肝血更虚,里寒更严重,故身痛加剧。

本例辨证为血虚寒凝,治以当归四逆汤为主。当归 15 g,白芍 10 g,桂枝 10 g,细辛 5 g,通草 10 g,大枣 2 枚,炙甘草 5 g,黄芪 15 g,秦艽 10 g,防风 10 g,鸡血藤 30 g。方中当归、白芍为君,补养肝血,又加黄芪益气,用桂枝、细辛散寒,用当归、鸡血藤、通草通脉;秦艽、防风辛而微温,为"风中之润药",用在本方中,若兼见表邪可去表邪,不至于因为发汗太过伤阴血而加重症状;若无表邪,则可增强黄芪益气实卫之功。

第四节 温阳散寒

阳 和 汤

【主治】

本方主治阳虚血弱,阴寒凝滞之阴疽。

本方出自《外科证治全生集》,作者王维德(1669—1749),字洪绪,清代吴县洞庭西山人(今属江苏),是清代康熙、雍正年间著名医家。王维德出身于医学世家,擅长外科,兼通内、妇、儿科。王维德将痈疽按照阴、阳分类,痈为阳,疽为阴,他认为"红痈乃阳实之证,白疽为阴寒之证"。他主张外科内治,在阴疽的病机病理、治法方药的认识方面,做出了卓越的贡献,他认为阴疽乃"气血寒而血凝",在论治时主张"非阳和通腠理,何能解其寒凝",为治疗阴疽另辟了一条全新的路径,在中医外科发展史上起着重要的作用。

阳和汤主治的阴疽,即是王维德所讲的"白疽",多见于病程较长,慢性发作的痈疽,乃由阳虚血弱,阴寒凝聚所致。元阳可护卫全身,血亦可载气以避免外寒袭人。若肾精亏虚,既不能化阳,亦不能生血,护卫能力虚弱,外寒容易侵袭入里,成为阴寒;肾主水,肾精亏虚,津液运转障碍而凝聚为痰湿。痰湿阴寒,则化为寒痰凝聚局部,导致局部血脉不行而为血瘀。由此看来,本方证以阳虚血弱为本,寒痰、瘀血为标。

我们再来学习本方证的主要临床表现。阴疽可发生在筋骨、肌肉、淋巴结、骨髓等处。无论是在体表还是在体内的阴疽,患处无头,皮色不变,皮色苍白或紫暗或皮色不变,所以病处与正常部位之间的分界线不是特别明显,也称"漫肿无头"。发病的部位不发热,有些甚至还偏凉;就肿形而言,一般平塌或下陷,不高于周边;触之不痛,或者疼痛和缓,或者隐痛,有的不痛,仅有酸麻感。肿块的硬度软硬不一,有的坚硬如石,如癌肿,也有的柔软如绵。

书中提到的"贴骨疽",又名附骨疽,是一种附着于骨的化脓性疾病,相当于急、慢性化脓性骨髓炎;"鹤膝风"指结核性关节炎,以患者的膝盖关节肿大疼痛而股胫的肌肉消瘦为特征,形如鹤膝,故名"鹤膝风";"脱疽"是以初期肢冷麻木,后期趾节坏死脱落,黑腐溃烂,疮口久不愈合为主要表现的脉管疾病,相当于血栓性脉管炎和动脉粥样硬化闭塞症;"流注"是发于肌肉深部的急性化脓性疾病,易发于四肢躯干

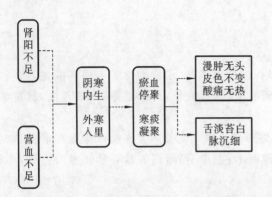

图 6-11　阳和汤证的发病机制及主要症状

肌肉丰厚处的深部(图 6-11)。

【病机和治法】

本方主治的阴疽乃由肾阳不足,营血亏虚,寒痰凝聚于局部所致,其中肾阳不足,营血亏虚为本,寒痰凝聚为标,属于邪盛正虚,治疗以"托"为原则,以温阳补血扶正治本,以散寒化痰通滞治标。

【方解】

阳和汤由熟地黄、鹿角胶、麻黄、肉桂、姜炭、白芥子、甘草七味药组成,分为两个模块来学习:第一模块,熟地黄、鹿角胶;第二模块,麻黄、肉桂、姜炭、白芥子。

第一模块:熟地黄、鹿角胶。

这两味药都是味厚之品,都可填补肾精,其中熟地黄滋补阴精,鹿角胶补益阳精。就用量来讲,熟地黄一两,鹿角胶三钱,前者远高于后者,阴阳并补,且有"阴中求阳"之意;根据"精生血"的原理,填补肾精则能化生营血,使血载阳气至患处以散寒凝。所以,二者重用共为君药。

第二模块:麻黄、肉桂、姜炭、白芥子。

肉桂大辛大热,可温肾助阳,散在里之寒;姜炭散血分之寒,比肉桂的散寒层次更深一层;麻黄是辛温发汗解表的常用药,但在本方中不是用来发汗解表的,因为根据中医"汗血同源"的原理,一旦发汗,则会损伤阴血,从而加重血虚而加重阴寒,对阴寒的祛除是适得其反的。在本方中,麻黄的用量仅五分(2～3 g),是不能发挥发汗解表功效的。实际本方中,麻黄的作用是"发越阳气",就是借助麻黄发散的特性,将人体的阳气发越至皮毛腠理,从而祛除凝聚于表的寒邪。

由此看来,方中麻黄走表,肉桂走里,姜炭入血,三药由表及里,依次深入,如此一来,可使散寒更为彻底。正因如此,王维德在创制阳和系列的时候,特别强调麻黄、肉桂、姜炭三药不可或缺,即便在盛夏时节也不能去之,去之则效不佳。

白芥子性味辛温,能温化寒痰,擅长于散"皮里膜外"之痰。"皮里膜外"具体指什么位置? 在很多古代文学作品中,经常用到"皮里膜外"这个词,用来形容思想、观点、内涵的肤浅,是一个贬义词。但中医所讲的"皮里膜外"显然不是部位浅的意思,而是指皮毛腠理以内,筋膜以外,主要指的是肌肉。白芥子辛温,归肺、胃两经,辛走肺,肺主皮毛;胃属阳明,主肌肉,正因如此,通常说白芥子善治"皮里膜外"之痰。体表"阴疽"的部位通常透过皮肤,直达肌层。白芥子这种走"皮里膜外"的特性于阴疽的病位是极其适宜的。

归纳本方配伍,我们仔细体悟其巧妙之处:从层次来看,由表到里依次深入;从邪正来看,邪正兼顾,邪得以祛除,正气得以补益,照顾到了津液的运行及血脉的通行(图 6-12)。

【方名释义】

"阳"指太阳;"和"是一个动词,就是"使……和"的意思。"阳和"是说春日之太阳,阳光和煦,能普照大地,解除寒凝冰封,使大地恢复盎然生机。本方用大量的熟地黄和鹿角胶益肾填精补血,发挥温煦作用,用少量的肉桂、麻黄、姜炭温散

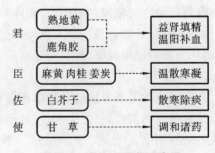

图 6-12　阳和汤配伍示意图

寒凝,通血脉。全方组合起来,温补为主,温散为辅,温而不燥,散不伤正,作用温和,犹如春日的太阳,和煦而不激烈,普照大地,使寒凝渐散,大地重回盎然生机,故命名为阳和汤。

【临床运用】

1. 辨证要点　本方是外科治疗阴疽的名方,具有温阳补血,散寒通滞之功。临证以阴疽而见患处

漫肿无头,皮色不变,酸痛无热,舌淡苔白,脉沉迟而细为辨证要点。

2. 加减变化 本方主治的阴疽的病机涉及三个方面:阳虚、寒凝、痰浊。若阳虚寒凝较重,可酌加黄芪,加大肉桂用量;若寒痰、痰湿偏重,酌加二陈汤合用,如清代《外科医镜》之阳和二陈汤;若瘀血较重,阴疽的疮口呈暗紫色,则酌情加乳香、没药等活血化瘀之品;若用于治疗乳癌,可加土贝母、胡桃肉等,如阳和化癌汤。

根据异病同治的思维方式,现代临床将本方的主治进行了拓展,可用于治疗慢性支气管炎、哮喘、痛经等疾病。接下来以慢性支气管炎为例,简要阐释阳和汤的拓展应用思路。慢性支气管炎病程长且容易反复发作。就正虚而言,先是肺气虚损,久则肾阳亏虚,继而肾精不足。就邪实而言,寒痰寒饮阻肺。本方中以熟地黄、鹿角胶合用为君,熟地黄补阴精,鹿角胶补阳精,熟地黄用量三倍于鹿角胶,二者相合可达"阴中求阳"的目的;麻黄可宣肺平喘,肉桂温肾散寒,姜炭散血络之寒,白芥子温肺化痰。如此组合,邪正兼顾,以扶正为主,祛邪为辅,治肾为主,治肺为辅,符合慢性支气管炎"初病治肺,久病治肾"的治则。但原方中麻黄仅用五分,分量极轻,起"发越阳气"之作用,恐不能担负起宣肺平喘之重任,故在慢性支气管炎的临证实践中,应该加大麻黄用量,酌加杏仁、前胡以宣降肺气,化痰止咳平喘,或加沉香纳气平喘。本方在用于治疗痛经、闭经等月经疾病时,还可加入当归、川芎等行气活血之品。

第七章　补益剂

【概念】

以补益药为主组成,具有补益人体气血阴阳的作用,用于治疗各种虚证的方剂统称为补益剂。

中医理论中,虚描述的是正气,实则描述邪气,《黄帝内经》有"邪气盛则实""精气夺则虚"的总括。"夺"的繁体字写作"奪","奞"指振翅欲飞的鸟,"寸"指手,"奪"的意思是鸟从手中逃脱了。用到人体,就是指人体气血阴阳的流失,表现为"损""衰""耗"的状态。

【组方思路】

虚既指气、血、阴、阳各物质和功能虚弱,也指脏腑、经络虚弱。气血阴阳之间,脏腑、经络之间存在着密切的相互滋生、相互转化的关系,在组补益方剂时,可以充分利用这些关系。

1. 直接补益

通俗来讲,就是什么虚补什么,哪里虚补哪里。如脾气虚弱所致的食欲不佳,则补益脾气以助运化;血虚所致的闭经,则补血以通经。《难经·十四难》中提出"损其肺者补其气,损其心者调其营卫,损其脾者调其饮食,适其寒温,损其肝者缓其中,损其肾者益其精",规定了五脏分补的大法,指的就是直接补益之法。

2. 间接补益

(1)精能生血、气能生血:血的生成与先后天都有紧密的联系。从先天来讲,肾为先天,肾精能生血。临证中可用补肾精的方法来生血以治疗血虚证;从后天来讲,气能生血,脾为后天之本,主生化,可运化饮食以生血,临床可用补益脾气的方法来补血。

举例来说:四物汤由熟地黄、当归、白芍、川芎组成,以熟地黄为君药。熟地黄归肾经,可滋养肾精,确切地说是滋补肾的阴精,就是利用"精能生血"的原理,达到补血的目的;归脾汤中,以黄芪、人参、白术、甘草等大队补脾气的药为主要部分,补益脾气以生血,达成补血的目的。

(2)阴阳互生:阴阳互根,能互相滋生,阴能生阳,阳也能生阴。就肾而言,如果肾阴不足,肾阳就容易形成孤阳进而虚损,导致阴阳两虚。阳虚的患者如果单纯补阳而不补阴,则补的阳无所依附而成为浮阳、虚火,不仅不能为人体所用,反而致病;若辅之以补阴之品,则所补之阳不会妄动;反之亦然,养阴药多为滋腻之品,若无阳化,亦不能化作阴精。因此,在补肾阳的方剂中常配伍一定量的补阴药,称为"阴中求阳",在补肾阴的方剂中常加入少量的补阳药,称为"阳中求阴"。明代医家张景岳在《新方八阵》中将二者的相生关系概括为"善补阳者,必于阴中求阳,则阳得阴助而生化无穷;善补阴者,必于阳中求阴,则阴得阳升而泉源不竭"。

(3)母子相生关系:五脏配属五行,五行之间存在着相互滋生的母子关系。利用这种相生关系,在一脏虚损时,可补其母脏,称为"虚则补其母"。例如,心属火,肝属木,木能生火,临证时可以通过补肝血来养心血,以治疗心血虚证;脾属土,肺属金,利用土能生金的母子关系,可通过补益脾气达到补肺气以治疗肺气虚证的目的,谓之"培土生金";肾属水,肝属木,肝阴不足,肝阳化风的病证,可通过补益肾阴达到补益肝阴、平肝潜阳的目的,称为"滋水涵木"。

(4)补益先后天:肾为先天,脾属后天。肝肾的虚损,可以通过补益后天脾胃,调补饮食的思路来补益;肾中阴阳为五脏阴阳之根本,通过滋补肾阴肾阳也可以补益他脏之阴阳。例如,脾阳虚所致的完谷不化可通过补肾阳或命门之火来治疗,谓之"补火生土"。

三、平补与峻补

所谓平补,就是力量平和的补益方法,一般适用于病情轻、病势缓、病程较长、脾胃接受能力相对较差的患者;而峻补则药简力宏,适宜于病势急迫、病情危重的虚证患者。

【分类】

根据虚损物质的不同,虚证可分为气虚、血虚、阴虚、阳虚四类,因为人体的气、血、阴、阳之间有着千丝万缕的联系,这四种虚证之间又是相互影响的,如气虚不能生血、摄血,导致血虚,最终形成气血两虚证;气虚不能固津,可能导致气阴两虚;阴虚可导致阳虚,形成阴阳两虚,等等。因此,根据功效来划分,补益剂可分为补气、补血、气血双补、补阴、补阳等。

【使用注意】

1. 把握好适应证 补益剂针对的是虚证,在使用时,必须辨证为虚证方可应用。典型的虚证辨证并不困难,但临床实际当中,实证误用补益剂的案例并不少见。如男子不育、性功能障碍,若由虚损所致,选用补肾壮阳类的方剂治疗,自然有效,但由肝胆湿热所致者,用补肾方剂治疗,则犯了"虚虚实实"之戒。另外,有一些严重的虚证,表现出来的不仅不是虚候,反而更似实证,即张景岳所讲的"至虚之病反而有盛候",如中气虚损,脾阳不升时,就会出现"阴火"之状,见大热、大汗、大渴、脉洪大诸症,若不详加辨析,把它与白虎汤证之"四大"混淆而误用白虎汤,则会招致严重后果。

2. 把握好脾胃功能 但凡方药入口,须得脾胃的运化,方能起效。补益方的药味一般较为厚重,如若患者脾胃功能虚弱,则不仅不能被运化吸收,反而阻滞脾胃的气机,出现腹胀、呕吐等不适症状,这就是中医常说的"虚不受补"。此时就不能急于应用补益剂,应先调理脾胃,待脾胃功能恢复正常再予补药,或先用小量,再根据脾胃的恢复程度,渐次加量;对于某些严重虚弱的患者,切莫贪功冒进而骤然给予大量或者重剂;非用重剂不可的,可采取"峻药缓投"的方法。所以,在补益剂的使用过程中,一定要密切关注患者的脾胃功能。

3. 把握好"呆补"和"通补" 临证中经常会碰到这样的患者,一看方剂中有补药就很排斥,问及原因,多半是觉得服补药会长胖。补益剂是针对虚证而设的,可补益人体的气血而增强活力,理应能使身形更加峻拔,怎么会导致发胖的呢?细看处方,发现主要是"呆补"所致:有些医师开的方剂当中,补益的药物过多,补得多,通得少,也就是"呆补"。下面举例说明什么是"通补"。

例如:熟地黄滋阴养血,但滋腻碍胃,故常和砂仁同用,有些药店经常自制"砂仁拌熟地黄",就是将熟地黄和砂仁一起拌炒,目的是减轻熟地黄的滋腻碍胃之性,熟地黄是补,砂仁是通。同时熟地黄可填补肾精,用于治疗肾虚,而肾虚之人多水湿,若水湿不祛除,不但阴精得不到填补,反而徒增腹泻。因此,先得用泽泻、猪苓、车前子之类的利水渗湿药,熟地黄是补,泽泻等利水渗湿药是通。再如,诸如黄芪、人参之类的补气药容易碍脾胃而致气滞,此时就需要加用木香、砂仁、茯苓、白术、枳壳等理气、健脾之品,黄芪、人参等是补,木香、砂仁等是通。"补"和"通"结合,就是"通补"。

在这里顺便说一下膏方。一首补益膏方通常包含众多的补益药,且用量重,连续服用时间长,处理好"补"和"通"的平衡就十分重要。有的医师会在方中配伍陈皮、木香、砂仁等理气药或者麦芽、谷芽等消食药,但陈皮、木香、砂仁之类的药发挥理气消胀作用,主要依赖其辛味。然而膏剂的煎煮时间长,长时间的煎煮让辛味早已散尽,导致这类药不能发挥行气导滞之功。因此在膏方中加用行气药、消食药其实起不到"通"的作用。那么如何克服补益药的壅滞之弊呢?笔者的经验是适当配伍茯苓、山药等健脾药,因为茯苓、山药性平,久煮也不会减弱其健脾助运的作用,因此不影响其"通"的作用。

4. 把握好补益剂与免疫力之间的关系 补益剂能增强人体的体质,增强免疫力,这是共识,但并非真理,要辩证地看待。为什么这样说呢?补益剂具有补益人体气血阴阳的功效,原本是针对体虚之人而设的,体虚之人用之,自然能提高免疫力,但是对于体质不虚的人,非但不能提高,反而会成为脾胃的负担。所以,补益剂不是提高免疫力的代名词,对于体质不虚者,千万不能滥用,以免导致气血阴阳的失衡。

第一节 补 气

四君子汤

【主治】

本方主治脾胃气虚证。

我们可从望、闻、问、切四诊来判断脾胃气虚证。首先,气血不足,不能上荣于面,故望之面色㿠白或枯黄。一般情况下,望之面色萎黄者较轻,因为黄和脾胃都属土,萎黄属于"本病本色";而当气虚无以生血,形成气血不足时,则面色㿠白。闻之语声低微,动则气短。问之,食少便溏,脾胃气虚者,一般食欲不佳。切之,脉象虚弱,特别是双关。

脾运化水湿。脾气虚弱者,容易酿生痰湿,湿性重着,有下趋之势,大便随之改变,轻者稀溏如鸭便,不成形,重者出现腹泻。气虚者,痰浊内蕴,所以体型容易肥胖,而且这种肥胖一般先从腹部开始,也是脾虚易生痰湿的表现;还有一部分患者,"喝水都长胖",这也是脾胃虚弱的表现,现在很多人用"长好了"代指长胖。二十世纪五六十年代,人民生活还很艰难,温饱是个大问题,形体消瘦是常见的。如果一段时间里长胖了,可能是吃得饱一些或者好一些了,气血充足了,身体也变好了,是真的"长好了",身体壮实是佳象;但现在说一个人"长好了",多是说长胖了,是指其痰湿壅阻,其实是"长坏了"。切之,脉象虚弱。临证中,舌苔偏厚者,乃是由于脾运化无力,兼夹痰湿或食积的缘故。

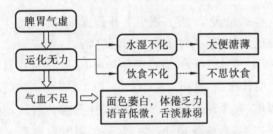

图 7-1 四君子汤证的发病机制及主要症状

【病机和治法】

本方证病机比较简单,乃由脾胃气虚,运化无力,气血乏源所致,是一个很单纯的疾病模型。按照"虚者补之"的原则,予以益气健脾之法(图 7-1)。

【方解】

四君子汤是一首基础方,由人参、白术、茯苓、炙甘草组成,我们可以从两个角度学习这个方剂:一是通补的运用,二是基础方的衍变。

第一个角度:通补的运用。人参、白术、炙甘草都是补气药,都善于补益脾胃之气。人参可"安和五脏",先天后天均宜,是方中君药。临证中,若病情急重,可选用红参、生晒参、高丽参等;若经济状况不佳,或病情尚轻,亦可选用党参、太子参等缓补之品替代。

脾虚容易生痰湿,故单用补气之品则易壅滞,滋生或加重痰湿,此时就要注意适当地"通"。脾喜燥恶湿,方中白术甘温而苦,可燥湿,是一味既"补"又"通"的药;茯苓利水渗湿,白术、茯苓相伍,祛湿健脾,起到"通"的作用,可防止补气药壅滞碍胃。因此,本方在补益脾胃之气的同时,注重健脾祛湿,是"通补"的代表方。

第二个角度:基础方的衍变。这个内容一般安排在附方或者临床加减应用的位置介绍,我把它放到"方解"部分讲,是为了引起重视。因为在临证中,四君子汤的衍变方使用的频率远比四君子汤原方高;通过对这部分内容的学习,能让大家更好地理解四君子汤。

脾气虚弱,运化失司是四君子汤证的基本病机,痰湿、食积、气滞是最常见的衍生病机。有些患者饥也胀,食则更胀,即是脾虚兼有气滞的表现,此时应加用行气药。陈皮、木香、砂仁、枳壳等都可行脾胃之气。木香和砂仁合称"香砂",其中木香偏升而理脾,砂仁偏降而调胃,二者相伍,使脾气能升,胃气能降,从而调畅中焦的气机,补益的功能就能更好地发挥,脘腹的胀满也更容易解决。陈皮、枳壳也是同样的道理。这也是"通补"的运用。如《小儿药证直诀》中的异功散,就是在四君子汤的基础上加上陈皮而成,适用于小儿脾胃气虚兼有气滞证者。如果痰湿比较重,舌苔厚腻者,在异功散的基础上加半夏,名曰六君子汤;在六君子汤的基础上再加上木香和砂仁,组成香砂六君子汤。四君子汤和六君子汤这两首方剂中,四君子汤益气健脾,可祛生痰之源;半夏和陈皮燥湿化痰,可祛已成之痰,组合起来,标本兼治,适用于脾虚气滞夹有痰湿者,清代医家徐大椿称六君子汤为"补气化痰之剂""气虚痰湿内聚之主方"。

在方剂学课程中,我们会学习到很多基础方,基础方对应的是基本病机模型,这是学习和临床运用的基石,在临床实践中,我们面对的疾患往往比这些基本模型要复杂得多,这就需要在深刻理解基本方的基础上,灵活加减运用(图7-2)。

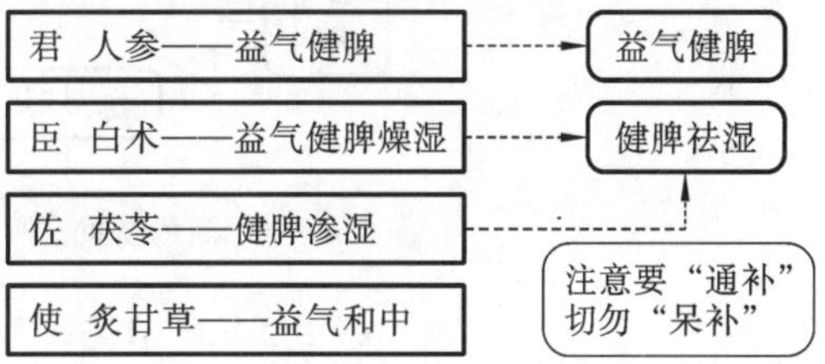

【方名释义】

"君"最初的含义是发号施令者,通常指君主或者达官显贵。至春秋、战国时期,"君子"逐渐从身份的指代转向思想行为的指代,特指具有较高修养的人。虽然评判"君子"的标准各有不同,但有些还是比较统一的,如宽厚平和,厚德载物,公而忘私,自强不息等,《易经》中有"天行健,君子以自强不息"。

四君子汤中四药均归脾胃,原用于补益脾气;脾属土,土乃厚德,可承载万物,为气血生化之源,通过补益脾胃之气可使诸脏腑之气血有所来源,是"公而忘私""自强不息"境界的体现。在临床实践中,通过补益脾气可补益肺气以治疗肺气虚弱,谓之"培土生金";通过补益脾气来治疗先天不足证,谓之"补后天促先天"。

原方虽名"四君子汤",但应用的是"细末",实际上是煮散,且用量较轻,所以药性平和,温而不燥,补而不峻,补中有通,犹如宽厚平和的君子,为补气的基础方,故名为"四君子汤"。

图 7-2 四君子汤配伍示意图

（配伍示意图内容：
君 人参——益气健脾 ⟶ 益气健脾
臣 白术——益气健脾燥湿 ⟶ 健脾祛湿
佐 茯苓——健脾渗湿 ⟶ 健脾祛湿
使 炙甘草——益气和中
注意要"通补"切勿"呆补"）

【案例赏析】

钟某,女,36岁。主诉:咯血十余天。患肺结核五年。近一个月来,工作操劳,自感精神气力减退,十天前突然大口咯血,量多盈盆,经推注垂体后叶素、输血后,咯血量减,但仍见咳嗽,痰带血丝,缠绵不愈。诊见咳嗽时作,咳声无力。痰稍黏稠,混杂血丝,面色无华,语音低微,脉虚数,舌淡胖,舌苔白润。处方:高丽参6g,茯苓20g,白术15g,阿胶10g,侧柏叶10g,甘草6g。一剂后次日复诊,咯血量少,偶见血丝,精神转佳,惟咳嗽仍存,气力不支,上方加五味子6g。两剂后咳嗽减少,咯血已止,精神转佳,饮食增加。守上方再服两剂善后。

按:肺结核,中医称之为"肺痨",以阴虚肺燥,虚火灼络为多见。本方证中,"工作操劳"为复发的诱因,"劳则气耗",再加上咳声低微,面色无华,食欲不佳,舌淡苔润,虽以"咯血"为主症,但其病机之关键在于肺脾气虚,故治法不可滋阴清火凉血,而以补气摄血为主。方中四君子汤补益脾气,培土生金,脾肺双补,气旺则统血,故咯血、咳嗽、饮食精神等渐次恢复正常。阿胶有偏温者,亦有偏寒者,本方当用后者,可凉血止血;侧柏叶性凉入血分,能清血分之虚火,亦能帮助止血,二药均是针对肺痨之阴虚火旺、血络受损之宿疾而设。综上所述,本方益气健脾摄血以治本,滋阴清火止血以治标。

参苓白术散

【主治】

本方主治气虚夹湿证。

本方主治包括两种病证:一是脾胃气虚夹湿之泄泻,二是脾肺气虚夹湿之咳嗽。

脾主运化,喜燥恶湿。脾气不足,湿无从化,内湿由生。内湿蕴积,所犯有二:一是湿邪下趋大肠,导致泄泻,二是上犯于肺,导致咳嗽、咳痰。二者都是脾胃气虚、痰湿所导致的。本方证中脾胃气虚的主要症状与四君子汤证中类似,以饮食不化,神疲乏力,四肢无力,语音低微,面色萎黄等为临床表现(图7-3)。

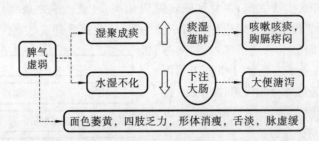

图 7-3　参苓白术散证的发病机制及主要症状

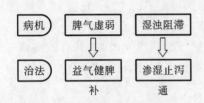

图 7-4　参苓白术散的病机和治法

【病机和治法】

本方证乃由脾胃气虚,痰湿内阻所致,气虚为本,痰湿为标,治宜益气健脾,祛湿止泻(图7-4)。

【方解】

本方是在四君子汤的基础上加白扁豆、莲子米、山药、薏苡仁、桔梗、砂仁组成。四君子汤是益气健脾的基础方,以补益中气为主,兼具健脾祛湿之功,是通补的良方。

白扁豆甘而微温,其特性"与脾性最合"(《药品化义》),为什么这么说呢?《本草求真》中对此作了非常详尽的解释:第一是因为它能补益脾气,但功效缓而弱,"味轻气薄,单用无效,必须与补气之药药共享"(《本草新编》);第二是芳香醒脾,但又不像藿香、佩兰、豆蔻那样走窜耗气;第三是具祛湿之功。这三点恰合脾气虚而夹湿的证候特点。莲子米甘而平,略有涩味,故既能益脾胃,又能固涩止泻;山药性平,气阴双补,既能益脾气,又能祛湿,且能涩精;薏苡仁祛湿健脾。以上四药均为"药食同源"之品,性味平和,既能协助四君子汤益气健脾祛湿以治气虚夹湿之主证,又能涩精。湿为阴邪,容易阻滞气机。砂仁辛温而芳香,对胃而言,偏降,能行气止呕;对脾而言,芳香而能醒脾。

本方中最难理解的是桔梗,很多教科书都用载药上行、升降气机、宣肺利湿来解释其功效,这与原方本意是有出入的。《神农本草经》中指出,桔梗"主胸胁痛如刀刺,腹满,肠鸣幽幽,惊悸",可活血化瘀、祛湿和安神。

桔梗归肺经,可开宣肺气,宣导水之上源,且肺与大肠相为表里,故又有助于祛除下注于大肠的湿邪,从而治疗肠鸣腹泻,故曰"主肠鸣幽幽"。汪昂、吴琨等均用"通天气于地道"来解释其在参苓白术散中的作用,就是通过宣通肺气来调节水液,使水液下走膀胱而不走于大肠,达到止肠鸣腹泻目的。

至于说桔梗为"舟楫之剂"有助于培土生金,则显得有些牵强。本方是四君子汤的衍生方,四君子汤补益脾气,补益脾胃即能培土生金,这是基于肺与脾二脏的相生关系来达成的,无须"载药上行"来协助。由此看来,桔梗在本方中主要发挥祛湿的作用,如图7-5所示。

【临床运用】

1. 辨证要点　本方药性甘平,作用平和,温而不燥,补而不滞,益气健脾与祛湿并举,补中寓通,适宜久服。临证时除脾气虚弱见症外,还兼见泄泻、咳嗽、咳痰、舌淡苔白腻、脉缓滑等症状。

2. 拓展应用　清代汪昂《医方集解》中将本方的作用概括为"补其虚,除其湿,行其滞,调其气"。不仅适用于慢性胃炎、老年慢性支气管炎、慢性肾炎、妇女带下等多种慢性虚损性疾病的调理,还可以用于多种由痰湿阻滞、内聚所导致的子宫肌瘤、腺肌瘤、乳腺增生、子宫癌及放化疗后。中医称癌症为"痰核",痰湿阻滞为基本病机。本方对于"痰核"生长的标和本都具有较好的调治作用,且药性平和,可久服,用之作为主方也可以对放化疗后的正气不足,痰湿聚积的状态起到调治作用。另外,随着社会的进步,肥胖已成为危害健康、影响生活、诱发疾病的重要因素。本方益气祛湿,标本兼顾,亦可作为减肥方剂应用。尤其是方中的白扁豆、莲子米、山药、薏苡仁四味均为药食同源之品,亦能作为益气健脾祛湿的食疗方使用,如图7-6所示。

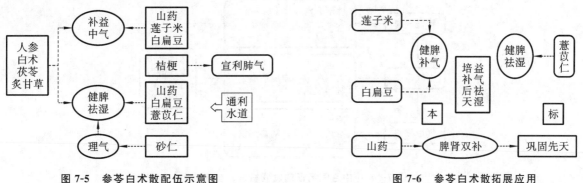

图 7-5　参苓白术散配伍示意图　　　　图 7-6　参苓白术散拓展应用

【案例赏析】

如图 7-7 所示,本例诊断为蛔虫病,按理应该予以杀虫,但杀虫药容易戕损脾胃;但若不杀虫,则脾胃气虚不易恢复;又因肠道蛔虫的缘故,小儿服药依从性差,因此进退两难。故用食疗法缓补慢通,庶几可行。

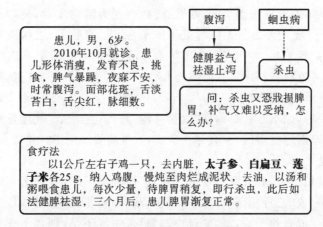

图 7-7　参苓白术散案例赏析

本例中选用了太子参、莲子米、白扁豆,是从参苓白术散组成中挑出来的,之所以去掉薏苡仁,乃因其味苦,于食欲不佳的患儿不宜。以此三味与子鸡慢炖,采用食疗之法。待脾胃恢复后再行杀虫,杀虫后再补脾胃,虽然起效缓慢,但与汤剂相比,更有利于患儿的依从。在缓行三个月以后,蛔虫得去,脾胃渐复,发育亦恢复正常。是故学习古方,当深究内含之理,然后审时度势灵活应用,即所谓师古而不泥古。

补中益气汤

【导言】

李东垣是补土派的鼻祖,一生最大的成就在于根据脾胃的生理功能,提出了"内伤脾胃,百病由生"的著名论断。基于这个论断,李东垣对"饮食劳倦"脾胃内伤,中气不足的诊断、治法进行了详细的辨析,补中益气汤、升阳益胃汤等均是治疗"饮食劳倦"的著名方剂,尤其是补中益气汤,乃"东垣独得之心法"(《景岳全书》)。

【主治】

本方主治脾胃气虚证、气虚发热证、中气下陷证(图7-8)。

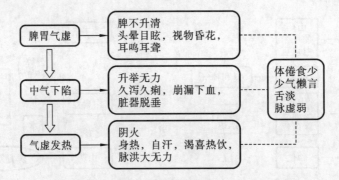

图7-8 补中益气汤证的发病机制及主要症状

这三个证虽然名称不同,但实质都是脾胃气虚,三者的轻重程度依次加重。脾胃为后天之本,气血生化之源,饮食失节,劳倦过度则脾胃受损,中气不足。当然,本方所治疗的脾胃气虚证与四君子汤证相比较,程度更重。如"少气懒言,语声低微"一症,在四君子汤证中多指不愿说话,说话的时候声音很低,而在本方证中,尚有语气不得接续,短气,说起话来就显得更加疲惫不堪。

脾以升为健,能升清和升举。"升清"就是升清阳,"升举"就是托举脏腑。脾气虚弱则升清、升举无力。升清无力则水谷精微不能上输头面清窍、四肢百骸,表现为清窍失养,视物昏花,耳鸣耳聋、鼻不闻香臭;四肢百骸失养则全身疲乏无力。人体的脏腑如子宫、胃、直肠等,之所以在能固定在一定的位置上,归功于脾的升举。若脾气不足,中气下陷,升举无力,则表现为脏器下垂或脱垂。胃原本居于中腹部,如果下垂至下腹部则可见胃胀、胃痛,甚则呕吐;又如脱肛,患者常感肛门坠胀,严重者脱出肛门外;在女性还会表现为子宫下垂、崩漏等。

李东垣创制本方的目的,原本是针对内伤"饮食劳倦"发热,也就是"气虚发热"。这种虚热就是"阴火"。"阴火"这个名词自李东垣提出后,一直存在争议,这里简要说一下持论最多的两种说法,一种是李东垣在《脾胃论》中的提法。

心属火,肾属水,生理情况下,心火下移肾水以温肾,使肾水不寒,肾水上移于心,以滋润心,使心火不亢,即所谓的"水火既济"或"心肾相交"。"水火既济"或"心肾相交"都必须以脾胃转运中枢。按照李东垣的后天学说,肾水的生成有赖于脾,谓之"肾中脾胃"。中气不足,则肾水虚亏,心火下溜至肾位,扰动相火,相火不能内藏而妄动,上冲于上位和表位,代替心行令,所以发热(图7-9)。

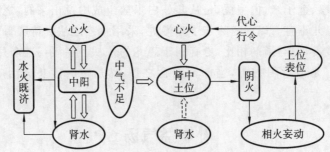

图7-9 "阴火"源于代心行令之相火

第二种说法,如图7-10所示。

脾能升清,可将清阳升散于上、于外,达于四肢百骸及诸脏腑。若脾为饮食、劳倦所伤,则中气不足,清阳就不升而郁积于下,形成"郁火",这种"郁火"居于下位,故称"阴火",这种"阴火"遇到饮食不节、劳倦引发的脾虚,则上冲而发。

综合以上两种说法,不管这种"阴火"来自"代心行令"的相火,还是脾阳郁积而成的"郁火",关键都

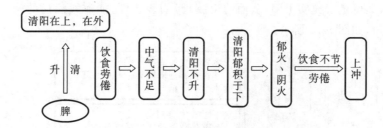

图 7-10　阴火乃由脾阳郁积而成

在于中气不足,清阳下陷。这种"阴火"的主要症状就是发热,可表现为高热,也可是低热,亦可是体温正常,但患者自觉发热;时发时止,时轻时重,多为劳作后加重,休息则减轻;通常不是全身所有部位发热,仅在手足心烦热而手背、足背不热。

脾气虚则卫气不足,腠理开而不合,则表现为自汗,也就是人们常说的"虚汗"。张景岳曾云:"气有余便是火,气不足便是寒",因此这种汗是冷汗;脾主升清,不仅把清阳上升至头目四肢,还将津液向上输送以濡润口咽,若中气不足,津不上承,则表现为口渴咽干。要注意,此处的"口渴咽干"不是因为阴津不足所导致的。阴津不足导致口渴咽干时,患者常喜冷饮而舌干少苔,饮水量大;本方证之口渴乃由脾气虚而津不上承所致,表现为患者喜热饮,饮水量不大,舌苔白润,带有寒的特点。从脉象来看,一般脉洪大且重按无力,洪大乃"阴火上冲"所致。

"气虚发热"的症状与白虎汤证之"四大"有些像,但二者迥然有异。白虎汤证中发热较甚,一般是高热,全身烙手;汗出较多,为热汗;口渴喜冷饮,饮水量大;脉洪大而有力,属于实证。本方证属于虚证,须详加辨析。

【病机和治法】

补中益气汤所主治的清阳不升证、气虚发热证、中气下陷证,病机的关键都在于中气不足,脾气下陷。根据《黄帝内经》"下者举之""虚者补之"的治则,立补中益气,升阳举陷之法。气虚发热"症像白虎",若不详辨而误用甘寒而治之,则南辕北辙,后果堪忧;依照"劳者温之"的原则,宜甘温除热。

【方解】

本方可分为两个主要模块:一是黄芪、人参、白术、炙甘草,起补中益气健脾的作用,针对气虚;二是升麻、柴胡,可升阳举陷,针对病势。气虚日久必然损及阴血,故方中配伍当归补血;方中人参、黄芪、白术、炙甘草、当归俱为补益药,恐妨碍脾胃之气机,故加陈皮理气醒脾。诸药配伍,井然有序,补和升相得益彰(图7-11)。学习本方有以下几个问题必须深入探讨。

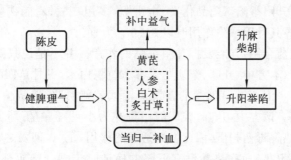

图 7-11　补中益气汤配伍示意图

1. 本方的君药

方中黄芪、人参、白术、炙甘草都能补益中气,但同中有异。炙甘草性弱力缓,自然不能作为君药;同样是补气,黄芪偏于行表走上,人参偏于趋里走下,白术偏于守中。清代医家张锡纯在《医学衷中参西录》中说"黄芪既善补气,又善升气",黄芪在补益中气的同时,又具有升举之性,既可助脾升举清阳之功以挽中阳下陷之势,又可走表充实卫阳,从而约束腠理,固表止汗,能兼顾病证的病势所需。有鉴于此,本方重用黄芪为君药,如图7-12所示。

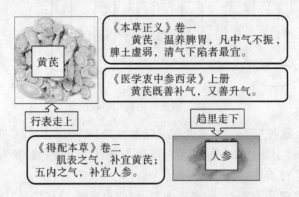

图7-12　补中益气汤的君药

2. 方中人参、白术、炙甘草即四君子汤去茯苓。茯苓为何弃之不用?

茯苓味淡,善于渗湿健脾,其作用是沉降的,是向下的。而本方证的病势本就呈现出下陷而升举无力,所以要尽量选用升举的药物,沉降的则应当尽量避免,因此去掉茯苓。

或问:脾虚者容易夹湿,如果病证中出现湿邪,当用何药?可以从以下几个方面考虑:其一,可加用羌活、防风等祛风胜湿药,好处有二,一是羌活、防风禀春升之性,可增强黄芪、人参、白术、炙甘草的益气之功;二是其升散之性,有助于增强升阳举陷作用。其二,可加苍术、半夏等燥湿之品,苍术自不必多说,单说半夏。或问:半夏亦性降,难道不碍脾的升举吗?半夏性味苦温,能燥能降,为燥湿化痰之要药,与脾"喜燥恶湿"的特性颇为相符;"能降"指的降胃气而不是降脾气;脾胃同居中焦,胃的降能促进脾的升,所以半夏不仅不会降脾气,而且有助于脾气的上升。其三,可加车前子、泽泻一类的祛湿药,车前子、泽泻、茯苓虽同为利水渗湿药,但区别在于茯苓走脾,车前子、泽泻直入肾和膀胱,因此不会妨碍脾气的升举。

3. 关于升麻、柴胡的升阳举陷

升麻、柴胡均是辛凉升散的药,升麻善于升提脾胃之气,柴胡善于升提肝气。喻昌将这个组合的作用机制阐释得非常透彻,他说:"一(柴胡)从左旋,一(升麻)从右旋,旋转于胃之左右。"邓中甲教授曾用一个非常形象的比方来说明这种机制,他说,二者(升麻、柴胡)合用,就好比车的两个轱辘,可引清气上升。

关于二者的升阳举陷作用,必须强调以下几点。

第一,剂量要小。拿柴胡来讲,用量不同,功效的发挥方向也是不同的:用大剂量祛邪,中等剂量疏肝解郁,小剂量的时候方为升阳举陷,《药品化义》中讲"若多用二三钱,能祛散肌表……若少用三四分,能升提下陷",故临证需发挥其升阳举陷作用时以3~6 g为宜。

第二,这两味药与补气药合用,方能发挥升阳举陷的作用。并不是说只要升麻、柴胡二药配在一起就能发挥升阳举陷的作用。本方中,升麻、柴胡与人参、黄芪、白术、炙甘草四味补气药合用,方能升阳举陷。关于这一点,我们考察一下李东垣创制的普济消毒饮就能明晓,普济消毒饮的主要功效为清热解毒,主治风温所致的大头瘟。该方中,升麻、柴胡的用量亦为小量,但配伍环境不同,是与黄芩、黄连、连翘、板蓝根、马勃等大队清热解毒药相伍,因此发挥透邪的作用,是"火郁发之"之意,而不是升阳举陷。

第三,若用于治疗中气不足,而病势并没有下陷的病证时,升麻、柴胡是否仍然可用?答案是肯定的。按照风药理论,升麻、柴胡的升散之性可增强黄芪等的补气功效,正如清代柯韵伯所云:"用升麻、柴胡气之轻而味之薄者,引胃气以上腾,复其本位,便能升浮,以行生长之令矣。"

4. 关于"甘温除热"法

本方主治的发热乃气虚所致,发热是标,气虚是本,就病性来讲,属虚属寒,按照"虚者补之"的原则,宜用补法治之。方中黄芪、白术、人参、炙甘草均为甘温之品,益气健脾升阳,使中气旺足则清阳可升,

"阴火"可除,发热得解,这种以甘温药物为主,以健脾益气养血为主要功效,治疗气血不足而致虚热的方法,称为"甘温除热"法,因气虚发热有时表现为大热,故又称"甘温除大热"。

综上所述,本方融益气补中和升阳举陷于一体,乃李东垣"独得之心法"(《古今名医方论》)。

【临床运用】

1. 辨证要点 本方具有益气升阳之功。李东垣创制此方,原为"饮食劳倦"之"气虚发热"而设,又是"甘温除热"的代表方剂。临证以面色㿠白,语声低微,头目眩晕,发热恶冷,自汗,渴喜热饮或脏器下垂,舌淡苔白,脉虚软或洪大无力为辨证要点。学习和运用时,可采取病机加病势综合辨析的思路,把握中气不足兼见中阳下陷的特点。

2. 使用注意 本方药性甘温,对于兼有阴虚火旺者不宜使用。2006 年 11 月,有一个学生前来询问,说他祖母患有十几年的胃下垂,他便买了两盒补中益气丸给她吃,吃了两天,结果高血压病发作了。问我为什么不仅胃下垂没有好转,反而导致了高血压病的发作?

笔者详细了解了其祖母的情况,其祖母偏胖,性子急躁,有近二十年的高血压病史。补中益气汤能治疗胃下垂,是与脾气不足,中气下陷的病机相应的。而高血压病的病机多样,尤以肝肾阴虚,肝阳上亢,肝火偏旺者为多。补中益气汤药性甘温,能升举阳气,对于虚火偏旺者而言,反容易引发肝风内动。此例告诉我们,方剂治病必须以辨证为依据,不能只看症状这一表象。

3. 临证加减 李东垣在《脾胃论》中详列了该方的加减变化运用,包括四时、寒热、脏腑加减变化,兹列几种介绍如下。

(1)若兼头痛,可加蔓荆子、川芎、藁本、细辛或半夏、生姜。脾为后天之本,气血生化之源,中气虚损,阴血不足,外风乘之,故予以诸风药以止头痛;若头痛而沉重、懒倦,是太阴痰厥所致,加半夏、生姜燥湿化痰和胃。

(2)如冬月,加益智仁、草豆蔻;如夏月,少加黄连、黄芩;如秋月,加槟榔、草豆蔻、白豆蔻、缩砂;如春犹寒,少加辛热之剂。禀"道法自然"之理,人体脏腑与自然界变化有着相同的规律。冬月天寒料峭,脏腑尤其是脾肾之阳显得不足,故加益智仁补益中焦,草豆蔻辛散芳香祛其寒;秋月则寒与湿兼,人多腹泻,故加槟榔、豆蔻、砂仁诸温燥之品,导利胃肠之气以助中气之升举;而春本当温,万物初生,清阳当升。如当春犹寒,则春令不行,气血不化,脏腑失补,则少加干姜、附子等辛热之品,以促进脾的升清与运化。

【案例赏析】

1. 案例 1 上湖吕氏子,年三十余,九月间因劳倦发热,医作外感治,予小柴胡汤、黄连解毒汤、白虎汤,反加痰气上壅,狂言不识人,目赤上视,身热如火,众医技穷。八日后召予诊视,六脉数疾七、八至,又三部豁大无力,左略弦而芤。以补中益气汤加炮附子二钱,干姜一钱,又加大枣、生姜煎服。黄昏时服一剂,痰气遂平而熟寐,又如前再与一剂,至天明时,得微汗,气和而愈(《医学正传》卷二)。

考病因,患者的发热乃因"劳倦"而发。"劳者气耗",属虚属寒,为内伤杂病,与外感实热迥然不同。前医误作外感病,予以小柴胡汤、黄连解毒汤、白虎汤等诸伤寒方以求祛邪,致使中阳愈发虚损,痰浊内生,阴火更旺,夹痰上冲蒙蔽心窍,发为狂言昏昧,目赤身热,是犯"虚虚实实"之戒。患者脉虽疾数达七、八至,但重按乏力,是阴火上冲的表现。

综合病因、用药经过、脉象,诊断为中气不足,脾阳虚损,阴火上冲,予以补中益气汤,辅以辛热之附子、干姜,温补结合,使中气足,脾阳旺,升举有力,阴火得制,痰浊自祛,热平痰降,诸恙皆瘥。

学习本案,有两点需要细细体悟:一是发热一症,宜详辨外感和内伤,应充分结合病因、脉症,切勿犯"虚虚实实"之戒;二是充分理解"气虚发热"和"甘温除大热"的内涵。

2. 案例 2 吴某,女,56 岁。胃胀半年余,兼有子宫脱垂,尤以劳碌后加重,舌淡苔白厚,脉弦,重按乏力。以补中益气汤加减治疗。

方用炙黄芪 15 g,炒白术 10 g,党参 15 g,陈皮 8 g,升麻 6 g,柴胡 6 g,炒白芍 10 g,焦山楂 15 g,神曲 15 g,桂枝 10 g,炙甘草 5 g,大枣 2 枚。

服用上方 14 剂后,胃胀消失,子宫亦未见脱垂,效不更方,以上方 10 剂为料,水泛为丸,继服 3 个月。

"劳则气耗",过度劳碌则耗损中气。结合胃胀、子宫脱垂每于劳碌后加重,脉重按乏力等症,病机为脾胃气虚,升举无力,故予以补中益气汤。中气虚损,饮食不化,舌中苔厚,显然是兼有食积,食积阻碍胃气,故见胃胀,遂加山楂、神曲以消食化积。脾胃为后天之本,气血生化之源,脾气虚则阴血不足,肝失条达,故脉弦,加炒白芍,与柴胡构成体用兼顾的结构,方证契合,故疗效满意。

玉 屏 风 散

【导言】

最早的屏风出现在西周,称为"邸"或"扆",是用来挡风、遮蔽或间隔的一种实用家具。玉屏风散出自宋代的《究原方》,这本书已佚失,但引文见于朝鲜的《医方类聚》一书中。《医方类聚》是明朝时期,朝鲜李氏王朝整理的汉医学书籍,全书共收医书 154 种,其中中医书籍 152 种,但仅仅印刷了 30 套。后来日本的丰臣秀吉侵略朝鲜,将《医方类聚》掠夺回了日本,在日本又进行了多次校刊和重刊。

玉屏风散的命名乃取义于其具有挡风、屏障的功能。本方是如何发挥屏障功能的呢?

【主治】

本方主治卫虚自汗证。

卫气,又称卫阳,由于卫气行于体表之皮毛、腠理,为肺之所司,故又称"肺卫"。《灵枢·本藏篇》对卫气的功能进行了全面的归纳,"卫气者,所以温分肉、充肌肤、肥腠理、司开阖者也"。卫气可护卫肌表,防止外邪的入侵;卫气属阳,可温煦体表,让体表保持一定的温度;掌管腠理、毛孔的开与阖。如果卫阳不足,腠理不密,则容易感受风邪,腠理开而不阖,因而自汗出,在没有感受风邪的时候就会出现,感受外邪时更甚;卫阳不足,温煦无力,则恶寒。这种恶寒一般比较轻微,类似于桂枝汤证中的"恶风",也就是说风吹即冷,避风则轻。如果卫阳虚是由肾阳虚衰引起的,则恶寒会更重,避风、加衣被也不能缓解。本方证的发病根本是气虚,故见面色㿠白、神衰语微、舌淡苔白等症(图7-13)。

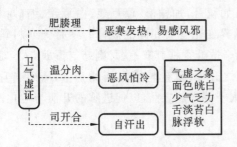

图 7-13 玉屏风散证的发病机制及主要症状

【病机和治法】

本方证之自汗,乃是由于卫气不足所致,有两种情况:一是在疾病的发作期,在气虚的同时外感风邪,即正虚邪实;另一种是在缓解期,正虚犹存,邪气已祛。后一种比较简单,只需补益脾肺之气即可。对于前一种而言,若单纯祛邪,则风邪"去者自去,来者自来,邪气留连,终无解期矣"(柯韵伯语《古今名医方论》),因此必须重视培补正气。益卫固表祛邪乃是正法。

在讨论玉屏风散的配伍之前,先讨论一下"卫气"的来源(图7-14)。《黄帝内经》中论述卫气的生成时,提出"卫出下焦"。后来,张志聪、杨上善等诸多注家认为应改为"卫出上焦"。其实,卫气的生成与上、中、下三焦都密切相关。

卫气来源于水谷精微,属于水谷精微中"慓疾滑利"者,活动能力强,流动迅速。中焦乃后天之本,与卫气的生成关系不言而喻,从这一点来看,"卫出中

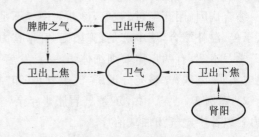

图 7-14 卫气的来源

"焦"是完全合理的。卫气生成后,"行于脉外",不受脉管的约束,又充实到肌肤、腠理之间,发挥"充皮肤、肥腠理、司开阖"之功,如果卫气不足,风邪易从皮毛腠理侵袭。因此从卫气发挥作用的部位来看,"卫出上焦"也是成立的。肾阳为元阳,为一身阳气之根本,卫阳自然也是根于肾阳的,《黄帝内经》所讲的"卫出下焦"即以此为据。

由以上的分析可以得知,卫气的生成、运行和功能的发挥与上、中、下三焦都有密切的关系,有人用"发于上焦、本于中焦、根于下焦"来概括,是比较妥帖的。

【方解】

黄芪和白术都是甘温补气之品。黄芪善补脾肺之气,升散走表,可以"入卫实表",白术补气之中善于健脾,二者配伍,既行散于肌表,又固守中焦,增强益气实卫之功。卫气不固,人体易为风邪所袭,故必以辛散之品祛风散邪。但麻黄、桂枝之类的药辛散太过,又恐耗气,故不可用。防风辛而微温,为"风中之润药",药性平和。防风与黄芪配伍,则祛邪而不伤正,补气固表又不留邪,清代医家徐大椿将玉屏风散称为"补中托表之剂",正是基于此。

如果治疗的患者没有感受表邪,防风是否仍然要用呢?

宋代的风药理论认为:风在四季应春,春气是升的,能助自然万物生发、生长。基于这种理论,防风能增强黄芪、白术的补气之功,正因如此,李东垣认为"黄芪得防风则力大"。由此可见,在方中,防风的作用不仅限于发散表邪,它还可增强补气药的功效。因此即便证中没有表邪,也可以使用(图7-15)。

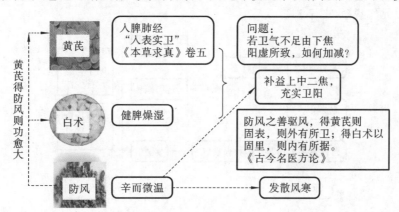

图 7-15 玉屏风散配伍示意图

前面讲过,卫气的不足涉及三焦,可因脾肺气虚引起,亦可因肾阳虚弱引起。黄芪配白术补益脾肺之气,兼顾上、中二焦。但若元气肾阳虚愈,单用原方治疗则难以见效。

笔者曾治一人,患慢性肾炎二十余年,后逐步发展为肾功能衰竭,行血液透析,每周一次,已三年余。体质虚弱,容易感冒,每次感冒后都冷汗淋漓,虽着厚衣亦觉全身恶冷,来诊时又感冒风寒,舌淡胖苔白滑,脉双尺沉细。自服玉屏风颗粒不效。

辨证为乃肾元虚衰,卫气不行。炙黄芪15g,炒白术10g,防风8g,炮附子15g,生晒参5g,炙甘草5g。服用2剂后,热汗出,身暖,鼻塞流涕诸症皆除。其后,在感冒间歇期予以玉屏风散合肾气丸,或汤剂,或丸剂,若遇感冒发作,仍以上方治疗,通常1~2剂感冒可愈。持续服用一年后,感冒发生的频率逐渐减少,体质大为增强。上方中人参不仅助黄芪、白术补益脾肺之气,更重要的是与炮附子配伍,温肾阳,补元气,助卫气的生成。

【临床运用】

1. 辨证要点 本方具有益气固表实卫之功,犹如御风之屏障,珍贵如玉,因此命名为"玉屏风散"。临证以自汗出,恶风,易感风邪,舌淡苔白,脉缓弱为辨证要点。

2. 类方比较 玉屏风散与桂枝汤都能用于治疗表虚自汗证。桂枝汤中以桂枝发汗解肌为君药,以桂枝、白芍调和营卫为主要配伍,适用于治疗营卫不和之自汗,以发散风寒为主;玉屏风散以黄芪、白术益气固表为主要配伍,适用于脾肺气虚之自汗证,以补益肺气为主。恰如吴昆《医方考》所云:"是自汗也,与伤风自汗不通,伤风自汗责之于邪气实,杂症之自汗责之于正气虚。"不过,临证中也常见到"邪气实"与"正气虚"二者兼而有之,但都不重,且病情轻缓、反复发作,桂枝汤常与玉屏风散合用,扶正与祛邪兼顾。

生 脉 散

【主治】

本方主治气阴两伤证。

本方所主治的气阴两伤,源自"肺中伏火"或者"暑热"所伤,前者是张元素创方的本意,后者是李东垣根据方剂特点加以拓展运用。

火、热、暑均为阳邪,其性开泄。人伤于火热或暑热,首先汗出而伤津,如果汗出不是过多、过快,则仅表现为阴液耗损症状,如口干舌燥;如果伤阴耗液过多、过快,气随汗出而耗损,轻者神疲乏力,气短懒言,重者伤及元气,导致虚脱证,症见气促喘息,呼吸不得连续,汗出如珠而不能止。考本方证所耗伤之气,初为肺气,随之心气和心阴亦为之受损,表现为心悸、烦躁等;金为水之母,母病及子,故肺气大伤时,亦会下损及肾而致元气虚惫(图 7-16)。

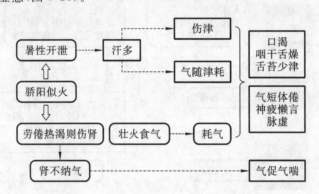

图 7-16 生脉散证的发病机制及主要症状

脉的形成,有赖于阴血的充盈和阳气的鼓动。心肺的气阴不足,则脉既无以充盈,又无力推动,故脉象缓弱,重者"脉气欲绝"(《医学启源》),脉形极细、极弱,甚至指下难及,表现为"无脉症",这是一种;另一种,由于阴津被耗损,不能制约金燥,故虚火上冲,则脉象虚数,轻取浮大而数,重按则软而芤大无力,即柯韵伯所讲的"虚散脉"(《古今名医方论》卷一)。

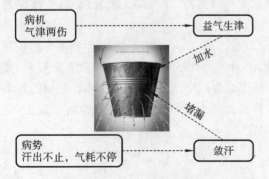

图 7-17 生脉散的病机和治法

【病机和治法】

就病机而言,乃由肺气大虚,元气不足,阴津匮乏所致;就病势而言,本方证气随津失,元气有脱散之势。"虚者补之""散者收之",故立益气养阴,敛汗生脉之法(图 7-17)。

【方解】

本方由人参、麦冬、五味子三味药组成。人参是补气的良药,既擅长于补脾肺之气,又能大补元气,对于气津两伤者非常适宜。临证中,能否将人参换成西洋参或者党参呢?若虚火偏重而舌红少苔,脉虚而数,人参性温,用之则担心助火,西洋参性凉,换成西洋参不仅能益气生津,而且能清降虚火,可谓恰如其分;但若见脉芤而细迟,"气促上喘,汗出而息不续"(《赤水玄珠集》)者,则属于元气大虚之脱证,用西洋参就不合适了,应该用人参,因为人参能"补元气于有无"。现代临床中常用的急救中成药生脉注射液中,用的就是红参,功能益气养阴,复脉固脱,用于气阴两伤,脉虚欲脱之心悸、短气、四肢厥逆、汗出、脉欲绝之心肌梗死、心源性休克等的治疗。党参虽然也是补气的常用药,但功效弱,且不具备补元气的功能,对元气虚脱者恐缓不济急。

　　人参是本方的主要部分,对于虚火较重,舌红少津,脉虚数者,用西洋参是合适的;用于治疗病情较重,元气有虚脱之势者,则应用人参大补元气,以挽耗散滑脱之势;若病情较轻,则可用党参缓补脾肺之气。按照李东垣的本义,本方用于治疗夏月暑热刑金所致的气阴两伤。因"夏月食寒"(《内外伤辨惑论》),胃容易虚寒,再用西洋参、麦冬、五味子等寒凉药则于脾胃多有不适,有鉴于此,原方用的是人参。

　　麦冬甘寒,既能补养耗损之阴津,又可清降虚火;五味子性酸味敛,既可收敛心肺之气,又可敛阴,针对气阴耗散滑脱的病势。综上所述,方中人参补气,麦冬养阴清火,五味子收敛,补、清、敛结合,共奏益气养阴,敛汗生脉之功。虽说本方是气阴双补之方,但补气才是最为根本的,因此将本方列入补气剂中(图7-18)。

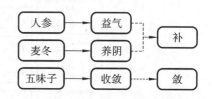

图7-18　生脉散配伍示意图

【临床运用】

　　(1) 本方是气阴双补的代表方剂。用于治疗气阴两虚证,临证以体倦气短,自汗神疲,口燥咽干,舌红,脉虚数或者脉虚缓为辨证要点。

　　(2) 以本方为基础,现代利用制药技术,开发出了生脉口服液、生脉注射液等制剂。生脉口服液又分党参方和人参方两种,如兼有元气不足者或者虚脱病势者,应该选用人参方(方中人参为红参);而气阴不足较轻,虚脱之势不明显者,可选用党参方。而注射液则常为急救之品,用于气阴两亏,脉虚欲绝之心悸气短、四肢厥逆、汗出如珠,脉微欲绝者。

第二节　补　血　剂

四　物　汤

【导言】

　　四物汤出自《仙授理伤续断秘方》,作者蔺道人。蔺道人是中唐到晚唐时期的人,本籍长安,是唐代著名的骨科医家,是中医正骨的开创者。蔺道人姓蔺,道人不是他的真实姓名。蔺道人也并非道士,而是僧人,他本是长安"悲田养病院"的僧医,所谓"悲田养病院",乃是寺院开设的一些专科诊室、药室,是免费收容和诊治穷苦百姓的慈善机构。

　　到唐武宗年间,国家颁布了"毁佛废寺"敕令,决定废除寺院,遣散僧尼,让四十岁以下的还俗农耕,史称"会昌法难"。蔺道人自感悲愤厌世,无奈之下背井离乡,从长安一路流浪到了江西宜春,他发现宜春山水秀美,民风淳朴,地处偏僻,而且受"会昌法难"的影响较小,"毁佛废寺"的程度不重,于是就决定在宜春钟村停驻下来,修筑茅庐,从事农耕,过着自给自足的半隐居生活。其间有一彭姓老者与之交往密切。一日,彭翁的儿子不幸摔伤了颈部,痛楚万分,蔺道人亲自为其诊治,不多日便完全康复。自此,蔺道人精湛的医术很快在四邻八乡传遍,往来求医的人日益增多。蔺道人喜欢清静,便将方书和正骨医术传给彭氏父子,要他们立誓学会医术以后,"无苟取,勿轻售,毋传非人",等彭氏父子完全掌握了这些医术后,蔺道人不辞而别,不知去向。彭氏父子得到真传以后,专门以医为业,成了远近闻名的正骨医师,《仙授理伤续断秘方》由此流传下来。

【主治】

本方主治营血虚滞证。

原书中,四物汤是用来治疗"伤重,肠内瘀血者"的,也就是跌仆闪挫所导致的外伤,所以四物汤最初是一首外科方,是一首以活血化瘀止痛为主的方剂。《太平惠民和剂局方》中,以之治疗妇科"冲任虚损,月水不调,脐腹绞痛"及"胎动不安",《叶氏女科证治》中以之治"妊娠遍身酸懒,面色青黄,不思饮食,精神困倦,形容枯槁",将本方拓展为妇科治疗血虚、血瘀所致月经病、胎产病的一个方剂,其功效亦不仅限于活血化瘀;《医方集解》中以之治"一切血虚",现代临床上,本方亦被视为补血的基本方,被广泛用于内外妇儿各科(图 7-19)。

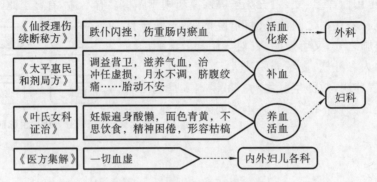

图 7-19 四物汤的主治范围不断扩大

血虚即血不足,"滞"就是阻滞不畅,停滞不前的意思,"血滞"的实质就是血瘀。血虚证最为主要的表现在于不荣,包括形体失养和脏腑失养:形体失养,则面色苍白无华,唇口色淡。心主血而藏神,心血不足,则心悸怔忡,失眠多梦,魂不守舍,遇事健忘,记忆力下降;发为血之余,所以血虚者须发枯槁,甚至脱发;若肝血不足,则视物昏花,视力下降,爪甲无华,头晕眼花。

瘀血不去,新血不生。如果瘀血久留体内脏腑、经络,则新血不能生成、不能流通,导致血虚,形成血瘀血虚证。月经的正常来潮有赖于血的充盈和血脉的通畅,若血不足则太冲脉和任脉不能充盛,若血脉瘀阻,则为不通,故表现为月经不调,或经闭不行,或月经后期,或月经量少,或痛经,或经间期出血(图 7-20)。

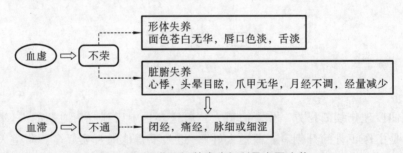

图 7-20 四物汤证的发病机制及主要症状

【病机和治法】

本方证涉及血虚和血瘀两个方面,创方之初是以血瘀为主的,经过历代拓展演变后,多用于治疗以血虚为主的多种病证。虚者补之,血实者宜决之,故以补血为主,活血为次。

【方解】

血的生成途径分为先天和后天两种:脾胃为后天之本,气血生化之源,可将饮食运化为气血,此为后天生血途径;肾为先天之本,能藏精,精分为阴精和阳精两种,阴精化生阴和血,阳精化生阳和气。因为阴精化生阴和血,故又称"精能生血"或"精血同源",此为先天生血途径,如图 7-21 所示。那么本方采取的是哪种途径呢?

本方以熟地黄为君药。熟地黄中质量上乘者称为"九蒸地黄",何谓"九蒸地黄"? 在唐代以前,地黄都是生用或者鲜用,如《伤寒杂病论》中的炙甘草汤和肾气丸用的都是生地黄,直到唐代才有了制备熟地黄的炮制技术。在熟地黄的制备过程中,先将生地黄晒干,泼上酒,放在蒸笼里蒸透,再晒再蒸,如此九个循环,故称"九蒸地黄"。生地黄味甘性凉,九蒸九晒后,性味转为甘温,入肾经,善于填补肾精生血,故熟地黄为补血要药。因此,熟地黄的补血之功是通过先天生血途径达成的。

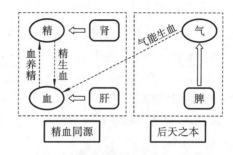

图 7-21 先天生血途径与后天生血途径

当归、白芍俱归肝经,其中,当归的药用部位分为当归尾、当归身、全当归三种,当归尾以活血化瘀为主,当归身以补血为主,全当归则二者兼备,既能补血也能活血化瘀。"活血"之中,力量峻猛的称为"破血",力量平和一些的称"活血"。但无论破血还是活血,都易伤血耗血,而当归既善活血又能补血,因此活血不伤血,补血不滞血,故称之为"和血"。白芍能补益肝阴,且味酸收敛,与"肝藏血"的生理特性甚为合拍。综上所述,熟地黄、当归、白芍可以补益肝肾,养精血,从先天补血。

川芎入肝经,为"血中气药",当归与川芎配伍,能行气活血,"旧血去则新血可生",祛除血瘀血滞而有利于新血的生成。当归-川芎配伍正如宋代许叔微《普济本事方》中的"佛手散",由当归、川芎组成,用于难产不下或胞衣不下,或"伤胎去血多"所致的腹痛难忍,能行气活血止痛。

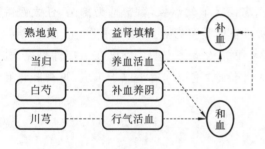

图 7-22 四物汤配伍示意图

综上所述,本方具有补血和血之功,补血而不滞血,活血又不伤血(图 7-22)。

【临床运用】

1. 辨证要点 本方药仅四味,既能补血又能活血,被历代医家誉为"调血要剂",用于治疗血虚血滞证。临证以形体失养所见之面色苍白、爪甲无华,脏腑失养之心悸怔忡、失眠健忘,或女子月经不调、痛经为辨证要点。

2. 临证变化 若病证以血虚为主,可酌加阿胶、龟甲胶、鹿角胶益肾填精以加强生血之功;若兼脾胃虚弱,食欲不佳等,又可加入黄芪、人参等补益脾气之品,以补气生血;若病证以血瘀为重,如外伤初期、痛经等,可以当归或川芎作为君药加强活血之功,或在原方基础上加上桃仁、红花,即桃红四物汤,以加强活血化瘀之功。

3. 本方为妇科月经病常用方 肾藏精,精能生血,肝藏血,又能疏泄气机而行血。若肾精亏虚则生血不足,肝无血可藏,导致太冲脉和任脉不能按时充盛,肝血不和则不通,导致月经不能按时来潮,或经量减少,严重者闭经。再者,"不通则痛""不荣则痛",血脉瘀阻不通,血虚不能濡养肝脉,均易导致痛经。本方能填补肾经,肝肾同调,血虚与血瘀兼顾,补血而不滞血,活血而不伤血,动静结合,故为调冲任,通月经之良方。清代的王子接在《绛雪园古选方注》中甚至称之为"妇人专剂"。

【案例赏析】

张某,女,35岁,农民。1997年3月15日就诊。分娩时流血过多,而后头眩晕,动则加剧,躺卧减轻,时重时轻,已有半年余,纳谷欠佳,体乏无力,面色苍白,舌质淡红,苔薄白,脉沉细。

实验室检查:WBC $4.2×10^9$/L,RBC $3.0×10^{12}$/L,血红蛋白 80 g/L。

辨证:血虚生风,脑失所养。

治法:补血搜风。

处方:当归20 g,白芍20 g,川芎15 g,熟地黄20 g,天麻12 g,黄芪30 g。

投方效佳,原方无变动,连用35剂,眩晕痊愈。实验室检查:血大致正常,随访一年未复发。

问题：

（1）方中黄芪有何用意？

（2）本案中为何要连用35剂？

《素问·至真要大论》中有"诸风掉眩皆属于肝"，"掉"指震颤动摇，"眩"指头晕眼花，本证中的眩晕乃是肝风内动所致。肝风的产生，实者可因热入厥阴，热极生风，虚者可因阴虚阳亢化风。结合患者分娩出血过多、血常规检查各项数值指标、食欲不佳等，本证是由于阴血不足所致。治疗之法以滋阴养血，平肝息风为主。

处方以四物汤益肾填精，滋阴养血，使肝肾同补，滋水涵木，又加甘平的天麻平抑肝风。脾为后天之本，气血生化之源，患者食欲不振，阴血生化乏源，故加黄芪补益脾气，使阴血生化有源。《景岳全书》中有"有形之血不能速生，无形之气需当急固"之说。本方中熟地黄、当归、白芍等补益肝肾，从精生血的途径补血，加入黄芪补益脾胃之气，以使气能生血，从后天补益，如此脾肾兼顾，先后天同施。然而无论是先天途径还是后天途径，都需要精和气的间接转化，故本方连用35剂方见佳效。

归 脾 汤

【导言】

本方出自《正体类要》，作者薛己，号立斋，明正德年间名医。他幼承家学，曾选为御医，任太医院院判、太医院使等职。薛己盛年时以外科闻名，后通擅各科。《正体类要》为伤科重要著作，分上下两卷，上卷为正体大法、扑伤之症治验、坠跌金伤治验、汤火伤治验，下卷为诸伤方药。薛己在治疗外科疾病时，既善用手法外治，又非常重视内在气血阴阳的调理。有人评价他"重视脾胃不亚于东垣，重视肝肾有异于丹溪"。

【主治】

本方主治心脾气血两虚证及脾不统血证。

本方最早见于宋代严用和之《济生方》卷四，用于治疗思虑过度，劳伤心脾之健忘怔忡；薛己在《正体类要》中将其进行了拓展，用来治疗"跌扑等症，气血损伤；或思虑伤脾，血虚火动，寤而不寐；或心脾作痛，怠惰嗜卧，惊悸怔忡，大便不调；或血上下妄行"。薛己在严用和的基础上，拓展了两类主治证：一是用于外科跌扑症；二是"血上下妄行"，也就是由脾不统血所致的上、下各个部位的出血证。概括起来，本方的主治证包括心脾气血两虚证和脾不统血证。

这两类证的发病过程不同，可由气虚到血虚，也可从血虚发展为气虚，但殊途同归，最后都导致气血两虚。跌扑损伤，虽然病在肢体，属于外伤，初以瘀血为主，但"瘀血不去，新血不生"，久而久之则气血不足；思虑伤脾，劳则耗气，思虑劳伤过度损耗脾气，暗耗心血，心脾气血为之损伤；至于崩漏下血者，或由血伤招致气脱，或先由脾气不足，脾不统血招致出血而血虚，最终也招致气血两亏。总之，本方主治的病证，无论是外科之外伤还是内科杂病，无论是由气至血还是由血及气，共同的结局都是气血两亏，心脾两虚。

心主神明。凡人的外在形象、面色、眼神、言语、应答、肢体活动、动作姿态等无不包含在"神明"的范围，这些和五脏六腑都有关系，但主要由心所主持，所以称"心主神明"。心主神明的物质基础是血和气，依赖血的濡养和气的推动。若气血不足，则影响心主神明功能的发挥，出现精神萎靡不振，疲乏无力，记忆力下降，健忘，夜卧不安，多梦或失眠，或神志异常。

另外一种情况是脾不统血，导致出血，如便血、尿血、崩漏、月经量过多，这种出血有的是慢性的，如大便、小便隐血，有的是急性的大量出血，如崩漏，结核病、白血病等的大量出血，最终都会导致血虚，造成气血两虚（图7-23）。

【方解】

本方可以分为三个模块，黄芪、人参、白术、茯苓、炙甘草为第一模块；龙眼肉、酸枣仁和当归为第二模块；茯苓、远志、木香为第三模块。

第一模块：黄芪、人参、白术、茯苓、炙甘草。

这几味药都是补气健脾的常用药。薛己虽以外科见长，但也很重视内治，几味补益药合用，重在补益脾胃之气以生血。对于脾不统血之出血证，可使脾气健旺而统血有力，减少出血。

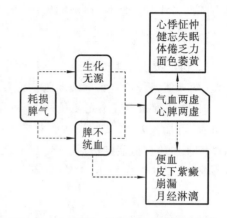

图 7-23　归脾汤证的发病机制及主要症状

第二模块：龙眼肉、酸枣仁、当归。

这三味药都是补血药。龙眼肉即桂圆肉，性味甘温。从脏腑来看，善补心脾，尤其是养心；从物质来看，又善于补血。临证时，宜用干桂圆肉入药，可入汤药，也可让患者作点心吃，每次吃三到四个，但需长时间吃方能起效。张锡纯的《医学衷中参西录》中曾有用饭甑将龙眼肉蒸熟，作点心吃，食之斤余治愈少年怔忡、夜不能寐的案例记载，可做参考。

酸枣仁甘温而酸，归肝经，善补肝血，根据中医五行相生的原理，木能生火，养肝血能间接补益心血，因此教科书中谈到酸枣仁的功效的时候，通常会直截了当地说它有养心安神之功，养心安神不是酸枣仁的直接功效，是间接的，根本还在于养肝血。心、肝之血得养，夜卧自安，古往今来，用此方治疗失眠的非常多，往往能起到很好的疗效。酸枣仁有生用和炒用之别。炒用养心安神，用于治疗失眠、睡眠不安，在临证中，用量要大，一般 30 g 以上方可，少则不效；生用则抑制睡眠，用于治疗嗜睡症。

在学习"益气生血"原理时，不少人心存疑问，单用补血药既简单又直接，为何要加用补气药，且补气药的用量大于补血药的用量呢？这个疑问的答案基于两点：一是血的后天生成来源于饮食，依赖于中焦的转化。单用补血药，若脾胃功能尚佳，则问题不大；若脾胃功能不佳，则补血药的滋腻之性有碍脾胃的吸收，使中焦的转化不及，血何以生成？这种情况下，补血药不仅不能化生成血，反而成为负担。二是补气药的推动作用能使所补之血更好地运行脏腑、经络及周身，使补而不滞。基于这种认识，清代医家费伯雄在《医方论》中将归脾汤称为"阴中阳药"。

第三模块：远志、木香。

综观全方，益气药包括人参、黄芪、白术、茯苓、炙甘草五味，补血药包括酸枣仁、龙眼肉、当归三味，加起来一共有八味补益药，是全方的主干结构。我们知道，内服药要发挥作用，有赖于脾胃的运化，如果脾胃不能运化，不仅不能起效，反而造成中焦的壅滞。补益药容易滋腻碍胃，故用木香辛香行散，善归脾经，芳香之气可以醒脾，行散之性可以行脾气，用之可防止补益气血药物的壅滞，以免碍脾胃而导致胀满不食。"清初三杰"之一张璐说："（归脾汤）妙在木香调畅诸气，世以木香性燥而不用，服之多见痞闷、泄泻、减食者，以其纯阴无阳，不能输化药力耳。"远志在《严氏济生方》原方中无，系薛己在《正体类要》中补入。远志归肾经，与茯苓搭配可交通心肾，可以通过补肾来补益心气，从而加强补益心血，安定神志的作用。

全方气血双补，但气药多于血药，取"补气生血"之意，气药属阳，血药属阴，阴阳相配，"流动活泼"（《沈氏女科辑要笺正》），虽说是补血方，但气血双补，属于"阴中阳药"。从脏腑来讲，心、脾兼顾，但主归于脾，取"气能生血"之意（图7-24）。

清代医家顾养吾曾仿黑逍遥散之意，在归脾汤中加入熟地黄以增强补血之功，名曰"黑归脾汤"（《银海指南》）。但熟地黄入肾，且性味滋腻，与本方以脾为出发点的遣药组方主旨又不相符，故费伯

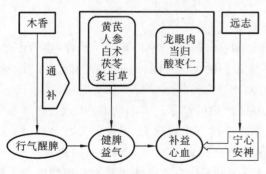

图 7-24　归脾汤配伍示意图

雄力陈此方中加入地黄、白芍的做法，认为是"殊失立方之旨"。

【临床运用】

1. 辨证要点 本方是治疗心脾两虚，气血不足证的常用方。临证以心悸怔忡，失眠健忘，崩漏下血，食少神疲，舌淡苔白，脉缓弱为辨证要点。

2. 临证加减 气不足便是寒，若兼见四肢乃至全身恶冷，可加桂枝、细辛散气分之寒；若妇科痛经严重者，可加入姜炭、艾叶炭散血分之寒；血虚不能养肝，肝气因之郁结，进而化火，以致心胸烦热，子宫出血或便血等出血症经治后，大的出血已止，而小的出血或者大、小便隐血久而不止者，可在原方中加入黄芩炭、栀子炭清血分热，少佐川楝子、柴胡疏肝，即有望使出血断止。

【案例赏析】

1. 案例1 2012年9月曾治疗一位50岁的女教师，患严重的失眠症。接诊之初，按照更年期阴阳失调，予以滋阴清火方剂治疗，服用三周不效。后仔细询问得知，患者有高血压病家族史，其人自三十四五岁就开始服用降压药，近五年一直服用利血平，血压控制尚属理想。参考有关用利血平制造小鼠"血虚"疾病模型的文献报道，虽然患者亦有燥热乍汗的症状，但并不是虚火上炎所致，亦可能是心血虚，不能主神明所致，属于薛己所讲的"血虚火动"。改用归脾汤加减，一周后大见疗效。

2. 案例2 2014年5月，曾治一学生，自诉身体有紧缩感，尤以夜间为甚，常梦见身体缩小至蚯蚓状，因此常半夜惊醒，醒来后虚汗一阵，心悸不已，无法再度入睡，记忆力下降，因为用功较多，方才勉强各科都能及格，学习颇感费力。就诊时哈欠连天，呈倦怠貌。

《黄帝内经》云："血有余则常想其身大，血不足则常想其身小。"患者的症状为感觉异常，属于心主神明的范畴。据此按照心血不足，神明失常治之，予以归脾汤加减治疗，数周后症状消失，睡眠安宁，学习颇感轻松。

【类方比较】

四物汤与归脾汤均为补血常用方，四物汤以熟地黄、当归、白芍、川芎四药组成，药物主归肝肾，是治疗肝肾不足，"精不生血"的主方，其立方之旨在于先天生血；而归脾汤中以人参、黄芪、白术、甘草等益气健脾药物与龙眼肉、酸枣仁、当归等补血药配伍，益气药重于补血药，动静结合，以"气能生血"为旨立方，在于后天生血。二方虽同为治疗血虚之名方，临证应用时，应分清立方之旨为要。

第三节　气血双补

炙甘草汤

【主治】

本方主治气血阴阳不足之脉结代、心动悸，虚劳，肺痿。

本方出自《伤寒论》，用于治疗"脉结代，心动悸"；孙思邈在《千金方》中将其用于治疗"虚劳不足"之"汗出而闷，脉结心悸"；王焘在《外台秘要》中，进一步扩大了它的主治范围，用于治疗"肺痿"见"涎唾多，心中温温液液者"。

脉的形成依赖阴血的充盈和阳气的推动，是阴、阳共同作用的结果。若心阴心血不足，则脉不能充盈，若心气心阳虚弱，则无力鼓动血脉，都会导致血脉不能接续而出现脉力、脉率的异常，出现结脉、代脉。结脉、代脉都属于缓脉，脉象虚弱无力，脉间有间歇停顿。气血不足，不能养心，故虚羸少气，心动悸。所谓"动悸"，是指患者自觉心中急剧跳动，甚至惶恐不安，不能自主。如果进行心电图等相关检查的话，有的有阳性指征，有的则没有任何阳性结果，所以，这里的"心动悸"强调的是患者自身的感觉。

虚为不足,劳亦为不足,"虚"要发展到气血阴阳都不足或五脏皆虚的程度,方称之为"劳"。临床症状多种多样,一般见有虚羸少气,身体消瘦,健忘失眠,心悸怔忡等。偏于阳气不足者,还可见自汗身冷,偏于阴血不足者,还可见失眠不寐,咽干口燥,大便干结等。

肺痿,指肺叶枯萎不用。肺为娇脏,有赖阴津的濡养滋润。阴津不足,肺失濡润,久则肺燥成痿;又肺主行津,肺叶枯萎,则津液不能运行而变生痰浊,故见浊唾涎沫,久久不愈。王焘所讲"肺痿"证中的"心中温温液液者"是指心胸中如同搁置了热水一样,烦躁不安,这是阴血不足,虚火扰心所致的症状(图7-25)。

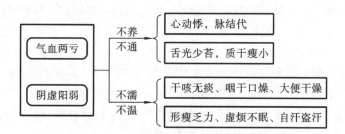

图 7-25　炙甘草汤证的发病机制及主要症状

【病机和治法】

无论是"脉结代,心动悸",还是虚劳,肺痿,均责之于虚,于物质则涉及气、血、阴、阳,于脏腑则偏于心和肺,表现为阴血不足之"不养""不濡",阳气不足之"不温""不通"。按照"虚者补之"的治疗原则,故以益气养血,滋阴温阳为法(图7-26)。

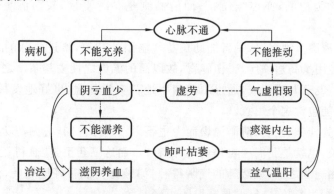

图 7-26　炙甘草汤证的病机和治法

【方解】

本方可分为三个模块:第一模块,人参、炙甘草;第二模块,阿胶、麦冬、生地黄、胡麻仁、大枣;第三模块,桂枝、生姜、清酒。

第一模块:人参、炙甘草。

中医方剂中十之八九都有甘草,在大多数方剂中,甘草起调和药性的作用,即便在有些方剂中发挥补气的作用,也不会充当主药。但本方以"炙甘草汤"命名,足见炙甘草的作用举足轻重。原方中炙甘草用量为四两,是张仲景所有方剂中炙甘草用量最大的一首,现代临床报道中,炙甘草常在 40 g 以上,大者可达 100 g。炙甘草、人参补气,既能推动血行,又可加强补血作用。

有人要问,人参的补气作用远比炙甘草强,为什么反以炙甘草为君呢?我们从三个角度来理解这个问题。

第一,在气血阴阳俱不足或五脏、三焦皆虚等全身虚损的情况下,如果峻补,则会导致虚不受补,因此只能缓补,最好的选择是"补其中",也就是补脾胃。脾属土,为太阴,故不能温热太过,太过则有失中焦之"和"。在这里,仿照仲景《金匮要略》中"病痰饮者,当以温药和之"之说,可将这个思路概括为"气血阴阳俱不足,补其中,当以温药和之"。此时的策略应当着眼于中焦,以温补而平和者为首选。

第二,人参性温易于助火,对于虚劳肺痿病中见有燥热、舌红少苔、脉虚数者不宜。此时应该用党参替代,正如清末名医张锡纯所言:"人参原能助心脉跳动,实为方中要药……然人参必用党参,而不用辽参,盖辽参有热性也"。显然,人参的大补和温热之性,是不符合"和之"要求的。

第三,《名医别录》云甘草能"通经脉,利血气",依此言之,炙甘草是一个补、通结合的药物,既能补气血,又能通利血脉,治疗"脉结代"甚为对症,故重用为君药。

第二模块:阿胶、麦冬、生地黄、胡麻仁、大枣。

这一模块以滋阴养血为主。从药物数量来看,占了全方的一半,可见本方的滋阴养血作用力之强,正因如此,后世很多医家评价此方为仲景"滋阴之正方""滋阴之祖方"。麦冬和生地黄都是甘寒之品,麦冬善养肺胃之阴,生地黄善养心肾之阴。原方中生地黄用量达一斤,主要针对"真阴枯竭"所致的心悸、脉代。清代柯韵伯因此认为生地黄应该作为方中的君药,吴鞠通在《温病条辨》中以炙甘草汤为基础方,去掉桂枝、人参、生姜等阳药,加入生白芍后变为滋阴增液之方,用于治疗温病后期真阴亏耗证,其思路正是基于柯韵伯"生地黄为君药"的观点。阿胶、胡麻仁甘平而润,善补肺、肾之阴。四药合用,心、肺、肾等诸脏阴、血并补。大枣补益心脾,助炙甘草、人参以资化源。

第三模块:桂枝、生姜、清酒。

桂枝辛温,与益气诸药合用,可辛甘化阳,既能通利血脉,促进结代脉的复常,又可温补阳气,使津液、血气通行全身。同时,血的生成讲求"化赤而为血",第二模块的几味药中,甘凉者多,有了桂枝的温化,方能"化赤"为血。本方在煎取汤剂的过程中,以清酒与水混用作为溶媒。郝万山先生在《经方中的白酒与清酒》中指出,汉代的酒分为事酒、昔酒和清酒三种。事酒指的是即酿即成的新酒,一般供祭祀用;冬酿春成的陈米酒称为白酒,亦称"昔酒";而清酒则是冬酿夏成,较白酒更为陈久而清澈醇厚的米酒。

而本方中采用的是清酒。酒性温,一者能助长益气温阳的药势,增进血脉的通利以"复脉";二者方中地黄为生地黄,性凉且用量高达一斤,恐伤脾胃,故以酒的温散之性去其寒。之前已经讲过,熟地黄即是以生地黄拿酒浸泡后,九蒸九晒而成,通过酒泡使生地黄变为甘温,更好地发挥滋补肾精的功效。本方中以酒水混用煎药可能包含这个用意。

后世有很多医家认为桂枝、生姜、清酒温燥而力主不用。实际上,补益方药功效发挥的好坏,与药效的通利、转运也密切相关,也就是我们一再强调的"通补"。而这三药正是"通利"之关键所在。如肺痿证中之"浊唾涎沫",如不用通利之品,纵然肺的气阴得补,津液亦不能很好地运转,浊唾亦不能被化除,故清代名家喻昌将这三药视为炙甘草汤的"要药",不可轻易舍去。

全方配伍,益气养阴,补血温阳,因此有人认为本方是气血阴阳并补之剂。全方中阴药和阳药相辅相成,调和了温和凉的平衡,兼顾了通与补的协调,是泽被后世的良方(图7-27)。

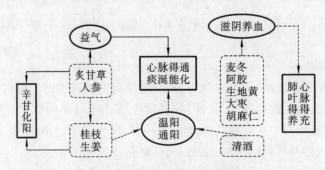

图7-27 炙甘草汤配伍示意图

【临床运用】

1. 辨证要点 本方是气血阴阳并补之剂,临证以脉结代,心动悸,虚羸少气,舌光少苔为辨证要点。

2. 加减变化 本方主要包括益气温阳、滋阴养血两个部分,前者用药以甘温为主,后者以甘凉为主,在应用时,要根据证情变化调整二者的主次关系。若舌光少苔,舌质不红或淡,则炙甘草、人参、桂枝等温药宜重用,生地黄、麦冬等寒凉药应减量;如舌红少苔,脉虚而数者,则生地黄、麦冬宜重用以滋阴润燥清火,而桂枝、生姜、清酒的剂量应减少或不用。

第四节 补 阴

六味地黄丸

【导言】

本方出自《小儿药证直诀》,作者是北宋儿科名医钱乙。在钱乙之前,儿科还未形成一个独立的专科。钱乙通擅各科,特别精于儿科,从事儿科临床工作六十余年,系统深入地研究了小儿生理病理特点,以脏腑辨证为纲形成了较为完整的儿科诊疗体系,使儿科独立成为与内、外、妇科并列的专科,正因如此,钱乙被视为“儿科之鼻祖”。钱乙创制的儿科诸方历来为后世所推崇,被誉为“小儿经方”(《四库全书》目录)。六味地黄丸是享誉千年的名方,在各科广泛使用,现代利用制药技术将六味地黄丸制成系列中成药并在临床中广泛使用。

【主治】

本方主治肾阴虚证。

六味地黄丸原是一首儿科方剂,用于治疗“肾怯”。“肾怯”又称“胎怯”“胎弱”,多为先天禀赋不足所导致;明代薛己又将六味地黄丸拓展至治疗成人肾阴虚证;明代另一医家王伦鉴于肾中水火共居,水火相反相依的关系,又用六味地黄丸治疗肾精不足,虚火妄动,上干于肺所致的咳嗽、咯血(《明医杂著》)。现代临床上,六味地黄丸已经广泛应用于内外妇儿各科多种病证的治疗。

肾阴具有滋养作用,若肾阴不足,则骨、发的生长、发育均迟缓,在小儿表现为出牙晚、站立行走迟缓、囟门闭合推迟,即所谓的“五迟”;在成年人则表现为须发早白、脱发、骨的生长减缓等。肾位于腰府,凡肾虚,无论是肾阴虚还是肾阳虚都会表现为腰酸;肾属水,肝属木,肝为肾之子,肾阴可滋养肝阴,肝主筋,膝为筋之会,因此在肾阴虚时,肝阴也不足,筋无所养,轻者两膝酸软,与腰酸合称“腰膝酸软”,重者阴虚生风,出现手足颤掣无力。肾水亦可上养清窍,故肾阴虚时会出现头目眩晕,耳鸣耳聋。

肾内寄水火。水即肾水或肾阴,火即肾阳或相火。《黄帝内经》有云“心火以明,相火以位”,心火应显现于外,而相火则隐藏在本位。相火分为生理性相火和病理性相火,前者隐藏于肾水之内,温煦肾水及诸脏腑、经络、清窍,发挥促进气血生长的功能。而病理性相火,则是不能藏于肾水之中而浮散于外的相火,称为“相火妄动”,表现为遗精梦交,五心烦热,盗汗潮热,这些症状多于夜间加重,而白天则明显减轻。发热表现为五心烦热或骨蒸潮热,就体温而言,有的会升高,有的并不异常升高,仅仅是患者自觉手足心或者全身发热,而且这种发热的热势像潮水一样一阵一阵发作,伴阵发性的燥汗,热像从骨中蒸发出来的一样(图7-28)。

【病机和治法】

本方证的病机为肾阴不足,相火妄动,肾阴不足为本,相火妄动为标。《黄帝内经》有“壮水之主,以制阳光”,“阳光”指肾中相火显露于外,即病理性相火。相火属于虚火,不能妄用清法或者泻法。让相火重新回归潜藏状态才是要义。故滋补肾水,即“壮水之主”,以阴涵阳。

【方解】

本方的模块可以分为两种:第一种是补泻分法,可以分为熟地黄-山茱萸-山药,泽泻-茯苓-丹皮两个模块;第二种是脏腑分法,可以分为熟地-泽泻、山茱萸-丹皮、山药-茯苓三个模块。

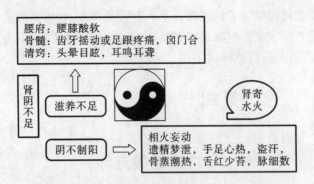

图 7-28　六味地黄丸证的发病机制及主要症状

熟地黄色黑入肾,性味甘温,善补肾精以化肾阴,山茱萸善入肝经而补肝阴,山药性平,善补脾气,从"补"的角度来看,本方肝、脾、肾同补;泽泻偏入肾经和膀胱经泄水湿,茯苓善入脾经祛中焦之湿,丹皮入肝经而泻相火,从"泻"的角度来看,也是肝、脾、肾同施。概括本方的特点:三阴并补,补泻同施(图7-29)。

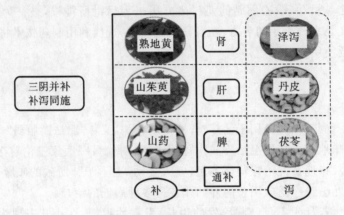

图 7-29　六味地黄丸的配伍分析

在学习本方时,有两个问题是必须要深入探讨的:一是本方以补肾阴为主,为何要补肝、脾呢? 二是在补益的同时,为何又要应用泻药呢?

从剂量来看,熟地黄八钱,山茱萸、山药各四钱,也就是说,熟地黄的用量是山茱萸、山药之和,所以,本方虽"三阴并补",但以补肾为主。肾精可来源于先天之精和后天之精,先天之精禀受于父母,后天之精则源于饮食所化之水谷精微及脏腑代谢之余气,人体各个脏腑的精气,一部分用于维持自身生理功能和活动,如有剩余则藏于肾,转化为肾精,因此,肾如同是人体精气的"银行",有余则存蓄,不足就提取。所以,本方中的山茱萸和山药分别补益肝、脾,一方面直接补益肝脾,另一方面可间接补肾阴(图7-30)。

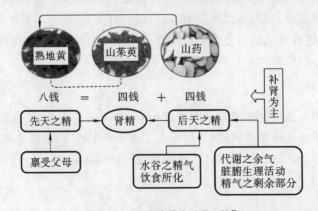

图 7-30　六味地黄丸之"三补"

熟地黄能填补肾经,属于阴药,古人谓之"阴中之阴"。熟地黄味厚而滋腻,容易碍脾胃,所以自古就有"砂仁拌熟地"的用法,就是拿砂仁与熟地黄一起拌炒再使用,目的是防止熟地的滋腻碍胃之弊。本方主治肾阴虚证,肾的主水功能受到影响,因此产生水湿,形成湿浊,占据肾阴应有的本位,此时即便肾阴得到补益,也将无位可归,不仅不化肾精,反化为湿浊而走下,患者服药后即表现为腹泻、食欲不振。故用泽泻,泽泻直入肾和膀胱,泄其湿浊,让肾阴有位可归而化为肾精。

　　肝阴不足,肝气容易郁滞化火。山茱萸甘温,其温燥之性有助肝火之虞,故加丹皮清泻肝火。临证时若肝火、肝郁较重,可增加柴胡、白芍疏肝,加栀子清肝火,构成滋水清肝饮。后天之精的生成,脾的运化至关重要。山药平补三焦,尤其善补脾气,加用茯苓可健脾祛湿,二药合用,健脾祛湿以助脾的运化而化生后天之精。

　　泻是为了更好地补,补泻之间,名曰相反,实则相成,是"通补"的典范。方中熟地黄八钱、山茱萸和山药各四钱,共计十六钱,泽泻、丹皮和茯苓各三钱,共计九钱,所以补重于泻,全方以补为主。由于泻药的使用,加之剂型为丸剂,所以全方的补阴作用平和,并非峻补之方,适于久服缓补,是"王道之方"(图7-31)。

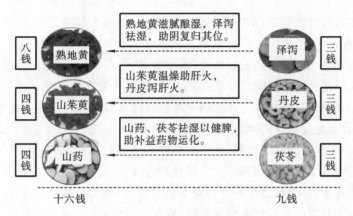

图 7-31　六味地黄丸之"通补"

【临床运用】

　　本方是滋补肾阴的名方,临证以腰膝酸软,头晕目眩,五心烦热,舌红少苔,脉双尺细数为辨证要点。

【附方】

　　1. 左归丸　由熟地黄八两,山药四两,菟丝子四两,枸杞子四两,山茱萸肉四两,龟甲胶四两,鹿角胶四两,川牛膝三两组成,实际上是在六味地黄丸基础上去掉"三泻"(泽泻、茯苓、丹皮),加上"二子"(菟丝子、枸杞子)、"二胶"(鹿角胶、龟甲胶)和川牛膝而成。主治真阴不足,精髓亏虚。本方出自《景岳全书》,张景岳认为,"阳非有余,阴常不足",在治疗肾阴亏虚证时,认为"真阴既虚,则不宜再泄",故在钱乙的六味地黄丸中去掉"三泻",加上了"二子""二胶",枸杞子能补益肝肾之阴,性味甘酸,尤其善于补益肝阴,菟丝子偏于补阳;二胶均为血肉有情之品,味厚而善于填补肾精,龟甲胶善补阴精,鹿角胶善补阳精,如此阴药和阳药配伍,取"阴中求阳"之意,体现了《黄帝内经》"阳化气,阴成形"之妙。尤其妙在川牛膝的应用,川牛膝善行下焦,可引热下行,既能导妄行于上、于外的相火回归肾水,以藏寄于肾而不继续妄行,亦能引熟地黄、菟丝子、山药等诸气厚味薄之品更好地下降于肾。全方去掉了"三泻",增加了补肾填精之品,变平补为峻补,适用于真阴亏虚证之腰酸腿软,头晕眼花,耳聋失眠,遗精滑泄,自汗盗汗,舌红少苔,脉细。

　　2. 知柏地黄丸　是在六味地黄丸的基础上加上知母、黄柏,主治肾阴亏虚,虚火妄动证。肾寄水火,生理状况下,肾水充足,相火内藏而不妄动为祸。若肾水不足,则相火妄动,甚至火热炽盛以至于反过来损伤肾阴,形成恶性循环,此时不得不清相火以保存肾水。知母、黄柏的配伍首创于滋阴派鼻祖朱丹溪,二药苦寒直入于肾,能"直清下焦之火以折服之"(《成方便读》)。全方配伍,滋阴清火,标本兼顾,适用于真阴不足,虚火妄动所致的骨蒸潮热、虚烦盗汗、腰脊酸痛、遗精等。

一 贯 煎

【导言】

本方出自《续名医类案》，乃清代中晚期医家魏之琇所创。魏之琇，字玉横，别号柳州。幼年丧父，故他不得不早年即开始劳作自养，他矢志习医，利用业余时间自学二十余载，至四十岁开始在杭州挂牌行医，以维持生计。由于贫苦劳顿，魏之琇五十余岁就去世了。魏之琇的人生经历坎坷异常，但他秉持初心，从不怨天尤人，正是中医人为医、为学的榜样。

魏之琇一生行医时间不长，精于治疗内伤杂病，尤其是肝胆疾病，其论又常以肝为重点，他所创立的一贯煎一经问世，便成为治疗肝病的代表方剂。

【主治】

本方起名为"一贯煎"，何意？"一贯"一词出自《论语》，"吾道一以贯之"，意思是以一个恒久的道理贯串万物。就肝病而言，所贯串的"一"是什么呢？就在于肝"体阴用阳"。肝属于五脏，与六腑相对而言，属阴；肝藏血，血为"阴中之阴"。肝五行属木，木曰曲直，性喜条达而恶抑郁，因此其用又属阳。肝的升发条达有赖于肝阴、肝血的濡养滋润。如果肝阴不足，肝的升发之性就受到抑制。本方证中的肝阴不足通常是由内伤杂病久伤肝阴导致的，与外感病中外邪或情志抑郁肝气不同。魏之琇一生贫苦，生活经历坎坷，且久蕴大志，故对此身受感同，超乎他人。

本病的源头在于肝阴不足。肝阴久损，一者不能滋养濡润，二者久病入络，肝气郁结，气血不和，故胸胁、肝区隐痛，时发时止，绵绵不休；肝郁化火，因此口苦咽干、泛酸呃逆，或者烧心。"烧心"是老百姓的一个习语，实际上是胃酸上反至食管，导致食管有烧灼感，因为部位接近于心，因此俗称"烧心"，其实不是心的症状，按照中医的理论乃是肝火横逆犯胃，胃气上逆所致。

笔者曾在2008年冬治一老者，老者年逾七旬，面黑消瘦，呕吐多年，有时仅仅是泛酸欲呕，有时呕吐严重，呈喷射状，西医检查诊断为胃溃疡，严重时兼有腹痛或者大便带血。仔细询问，自云在二十世纪七十年代罹患血吸虫病，当时服用吡喹酮类药物达半年之久，肝功能损害较重，后虽服用护肝中西药均不见效，发展为肝硬化，水肿严重的时候，不得不采用利尿药物治疗。之后，肝区隐痛无休无止，精神气力虚惫，生活不能自理。曾服用行气活血、软坚散结类方药，往往初服有效，服用一周以后即无效，反而呕吐、口燥咽干更加严重，尤其是下半夜更为突出，因此经常下半夜不寐。

该患者服用吡喹酮伤肝在先，利尿治疗在后，又服用多剂疏肝行气止痛方药，肝阴受损严重。辨证为肝阴亏虚，肝气不舒，血瘀水停。以一贯煎为主方，加上活血利水之品治之。患者服药三周，胁痛、口干、泛酸、水肿都得到了很好的缓解。

肝属木，可疏泄一身之气机，既助脾的升发、运化，又助胃的和降、受纳，谓之"木能疏土"；肝气一旦郁结，便会化火。本来，胆与胃同为六腑，胆火、胆热易于犯胃，属于六腑之间的相犯；但肝火在郁结不伸的情况下，亦会通过肝胆之间的经络连属关系影响胃，导致胃失和降，称为"横逆犯胃"，导致呕吐、吞酸、烧心。魏之琇在谈到这个机制的时候，特地说这是自己"临证数十年始获"，并说这是"天地古今未泄之密"。因为在当时，按照胆火犯胃来诊断治疗是非常普遍的，所以魏之琇的话虽然有些夸张，但确实具有开创性的思想。

【病机和治法】

贯串于肝的"一"是"体阴用阳"，也就是说，无论是什么病因、什么病机所引起的肝病，在诊断、治疗的时候，都要围绕"体阴用阳"来进行。

本方证中，肝阴不足是本，肝气郁结是标。按照"急则治其标，缓则治其本"的原则，本方证应以治本为主，也就是以养肝阴为主。这个思路在今天看来是水到渠成的，但实际上，从行气疏肝为主到滋阴为主,经历了六七百年的漫长时间的发展。

魏之琇的《续名医类案》中记载,治疗这类疾病时,坊间多以四磨汤、五香散、六郁丸、逍遥散等诸方为主。四磨汤出自《证治要诀类方》,由槟榔、沉香、乌药、人参组成,功能行气降逆,用以治疗肝气郁结、横逆胸膈之证;五香散,见于《太平惠民和剂局方》,由木香、丁香、沉香、乳香、藿香五味香药组成,功能行气疏肝理脾;六郁丸即朱丹溪《丹溪心法》中的越鞠丸,由栀子、香附、川芎、神曲、苍术组成,行气解郁,可用于治疗"六郁证";逍遥散出自《太平惠民和剂局方》,由柴胡、白芍、当归、白术、茯苓、甘草组成,行气疏肝、健脾养血。上述诸方都是以行气疏肝为主的方剂。由此看来,当时医师普遍是用行气疏肝法治疗肝阴虚所致的肝郁证(图7-32)。

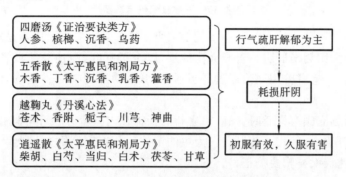

图7-32 以行气疏肝解郁为主的方剂

由于行气疏肝的方药偏燥,所以很容易造成肝阴的进一步损耗而加重肝郁。有鉴于此,魏之琇极力申斥其弊,谓"初服有效,久服有害"。温燥的方药在初服的时候,肝气可得一时的条达,从而短暂地缓解胸胁胀痛的症状;但用的时间一长,温燥药物加重肝阴损耗,随着肝阴损耗的日益严重,肝郁也随之加重。如果一直持续服用这些伤阴之品,无异于"以医杀人,因药杀人"。

这些方药的大面积使用,源于"肝无补法"的误导。至明清时期,浙江名医高鼓峰、叶天士等逐步纠正这个错误,开始重视养肝、补肝。高鼓峰倡用滋水清肝饮(由六味地黄丸加柴胡、白芍组成),魏之琇当时也师从这种观点,但日久以后,在临床实践中也发现该方"初服有效,久服无效"(《续名医类案》),认为滋水清肝饮虽用六味地黄丸滋水涵木以养肝阴,用柴胡、白芍以疏肝,虽然重视补养,但用药偏于温燥;后宗叶天士"甘寒柔肝"的观点,才真正完成了本方的创制。

【方解】

本方由生地黄、麦冬、北沙参、枸杞子、当归、川楝子六味药构成,可分为两个模块:生地黄、麦冬、北沙参、枸杞子、当归为第一模块,川楝子为第二模块。前者俱为甘味药,可补益肝阴、肝血,尤善补肝阴;后者可疏肝理气。从全方的用药布局来看,养阴为主,疏肝为次。与四磨汤、五香散、越鞠丸、逍遥散诸方相较,格局发生了颠覆性变化。

生地黄、麦冬、北沙参甘凉滋润。生地黄善滋肾阴,取滋水涵木之意,这一点与滋水清肝饮中的熟地黄取相同之意,但熟地黄性温,不利于柔肝,尤其是对兼有肝火犯胃之吞酸、烧心、呃逆等症状时,是不相宜的;枸杞子味甘性平,肝、肾同补,偏于养肝阴,又与六味地黄丸中的山茱萸相似,与山茱萸相比,枸杞子更平和柔润;麦冬和北沙参甘凉性微寒,善补肺胃之阴,通过补益肺胃之阴可制约肝木之横逆,谓之"清金制木",有助于补益肝阴。当归补血,适应肝藏血的生理特点。诸药合用,肝、肾、肺、胃同补,重点在于补益肝阴,用药甘凉柔润,顾护肝体,正如张山雷所云"柔润以驯其刚悍之气"。

川楝子又名金铃子,秉金秋之气,既可疏肝,又可清肝火。柴胡味辛性微寒,秉春之气,二者相比,柴胡虽疏肝理气功效更强,但"有劫肝阴之虞",容易耗伤肝阴;川楝子疏肝之力虽然不如柴胡,但味苦性寒,善清肝火,主降,耗伤肝阴的弊端较柴胡轻得多;另外,川楝子可入络脉,而柴胡善入少阳、厥阴之经。与伤寒外感相比,本方证的病程一般较长,根据"久病入络"的理论,川楝子比柴胡更切中证情,《中医方剂大辞典》中提到川楝子能"泄肝通络,条达气机"(图7-33)。

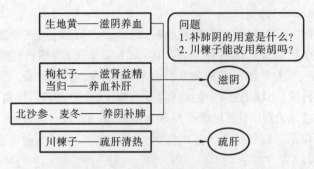

图 7-33　一贯煎配伍示意图

不过，川楝子的用量不能太大，以 3～6 g 为宜，因为本方证的主要矛盾不是肝郁，故川楝子小量运用加以辅助即可，用量大则会伤肝阴。若肝火比较重，以至于呕吐、呃逆频繁或者烦躁不眠、口苦燥，则在原方的基础上加黄连。笔者曾用之治疗过肝阴不足，肝火横逆犯胃之胃溃疡，感觉疗效尚可，但不宜用得太久。

综上所述，本方的创立颇有针砭时弊、破旧立新的精神在内。全方在肝"体阴用阳"的基本理论的指导下，以养肝为主，疏肝为次，替代了疏肝行气为主的治法，以甘凉柔润之品替代了六味地黄丸，诚为滋阴疏肝"无上良药"（《沈氏女科辑要笺正》）。

【临床运用】

本方是养阴疏肝的名方，是治疗阴虚肝郁的常用方剂。临证以胁肋隐痛，吞酸口苦，口燥咽干，舌红少津，脉虚弦为辨证要点。

百合固金汤

【导言】

本方出自《周慎斋遗书》，作者周慎斋，字之千，慎斋是他的号。周慎斋是明代嘉靖年间名医。说起周慎斋的学医经历，他是一个半路出家，因病习医而终有大成的典范。周慎斋中年时，患中满疾病，痛楚不堪，遍访名医，但疗效甚微，于是广泛搜集医书仔细研究，自制中和丸，结果服用一个月即痊愈。之后他拜名医薛己为师，得薛己精心指点，遂成名医。周慎斋生前忙于诊务，无暇著书，《周慎斋遗书》是他的弟子们在他去世以后搜集编纂的。周慎斋精于脉理，长于内伤杂病。百合固金汤是其治疗内伤于肺的代表方剂。

【主治】

本方主治肺肾阴虚，虚火上炎之咯血证。

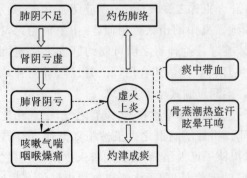

图 7-34　百合固金汤证的发病机制及主要症状

按照周慎斋制方本义，本方当以治疗内伤肺损为主。在《周慎斋遗书》中，百合固金汤用于治疗"手太阴肺病，有因悲哀伤肺，患背心、前胸、肺募间热，咳嗽咽痛，咯血恶寒，手大拇指循赤白肉际间上肩背，至胸前如火烁"。手太阴肺经分布于胸前、上肢内侧、手大拇指外侧，循鱼际。七情中，悲忧伤肺，可使肺气郁闭，久则气郁化火，形成郁火，随着实火的进程，气阴逐渐耗损，形成实火、虚火兼而有之的病机格局。火性上炎，故见胸背发热，咳嗽咯血，手指至肩部肺经循行部位热如火烁（图 7-34）。

肺属金,肾属水,二者是母子关系。母病及子,肺阴虚损严重,必致肾阴亏虚,形成肺肾阴虚。肾为水藏,内寄水火。阴、阳、水、火共处而又形成相生相制的平衡状态。若肾阴亏虚,则相火妄动,虚火内生;如果火仅在气分,则咽喉肿痛,咳嗽咳痰;若阴液继为损伤,则火热入血分,损伤肺部血络,出现咯血,轻者痰中带血,重者咯血量大。此外,还可见到骨蒸潮热、手足心热、消瘦盗汗等肾阴虚火旺的常见症状。

【病机和治法】

汪昂在《医方集解》中将本方证的病机概括为"金不生水,火炎水干",是非常贴切的。本方证的本在于肺肾两虚,即"金不生水";水不制火,虚火上炎,是为标。虚火一方面灼伤肺络,另一方面继续损伤肺肾之阴,即"火炎水干"。根据《黄帝内经》"壮水之主,以制阳光"的原则,治宜养阴润燥,补肾壮水,肺阴得补,肾精得填,虚火自敛,诸症可平。

【方解】

本方可分为三个模块:第一模块,百合、麦冬、生地黄、熟地黄、玄参;第二模块,当归、白芍;第三模块,贝母、桔梗、甘草。

第一模块,百合、麦冬、生地黄、熟地黄、玄参。

百合味甘而性寒,归心、肺二经,麦冬善补肺胃之阴,二药配伍,可滋肺阴而清上炎于肺的虚火。汪昂云:"肺与肾为母子之脏,故补肺者,多兼滋肾。"(《医方集解》)本方中生地黄、熟地黄联用,生地黄甘寒,熟地黄甘微温;生地黄能滋养肾水而清虚火,尤其善清上犯于肺络的虚火,可清热凉血。百合、麦冬与生地黄三药配合,可滋阴润燥。熟地黄甘微温,一般来说与虚火不相合,为何使用呢?

虚火的产生,除了因肺阴虚损外,还与肾的封藏功能受损有关。如果肾的阴精受损,封藏就不固,就不能内藏相火,相火上冲,成为病理性相火,也就是虚火。相火妄动的治疗,不能用清泄之法,只能让其重新藏纳到肾水之中。熟地黄善益肾填精,可补肾之阴精。阴精得补,妄动的相火就能藏纳于肾水之中,咯血、发热、咽痛诸症更容易解决。所以,生地黄、熟地黄联用,可以使肾阴得补,肾精得填,周慎斋对于阴阳制化的精熟由此可见一斑。玄参与生地黄相似,可补益肾阴,可以制约无根之相火,与生地黄、熟地黄相伍,滋阴补肾。综合来看,第一模块共有五味药,均为滋阴之品,肺肾同补,既能滋阴以治本,又能清虚火以治标(图7-35)。

第二模块:当归、白芍。

当归、白芍都是入肝经的药,可补益肝血、肝阴,为何加两味走肝经的药呢?肾属水,肝属木,水和木是母子关系,肾阴亏虚,水不生木,肝阴亦为之不足,肝阴不能濡润肝木,肝木的升发之性受到抑制,肝气郁结,久之则郁而化火,肝火又上犯于肺,加重咳嗽、咯血,谓之"木火刑金"。这个机理在前文讲一贯煎的时候,已剖析清楚。加入当归、白芍,可补益肝阴、肝血,使肝不至于抑郁而化火。在临证过程中,如果肝气郁结、肝火犯肺比较严重时,还应在方中加入川楝子、栀子之类的药,加强疏肝、清肝的作用(图7-36)。

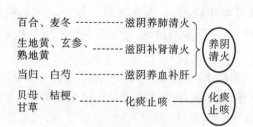

图 7-35　百合固金汤配伍示意图

图 7-36　"木火刑金"示意图

第三模块:贝母、桔梗、甘草。

虚火上干于肺,容易灼津为痰。痰不去则气不顺,肺不能肃降,一方面咳嗽、咯血不容易缓解,另一方面虚火也不能下归于肾。方中贝母苦寒质润,桔梗性味辛、苦性平,二者相伍,可化痰止咳而不助火。但桔梗主上浮,对于咯血者恐加重出血,因此咯血者应该减少用量,严重者则去之不用。综合起来,这个模块的配伍目的在于祛痰以治标。

【临床运用】

本方是滋阴降火的代表方剂,具有滋阴润肺,补益肝肾,清金制火之功,用于治疗肺肾阴虚肺燥,虚火上炎,肺络受损之咯血证。临证以咳嗽、咯血、咽喉疼痛,舌红少苔,脉细数为辨证要点。

第五节 补 阳

肾 气 丸

【导言】

肾气丸出自《金匮要略》,故又名"金匮肾气丸",与六味地黄丸只多桂枝、附子两味,共计八味药,因此又称为"八味肾气丸"或"桂附地黄丸"。

肾气丸是补肾的代表方,有人说它肾阴、肾阳双补,但更多的医家认为它主补肾阳,今天我们运用的时候,把它视为补肾阳的方剂。在初学阶段,我们很容易产生一个疑问,既然它是补肾阳的方剂,为何不直接叫"肾阳丸",而要叫"肾气丸"呢? 肾气和肾阳之间,有何区别和联系呢? 本方又是如何通过配伍来实现补"肾气"的呢?

【主治】

本方主治肾阳虚证。

肾阳为一身之元阳,既是一身热力的来源,又是生殖的推动力,主要发挥温养、气化和生殖三大功能。肾阳虚衰,阳不制阴,寒从内生,这种寒是虚寒,与四逆汤主治的阴寒内盛相比,程度要轻得多,一般不会出现恶寒蜷卧这样严重的寒象,很多情况下只表现出全身有冷感,腰膝以下冷感更为突出。如果寒在少腹,小腹、腹股沟处不仅有紧束感,而且连带着腰腹也会有紧痛的感觉,这种紧痛,古称为"少腹拘急"。肾阳有温养的功能,可温养其他脏腑,比如,肾阳虚衰,脾胃之阳也会随之不足,称为"火不暖土",出现腹痛、腹泻、呕吐、完谷不化等症状;肾阳不能温养心阳,则会形成心肾阳衰,导致心悸、水肿等。

肾主生殖,与性功能、生殖生育密切相关。肾阳充盛,则性功能正常,反之在男性表现为阳痿早泄,在女性表现为性冷淡。在生殖方面,肾阳虚衰,在男子则精子数量减少、活动度差,在女性则导致肝肾虚衰,形成宫寒,不能受孕。

肾主水。这种功能的发挥,有赖于膀胱的气化。"膀胱者,州都之官,津液藏焉,气化则能出矣"。膀胱气化的主要形式就是"出"。这种"出",可上可下。向上,可将津液上承,发挥滋润作用;向下,可将代谢的废水化为尿液排出体外。人一身的水液,运行起来就是"活阴",否则就是"死水"。膀胱的气化需要动力来驱动和维持,这种动力来源于肾阳。

如果肾阳虚衰,膀胱的气化不利,不能正常"出",则水液的向上、向下运转都会受到影响。在某些消渴病,也就是西医讲的 2 型糖尿病中,患者由于水液不能上承于口咽,所以口燥咽干、口渴较重,但不欲饮。这种口渴,要与阴虚燥热所致的口渴相区别。而本方证中,患者口中不仅不干,反而水润,舌不仅不干红瘦小,并且胖大水滑。小便不能"出",表现为尿少甚至癃闭不出,水无去路,则泛滥肌肤,导致水肿,即"阴水"。

肾阳虚衰,寒饮内生,可影响多个脏腑,如寒饮犯肺,重者又称"水饮射肺",表现为喘息气急,咳嗽痰稀,心胸痞闷;影响脾胃,则眩晕、呕吐、腹泻、脘腹痞满;如果侵犯心,则称为"水饮凌心",导致心悸胸满等。"转胞"是指妊娠期间小便不通,甚至小腹胀急疼痛,痛苦不堪,主要是由肾阳虚衰,膀胱气化不利,水饮内停,压迫胞胎所致。"脚气",又称"脚弱",主要是因为湿邪浸淫下肢,流溢皮肉筋脉而成,初起时仅觉两脚无力,渐渐酸重、顽麻,小腿肌肉弛缓,最终双下肢因为经脉失养而细软无力,重者足胫肿大,甚至脚肿连膝。脚气分为干脚气和湿脚气两种,与肾阳虚相关的多为湿脚气,其由寒湿浸淫而成。可以看出,痰饮、脚气、转胞、消渴等病症,虽然临床表现各异,但本质是相同的,都是由肾阳虚衰,水湿内停所导致的(图 7-37)。

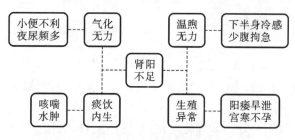

图 7-37　肾气丸证的发病机制及主要症状

当然,也有一些患者,表现为多尿,甚至尿失禁,尤其是夜尿频多,也是由肾阳虚衰,膀胱蒸腾气化作用减弱所致。膀胱的气化不利,不仅是"出"的作用减弱,其"合"的功能同样不足,尤其到了夜间,自然界阴盛阳衰,人的肾阳更显不足,所以夜尿频多。临证中常有老年患者白天尿少,夜间反而尿频、尿多、小便清长,这是肾阳虚衰,开合失司的表现,是由白天本应"开"而未开,夜间本应"合"而不合所导致的。如果治疗后,白天尿量多而畅,夜间小便次数减少,就是肾阳逐渐恢复的佳象。所以,同是肾阳虚,膀胱气化失司的病机,临证中既可出现尿少尿闭,也可出现夜尿多而清长的表现。

【病机和治法】

本方证的临床表现涉及虚寒、生殖异常、气化不利等多个方面,但究其根本,都在于肾阳不足,根据"虚者补之"的原则,治宜补肾助阳,待肾阳充足,寒、湿、虚都可去,即《黄帝内经》所说的"益火之源,以消阴翳"。"火之源"指的是命门之火,实质就是肾阳。

【方解】

本方由桂枝、炮附子、生地黄、山茱萸、山药、泽泻、丹皮、茯苓八味药组成,故有的古书中将其简称为"八味丸"。生地黄、山茱萸、山药、泽泻、茯苓、丹皮可整体看作为一个模块,无论是药物组成还是配方比例,都与六味地黄丸相似。实际上,六味地黄丸就是宋代名医钱乙宗肾气丸,去掉桂枝、附子而成的。

在汉代,尚无制备熟地黄的工艺,用的都是生地黄。现今地黄的药用分为鲜地黄、生地黄和熟地黄三种,前两种性味甘寒,可滋阴凉血,熟地黄性微温,善益肾填精。"精化气",就肾来讲,肾阴、肾阳化肾精,肾精化肾气。所以,要化肾气,须得肾精充足才行。《黄帝内经》曰:"精不足者,补之以味。"《类经》曰:"损其肾者,益其精。"要补益肾精,则需性味厚重之品,肾虚严重者还需加用血肉有情之品。熟地黄比生地黄性味厚重,而且性温,更适于填补肾精,故后世在用肾气丸的时候,多将生地黄换成熟地黄,现代制药过程中,肾气丸用的都是熟地黄。生地黄、山茱萸、山药三药分别补益肾、肝、脾三脏,以养肾阴为主,泽泻、茯苓泄肾、膀胱之湿浊,丹皮清相火,茯苓佐山药健脾祛湿,即为"三泻",但总体上补重于泻,以补肾阴为主(图 7-38)。

然而肾气丸终究是一首补肾阳的方剂,故又在滋阴群药中加入桂枝、炮附子。附子大辛大热,入心、肾二经,分为炮附子和生附子两种。生附子的辛热更加显著,散寒之力大,还能回阳救逆,故寒象突出的病证中多用之,如四逆汤及其系列类方中,使用的都是生附子;炮附子的辛热之性大减,药性也平和得多,更偏于温补,故更适宜用在虚重寒轻的病证中。肾气丸证偏于虚,寒象并不突出,因此选用炮附子。

在汉代,肉桂和桂枝并未完全分开,统称"桂枝",现今应用肾气丸时,有的用桂枝,有的则用肉桂。肉桂偏于温补,桂枝偏于温通。若寒象偏重,则选用肉桂;若寒饮较重,如癃闭、水肿、脚气、痰饮、消渴、

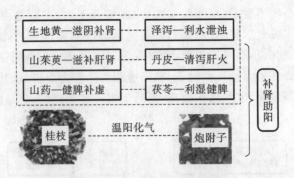

图 7-38 肾气丸配伍示意图

转胞等病症,则宜选用桂枝。桂枝、炮附子都是辛温之品,二者组合,可温肾阳以助膀胱之气化,简称为"温阳化气"。

肾内寄水火,蕴藏肾阴肾阳。肾气即肾的气化,从性质上讲,属阳、主动,但它并非是肾阳单方面的运动,而是肾阴、肾阳共同作用的结果。好比北方冬天用来取暖的暖气,既需要燃烧煤炭作为热力之源,也需要以水作为媒介,二者共同作用。

若单用桂枝、炮附子,二药的辛热之性容易灼伤肾阴,肾阴损伤以后,阳无所依附,肾阳即便得到补充,也会因为无根而成为"虚火";若单用"三补"之熟地黄、山药、山茱萸来补肾阴,又因为没有阳的推动和转运,所补之阴不能在体内动起来,会成为"死阴"。桂枝、炮附子与补阴药配合起来,使肾的气化既有热力来源,又有根基,使所补之阳可以容纳于肾中而有所依附,不至于成为无根之火而浮游于外。肾的相火只有居于肾、命门之中,才能发挥主水、主生殖、温养三大功能。明代医家张景岳深谙这种阴、阳的生化之理,将这种在补阴药之中加入补阳药,以达到补肾阳目的的方式称为"阴中求阳",他认为,"善补阳者,必于阴中求阳,则阳得阴助,则生化无穷"。补阴药和补阳药的配伍,使温补肾阳的作用能长久维持。

肾气丸是补肾阳的著名方剂,在本方之中,桂枝、附子各用一两,共计二两,生地黄八两、山茱萸和山药各四两,共计十六两,补阳药的用量仅为补阴药的八分之一,也就是说,补阴药的用量远重于补阳药,是何原因呢?

肾为坎卦,一阳居二阴。水盛则火灭,火盛则水涸,这是阴阳的对立现象,称为"水火不相射"。在补肾的时候,一定要注意水、火之间的平衡。《金匮要略》中有"痰饮者,当以温药和之"的理论,消渴、转胞、阴水、痰饮等都属于寒饮,都是肾阳虚衰不能制水所导致的,治疗时,温补肾阳以制水这个治法是不难把握的,难就难在"和"。"和"指药力和缓,缓缓补益肾阳,使水饮渐消缓散。若用大剂量补阳药峻补元阳,则水饮固然可以速去,但复来也快,为什么呢?因为温燥的药物损伤了肾阴,肾阴一亏,肾阳就不能依附,浮于外而成为无根之火,无从发挥气化功能,水饮也就再生了,而且比之前更重,因此用大剂量补阳药峻补元阳,是"欲速则不达"。

肾主生殖、温养功效的发挥也是同样的道理,也需要"和"。从另外一个角度来讲,肾主封藏,肾在多次或长久的缓补之后,所填补的肾阳是能在肾中被固摄、封藏起来的,是可以累积的,待元阳蓄积、藏纳到一定程度后,气化复常,诸症自除。

《黄帝内经》云:"壮火食气……少火生气。"告诫我们,如果补阳药过重、过猛,不但不能补养气化,而且耗伤真气。要补益肾的气化,必须缓补缓温,也就是"微微生火"。

从肾气丸的药物配伍中,我们领悟到了两条组方思路:一条是"阴中求阳",一条是"少火生气"。肾气丸中,桂枝、附子的用量虽然小,但作用举足轻重,可谓画龙点睛。

舞狮舞龙是我国民间传统习俗。龙、狮子在扎好以后,静静停放,锣鼓也不敲打,此时处于一个"阴"的状态;待用朱砂点了两只眼睛后,龙和狮子就舞动起来,锣鼓也敲起来,呈现出一副"闹春"的热闹景象,昭示着"阳"也就来了。本方中,若无桂枝、炮附子,即为六味地黄丸,是补阴之方;加上二药以后,即为肾气丸,转变为补肾阳的方剂。所以,桂枝、炮附子就好比闹春的狮子的两只眼睛,在方中起画龙点睛的作用(图7-39)。

【临床运用】

1. 辨证要点　本方具有补肾助阳之功,是现存医学典籍中最早的补肾方剂。临证以腰痛脚软,身半以下常有冷感,小便不利或夜尿清长,阳痿早泄,水肿,舌淡苔白,脉虚弱而尺部沉细为辨证要点。

2. 加减变化　本方中"桂"有桂枝、肉桂之分,若畏寒肢冷,用肉桂以增强散寒之功;若水肿、痰饮较重,用桂枝以温通经脉;若用于老年性慢性支气管炎肺肾两虚,咳喘咳痰较重,可加干姜、细辛等以温肺化饮;咳喘气急,不能平卧者,可先用小青龙汤温肺蠲饮以治标,待症状缓解后,予以肾气丸加入人参、蛤蚧肺肾双补以善后治本;若夜尿频多,可加巴戟天、补骨脂、益智仁等补肾助阳之品或加芡实、金樱子、菟丝子等补肾涩精之品。

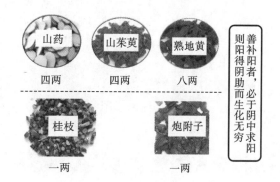

图7-39　肾气丸阴中求阳机制示意图

【附方】

1. 济生肾气丸　出自北宋严用和的《严氏济生方》,是在《金匮要略》肾气丸的基础上加入川牛膝、车前子而成的,原书中也叫"肾气丸",后世为了和《金匮要略》中的肾气丸区别开来,称之为"济生肾气丸"。肾阳不足则虚寒内生,导致血脉运行凝滞,产生瘀血,《金匮要略》中有"血不利则为水"之说,血瘀也是加重水湿痰饮的因素。川牛膝能活血化瘀,兼有利水之功,且善下行;车前子利水渗湿。加入川牛膝和车前子,可增强利水之功,故济生肾气丸善治肾阳虚衰,水湿内停所致的腰重、脚肿、小便不利。

2. 十补丸　这个方名与"十全大补丸"容易混淆。十全大补丸由四君子汤加四物汤,再加上肉桂、黄芪组成,是一首气血双补的方剂,而十补丸是由肾气丸加鹿茸和五味子组成。鹿茸是梅花鹿雄鹿头上未角化的嫩角,为血肉有情之品,性味厚重,善填精补肾,尤善补肾阳,壮督脉。《黄帝内经》中说:"精不足者,补之以味。"在肾气丸中加入鹿茸可增强补肾填精壮阳之功;与肾气丸相比,十补丸中重用炮附子,因此温肾壮阳益火之功更显著,适用于肾阳虚衰,精血不足所致的腰膝酸软疼痛,足冷水肿,面色黧黑,肢体虚羸无力,夜尿频多等。

笔者曾在2014年冬治疗一名七旬老年患者,有慢性肾炎病史二十余年。就诊时,下肢水肿较甚,足背、足踝肿高不能着鞋,腰膝酸软,虚羸无力,由两人搀扶进入诊室,稍动则气喘,夜尿频多,每夜十次以上,夜不能寐,视物昏花。舌淡胖、水滑,脉沉细而弱。

给予十补丸,鹿茸仅用5g,冲粉服。一周后复诊,双下肢水肿已消大半,白天尿量明显增多,夜尿次数减少到每夜2～3次,精神气力大增,自行缓慢步入诊室。效不更方,拟原方继续服用2～3周,但此老年患者经济状况不好,无力承担药费,要求更换为价格更低廉的药方。无奈将鹿茸改为鹿角霜,再诊时谓疗效远逊于鹿茸方,水肿仍时起,但总体说来,程度无初诊时严重。

第八章　固涩剂

【概念】

以收涩药为主组成,具有收敛固涩的作用,主治耗散滑脱证的方剂,统称为固涩剂。

固涩剂的组成以收涩药为主。收涩药包括四种,一种是酸味的药,如乌梅、五味子、白芍等;第二种是涩味的药,如罂粟壳、石榴皮、五倍子等,另外有些药,如覆盆子、沙苑子、金樱子、芡实等也具有涩味,同样具有一定的涩精止遗的功效,但这些药物的主要功效是补益,所以我们不把它们视作固涩药;三是某些炭药,如荆芥炭、生地炭、血余炭等,具有收涩止血的作用;四是某些矿物质药物,如煅龙骨、煅牡蛎、赤石脂等。

固涩剂的功效为固涩正气,防止气、血、精、津等正气流失。正气的流失有耗散、滑脱两种方式,耗散是无形的流失,比如我们常说的"久咳耗气",长时间的咳喘容易耗伤正气,尤其损伤肺肾之气,而这种气的损伤是看不见、摸不着的,是无形的;滑脱是有形的,如慢性尿血可以伤血,导致血虚,这种血的损伤是看得见的,有些尿中隐血虽然肉眼看不见,但在显微镜下是可见的。当然,有些病理过程中,既有耗散也有滑脱,如长时间的腹泻,既损伤人体之阴液,也会耗伤脾胃之气,伤阴是可见的,是滑脱;耗气则是不可见的,属于耗散。

【分类】

固涩剂主要分为五类,如图 8-1 所示。

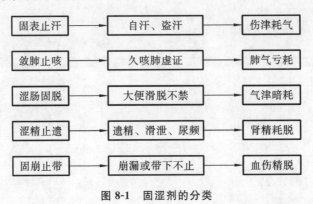

图 8-1　固涩剂的分类

【使用注意】

1. 切忌"闭门留寇"　固涩剂犹如一把双刃剑,有利的一面是固涩收敛正气,防止气、血、精、津等物质的耗散滑脱,有利于疾病的治疗;不利的一面是容易收敛邪气,妨碍邪气外出,就是古人所讲的"闭门留寇",不利于疾病的恢复。例如,肾阳不足容易导致遗精、滑精,进一步损伤肾精,导致肾精更虚,遗精、滑精的情况更严重,肾精不足和遗精、滑精二者之间继而形成互为因果的恶性循环,运用固涩剂固涩肾精,防止肾精的进一步滑脱,对疾病的恢复是有利的。但对于下焦湿热扰乱精室所致的遗精、滑精,就不能用固涩剂,因为固涩剂在收涩肾精的同时,也将湿热收敛在下焦,湿热持续存在会煎熬肾水,损伤肾精,导致肾水枯竭。

又如,冬天常见的风寒咳嗽,有的咳嗽剧烈,甚至伴随着喘息憋闷,笔者在诊疗这些疾病的过程中,常有患者要求开具能迅速止咳的方药,其实只要将收敛固涩的药物多加一些,止咳是不难的,但这样做是否正确呢?显然是不正确的,因为固涩收敛的方药固然暂时止住了咳嗽,却闭塞腠理,把风寒邪气留在了肺卫,时间一久,就会郁而化热入里,形成痰热闭阻,或者伤损肺阴,变生他证。由此一来,原本简单、易治的风寒外感病证,就逐步演变成一个虚实夹杂、寒热错杂、复杂难治的病证。

所以,在有邪气存在的情况下,切忌贸然使用固涩的方剂。在使用固涩剂的时候,一定要把握好适应证的"纯虚无邪",也就是病机中只有正气虚,而无邪气存在方可应用,切忌"闭门留寇"(图 8-2)。

2. 宜标本兼顾　一首固涩剂的结构应该包括两个部分,补益药和固涩收敛药,为什么呢?

耗散滑脱证中,气、血、精、津等正气的流失都是标,而导致这些正气流失的根本原因,是正气的虚

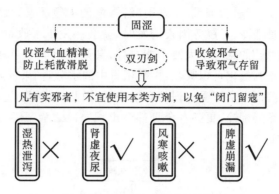

图 8-2 固涩剂切忌"闭门留寇"

损,这是本。固涩收敛药着眼于治标,只能短期、临时取效,而补益正气药则着眼于本,使用此类药才是长治久安之计。如妇女子宫出血,也称为崩漏,从表象上看是血的流失,属于滑脱之证,但根本原因还在于脾气虚弱不能摄血,肝阴不足不能藏血,所以要开具一张针对崩漏有效的止血方,必须标本兼顾,既要用收敛止血药治标,又要用补益肝脾的药治本,如图 8-3 所示。

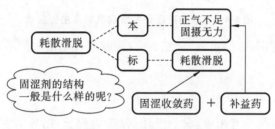

图 8-3 固涩剂宜标本兼顾

第一节 涩肠固脱

真人养脏汤

【导言】

本方出自《太平惠民和剂局方》,原名叫"纯阳真人养脏汤",到明代才改为"真人养脏汤","纯阳真人""真人"指的都是吕洞宾。相传本方是吕洞宾所创,但到底是否真为吕洞宾所创,不得而知。

【主治】

本方主治久泻久痢,脾肾虚寒证。

本方出自《太平惠民和剂局方》卷六,原书中对主治病证的叙述,有较长一段文字:"治大人、小儿肠胃虚弱,冷热不调,脏腑受寒,下利赤白,或便脓血,有如鱼脑,里急后重,脐腹绞痛,日夜无度,胸膈痞闷,胁肋胀满,全不思食,及治脱肛坠下,酒毒便血,诸药不效者,并皆治之。"剖析这段文字,原方主治的肠胃虚弱证,包括久泻久痢、脱肛坠下、酒毒便血等。

泻痢有急性和慢性之分,急性者多由湿热、食积、寒湿、疫毒等多种邪气所致;如果泻痢的时间较长,容易耗损中阳,脾阳伤损到一定程度后,肾阳也会受其殃及,形成脾肾阳虚之证,终致久泻久痢。正因如此,现行教材中表述本方主治证的时候,都用"脾肾阳虚"来概述病机,和原方的"肠胃虚寒"是有区别的。

脾阳不足,运化无力,气血必然亏虚,故神疲食少;脾主升清,脾阳不足,清阳不升,故泻痢不止;如果脾气继续虚损,其升举清阳之力也就随之下降,以至于出现脱肛坠下。中阳不足,虚寒内生,甚至出现寒凝,表现为脘腹冷痛、喜温喜按,劳累后加重,休息则减;泻痢的次数频繁,频繁到"日夜无度",不仅次数多,而且无法自主控制,尤其是遇冷、油腻等因素诱发时,就会一发不可收拾。在表述时用"滑脱不禁",是非常贴切、准确的,"滑脱不禁"的意思是大便不能自控,甚则便出而不自知。《素问》中有"肾者,胃之关也"的说法,讲的是肾气的蒸腾气化可以吸收、再利用胃中的水分,如果肾阳不足,不能蒸腾气化,胃肠的水湿下注,发为泄泻,这种泻痢通常不受意识的自主控制,因此叫作"滑脱不禁",这种情况下,冷、痛等症状更严重,不仅脘腹、四肢等局部冷,更甚者全身都会出现寒冷之症,还可能出现完谷不化,夜间泻痢加重,尤以下半夜为甚(图8-4)。

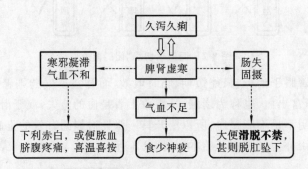

图 8-4　真人养脏汤证的发病机制及主要症状

综合起来,本方证中的泻痢、肛门重坠、脱肛、食少神疲等都是由中阳不足引起的,脾阳虚是重点,肾阳虚是次要的。

【病机和治法】

本方证中的标是泻痢,本是脾肾阳虚,属于慢性病症,病程长,以虚为主,本应治本为主,治标为辅。但症状中的泻痢"日夜无度",可见标很急,往往是患者就诊的第一诉求。因此,应首先着眼于收涩以治标,辅以温补脾阳以治本,标本兼顾(图8-5)。

【方解】

本方由罂粟壳、肉豆蔻、诃子、肉桂、人参、白术、甘草、当归、白芍、木香 10 味药组成,可以分为三个模块,第一模块为罂粟壳、肉豆蔻、诃子;第二模块为肉桂、人参、白术、甘草;第三模块为木香、当归、白芍(图8-6)。

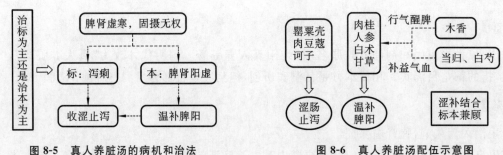

图 8-5　真人养脏汤的病机和治法　　　　图 8-6　真人养脏汤配伍示意图

第一模块:罂粟壳、肉豆蔻、诃子。

罂粟壳性味平,酸、涩,归肺、大肠、肾经,既能敛肺止咳,又能收敛大肠以止泻,与石榴皮、赤石脂等涩肠止泻药相比,罂粟壳还能止腹痛,对于病程长久,伤损肾阳的泻痢,还能固肾,也就是说,针对病程越长的病证罂粟壳越适合使用,可以起到止泻、止痛、固肾三个方面的作用;诃子苦、酸、涩,平,归肺和大肠经,也能收敛肺气和大肠,《本经逢原》说诃子"生用清金止嗽,煨熟则固脾止泻",故本方中的诃子用煨诃子。

本方中要煨制的还有肉豆蔻。原方中,肉豆蔻要求"面裹煨",何谓"面裹煨"? 就是先将肉豆蔻打碎,去壳,用面团将打碎的仁包裹,放到火上烧烤,为什么要这样做呢?

肉豆蔻性味辛,温,是芳香之品,它的芳香来自辛味,我们知道芳香能醒脾、祛湿,但久用容易伤胃阴。现代药理学研究表明,肉豆蔻醚有毒,久用会产生胃肠毒性;另外,我们知道肉豆蔻是种仁一类的药物,油脂较多,容易滑肠而加重腹泻,面裹煨制以后,油脂成分就被面吸收掉了。

有一项研究,比较了肉豆蔻的各种炮制品的止泻作用和毒性,结果表明:止泻作用中,面煨的力量最强,麸煨次之,然后是生品,最后是滑石粉煨,而毒性中,生品的毒性最强,滑石粉煨次之,然后是麸煨,毒性最小的是面煨,可见"面裹煨"既增强了止泻作用,又降低了毒性,是最为合理的炮制方法,也是中医先辈们不断探索总结的经验结晶。

综合起来看,"面裹煨"的主要目的有二:一是减少滑肠,二是减轻伤阴的弊端,保障用药安全,这个道理同样适用于诃子,因为诃子也是种子类的药物。因此,本方中肉豆蔻、诃子采取"面裹煨",保留了温、涩的性味,起温脾胃,涩肠止泻的作用。综合起来,罂粟壳、诃子、肉豆蔻主要发挥涩肠止泻之功,是用来治标的,其中,罂粟壳重用为君。

第二模块:肉桂、人参、白术、甘草。

这四味药类似于理中丸的结构,只不过是将干姜换成了肉桂。干姜和肉桂都能温中焦,肉桂还能温肾阳,尤其对于脾肾阳虚的虚寒证适宜。虚寒之治,温而兼补,所以用人参、白术、甘草三味擅长补益中气的药物,与肉桂、肉豆蔻的温配伍,共成温补中焦之剂,针对脾肾阳虚以治泻痢之本。

第三模块:木香、当归、白芍。

木香是行气的药。本方证以虚为主,病机中并无气滞,为何要用理气药呢?这是因为本方中用了人参、白术、甘草、当归、白芍等大队补益气血的药,容易滋腻碍胃,有可能形成气滞,方中加用木香的原因,不是因为病证中存在气滞,而是未雨绸缪,防患于未然。

当归和白芍是补益肝经的药,能补血养阴,为什么要用补肝经的药呢?在本方证中,脾阳不足,运化无力,气血显得不足。肝血不足,肝气就容易郁滞,反过来克脾,导致脾更虚,形成恶性循环。所以,用当归、白芍补益肝经的阴血,对于减少泻痢脓血,增强脾的运化功能,促进脾阳的恢复是有着积极意义的。临证中,如果用了本方后,泻痢仍然时好时坏,时发时止,就要考虑是否存在肝气郁结,因为肝阴肝血不足,容易影响肝的疏泄,进而导致肝气郁结。此时可考虑在原方中加入疏肝的药,可以仿照一贯煎或者镇肝熄风汤之意,加用小量的川楝子、生麦芽,或按照痛泻要方之意,加用防风散肝。

综上所述,本方补涩结合,标本兼顾,具有涩肠止泻,温补脾阳的功效。

【临床运用】

1. 辨证要点　本方是涩肠固脱的代表方剂,具有涩肠固脱、温阳健脾之功,用于治疗脾肾阳虚所致的久泻久痢,临证以泻痢滑脱不禁,脘腹冷痛,里急后重,食少神疲,舌淡苔白,脉沉细为辨证要点。

2. 加减变化　脱肛、胃下垂、神疲较重者,是脾气虚损,中阳下陷所致,可在原方中加入黄芪、升麻、柴胡等加强补中益气,升阳举陷之功,或与补中益气汤合用;《太平惠民和剂局方》中,有"如脏腑滑泄夜起,久不瘥者,可加炮附子三、四片,煎服"的加减法,昼为阳,夜为阴,肾阳虚衰者,阴寒更甚,故夜间泄泻加重,用炮附子与人参、白术等相伍,温补脾肾之阳,依照此理,如脾阳虚较重,可加干姜,也就是与理中丸合用。

本方主治的病证中,胃肠道出血是慢性虚寒性的,血色多是黯淡的,但也有一些案例出血呈鲜红色,这是由肝郁化火,火热灼伤大肠血分所致,此时可仿照黄土汤之意,加入黄芩或者血余炭、生地炭等清肝火之品。

四 神 丸

【主治】

本方主治肾阳虚衰之五更泄泻。

五更泄泻简称"五更泻"。"五更"是古代的一个时间概念。在中医理论中,时间与脏腑的生理、病理紧密联系在一起,理解古代时间的界定,对于深入理解病证是非常有帮助的。

大约从西周开始,古人就根据太阳起落的时间,将昼夜划分为十二时辰,分别记作子、丑、寅、卯、辰、巳、午、未、申、酉、戌、亥;到汉代命名为夜半、鸡鸣、平旦、日出、食时、隅中、日中、日昳、晡时、日入、黄昏、人定。按照现在的二十四时制,十二时辰对应的时间分别是:23—1点(子时)、1—3点(丑时)、3—5点(寅时)、5—7点(卯时)、7—9点(辰时)……依此类推。至于报时的方式,则有晨钟、暮鼓、夜更之分,早晨到上午用钟声报时;下午到晚上就用鼓声来报时,而夜间则用打更的方法来报时。夜间分为5个时间段,分别将19—21点(戌时)、21—23点(亥时)、23—1点(子时)、1—3点(丑时)、3—5点(寅时)称为一、二、三、四、五更。"五更"所指的确切时间是3—5点(寅时),这个时间段又与"鸡鸣""平旦"等时间点相当,五更相当于鸡叫最后一遍的时间点,"平旦"是指太阳在大海上升起地平线的时刻,是昼、夜的分界点,通称"早晨",因此"五更泻"又名"鸡鸣泻""晨泻"等。

所谓五更泻,就是患者在五更这个时间节点发生腹泻或者加重,患者有可能在其他时间不腹泻,到五更天就开始腹泻,也有可能其他时间腹泻较轻,一到五更天就迅速加重。这与肾阳虚有关。肾开窍于前、后二阴。肾阳既能助膀胱气化,协调尿液的生成与代谢,又能助大肠传化糟粕,推动或固摄大便的生成,如图8-7所示。

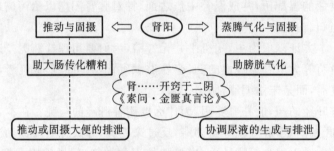

图8-7 肾阳的作用

中医将一天分作阴、阳两部分,昼为阳,夜为阴;上半夜为阴中之阳,下半夜为阴中之阴。"五更"是一天中最为黑暗、气温最低的时刻,人们常用"黎明前的黑暗"来描述,也是鸡叫最后一遍的时间点,是由黑暗到天明的转折点,此时的阴寒盛到极点,相比之下,肾阳更显不足,肾的固摄作用更显虚惫,因而泄泻发生或加重。因为这种泄泻与肾阳虚相关,故而又名"肾泻"。

肾阳为元阳,可温暖一身之阳,因为腰为肾之府,因此最典型的是肾阳不能温暖腰膝,从而腰膝酸软冷痛;如果肾阳不能温脾阳,称作"火不暖土",脾阳也随之不足,形成脾肾阳虚,此时脾的运化、胃的腐熟作用随之减弱,食物不能充分消磨、消化,因而大便中出现未完全消化的食物,称作"完谷不化",如图8-8所示。

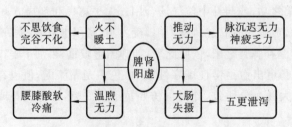

图8-8 四神丸证的发病机制及主要症状

【病机和治法】

本方证的泄泻有非常明确的时间点,其发病机制涉及脾肾阳虚,肠失固涩,阳虚为本,泄泻为标。那么,本方证是以治标为主还是以治本为主呢?在前文所述的真人养脏汤中,病机也涉及脾肾阳虚和肠失固涩两个方面,与本方证有什么区别呢?

真人养脏汤证中,泻痢的程度比较重,常"日夜无度",因而治疗时,以涩肠止泻治标为主;本方证中,患者的泄泻有特殊、明确的时间点,在五更天发生或者加重,在一天的大多数时间里,泄泻症状不发生或者不重,由此看来,四神丸证中的泄泻是比较轻的,并不急,因此以治本为主。那么本方证以补脾为主还是补肾为主呢?四神丸证中的阳虚,以肾阳虚为主,所以应以补肾阳为主,如图8-9所示。

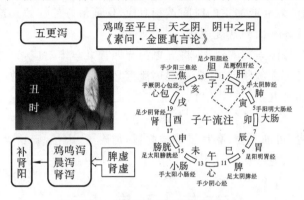

图8-9 四神丸的病机和治法

【方解】

本方由补骨脂、肉豆蔻、吴茱萸、五味子四味药组成,可以从温、补、涩三个方面展开分析。

第一个方面:补。

方中的补药是补骨脂,顾名思义,补骨脂能补骨,肾主骨生髓,补骨脂是一味以补肾为主的药,能温补肾阳,在方中重用为君。

第二个方面:温。

李时珍在《本草纲目》中概括肉豆蔻的功效为"暖脾胃,固大肠",说明肉豆蔻的功效首在温脾阳;吴茱萸性味辛、苦,热,可温肝、脾、肾经,当然主要还在于肝,这一点在温里剂讲吴茱萸汤的时候,已经着重介绍过了。由此可见,本方的温兼顾了肝、脾、肾三脏。为何要用温肝经的药呢?

我们从两个角度来探讨这个问题,一是脏腑之间的关系,肝和肾同属下焦,肾阳为一身之元阳,可温煦一身上下,肾阳虚衰则虚寒内生,肝经受其波及,故肝经寒凝。二是从子午流注的角度来看,天将明时与肝经相对应。三阴中,太阴为开,少阴为阖,厥阴为枢,厥阴是由阴转阳的一个枢纽,如果这个枢纽正常,阴寒容易散去;反之,阴寒就凝聚于里。

本方证中,肝经寒凝,不能疏泄,阴寒浊气盘踞在下焦,泄泻就加重。在《张氏医通》中,柴胡疏肝散用来治疗"睡至黎明,觉则腰痛",腰为肾之府,一般来说,腰痛首先要从肾的角度来考虑,而张璐从肝着手,用疏肝行气解郁的柴胡疏肝散治疗,着手点也正在于"天将明"这个时间点与肝经的密切关系。

吴茱萸的作用及其机制,概括起来就是温肝经、散肝郁,从而疏泄脾土,减轻泄泻。由此可见,肉豆蔻与吴茱萸配伍,可达到肝、脾、肾三经同温的效果。

第三个方面:涩。

肉豆蔻除了能温脾胃外,涩肠止泻也是其主要功效,尤其是用"面裹煨"后,收涩作用更强;五味子性酸,能上敛肺气,下敛大肠,与肉豆蔻相伍,可加强涩肠止泻之功。

综上所述,方中药虽仅四味,但融补、温、涩于一体,重在益肾填精以治本,如图8-10所示。

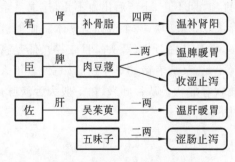

图8-10 四神丸配伍示意图

【临床运用】

1. 辨证要点 本方是治疗肾泻的代表方剂,具有温补肾阳、涩肠止泻之功,临证以五更泻,不思饮食,舌淡苔白,脉沉细无力为辨证要点。

2. 使用注意 在治疗"晨泻"的时候,服药时间对药效的影响甚大。元代医家滑伯仁《医述》曾云:"晨泻,空心服药不效,令至晚服即效。以暖药一夜在腹,可胜阴气也。"服药时间不宜太早,"至晚"服用疗效方佳,"至晚"是什么时间点? 大概是现代时间 23:00。为什么要求到 23:00 才服药呢? 现代药理学研究表明,一般情况下,中药口服后一般需要 2 个小时左右达到血药浓度的最高点,23:00 服药,则药效的高峰期恰能与五更泻的发病或加重的时间点相对应,保证最好的疗效。这一点是非常值得借鉴的,在临证中切莫拘泥于早、晚各一次的常规用法。

另外,初学者很容易犯按图索骥的错误,将五更泻与四神丸牢牢对应,只要是五更泻,就千篇一律地用四神丸。临床上,引起五更泻的原因很多,如湿热泄泻,特别是饮酒后导致的泄泻,其发病时间也以五更为多,病性属实、热,而四神丸是一首温、补、涩的方剂,是千万不能用的。

3. 临证加减 可从温、补、涩三个方面来考虑。虚重者,肾阳虚可与肾气丸配合使用,脾气虚者可与补中益气汤合用;寒重者,可加干姜、高良姜等温脾胃,加附子、肉桂、硫黄等温肾;肝经寒凝者,可加花椒;泻下如水者,加罂粟壳、煅龙牡。

第二节 固 崩 止 带

固 冲 汤

【主治】

本方主治肝脾虚弱,冲脉不固之崩漏。

崩漏是妇科常见病证,是月经的周期、经期、经量发生严重失常的病证,分为崩和漏两种:发病急骤,暴下如注,大量出血者,犹如雪崩,故称为"崩";病势缓,出血量少,淋漓不绝者,犹如屋漏,故称为"漏"。崩和漏都和冲脉密切相关。

冲脉是人体奇经八脉之一,能调节十二经脉及五脏六腑之气血,故称为"十二经之海""五脏六腑之海",与月经密切相关,冲脉充盛,月经才能正常来潮,故又称冲脉为"血海"。冲脉的充盛与固涩,与脾的统血、肝的藏血功能密切相关。脾能统血而避免出血,肝能藏血而调节血量,也可发挥收摄血液、防止出血的作用。

本方所治之崩漏,是由肝脾虚弱、冲脉不固所致,张锡纯称之为"冲脉滑脱",是因为脾气、肝阴损伤较著所致。脾气虚则不能统血,肝阴虚则不能藏血,两者都会导致出血。按照出血的类型可见于两种病证,一是猝然、大量出血,病势凶险的血崩,一是久治不愈的漏下。一般以血崩者为多,当然,临证用于诸如月经过期不止、小产后出血不止,连绵月余、妊娠流产出血者也常见。因为病证属虚,故出血的颜色初期尚红,久则黯淡,甚至淡如铁锈水。血能载气,猝然大量出血,会导致气虚,最终气血两亏,故见心悸、气短,面色苍白,严重者头晕目眩;冲、任是密切相关的,如果冲脉虚损波及任脉,肾也随之而虚损,导致肝肾不足,又或者诸如更年期的妇女、老年人,原本任脉就虚损,如遇肝脾虚损,也会使肝肾不足,导致腰膝酸软等症状。从舌脉来讲,一般为舌淡脉虚,猝然大量出血而血脱、休克的患者,其脉弱若游丝甚至无脉(图 8-11)。

【病机和治法】

本方所治之证,无论是猝然血崩还是久治不愈的漏下,都是由肝脾不足所致。出血日久,肝血受损,而且累及于肾,可导致肝肾不足;本方证中,出血和肝脾虚损之间是互为因果的,标和本不能完全分开,因为出血既是肝脾不足的结果,又可能是导致肝脾不足的原因,因此止血是治疗的关键,而止血之法中,固涩收敛止血是一法,健脾统血、养肝藏血也是一法,到底以固涩为主还是以补为主呢? 我们结合配伍来讨论(图 8-12)。

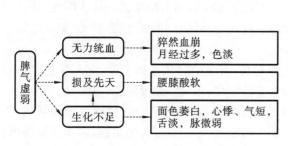

图 8-11　固冲汤证的发病机制及主要症状

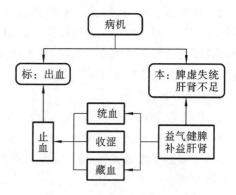

图 8-12　固冲汤的病机和治法

【方解】

本方由黄芪、白术、白芍、山茱萸、煅龙骨、煅牡蛎、五倍子、棕榈炭、海螵蛸、茜草组成,可以从补、涩、行三个方面展开分析。

第一个方面:补。

方中补药有黄芪、白术、山茱萸、白芍,其中黄芪、白术补气,山茱萸、白芍养肝,故可细分为两个部分。

第一部分:黄芪、白术。

黄芪和白术配伍补气以摄血。本方中黄芪、白术均重用,特别是黄芪,在原方中虽然"仅用"六钱,不及白术(一两),但张锡纯在重证的治疗过程中,给患者服用固冲汤之前,往往先用大量的黄芪煎汤灌服,待患者的体温和脉象好转后再服用本方。同时他还特别强调黄芪的品质,一定要用上品黄芪。我们从《医学衷中参西录》中的两个案例可以看出端倪。

案例一:长子荫潮曾治一妇人,年四十许,骤得下血证甚剧,半日之间,即气息奄奄,不省人事。其脉右寸关微见,如水上浮麻,不分至数,左部脉皆不见。急用生黄芪一两,大火煎数沸灌之,六部脉皆出。然微细异常,血仍不止。观其形状,呼气不能外出,又时有欲大便之意,知其大气下陷也。遂为开固冲汤方,方中黄芪改用一两。早十一点钟将药服下,至晚三点钟,即愈如平时。

案例二:天津张夫人,年二十四,因小产后血不止者,绵延月余,屡经医治无效。诊其脉象,微细而数,为开固冲汤方。因其脉数,加生地黄一两。服药后,病虽见轻,而不见大功。反复思索,莫得其故。细询药价过贱,忽忆人言此地药房所鬻黄芪有真有假,今此方无显著之疗效,或其黄芪过劣也。改用口黄芪,连服两剂痊愈。

案例一中,患者"气息奄奄,不省人事。其脉右寸关微见,如水上浮麻,不分至数,左部脉皆不见",是骤然出血,气随血脱,行将"气脱",病势危急,当以益气固脱为要务,一般来讲,人参,特别是野山参为益气固脱之上品,但张氏以大量生黄芪急煎代替野山参,在感其医者之仁心之外,不得不叹服其药性之谙熟,使用之得心应手。更为重要的是,在大剂量应用的情况下,黄芪具有升阳举陷之功,可以力挽脾气的下陷,要知道脾气下陷是崩漏很重要的病机,故张锡纯说"黄芪升补之力,尤善治流产崩带"。案例二中的"口黄芪"即河南周口所产之黄芪,当为上品黄芪。这个案例中,改用质量上好的口黄芪后,疗效立显,可见黄芪的品质对于疗效的发挥起关键作用。

一般来讲,黄芪和白术都是入中焦的药,都可通过补益脾气而达到益气摄血的作用,但若大量使用,则还具有升举中气、益气固脱之功,可以起到类似于人参益气固脱的作用,这个配伍是学习本方要重视的地方。

第二部分:山茱萸和白芍。

山茱萸、白芍味酸,归肝经,可补益肝阴,促进肝的藏血功能,与益气固脱的黄芪、白术配伍,增强止血之功。

笔者用此方治疗妇女子宫出血一类病证时发现:有一部分患者服此方后,大出血已经停止,但遗留小出血,量虽然不大,势头也不急,病情也不重,但持续时间较长,似乎无法收功;还有一部分患者,服此方后出血完全停止,但过一段时间又复发,是什么原因呢?肝体阴用阳,如果肝阴不足,肝的疏泄就会受到影响,肝失疏泄则易导致肝气郁结,甚至郁而化火,肝郁和肝火都会影响肝的藏血功能。因此,从反思的角度来讲,在非危重病证中,在养肝的药中适当加用疏肝、清火药,可提高止血之功,避免"留尾巴"。

第二个方面:涩。

起涩的作用的药物包括煅龙骨、煅牡蛎、五倍子、棕榈炭、海螵蛸。从总体上讲,此五味药都具有收敛固涩之功,但细分又有气和血之别。张锡纯认为煅龙骨能"收敛元气""固涩滑脱",煅牡蛎与煅龙骨大致相同,主要偏于收敛元气,防止元气耗散滑脱;五倍子性味酸、涩,能收敛止血;棕榈炭性味平和,入血分,是收涩止血的要药,无论是部位在上之出血,还是在下的出血,不论是年久的出血,还是新近的出血,都能应用,但以部位在下的出血用之效果为佳;海螵蛸入肝经血分,也有收涩止血之功。所以,棕榈炭、五倍子、海螵蛸主要发挥收涩止血之功。因此,这五味药都能收敛固涩,既能收敛元气,又能收涩止血,气血兼顾。

第三个方面:行。

也就是活血化瘀。本方中,针对出血症状,分别用了大剂量的白术和黄芪以益气统血,用了白芍和山茱萸以养肝藏血,用了煅龙骨、煅牡蛎、五倍子、棕榈炭、海螵蛸等一大队收敛固涩药,所以止血的功效较强,起效迅速;但同时也可能导致血止留瘀,不仅引起腹痛,还会导致出血,或出血停止一段时间后再度出血,因此配伍活血的药又是必需的,但如果活血化瘀的作用太猛,又容易加重出血,所以活血药的选择和剂量,都要十分谨慎。

茜草性寒,归肝经,善走血分,既能凉血止血,又能行血消瘀,是一味止血而不留瘀,活血又不加重出血之良品;张锡纯在《医学衷中参西录》中云,茜草与海螵蛸配伍治疗崩漏"有确实征验",海螵蛸收敛止血,茜草活血化瘀,二者一散一收,相反相成,止血而不留瘀。

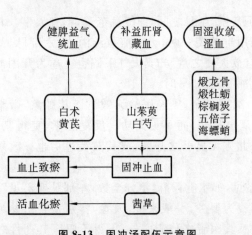

图8-13 固冲汤配伍示意图

综上所述,本方融补、涩、行于一体,以补、涩为主。那么,究竟是以补益药为君还是以收涩药为君呢?方中黄芪和白术用量重,可益气健脾统血,既能补益中气治本,又能益气摄血治标,可谓标本兼顾,所以应为方中君药。当然,临证时对于一些出血量不大,病势较缓的案例,也可以固涩收敛药为君(图8-13)。

【临床运用】

1. 辨证要点 本方补中有涩,具有益气养肝、收涩止血之功,用于治疗妇科血崩或漏下,临证以猝然血崩或漏下不止,头晕神疲,肢冷汗出,脉象细微为辨证要点。

2. 加减运用 若肢冷较甚,汗出较多,血压下降,有休克之象,可加附子、人参以回阳固脱;若病发于大怒,张锡纯称之为"肝气冲激",可加柴胡以疏肝解郁,当然,病因不是因为发怒所致者,也可加入疏肝的药,与养肝的药配合,滋阴疏肝,体用兼顾以提高止血的疗效;脉象数者,为阴血不足,肝郁化热入血分所致,可加生地黄以滋阴清热,还可以加入栀子炭;若肛门重坠突出,时时欲大、小便,乃中阳下陷所致,张锡纯称之为"大气下陷",可加升麻、桔梗、桂枝等品以升阳举陷;若漏下势缓,且血色暗紫,或血中带块,或下腹隐痛,乃药后留瘀所致,可加三七粉,三七的活血化瘀之功平和,不致破血而伤血或加重出血,且三七是人参科的药物,稍有益气之功,乃行中带补之品。

【案例赏析】

笔者曾在2019年5月治一男性患者,65岁,患慢性肾炎十年有余。近一个月来,肾功能指标持续下降,小便量少,水肿,每周至少做一次血液透析维持肾功能,但每次血液透析进行到将近一半时,都会出现休克之象,致使透析无法维持而中断,请中医会诊。仔细询问,不做血液透析时是否也有休克征象出现?答曰无。其脉象偏浮,重按空,舌淡苔白。

患者为何平时无休克,而仅在血液透析时出现呢?血液透析是应用半透膜原理,将患者血液与透析液同时引进透析器(人工肾),以清除毒素的一种方法。行血液透析治疗的时候,血液进入人工肾而不藏于肝,肝藏血不足,不能疏泄,木不疏土,加之脾气虚损,脾不升清,故而出现头晕、血压下降、冷汗出、四肢冰凉等症状。当以养肝健脾,益气升阳为法。但患者兼有小便量少而水肿,汤液恐怕增加入水量,又有所顾忌。

故以山茱萸 3 g,炒白芍 3 g,炙黄芪 5 g,生晒参 5 g,升麻 3 g,桔梗 3 g,超微粉以开水 10 mL 冲开,放温后一次服下,一日两次。

此法药少力宏,起效迅速。患者在非血液透析时间里,用上法服药 3 天,再行血液透析,再未出现休克之象,每次都能顺利完成血液透析的全过程。后用此法施治数名类似患者,脉沉缓者加炮附子,冷汗不明显者去人参,泻痢者加柴胡等,皆能获得满意疗效。本证方药的选用,未用全方,而是师采原方之意,化裁而来。

第九章 安神剂

【概念】

以安神药为主组成,具有安定神志的作用,治疗神志不安疾病的方剂,统称为安神剂。

"神"是生命活动的外在表现,包括表情、目光、言语、肢体活动、意识思维等。所谓神志,指的是人的精神、感觉、知觉和理智,其中人的精神活动变化是关注的重点,包括意识、思维、情绪、情感、感觉和知觉等多方面的内容。本章介绍的神志不安,主要指西医所讲的焦虑症。随着社会活动的节奏加快、信息量增加、活动范围加大,竞争也变得日趋激烈,人们的压力倍增,神志不安类疾病的发病率也随之增加,加之医学对人的心理、情志的健康的重视程度逐步加深,可以预见在未来,安神剂将发挥更大的作用。

【分类】

神志不安是一个症状,如大承气汤证之阳明腑实证、犀角地黄汤证之热入血分证,都有神昏谵语、发狂的症状,归脾汤的心脾气血两虚证也有失眠、惊悸、怔忡的症状,这些都属于神志不安,在这些主治证中,神志不安有的是作为或然症,有的是作为兼证出现的,可以结合泻下剂、清热剂、补益剂等相关内容参看。本章主要介绍治疗以神志不安为最主要临床表现的方剂。

神志不安的辨证有虚、实两端。实者主要由心肝火热,上扰心神所致,根据《黄帝内经》"重可镇怯"的原则,采用朱砂、磁石、龙骨、牡蛎、珍珠母等金石、介类药物,以治标为主,称为重镇安神剂;虚者主要由心、肝、肾阴血不足,虚火上扰心神所致,治以滋阴养血清火,以甘寒养阴、滋阴补血、清虚火之类的药物如麦冬、天冬、生地黄、知母等组成,称为补养安神剂。

【使用注意】

1. 注意脾胃的运化　重镇安神剂中含有朱砂、磁石、珍珠母、龙骨、牡蛎等金石、介类药物,而且为了达到"重镇"的目的,通常会大剂量使用。这类药物不易消化,容易碍胃;补养安神剂中通常采用酸枣仁、麦冬、天冬、生地黄等滋阴养血药物,或者知母等清虚火之品,这些药物多为滋腻之品,也容易碍胃。所以,无论是重镇安神剂还是补养安神剂,都有碍胃的弊端,在应用的过程中都应注意。

对于重镇安神剂而言,一是不宜久服,中病即止;二是可以在配方中加入一些消食药,如磁朱丸中,朱砂、磁石都是重镇安神的药物,是与方剂功效直接相关的主要部分,但二者都是金石类药,容易碍胃,不易吸收,从而影响疗效。神曲是一个消食药物,不能直接起到安神的作用,但加入神曲可助朱砂和磁石的运化,间接地提高疗效。

补养安神剂中,可以酌情配伍一些理气药或健脾药,如砂仁、陈皮或者茯苓等。笔者曾治疗一个失眠的患者,予天王补心丹汤剂 7 剂,患者服用 2 剂后,称睡眠有所改善,但整天没有饥饿感。这是什么原因导致的呢?是因为该方中含有天冬、麦冬、柏子仁、酸枣仁、当归等大队滋阴养血药,容易碍胃。于是让患者在剩余的 5 剂药中,每服药中加入砂仁 10 g,陈皮 8 g,茯苓 15 g,与原来的药物一起煎汤,再未出现碍胃的弊端,失眠情况也渐渐好转(图 9-1)。

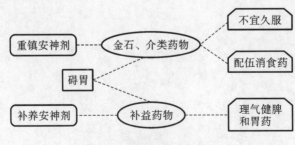

图 9-1　安神剂要防"碍胃"

2. 服药时间　原则上与一般类型的方剂没有区别,但用于治疗睡眠障碍时,服药时间有特殊要求。应于临睡前服用,但这个提法太泛,患者如果配合不好就会影响疗效。如何理解"睡前服"?讲得笼统一点,就是与患者未病前的入睡节律相配合,具体的方法,在第一章中讲服药时间的有关内容时,已经详细介绍过,可以参看。

3. 注意配合心理疗法 俗话说,"解铃还须系铃人,心病还须心药医"。导致神志不安的病因多与心理因素相关,在治疗的过程中还必须结合心理疗法,做好心理安慰、劝导或者解释,尽力消除造成神志不安的疑虑,如此,药物疗法和心理疏导相结合,可事半功倍。

第一节 重 镇 安 神

朱砂安神丸

【主治】

本方主治心火上炎,阴血不足之心神不安证。

本方出自《内外伤辨惑论》,原治"心浮气乱",属于上炎之火,李东垣谓之"浮溜之火",何谓"浮溜之火"? 人体在劳倦太过,特别是劳心太过时,心血就暗耗,心火就失去依附,就会浮游于上,扰乱神明,导致心神烦乱而心悸、怔忡、失眠多梦,这种火就是"浮溜之火"。

朱砂安神丸出自《内外伤辨惑论》卷中饮食劳倦论篇,紧接在治疗内伤发热的名方补中益气汤之后,由此看来,朱砂安神丸也是用来治疗内伤杂病的。从上面的分析来看,朱砂安神丸主治的病证,乃是心血暗耗,不能"镇固"心火所致的病证,如图 9-2 所示。

【病机和治法】

本方证涉及心血不足和心火上炎两方面,这里的"心火"是实火还是虚火呢?《内外伤辨惑论》原书中,朱砂安神丸是写在补中益气汤证的结尾部分的,特别拿出来与补中益气汤相区别,补中益气汤是用于治疗虚火的,所以,本方证的心火应该属于实火。

本方证以实为主,以虚为次,治法以祛邪为主,以扶正为次。扶正就是滋阴养血。本方证中的"心火",按清代医家吴昆在《医方考》中的说法,是由"忧愁思虑,则火起于心"所致,程度比热入心包轻得多,而且浮游于上。按照《黄帝内经》"惊者平之,上之下之"的治则,应该采取以"镇"为主,辅以"清"和"养"的思路,让"浮溜之火"重归于心,防止再度上浮。

【方解】

本方由朱砂、黄连、当归、生地黄和炙甘草五味药组成,主要分为两个模块,如图 9-3 所示。

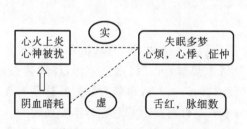

图 9-2 朱砂安神丸证的发病机制及主要症状

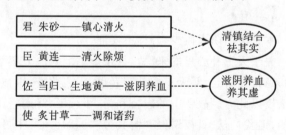

图 9-3 朱砂安神丸配伍示意图

第一模块:朱砂-黄连。

朱砂为金石类药,因色红得名。按照中医五行理论,专归心经。古人认为:神志不安、神志异常通常是鬼怪扰乱心神所导致的,而鬼怪怕红色,因此朱砂常作为驱鬼镇妖之品,直到现在,我国很多地方还保留了在过端午节的时候,要在小孩前额点上朱砂辟邪的习俗。

朱砂质重,可以镇心安神,且性微寒,兼具清心之功,用李东垣的话讲,就是"纳浮溜之火"。《本草逢源》谓朱砂"不苦而甘,火中有土也",指朱砂不损胃气。朱砂性虽寒凉,但毕竟是微寒,清热的力量不足,故方中加入善清心火的黄连。朱砂与黄连相伍,一镇一清,共同针对实火。

朱砂-黄连是本方的主要配伍,谁为君呢? 这个问题是有争议的,在《内外伤辨惑论》中,李东垣是以黄连为君的,后世有认为黄连、朱砂共为君药的,更多的则认为是以朱砂为君药。其实,作为一首方剂而言,从不同的角度考量,君药也就不同,如果火热是由内伤所致,且火热不重,则取朱砂镇心清火为君;如果火热上炎之势重,则以黄连为君。李东垣之所以强调黄连为君,是强调本方之火乃实火,为了和补中益气汤证中的虚火相区别。

第二模块:当归-生地黄。

阴血是心主神明的物质基础,如果阴血不足则不能涵养心神,血脉不畅,也会影响神志。当归的作用有二,一为与生地黄配伍,当归养血,生地黄滋阴,二药合用以滋阴养血,补充心阴心血,使"浮溜之火"有所依附,能够重新回归于心,减轻心悸、怔忡、心烦神乱、失眠多梦等上扰心神的症状,这是治本之法;二为活血,以畅通心脉,增强安神作用。诸药相伍,清镇结合以祛其实,滋阴养血以补其虚。

【临床运用】

1. 辨证要点 本方是重镇安神的代表方剂,乃针对心血不足,心火浮溜上炎而设。临证以心烦神乱,惊悸怔忡,失眠多梦,舌红脉细数为辨证要点。

2. 使用注意 本方具有重镇安神作用的药物是朱砂,朱砂是矿物药,含有硫化汞,在加热的情况下容易分解出单质汞,汞是重金属,容易导致人体蛋白变性而产生神经毒性,因此,朱砂不能用于汤剂。另外,本方重在治标,不能久用或多用,久用或多用容易导致汞蓄积,引起中毒,因此只能暂用,中病即止。

第二节 补养安神

天王补心丹

【导言】

提到"天王"这个词,年轻人的第一反应可能会想到演艺圈中出类拔萃,人气旺的影视明星或者歌星等。实际上,"天王"源于佛教,并非指出类拔萃的人或者热点人物。中医植根于中华传统文化的沃土之中,只有对传统文化有所了解,才能真正理解中医,才算懂得中医,否则就是无根之木,无源之水。

本方起名"天王",实际上是托"天王"之名,强调其安神定志之功。"补心"有更好地护佑人民之意。

【主治】

本方主治阴虚血少,心神不安证。

关于天王补心丹的来源,《景岳全书》和《医方集解》中分别记载了一个故事。《景岳全书》云:"昔志公和尚日夜讲经,邓天王悯其劳者也,锡之此方,因以名焉。"《医方集解》云:"终南宣律师,课颂劳心,梦天王授以此方。"故事中的志公和尚、邓天王、终南宣律师等到底是何许人? 故事是真是假? 这些都无从得知,但我们从"日夜讲经""悯其劳""课颂劳心"中可以看出,本方是针对"劳心"之心神不安而设的。

"劳心"即今天所讲的脑力劳动,劳心过甚则耗伤心血。当下,人们生活习惯和节奏也发生了极大的变化,熬夜也属于"过劳""劳心"的范畴,也会导致心血耗损。

心为君主之官,主神明,能藏神,而心血是"心主神明"的物质基础。阴血亏耗,不能养心,心神无所收藏,故出现心悸、失眠、神疲、记忆力下降、健忘。

劳神太过,君火就妄动,一方面灼伤心阴,另一方面引起心肾不交,损伤肾水,引动相火,虚火内扰心神或者精室,或者上炎引起手足心热、烦躁、口舌生疮、遗精,也会进一步加重心悸、失眠、心神不安等症状,如图 9-4 所示。

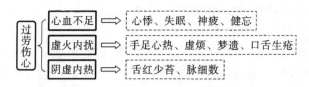

图 9-4　天王补心丹证的发病机制及主要症状

【病机和治法】

本方证中的心神不安,属于虚证,乃因劳心太过,伤损阴血,虚火内生,扰乱心神所致,心的虚火损伤肾水,进一步导致肾阴不足,形成心肾两虚,重点在于心阴心血不足,虚火上扰。治之以养心安神为主,阴血得补,君火、相火复归其位而不作祟,心神自然安宁。

【方解】

本方由生地黄、玄参、天冬、麦冬、酸枣仁、柏子仁、当归、丹参、五味子、人参、桔梗、茯苓、远志、朱砂组成,主要分为三个模块:第一模块,生地黄、玄参、天冬、麦冬、酸枣仁、柏子仁、当归、丹参、桔梗;第二模块,人参、五味子;第三模块,茯苓、远志。

第一模块:生地黄、玄参、天冬、麦冬、酸枣仁、柏子仁、当归、丹参、桔梗。

这个模块又可以分为三个部分。

第一部分:生地黄、玄参、天冬、麦冬。

这四味药都是甘寒之品,都是滋阴清热的药,其中生地黄善养心肾之阴,天冬善养肺阴,麦冬善养肺胃之阴,而玄参则"上提肾水"。玄参本不能养阴,但可以将肾水上提以滋养其他脏腑,尤其是心、肺。因此,玄参一般不单用作滋补肾阴之品,必须和其他的滋补肾阴的药物同用,否则就会损伤真阴。原方中生地黄用量独重,为四两(其他各药分别为一两或者五钱),在重用生地黄滋养肾水的情况下,是不用担心玄参伤损肾阴的。所以,生地黄与玄参相伍,一补一提,心肾兼顾。

四药合用滋养心阴肾水,明代的李中梓说:"水盛可以伏火",心肾的阴液充盛,虚火自然可以内伏,所以方中不再使用知母、地骨皮等清虚火的药。

第二部分:酸枣仁、柏子仁、当归、丹参。

酸枣仁味酸,可通过补肝血来养心血,也就是"虚则补其母",柏子仁是典型的养心安神药物;当归、丹参养血和血,这四味药多为甘温之品,这与滋阴药的"甘寒"有所不同。在补血过程中,讲究"化赤而为血",阴液唯有"化赤"才能成为血,也就是说唯有"温",方能化阴液为人体之血,再者,血得热则行,得寒则凝,在化为血之后,还得流通顺畅才能为脏腑、经络所用,才能发挥正常的生理功能。以上四药相伍,滋阴清热,养血安神,是方中的主要部分。

第三部分:桔梗、丹参。

"一味丹参饮,功同四物汤",丹参既能养血又能活血,与四物汤之养血活血相似,所以说"功同四物汤";桔梗是有争议的药物,自宋代"为舟楫之剂""载药上行"这些提法问世以来,人们解释桔梗在方剂中作用的时候,几乎是惯性地将"载药上行"作为首选。本方中,滋阴养血的八味药要么归心经,要么归肺经,生地黄归心、肾经,即便是走肾经,也搭配了"上提肾水"的玄参,再用桔梗去"载药上行",岂不多此一举?桔梗出自《神农本草经》,"主胸胁痛如刀刺,腹满肠鸣幽幽,惊恐悸气",具有活血止痛,祛湿和安神三大功效。在参苓白术散中发挥祛湿作用,在血府逐瘀汤中发挥活血作用,那么在本方中发挥什么功效呢?

心主血脉,主司神明,包括主血和主脉,心血是神明活动的物质基础,血脉的通畅是保障,心脉如果瘀阻不通,同样会导致心神不安。前面已经讲到的八味药,都是滋阴养血的药,是针对"主血"的,桔梗在本方中起活血作用,和丹参相伍,活血化瘀,通畅心脉,针对"主脉",加强安神之功。桔梗性平,丹参微温,二药的药性温和,养血活血作用平和,不助热,不凝滞,不耗血,在安神方剂之中,用酸枣仁-川芎太温热,用生地黄-白芍太寒凉滋腻,用桃仁-红花太耗血的情况下,可考虑使用。笔者用这个组合,治疗妇女更年期综合征失眠烦躁,心神不安之类的病证,颇有疗效。

第二模块:人参、五味子。

"神"是人体的形象及各种神态、活动的外在表现,是阴、阳共同作用的结果。方中用了诸多的滋阴养血的药物,主要是补养神的"阴",人参是补气的药,从属性上来看,属阳,用来补养神的"阳"。本方证中,由于阴血不足,虚火上扰,而且这种虚火夜间尤甚,故入夜后,气和阳就不能回归于阴,不能得到阴血的涵养,也会耗损,从这个角度来看,气必然会虚,故而在用人参补气的同时,用五味子收敛。五味子酸苦甘辛咸五味俱全,但以酸味为主,故主要功效就是收敛,能收敛心阴、心气,防止气、阴的无形耗散。

第三模块:茯苓、远志。

先来看一下远志,"志"这个字有个心,内涵与心有关,同时属肾所主,所谓"肾藏志"。远志味苦、辛,性温,既能上开心气以安神,又能下通肾气而增强记忆,故能交通心肾,安定神志,益智强识,是治疗心肾不交之心神不宁、失眠、惊悸不安等症的常用药。脾位于中焦,是沟通上下的枢纽,以脾作为中转站,远志方能顺利交通心肾。茯苓健脾,可协助远志交通心肾,加强安神定志的作用。

最后要提一下朱砂,原方中的朱砂不是主要药物,只是在做丸剂的最后一道工序中,在丸体上稍微裹上一点朱砂作为外衣。这个思路的来源与朱砂安神丸中的朱砂有相同之处。古人认为,神志不安是鬼魅作祟而致,而鬼魅最为畏惧者,火也。朱砂颜色红赤,能驱赶鬼怪。今天我们使用本方时可不用。

综上所述,本方药物繁多,以滋阴养血安神为主,分别针对了心、肾、肺、肝、脾五脏,其中又特别强调补心(图9-5)。

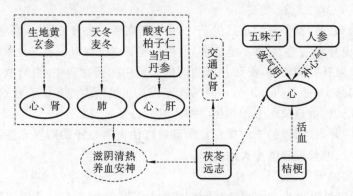

图 9-5 天王补心丹配伍示意图

【临床运用】

1. 辨证要点　本方是养心安神的代表方剂。用于治疗心阴心血不足,虚热扰心所致的心神不安证。临证以心烦神乱,惊悸失眠,手足心热,舌红少苔,脉细数为辨证要点。

2. 使用注意　明代医家吴昆曾评价本方"专于补心,劳心之人宜常服也。"本方共计十三味药(略去朱砂),但除远志、茯苓、桔梗以外,其余的十味药都是滋补药,尤其是滋阴补血之品有八味之多。原方用的是丸剂,在实际应用过程中汤剂也很常用,如果改丸为汤,脾胃问题必须引起注意:一是全方比较滋腻,要注意到碍胃的弊端,必要的时候可在方中加入砂仁、木香、陈皮等行气健脾;二是虽然全方有甘寒、甘温两类滋补药,但终究是针对阴虚火炎之证,所以总体说来还是偏于甘寒,因此脾胃虚弱尤其是虚寒者要谨慎使用。

3. 加减变化　失眠、易醒以凌晨一点到三点之间多见者,兼见肝郁之象,须加疏肝解郁、清泻肝火之品,以川楝子、生麦芽等轻柔的药为宜,柴胡、香附、川芎等辛燥之品应谨慎使用,以免助长虚火;兼见肾精不足者,可生地黄、熟地黄同用,同时加用砂仁防止滋腻太过碍胃。

第十章　理气剂

【概念】

以行气或降气药为主组成,用于治疗气滞或气逆证,具有行气或降气作用的一类方剂,统称为理气剂。

气是人体重要的物质,贯通全身,无处不到,气的异常影响五脏六腑、津血水液的运行和功能。气的异常主要包括气虚、气滞和气逆三大类,气虚用补益法治疗,在补益剂中已经讲过,此处不再赘述。气滞乃气行不畅,治以行气散结之法。"高者抑之",所谓"高者"是指气机的异常向上,即气逆。有些脏腑如脾,气行向上属于生理状态,而胃气向上,就属于病理现象,就是气逆;肺气既向上也向下,是"升已而降"的,过度向上或者只上不下,都属于气逆。气逆治以降气之法。

【分类】

总的来说,行气剂治疗气滞证,而降气剂针对气逆证(图10-1)。

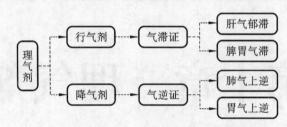

图10-1　理气剂的分类

气滞分为肝气郁滞和脾胃气滞两类,肝气郁滞证治宜疏肝理气,根据《黄帝内经》"肝欲散,急食辛以散之",组方时宜选用辛散药物,如柴胡、川芎、香附等。脾胃气滞是脾气郁滞和胃气郁滞的统称,脾以升为健,故疏理脾气的方剂应选用辛散而气味芳香的药物,如陈皮、木香等;胃以降为顺,故治疗胃气郁滞的方剂宜选用通降的行气药,如砂仁、枳实、厚朴等。脾和胃的气滞同时存在的病证中,应兼顾脾气的升和胃气的降,如临床常用的木香-砂仁组合,木香以行脾气见长,砂仁以降胃气见长,二者组合,兼顾脾升胃降,故为经典配伍。

肺主气,司呼吸,与气的升降出入关系甚为紧密,因此肺也是存在气滞的,临床中常见的胸部憋闷即是常见的肺气郁闭的症状。肺主宣发肃降,既有升,也有降,因此调理肺气郁闭的关键在于恢复肺的升降,遣药组方时,应合用宣发的药和肃降的药,比如杏仁-桔梗,桔梗偏升,而杏仁偏降。

降气剂适用于气逆证,气逆证主要分为肺气上逆和胃气上逆两种。肺气上逆常见咳嗽、喘息、短气等症状,而胃气上逆者,常见恶心、呕吐、呃逆、反胃等症状。

【使用注意】

1. 明辨产生气滞和气逆的上源因素　导致气滞和气逆的原因很多,如情志不舒、肝胆湿热导致肝气郁滞,食积、痰湿导致脾胃气滞,实热、痰涎、风寒导致肺气上逆,食积、痰浊导致胃气上逆等。因此不能只看是气滞还是气逆,还要明辨引起气滞和气逆的上源因素,在组方时就可以有的放矢,既调理气机,又针对病因,如此则事半功倍。

2. 注意气滞和气逆的兼夹　很多疾病中,气滞和气逆兼而有之,如慢性胃炎中,患者既有胃脘胀满之气滞,又有恶心呕吐、呃逆之气逆;慢性支气管炎中,患者既有咳嗽、喘息等肺气上逆,又有胸部憋闷之肺气郁闭。二者兼夹时,可以采取两种策略,一是行气和降气兼顾,组方时,要将行气药和降气药的比例搭配得当,否则会让滞者更滞,逆者更逆,这种策略对辨证水平和组方技巧的要求都比较高。第二是"先伏其主",即抓住主要方面,次要的先搁置,如呕吐严重、剧烈的情况下,可先采取降逆止呕,待呕吐平复后再行气。

3. 注意气和血之间的关系　气能行血,气滞或气逆都属于气机逆乱,都会影响行血功能,导致血行血瘀;反过来,血的运行也会影响气机,血瘀也会导致气滞。注意到气和血之间的关系,对于临床实践中提高理气剂的实际疗效是大有裨益的。比如脘腹胀满是慢性胃炎、胃溃疡常见的症状,但用行气法疗效不佳,何故?"初病在经,久病入络",顽固的、病程长的病例不仅存在气机的郁滞,而且存在血分的郁滞。遣药组方时,不仅要调理气机升降,还要适当加入活血通络之品,血行顺畅,气机就更容易顺畅,如此才能提高疗效,这就是张璐"在经治气,入络治血"理论的实际应用。再如,在治疗慢性咳喘的方剂中,适当加入当归、桔梗等活血药,也可提高疗效。

4. 注意副作用 行气药和降气药多为辛散、辛温之品,容易耗气、伤阴,有些还容易助火。比如用枳壳-陈皮这个配伍来治疗腹胀时,短时间用可以使脾升胃降而解决腹胀的问题,但用的时间一长,就会伤胃阴,胃阴一伤,失去润降,就会导致呃逆、反胃等症状,此时应酌情配伍麦冬、沙参等补胃阴药;再如,柴胡、川芎、香附等都是疏肝理气的常用药,在疏肝理气的同时,肝阴被劫,反过来又不利于肝气的疏泄,因此,常搭配白芍、生地黄等滋阴敛阴药,以期体用兼顾;在苏子降气汤中,苏子(即紫苏子,简称"苏子")、半夏、前胡、厚朴等大队降气药容易耗损肺气,反而不利于肺气的肃降,故可酌情加入一些人参、黄芪之类的补气药。

第一节　行　气

越　鞠　丸

【导言】

本方出自《丹溪心法》,这本书虽然是以朱丹溪冠名的,但并非朱丹溪亲撰。朱丹溪在世时医名远播,诊务繁忙,无暇著书,此书是他去世以后,门人赵以德、刘淑渊、戴元礼整理他的学术经验和平素所述辑纂,并附以己意而成。《丹溪心法》虽非朱丹溪亲撰,但较为忠实而全面地反映了朱丹溪的临床经验和学术观点,全书以内科杂病为主,兼顾外、妇、儿、五官各科。

越鞠丸中的"越"是发越的意思。在汉语中,"鞠"的含义是很广泛的,常见的包括三种,第一种是养育、抚养的意思。第二种指的是古代的一种球类,也就是蹴鞠。第三种是弯曲,原指物体的弯曲,借用到人体气、血、津液的流通上,就是"郁",什么是"郁"?简单地说,就是"不畅"的意思。所以,"越鞠"是"发越鞠郁"的意思。那么本方发越什么"郁"?又是怎么发越的呢?

【主治】

本方主治六郁证。

朱丹溪尤精于内科杂病,后世有"杂病宗丹溪"之说。朱丹溪认为"人身诸病,多生于郁",认为"杂病"的产生与"郁"的关系紧密。何谓"郁"?郁是阻滞、不通、不畅之意,朱丹溪的门人戴元礼解释为:"郁者,结聚而不得发越也,当升不得升,当将不得降,当变化不得变化也"。"郁"涵盖的范围非常广泛,包括风、寒、湿、火等六淫之邪的郁滞,也包括气、血、津液等物质的郁滞,还包括五脏六腑的郁滞,以及痰饮、食积、燥粪、瘀血等病理产物的郁滞。

本方主治的"六郁"包括气、血、痰、湿、食、火六种,合称"六郁"。这六种"郁"之间互为因果,形成恶性循环。朱丹溪认为"六郁以气为先",气郁是其他五郁的先导因素。就脏腑而言,五脏六腑都可气郁,最为常见的是脾胃气郁、肝胆气郁。如果是由饮食因素导致的,首先形成脾胃气郁,饮食和水湿的运化受到阻滞,形成食积和湿邪,即所谓"土郁"或"土壅",土壅则木郁,肝胆气机也随之不畅,不能疏泄一身之气机,导致"木郁",土壅木郁的结果,一是血行不畅,形成"血郁",另一个是气郁化火,形成"火郁",而"痰郁"可由其他五郁所致;如果是由情志因素引起的,则首发肝胆气郁,继而肝郁克脾,脾气也为之郁滞,也会相继形成"六郁"。因此,六郁的产生与肝胆、脾胃密切相关,可由土及木,亦可由木及土,如图10-2所示。

本方证的临床症状是多样、多变的。脾胃气滞则恶心呕吐、脘腹胀满、泛酸呃逆等,也可出现大便的

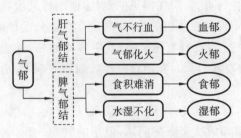

图 10-2 越鞠丸证的发病机制

异常,如大便稀溏、大便干结,或者是稀溏、干结交替,发作无定时,没有规律可循;肝胆气滞则两胁胀痛,脾气暴躁等;血郁则出现局部疼痛如妇女痛经、胃脘疼痛等;火郁则烦躁不安,噩梦纷纭,甚至性情急躁易怒,或者失眠易醒;湿郁则大便溏薄,厌油、呕吐或身体困重乏力等。这里仅列出了一部分,临证中还可以见到很多其他症状。有一些我们可以在教科书中看到,有些则不一定看得到,看不到的、少见的就是我们常说的"杂病"。

我们现行的方剂学教材中,在编写方剂的主治这部分时,绝大多数都包括证名、常见症状、舌脉等三个部分,但在"越鞠丸"中,没有提及舌脉,是不是意味着应用这个方剂时无须参考舌脉呢?并非如此,辨证论治是中医的精髓所在,而舌脉则是辨证重要的参考因素。

六郁证中,虽说是"以气为先",但临证又是千变万化的,"郁"的物质不同,舌象也不同,因此舌脉是变化多端的,不是一成不变的。例如,痰气互结之梅核气,以咽部不适,有异物感或者咳嗽、呕逆为主者,痰郁、气郁突出,临证以苔白而厚为特点;又如产后抑郁症出现舌质暗紫,则提示以血郁、气郁为主;再如失眠不寐的患者的舌质可能偏红,说明肝胆火郁偏重。

清初著名医家张璐有"郁脉多沉伏"之言。"郁"的内涵是不出,或者虽出而不畅。例如,痰湿、食积证的典型脉象是滑脉,但痰、湿郁在里的时候,可能不是典型的滑脉,在轻证中,虽然寻、举、按都可摸到滑脉,但不典型;郁滞重的,寻、举都得不到滑脉,唯有重按至骨的时候,才感觉到滑脉;特别重的,即便是重按,也感觉不到滑,甚至感觉细弦,或指下全无,像是无脉一样。所以在郁证的切诊中,特别要注意仔细体会,要注意"郁脉"与常脉的差异。

【病机和治法】

本方证的病理因素包括气滞、血瘀、痰阻、湿滞、食积、火郁,这六种病理因素之间不是孤立的,而是互为因果、互相影响的。气郁是"六郁"的先导因素,也是最为主要的;本着"先伏其主"的思想,以行气解郁为主,兼顾他郁。

【方解】

本方由香附、川芎、栀子、苍术、神曲五药组成(图10-3)。

香附为方中的君药。香附性味平和,寒、热均可应用,归肝、脾经。其辛散,可疏肝理气,其气香,又可调理脾气,可以调理一身之气机,正因如此,《本草纲目》中将其誉为"气病之总司"。川芎为"血中之气药",既能活血化瘀以治血郁,又可疏肝解郁加强香附的行气作用;栀子为苦寒之品,可清三焦之火,是一个通治上、中、下三焦火热的药物;苍术为苦温之品,可燥湿健脾;神曲消食和胃,可治食积。由此看来,每一种"郁"以一药针对,但方中没有配伍祛痰的药,是什么原因呢?

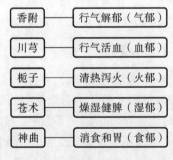

图 10-3 越鞠丸配伍示意图

痰的产生途径有两种:一种是水湿内停,聚而成痰,另一种是火邪郁滞,灼津成痰。本方中用苍术燥湿健脾,以栀子清热泻火,祛除上源因素,痰湿自然不能生成,这也是中医辨证论治原则的具体体现,不是一见到痰就一定要用祛痰药,而是在辨清痰产生的原因后,根据病机之间的内在联系,治疗生痰的上源因素。当然,无论栀子清热泻火,还是苍术燥湿健脾,都是针对生痰的上源因素,是针对尚未成的痰,如果病证中已经有痰浊的存在了,或者痰证比较明显,就应加化痰药,如图10-4所示。

综上所述,本方的特点有三。

1. 五药治六郁 本方重在行气解郁,气机的顺畅有利于活血、祛湿、化痰、消食、清火;相反,痰湿、食积、血瘀、火郁也是加重气机郁滞的原因,清热、祛湿、消食、活血有利于气机的调畅;方中虽然没有用祛痰药,但所用药物也针对了生痰的上源因素,是针对尚未成的痰,是治病求本思想的运用;因此,方中虽然药仅五味,但可以针对"六郁"。

2. 君药可权变 原方的君药香附,是基于"六郁以气为先"理论而设的,临床实践过程中,可以根据病例的具体情况来确定君药。

3. 示人以大法 原方药仅五味,而且没有标

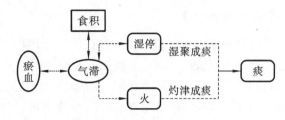

图 10-4 越鞠丸之"生痰"的机制

明用量,实际上是示人以法。临证应用的时候,不一定要囿于原方的六味药,可以根据病情的变化而变化。例如,用本方治疗应激性溃疡时,若患者胃脘胀满,舌苔偏厚,而舌中有裂缝,乃是脾气郁滞,湿邪阻滞所致,但胃的气阴又伤,此时若选择苍术作为祛湿药就不妥当,因为苍术的温燥之性容易加重胃阴的损伤,加重胃胀,甚至导致大便不通或者呕逆恶心,此时可用茯苓、陈皮等药来祛湿,茯苓、陈皮等药较苍术平和,对胃阴的损伤也较轻。领悟朱丹溪创立此方的深意,是灵活有效应用的关键之处。

【临床运用】

1. 辨证要点 本方是朱丹溪治疗郁证的代表方剂,主治气、血、痰、湿、食、火六郁。实际应用之要,在于把握病机六个方面主次、先后变化,注意密切结合脏腑、经络,判断、把握舌脉的多变性。

2. 临证加减 临证中,可根据气、血、痰、湿、食、火六郁的主次来确定药物的配伍关系和剂量。如患者呃逆、恶心较重,不欲饮食,舌苔厚腻,则食、湿郁较重,可以神曲作为君药,或者酌加山楂、炒二芽等消食药;如治疗情志不畅所致的痛经,以血郁为主的,则可以川芎为君药,酌加当归、桃仁、红花等活血药;如心情烦躁,舌边红者,则是火郁较重,则可以栀子为君药,酌加竹叶、生地黄、黄连等清热药;若湿郁明显,可以苍术为君药,并酌情加入茯苓、泽泻等祛湿药。

瓜蒌薤白白酒汤

【主治】

本方主治痰阻气滞之胸痹。

本方是《金匮要略》中治疗"胸痹"的系列方之一。"痹"与"闭"同音同义,是闭阻、不通的意思,"胸痹"即胸中被闭阻。那么"胸中"的什么被闭阻了?是如何被闭阻的?

胸中主要包括心、肺二脏,也包括心所主的血脉,肺所主的"息道"。胸属阳位,内藏宗气。宗气可以贯注心脉,推动血行,也可以上出于肺,循喉咙而走息道,推动呼吸。由此看来,本方证中的"闭阻",即是指宗气被闭阻。

寒邪内侵,郁遏胸阳,导致胸阳不振,津液运转不灵,聚而成痰;反过来,素体痰湿之人,胸阳易为痰湿所阻滞。寒邪和痰湿俱为阴邪,都易阻滞宗气,从而影响肺的主气、司呼吸的功能及心主血脉的功能,导致咳唾喘息、短气、语声低微,胸部胀闷、胸痛,以胸膺、背部、肩胛间、两臂的疼痛为主。

"初病在经,久病入络",对于一些久病或者重症的患者,脉络也被郁阻,故胸痛放射至肩背,表现为胸痛彻背,或者背痛彻胸,因为肺之俞在肩背。舌苔白而厚腻,脉沉滑或沉紧,脉象沉滑者,阴寒和气血瘀滞较轻,尚属易治;脉象沉紧者,要么阴寒凝聚较重,要么痰湿较重,气血郁滞也较重,相比之下难治(图 10-5)。

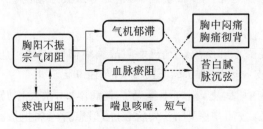

图 10-5 瓜蒌薤白白酒汤证的发病机制及主要症状

【病机和治法】

本方证属于"痹证"范畴,关键在于宗气闭阻,不能推动呼吸、行气血,根本是由胸阳不振所导致。涉及阴寒凝滞、痰浊阻滞、气滞血瘀等病理变化,简而言之,包括"寒""痰""瘀"。"通阳"是关键。如何"通阳"呢?胸阳之所以不通,是由于阴寒和痰浊,所以温散阴寒,化除痰浊是"通阳"的前提,寒邪得散,痰浊得化,气滞血瘀就能够得到解决。故应行通阳散结、行气化痰之法。

【方解】

瓜蒌实,味甘性寒,归肺、胃、大肠经。本方证既然属寒,仲景为何要重用性寒的瓜蒌实呢?《证治准绳》中说:"仲景治胸痹痛引心背,咳唾喘息及结胸满痛,皆用瓜蒌实,乃取其甘寒不犯胃气,能降上焦之火,使痰气下降也。"关键在于用瓜蒌实的"降"。

产生痰浊的根本原因在于津液凝聚,而津液之所以凝聚,是因为胸中阳气不振,不能输布津液。单纯化痰只能针对已成之痰,并非长久之计,要治本,还得温通胸阳。薤白性味辛、苦,温,"散"是其最主要特点。薤白擅长散阴寒之凝滞,既能散在上的寒滞,又可散中焦之寒滞,还能散凝滞在胃肠的阴寒。其散寒作用不限于气分,还可以深入到血分。总的来说,薤白在方中的主要作用在于温散寒凝,重振胸阳,最终通畅气血。

瓜蒌实、薤白配伍,一个擅长祛痰浊,一个擅长散寒凝,一个辛温,以升散为主,一个甘寒,以降浊为主,如此则痰浊祛,寒邪散,胸中的气机升降复常,气血的闭结能除,故为治疗胸痹的经典配伍。

经方中的"白酒"不是指今天的高度烧酒,我们之前已讲过,米酒分事酒、白酒和清酒,其中冬酿春成的就是白酒。白酒具有温散之性,可助长药势,原方中用量"七升",用量较大,汉代的一升相当于今天的200毫升,其用意有二:一是制约瓜蒌实的寒性。虽说本方中要用到瓜蒌实的寒性来降痰浊,但本方证毕竟是一个寒证,寒性过重不利于痰和气滞血瘀的祛除;二是助薤白之温散,有了白酒的协助,可破寒凝所致的阴结。

本方作用在于一个"通"字,可散寒凝,祛痰浊以通气血,最终解除胸中的"痹阻"。

【临床运用】

1. 辨证要点 本方是治疗胸阳不振,痰气闭阻之胸痹的基础方,临证以胸膺胀闷,喘息短气,舌苔白腻,脉沉滑为辨证要点。

2. 临证加减 本方证的病机涉及寒、痰、瘀、气等,临证应用可从这四个方面加减变化。

天气寒冷或夜间发作者,寒邪偏重,可加干姜、附子;厥心痛者可加川乌、草乌;痰浊较重者,可加半夏、茯苓、陈皮;脾虚者,可加人参、黄芪;痰湿因肾阳不足,水饮上犯而成的,可考虑与肾气丸合用;嗜酒或嗜食肥甘厚腻者,可考虑加山楂、神曲、枳椇子等消食药;瘀血较重,心胸刺痛者,可加当归、丹参、桂枝等活血化瘀药;气滞较重,可从调理上焦和中焦气机两个角度来考虑,在上焦者,可加用杏仁-桔梗或枳实-桔梗等配伍以宣降肺中气机,在中焦者,可加入陈皮、砂仁、枳实、厚朴等理气药。

本方证中寒、痰、瘀等诸因素皆为阴邪,致使病情缠绵难愈,故而针对一些病程较长,反复发作的案例,可考虑适当加入活血通络之品,如桂枝、丹参等活血药,地龙、全蝎、蜈蚣、乌梢蛇等虫类通络药。

【案例赏析】

沈某,苦胸痹,痛不可忍,为日已久。为阳气不运,复受寒邪所致。气机痹阻故胸痛彻背,拒按为实,舌淡,脉象沉迟。处方:桂枝6g,生姜6g,半夏9g,陈皮3g,枳壳9g,瓜蒌9g,薤白9g。

按:本案例记载非常简短。患者既往有较长时间"胸痹"病史,阳气不运乃是其病本,本次发作乃由于外寒诱发,故表里俱寒,胸阳不振,痰浊阻滞是其特点。按照中医理论,久病必虚,但患者疼痛拒按,脉象沉迟,显然属于实证,虽然表里俱寒,但以里寒证为主。故治以散寒化痰,通阳理气止痛。

方中桂枝、生姜可发表散寒,二药性味平和,兼顾"久病必虚"的体质状态;瓜蒌、薤白通阳散寒,祛痰理气,为治疗胸痹的经典配伍,加入半夏、枳壳、陈皮既可增强化痰之功,也可调理中焦气机,中焦为气机升降的中枢,脾升胃降则气机正常,胸中宗气之运行容易复常,痹痛易除。综上所述,处方以枳实薤白桂枝汤为基础,能祛痰散结,通阳理气,兼有解表之功,取急则治标之意。

枳实消痞丸

【主治】

本方主治脾虚气滞之痞证。

顾名思义,枳实消痞丸是消除痞满的方剂。"痞"是患者脘腹胀满的一种自觉症状,病位在胃,与脾胃相关。本方主治的"痞"根本原因在于脾气虚弱。

脾气虚弱,则饮食不化,水湿不行,产生食积与痰湿,停留于胃脘,阻滞中焦气机,导致气滞;就病理的寒热属性而言,脾气不足属于虚寒;气机阻滞又生实热。所以在中焦实热、虚寒错杂,导致中焦升降失调,故见痞满。

脾气虚弱,则倦怠乏力,食欲不佳;气机阻滞,则脘腹胀满,大便失调。一般而言,虚证之痞满,饥则腹胀,实证之痞满,饱则痞满加重。本方证中,既有气虚又有气滞,所以患者饥也腹胀,饱也痞满,患者的主诉通常是胃脘的胀满持续存在,不分时间。再者,虚寒之痞满,通常在食入寒凉食物时容易加重,而实热患者,则食入辛热食物时加重。本方证中脾之虚寒和胃之实热同在,因此,患者但凡饮食稍凉、稍热都会加重痞满。

脾气不足之虚寒证,脾不升清,大便容易溏薄,而胃中实热则大便容易干结;本方证中实热和虚寒同在,因此大便干溏不等,具体来说,患者大便先稀溏,过几日又干结,再过几日可能干结和稀溏相间,也有可能在一次大便的过程中,大便前一部分干结,后一部分稀溏(图10-6)。

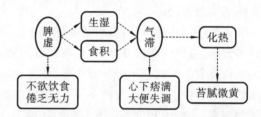

图 10-6　枳实消痞丸证的发病机制及主要症状

【病机和治法】

本方证的特点是虚实夹杂,寒热错杂。虚和寒是由于脾气不足,实是由于食积和痰湿内生,热为气滞所化。前文中的参苓白术散、六君子汤证的病机也是气虚和气滞同时存在,但都以气虚为主,因此以补益脾气为重点;本方证中,实重于虚,热重于寒,所以舌诊时,舌质的淡、脉的虚缓都不突出,反而以苔腻微黄,脉弦为主。

治疗时,若单纯补气,则气滞加重,痞满更甚;若单行气消痞,则初用有效,久用则无效,而且症状加重,因为行气之品辛散耗气,会加重脾气的虚损,痰湿、食积、气滞也随之加重,形成恶性循环。因此,既不能单纯补,也不能单纯消,应消补兼施,关键在于应明确虚和实、寒和热之间的主次。本方证中气滞、实热为主,气虚、虚寒为次,故治以行气消痞、清热为主,益气、温里为次,如图10-7所示。

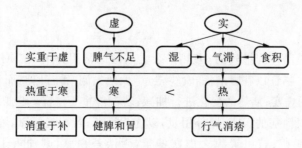

图 10-7　枳实消痞丸的病机和治法

【方解】

本方的配伍,重点要注意补气和行气、清热和温里之间的关系。

本方中,用人参、白术、茯苓、甘草(四君子汤)益气健脾,加用枳实、厚朴来行气。在这里重点介绍枳实、厚朴。枳实、厚朴都是阳明经的常用药,可行气消痞,以降为特点,和木香、陈皮等是有区别的,木香、陈皮以升为主,主要是针对脾气郁滞的,因为脾是以升为健的。而胃以降通为顺,所以,枳实、厚朴的选择恰好适应了"胃以降为顺"的生理特点。本方采用的枳实、厚朴配伍,体现的是以降胃气为主来消痞散结的方法和思路。

然而枳实和厚朴都属于破气之品,容易伤胃气,况且本方证原本就兼有脾气虚弱,如果单用此二药,在初服时是有效的,但长时间服用会加重中气的耗损,湿邪、食积情况也会加重,反过来还会阻滞气机,导致气滞的程度比未用药之前更重;因此方中加用人参、白术两味补气药,补气药不仅可以制约行气药耗气的弊端,而且可以升脾,与降气药配伍,使脾升胃降,有利于气机的顺畅而消痞散结。

再看看补气药和行气药二者的比例。原方中枳实四钱,厚朴五钱,行气药共计九钱;人参三钱,白术二钱,补气药共计五钱,因此行气药的用量重于补气药,与气滞重于气虚的病机特点是相匹配的。

方中黄连清胃热,用五钱,干姜温脾,用二钱,二者合用,可以调和寒热,但寒药的用量多于温药,所以总体以清热为主,与热重于寒的病机特点是吻合的。从升降的角度来看,黄连苦寒质降,干姜辛温升散,二者配伍,恢复中焦气机的升降,古代医家将这种思路概括为"辛开苦降",是解决痞满的常用之法。所以,黄连-干姜的配伍既是调和寒热,实际上也是行气消痞散结的重要配伍。半夏和麦芽一个燥湿化痰,一个健脾消食,分别针对痰湿和食积,痰湿祛,则脾易升,食积化,则胃能降,这也是着眼于升脾降胃来消除痞满的方法。

痞证的病因多种多样,归根结底不外乎"天地不交",着眼于恢复脾之升和胃之降,是组方思路的关键。本方中,益气健脾以升脾,行气散结以降胃;温里散寒以升脾,苦寒清热以降胃;燥湿化痰以升脾,消食化积以降胃。如此一来,气滞、气虚、虚寒、实热、痰湿、食积等诸因素得以解除,脾胃的升降恢复正常,痞满就不难解决。学习本方时不仅要记忆、理解本方的组成和配伍,更重要的是领悟李东垣"痞"证治疗的精髓所在,为继承和创新打下夯实的基础。

本方的特点是消补兼施,消重于补;寒温并用,寒重于热;辛开苦降,降重于开,如图10-8所示。

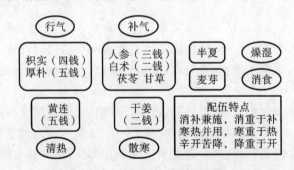

图 10-8 枳实消痞丸配伍示意图

【临床运用】

1. 辨证要点 本方是治疗脾虚气滞,寒热错杂之痞证的常用方剂,在使用时要把握好气滞重于气虚,热重于寒的证候特征。临证以脘腹痞满,食少倦怠,大便失调,舌苔厚腻而偏黄为辨证要点。

2. 临证加减 ①根据虚实、寒热的变化进行加减:若气虚重于气滞,则加重人参、白术的用量,以益气健脾药为君药,减轻行气消痞的枳实、厚朴用量,以之为臣药;若脾气郁滞,可加入陈皮、木香等行气醒脾药,或加入升麻以升散脾阳;若患者脾之虚寒偏重,舌淡苔白腻,则加重干姜用量,减轻黄连用量。②针对兼夹邪气进行加减:若痰湿加重,可加重半夏用量,若痰湿为老痰或酒痰,可以加入枳椇子、半夏、泽泻,因这些痰湿顽固难去,故用药时间一般较长,同时为防过用温燥和渗利之品耗伤胃阴而招致呕吐、呃逆或大便不畅,宜酌情加入麦冬;若食积较重,则应酌情加入山楂、炒二芽等消食之品;食积时间较长引起泻痢较重者,可考虑加入大黄以荡涤肠胃。③依据病机发展进行加减:病程较长者,可根据"久病入络"的理论,加入活血药如当归、三七粉,或者加入通络药如蜈蚣、地龙等;脾胃为后天之本,气血生化之源,脾胃升降失调,久之则阴血不足,不能养肝,故肝气为之郁结,反过来克伐脾土,导致脾气更虚,如此恶性循环,导致证情复杂,此时可适当加入当归、白芍、沙参、川楝子以滋阴养血疏肝,尤其是针对难治性胃溃疡、慢性胃炎之痞满者,不失为起效的佳径。

半夏厚朴汤

【导言】

在学习本方之前,我们先看一个案例,是笔者在 2006 年治疗的一个案例。

孙某,女,37 岁,近 3 年来,常感咽部异物感。疑为恶性病症,在多家医院多次做 X 线、CT、癌胚抗原等检查,均未发现异常,遂来中医就诊。患者自诉咽部有异物感,时见咳嗽,尤其是发生家庭矛盾时加重,但做家务或工作繁忙时反轻,夜晚重于白天,时常失眠,忧心忡忡。舌淡苔白水滑。

这个案例中,患者因家庭矛盾而发病,主要症状是"咽部异物感",且时轻时重,心情压抑时加重,转移注意力做其他事情时症状减轻或者消失,做多种检查都没有阳性体征。诊断为"梅核气"。那么什么是梅核气? 引起"梅核气"的病机是什么? 临证中如何组方治疗?

【主治】

本方主治痰气互结之梅核气。

本方出自《金匮要略》,《金匮要略》中是这样描述的"妇人咽中如有炙脔",这个描述讲的是主治证的特点。仔细揣摩,这句话包含有三层意思,第一,此证好发于女性。本方证起名"梅核气",实质上是一种"气"病,女子以肝为先天,肝主疏泄,与气机的关系非常密切,故气滞导致发病的概率更大,因此女性的发病率高于男性;第二,发病部位在咽喉,是痰气互结于咽喉所致;第三,"炙脔"是指小的烤肉块,"如有炙脔"就是咽部好像含着小肉块一样,其实就是一种异物感,并非是有实体物块停留在咽喉部。宋代的杨士瀛在《南阳活人书》中,根据发病特点,首先将本方证称为"梅核气",因为这个称谓比较形象,所以一直沿用到今天。

本方证的关键在于"气",诱发因素是气滞,包括肝气郁滞和脾气郁滞,常和情志密切相关。情绪波动或抑郁,首先导致肝气郁结,肝木乘脾土,脾气随之而郁滞,形成肝脾气郁。脾气郁滞,水湿不运而凝聚成痰。痰和气,一阴一阳互结于咽喉,使咽部的气机不能顺利上下,谓之"痰气互结"。

就症状而言,患者自觉咽部有异物感,在这里必须强调的是,这种异物感的大小好比"炙脔"或者"梅核",好像梗塞在咽喉部,想吞咽吞不下,想咯又咯不出,因此患者经常有清嗓的声音和举动。因为这种异常的感觉与"气"相关,而人身之气属于无形,游走不定,因此,本病的发病部位主要在咽喉部,但有时会游走到其他部位。症状的轻重变化频繁而没有规律,一般精神压力大或者心情抑郁时,异物感就明显,但心情放松或注意力转移时,异物感、梗阻感就减轻乃至消失。临证中,很多患者是因为是恐癌而发的,实际上,梅核气是无形的,并不妨碍饮食,故做 X 线、吞钡、CT 等检查,多无阳性体征,这与食管癌、咽喉癌不同。咽喉属于肺系,故痰气互结于咽喉,影响肺的肃降,导致咳嗽,胸中满闷;同时,痰湿阻滞脾胃的升降,导致恶心呕逆;舌苔白润或白滑是湿痰停滞之象,而脉左弦右滑乃是肝气郁结,痰湿阻滞之象,如图 10-9 所示。

【病机和治法】

本方证就物质来讲涉及痰和气,就脏腑来讲,主要与肝脾相关。乃肝脾气郁,痰气互结于咽喉所致,气滞宜消散,痰湿宜化除,故立行气散结、降逆化痰之法。

【方解】

本方由半夏、厚朴、茯苓、生姜、苏叶五味药组成。

如图 10-10 所示，我们可以从纵、横两个角度分析配伍。

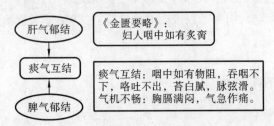

图 10-9　半夏厚朴汤证的发病机制及主要症状

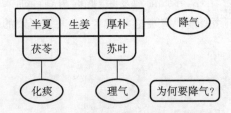

图 10-10　半夏厚朴汤配伍示意图

先纵看。半夏-茯苓化痰：半夏苦温而燥，是燥湿化痰的要药，茯苓健脾渗湿，一个治已成之痰，一个治将成之痰，二者配伍，可以针对痰湿的不同阶段。厚朴-苏叶理气：厚朴归肺、胃经，行气以降为主，苏叶归肺、脾经，能舒脾，行气以升为主。二者组合，对肺的气机来讲，一升一降，宣降肺气，散痰气之结聚；对于脾胃来讲，厚朴降胃，苏叶升脾，调理中焦气机；苏叶禀春升之气，也可疏肝理气，只不过苏叶疏肝的作用较弱，故称之为"散肝"。综合来看，苏叶-厚朴可以调理肺、肝、脾的气机。

半夏-茯苓、厚朴-苏叶这两组药，一个长于祛痰，一个偏于行气，使全方组成痰气互治的结构。

再横着看，半夏、生姜、厚朴都是降气的药，尤其是降胃气，为何要降胃气呢？是不是因为出现"恶心呕吐"等症状才考虑用降胃气药？

并非如此。咽喉属于肺系，部位偏上，而痰和气产生的本源不在肺，而在脾；既然是中焦的痰湿，又是怎么上升并郁结在咽喉的呢？痰是阴邪，不会自己上升到咽喉，只有在逆气、肝风或者火热上炎的时候，才会被引之而上。本方证中，咽喉的痰是胃气上逆所致的，故用半夏、生姜、厚朴降胃气。在临证中，也常看到因虚火导致痰湿上逆，郁结于咽喉或者头部的情况。

梅核气是容易频繁反复发作的情志病，治疗的关键在于"散结"。围绕着"散结"，本方肝脾同调，肺胃同调，痰气互治，使气机升降有序，"结聚"自然容易解开。虽然药仅五味，但照顾全面，配伍严谨，值得仔细玩味。

方中疏肝的药物仅有苏叶，而且苏叶的疏肝作用较弱，原方为何不用柴胡之类疏肝作用更强的药呢？举一个例子，明代的刘草窗创制的痛泻要方，用于治疗痛泻证，大抵相当于现代医学中的肠易激综合征、应激性溃疡等一类的疾病，属于应激性疾病，故这首方剂在选用药物的时候就尽量避免了猛烈、刺激的药，选的都是性味平和的药，带有"安抚"的意味。

同样，梅核气也属于情志病，通常由情绪诱发，而且容易反复发作，若用柴胡，虽疏肝作用强，初用有效，但久用有"劫肝阴"的弊端而不效。而苏叶则药性平和，对肝而言，是"安抚"，而不是"讨伐"，因此利于久用。当然，在临床实践中，对于肝气郁结明显的患者，可加入合欢皮、郁金等加强疏肝的作用。笔者常将半夏厚朴汤和越鞠丸合用，治疗慢性咽炎属于痰气互结证，疗效可观。

【临床运用】

1. 辨证要点　本方是治疗梅核气的名方，适用于痰气互结咽喉所致者。临证以咽部异物感，吞之不下，咯之不出，伴见或咳或呕，舌苔白滑，脉弦滑为辨证要点。

2. 临证加减　情绪波动诱发，肝郁明显者，可加入合欢花、郁金、玫瑰花等疏肝解郁之品；肝郁为时已久，血行不畅者可加入赤芍、丹皮等活血化瘀药；化火显著者，可考虑加入栀子炭或青黛粉，尤其是咽痒明显，咽中有如扫把扫地的感觉，痒咳不休者，可用青黛粉冲服，并配乌梅酸甘化阴，此法承自陈潮祖先生之乌黛汤，临证中有较好疗效，故不吝推介。

如痰湿较重者，可考虑与温胆汤合用；如兼夹痰、湿、火、食等诸郁，可考虑与越鞠丸合用，不过，半夏厚朴汤与越鞠丸二方中，行气燥湿化痰之类的药物颇多，应该适当顾护肺、肝、胃三脏之阴，可酌情加入白芍、北沙参、百合等滋阴润燥之品，方可久用。

最后要说明的是，本方证多数由于情志因素引发而加重，俗话说"心病还须心药医"，临证中，医师多做心理疏导，排除患者恐癌疑病之焦虑，可事半功倍。

第二节 降 气

苏子降气汤

【主治】

本方主治上盛下虚之咳喘证。

本方最早见于唐代孙思邈的著作《备急千金要方》，原方是用来治疗"脚弱上气"，"脚弱"代指下焦虚弱，而"上气"则并不是专门指肺气上逆之咳喘证。"上盛下虚"的病机是《太平惠民和剂局方》中首次提出来的，在《太平惠民和剂局方》中，苏子降气汤的主治范围拓展得很宽，如"膈壅痰多，咽喉不利，咳嗽"之咳喘证，"虚烦引饮，头目眩晕"之痰饮证，"腰疼脚弱，肢体倦怠"之阳虚水停证，"腹肚绞刺，冷热气泻，大便风秘，涩滞不通"之脾胃不调证，"肢体浮肿，有妨饮食"之水肿证等。"上盛"指的是痰饮，也就是指寒饮。寒饮犯肺则肺失宣降，故咳喘气急，痰涎壅盛，胸膈气机为之阻滞，故心胸憋闷。寒痰，容易为内外的寒邪所引发。外感风寒后，气道的阻滞就更重，痰涎壅盛于咽喉，呼吸不利，咳喘气急，咽喉中有拽锯声。

"下虚"指的是肾阳不足，肾为水藏，主纳气。肾阳不足，虚寒内生，水饮不化，形成痰饮，加重了肺部的痰涎壅盛。此外，肾的纳气功能与肺的呼吸关系也很紧密。中医讲的呼吸与西医讲的呼吸是同中有异的，西医所说的呼吸，是肺与外界空气的交换，而中医讲的呼吸除此之外，还包括肺将交换过的气下纳于肾以养精。在中国传统武术中，通常一个套路打完后，练武者最后都会做一个收势，意在将呼吸之气下沉丹田，丹田属于足少阴肾经，所以这个动作实际上就是将呼吸下纳于肾，使之归元，可以起到强筋健骨的作用。肺气下纳于肾，则呼吸有深度，否则气不归元，呼吸就浅促。本方证中，壅盛的痰涎使肺气上逆，加之肾气不足，不能纳气，故呼吸喘促短气。

如果肾阳不足比较突出，水饮泛滥肌肤、腰膝、胃肠等，则会出现四肢浮肿，腰膝酸软、脚弱或者腹泻便秘等症，如图 10-11 所示。

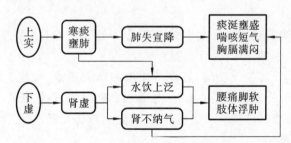

图 10-11　苏子降气汤证的发病机制及主要症状

【病机和治法】

本方证涉及上下两个方面，"上盛"是寒痰壅盛，"下虚"指肾阳不足，但主要病机还是由"上盛"所致的"气上"，因此，治法的重点在于降气化痰；如果肾阳虚为重，则要以温阳补肾为主，以肾气丸为主。在补益剂中，我们曾学习肾气丸的主治证，肾气丸也能用于治疗脚气、水肿、痰饮等证，这些证的关键在于肾阳不足，水饮上泛，都是以虚为主的，与苏子降气汤证的重点是完全不同的（图 10-12）。

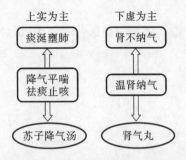

图10-12　苏子降气汤的病机和治法

【方解】

本方由苏子、半夏、厚朴、前胡、苏叶、生姜、当归、肉桂组成。本方可分为三个模块：第一模块，苏子、半夏、前胡、厚朴；第二模块，苏叶、生姜；第三模块，肉桂、当归。

第一模块：苏子、半夏、前胡、厚朴。

苏子、厚朴归肺经，降上逆之肺气，止咳平喘之力颇强。半夏、厚朴是阳明经常用药，长于降胃肠之气，肺与大肠相为表里，大肠降则肺气亦降，也有助于降气止咳平喘；另外，苏子是种子类的药物，可通降大肠，与半夏、厚朴配伍，也可增强通降阳明的作用，在《太平惠民和剂局方》中，本方用于治疗痢疾、腹泻、便结之类的胃肠道疾病，也正是基于这一点，苏子、半夏、前胡可化寒痰。

在《备急千金要方》中另有一首苏子降气汤，与本方相比，多了一味陈皮。脾胃为气机升降之中枢，对一身气机的升降出入有着很重要的作用。陈皮善行脾胃气滞，尤善行脾气，与半夏、厚朴配伍，调畅中焦气机，从而有利于止咳平喘。

综上所述，这个模块的主要功效为降气化痰，止咳平喘。

第二模块：苏叶、生姜。

苏叶、生姜具有辛温解表的作用，为何要解表呢？本方证属慢性复发性疾病，外感风寒不仅是诱发因素，而且是痰涎壅盛的加重因素。患者就诊时，多兼见外感风寒，因为本方证中患者的肺气不足，不能用麻黄、桂枝之类的峻药，故用药性平和的苏叶、生姜以解表。

对于因为吸入花粉、粉尘、油烟等其他因素诱发的病证，苏叶和生姜是否可用？肺气的特点是升降结合的。治疗咳喘类疾病时，不能一味地宣发，也不能单纯地通降，应当宣降结合。方中苏子、厚朴、前胡、半夏以降为主，与苏叶、生姜的升恰能升降结合。所以，苏叶和生姜的配伍，针对有表证者可发汗解表，针对无表证者则宣发肺气，故有无表证都可应用。

综上所述，第一模块和第二模块配伍，共奏降气化痰，止咳平喘之功，针对"上盛"，以治标为主，是本方的主干。

第三模块：肉桂、当归。

肉桂大辛大热，温补肾元。一方面，肾阳得以温补，水饮就不能上泛为寒痰；另一方面，肉桂可以温肾纳气，使气能归元，亦可减轻咳喘、短气等症状。当然，就纳气平喘作用来讲，肉桂不如沉香，如果遇到咳喘不能平卧，呼吸急促状如鱼口者，可加沉香增强纳气平喘功能，如《证治准绳》之苏子降气汤中，就以沉香替代桂心。

本方最费解的是当归，当归是一味活血养血的药，走心经、肝经，不入肺经，是不能直接止咳的，它的止咳作用还是要归结到其活血的作用，为什么呢？

心主血脉。心行血有助于肺主气功能，心调节血液的功能正常，有利于肺气的升降出入。本方证中，肺为寒痰阻滞，气机不畅，不能辅助心主血脉，导致心脉瘀阻，而心脉瘀阻又加重肺的咳喘，形成一个恶性循环。如在西医慢性阻塞性肺疾病的疾病过程中，先由肺部气管、支气管的阻塞，逐步影响到心，出现心脏疾病，称为肺源性心脏病。

当归能行血活血以除心脉瘀阻，有助于保持肺的呼吸功能正常，减轻咳喘。由此看来，本方中的当归并不是直接作用于肺来止咳，而是通过活血作用间接止咳的。临证中，一些寒痰、寒饮停肺的案例反复发作，病程较长，用一般散寒止咳化痰药物效果不佳，就是因为"久病入络"，故加用当归"入络治血"。同样地，当归在本方中的作用，也是类似的道理。

当归不能补肾，但能辅助肉桂温助肾阳，为什么呢？肾阳不足，寒饮内生，血得寒则凝，寒凝则血瘀，寒饮容易导致血瘀。《金匮要略》中有"血不利则为水"之说，寒凝血脉反过来又加重水湿内停，占据肾位。《黄帝内经》云："君火以明，相火以位。"作为肾阳来讲，必须回归本位才能发挥功能，否则就是游移之火，无根之火，就是虚火，不能发挥生理功能。当归活血，能辅助利水，这就相当于腾空被水饮占据的

方剂学讲稿辑要

· 176 ·

肾位,迎接补充的肾阳回归。肾阳回归本位后,发挥化气行水、纳气归元的作用,从而缓解肺气上逆,减轻寒痰,缓解痰涎壅盛的症状。这一点,可以参照张景岳右归丸中当归、川牛膝的配伍来学习。

由此可见,当归在本方中的作用实际上就是通过活血化瘀间接化痰止咳,也可以辅助肉桂温补命门之火,促进纳气平喘。

综上所述,苏子降气汤通过降气化痰,止咳平喘以治标,温肾助阳以治本,全方在"急则治其标"思想指导下,以降气化痰为主,如图 10-13 所示。

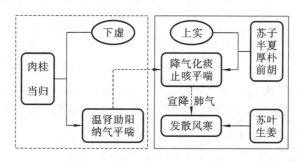

图 10-13　苏子降气汤配伍示意图

【临床运用】

1. 辨证要点　本方以降气化痰为主,是治疗上盛下虚,上盛为主之咳喘的常用方,临证以咳喘上气,痰涎壅盛,痰多稀白易咯,舌淡苔白为辨证要点。

2. 加减变化　兼有背部恶寒,则为寒饮内停兼有肺气不足的表现。若寒饮偏重,可仿小青龙汤之意,加细辛、干姜、五味子;若肺气虚,可加人参、黄芪;若反复发作,可加地龙通络;若初患本病,下虚不明显而体质相对壮实,可去掉肉桂,加用麻黄、杏仁;若痰涎壅盛,气逆较重,不能平卧,呼吸困难,可加沉香;若发病已久,肾虚明显,肢寒而冷汗淋漓,可加用附子、人参以回阳救逆,待急症缓解后,以肾气丸、右归丸等补肾助阳治本;若水肿明显,可加熟地黄、泽泻、桂枝等温阳化气利水。

【类方比较】

小青龙汤与苏子降气汤。

小青龙汤和苏子降气汤都可用于治疗寒饮蕴肺所致的咳喘证,小青龙汤由麻黄、桂枝、半夏、细辛、干姜、五味子、白芍、炙甘草组成,具有发汗解表,温肺化饮之功,辛温解表与温肺化饮并重,用以治疗外感风寒,内停水饮所致者;苏子降气汤由苏子、半夏、厚朴、前胡、苏叶、生姜、肉桂、当归组成,具有降气化痰,止咳平喘,兼有解表温肾之功,重在降气化痰,发汗解表和温肾助阳的功效偏弱,故用于治疗上盛下虚,以上盛为主的咳喘证,以痰涎壅盛为主治重点。比较而言,二方都适用于表里同病之寒痰咳喘证,但小青龙汤解表力量强,而苏子降气汤弱;在针对痰饮里证方面,小青龙汤重在温阳化饮治本,而苏子降气汤重在降气止咳平喘治标。

【案例赏析】

况某,男,69 岁,于 1969 年 9 月 20 日就诊。

30 余年来,凤患慢性气管炎,每逢秋凉则犯咳嗽。症见痰涎壅盛,肺气不利,咳喘频频,短气;小便不利,双侧足踝处凹陷性水肿。寸脉弦滑,舌润而胖,有齿痕。

方用苏子 7.5 g,炙甘草 6 g,半夏 7.5 g,当归 4.5 g,肉桂 4.5 g,前胡 3 g,厚朴 3 g,化橘红 4.5 g,巴戟天 15 g,菟丝子 15 g,车前子 10 g。

服后咳喘见轻,复诊时守方 4 剂,咳平喘止,嘱日后遇风寒再发时,仍可按方服之。

辨证分析:本案患者慢性支气管炎每逢秋凉反复发作,"寒痰"内蕴,发作时痰涎壅盛,咳喘气急,短气,寸脉滑,舌润,说明痰涎壅盛于上;肺肾为母子之脏,咳喘已久,肺气必虚,累及于肾,肾阳亦虚,况患者年近古稀,故肾虚于下。肾主水,肾阳虚则水饮内生,故小便不利,下肢水肿,舌胖而滑,兼有齿痕。综合分析,本证为上盛下虚,肾阳虚衰,水饮内停。

治则治法:根据"急则治其标"和咳喘"发时治标"的原则,以降气化痰,止咳平喘为主,兼用温阳补肾利水之法。

处方分析:用苏子降气汤原方降气化痰,止咳平喘,加用巴戟天、菟丝子和当归、肉桂一起补肾助阳,车前子利水渗湿。全方上下同治,肺肾兼顾,标本同用。

定 喘 汤

【导言】

本方出自《摄生众妙方》,《摄生众妙方》的作者是明代张时彻,明嘉靖二年进士,曾官至兵部尚书。他并不是专门从医者,只是喜爱医学,业余曾搜集了部分方剂,编著成《摄生众妙方》和《救急良方》。

【主治】

本方主治痰热内蕴,肺失宣降之咳喘证。

在《摄生众妙方》中,定喘汤主治的记载非常简洁,只有"哮喘"二字。痰热内蕴,肺失宣降的病机,是中华人民共和国成立后编写教材时定下来的。

"哮喘"的病名是朱丹溪首次提出来的,按照丹溪的理论:"伏痰"或"伏饮"是病机的关键,宿痰停留在肺,遇外感、情志、饮食或者劳倦等因素后引发,分为发作期和缓解期。本方主治的哮喘属于急性发作期,为痰热内蕴,遇外感风寒而引发。

痰热内蕴之人,即便在缓解期,气道也较常人狭窄,外感风寒后,肺失宣降,气道阻塞更为严重,导致肺气上逆,引发咳喘,以发作性的喉中哮鸣声,呼吸气粗困难,甚至喘息不能平卧为特征。这是典型的哮喘证,还有一些咳喘证,发作时喘息并不明显,主要以咳嗽为主,伴有咳痰,由于是热痰,因此痰色黄、黏稠,胶结难出,这就更容易增加气道的阻滞,有些气道狭窄严重的患者,咳喘气急呼吸时甚至张口抬肩。本方证中,风寒为诱发因素,因此风寒不一定很重,表现为微恶风寒,重点是痰热蕴肺,所以舌苔黄腻,脉弦滑、滑数,如图 10-14 所示。

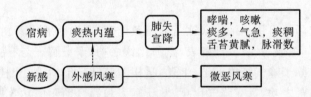

图 10-14 定喘汤证的发病机制及主要症状

【病机和治法】

哮喘是一种发作性疾病,在里的宿痰、伏饮是关键,在外的风寒是诱发因素。本方证中痰热内蕴,遇风寒外感而诱发。咳喘类疾病的基本特点是肺气上逆,一般来说,治疗应以降为主,但单纯的降气既不利于解表,也不利于肺宣发肃降生理功能的恢复,尤其是外感诱发的哮喘。因此,应该宣降肺气,清热化痰,以解决风寒和痰热的内外两端病因,如图 10-15 所示。

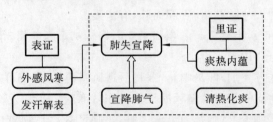

图 10-15 定喘汤的病机和治法

【方解】

本方由麻黄、白果、杏仁、苏子、半夏、款冬花、黄芩、桑白皮八味药组成。可分为两个模块:第一模块,麻黄、白果;第二模块,半夏、杏仁、苏子、款冬花、黄芩、桑白皮。

第一模块:麻黄、白果。

麻黄以宣发为主,既可宣发卫阳以发汗解表,又可宣肺平喘。白果味涩,可收敛,上可敛肺气,下可涩精止遗止带,用在此方中,可收涩肺气以助止咳平喘。在这个模块中,麻黄宣散,白果收敛,为什么要这样配伍呢?本方证为外因引发宿病而发,多数病程较长,而且反复发作,"久咳伤肺气",且麻黄为宣肺发汗第一峻品,容易耗损肺气,如果单用麻黄来宣肺平喘,初用有效,随着肺气的耗损,再用时,咳喘就难以平复了,如继续强用则不仅无效,甚至会加重咳喘症状,所以关键是要顾护肺气。反过来,白果味涩收敛,既能收敛正气,也能收敛邪气。白果收敛肺气,可防止麻黄过度发散耗损肺气,有利于止咳平喘,使麻黄在解表与宣肺时不伤正;如果单用白果,则又担心白果的收敛作用加重肺气郁闭,痰热不化,麻黄的宣发作用刚好可以解决这个弊端。因此,白果与麻黄相反相成,散收结合,散而不伤肺气,收而不敛邪气。

本方中麻黄和白果都应重用,有人担心白果用量大了以后,会加重肺气郁闭而加重胸闷气憋、气短,或者担心麻黄用量大会发汗太过,实际上,在本方中麻黄的主要作用是宣肺而定喘,有了白果的收敛后,并不用担心其过度发汗的问题;相反,有些因肺气壅闭而喘息大汗者,服药后肺气得宣,汗反而停止,也就是说,在哮喘发作期重用麻黄主要是针对肺气闭郁。当然,如果哮喘发展到心肾阳虚,甚至全身衰弱的情况下,则不可拘泥于此。反过来也是一样的道理,也不用担心重用白果后闭郁肺气,因为有麻黄的宣散作用。

在《摄生众妙方》中专有一方,叫"鸭掌散",由麻黄、甘草、白果组成,用以宣发肺气而定喘。鸭在行进过程中,一掌撑地,另一掌悬空,撑地者散开,悬空者内收,一散一收,维持着行进中的平衡状态,即是对麻黄-白果配伍关系的形象比喻。

在小青龙汤中曾介绍过麻黄-五味子的结构。小青龙汤主治外寒内饮所致的咳喘证,麻黄的作用与定喘汤中基本一致,也是表里兼顾,既发汗解表,又宣肺平喘,因为担心麻黄发汗和宣肺而伤耗肺气,故加用少量五味子收敛肺气,起到佐制作用。本方的麻黄-白果与小青龙汤中的麻黄-五味子有相似之处,但又有区别,区别在于:一是小青龙汤中五味子量小为佐药,而定喘汤中白果重用,与麻黄联用,共为君药;二是白果除收敛肺气外,还有化痰作用,而五味子是酸甘之品,还带有一点补益作用,可补益肺气。

第二模块:半夏、杏仁、苏子、款冬花、黄芩、桑白皮。

这个模块的作用,一是化痰,二是降肺气。本方证中的"宿痰"属于热痰,半夏、杏仁、苏子、款冬花这四味药都是性温的,所以又加上了寒凉的黄芩和桑白皮,黄芩苦寒,尤善于清泻肺火,桑白皮甘寒,善泻肺中伏火,二药配伍共同清泻肺热,与化痰的药物组合,痰热共治。

肺以宣发肃降为生理特点,治喘之要,不仅在于降气止咳平喘,更在于恢复肺的宣降。方中半夏、杏仁、苏子、款冬花、黄芩、桑白皮六药以"降"为主,而麻黄以升为主,结合起来,又能构成宣降结合的结构。六味药组合起来,降气之力颇强,这也是为什么用峻猛之麻黄,而且麻黄要重用的原因。在学习方剂的过程中,既要局部分析,更要整体来看,如图10-16所示。

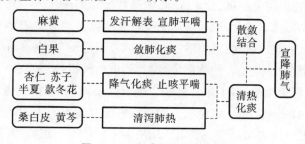

图10-16 定喘汤配伍示意图

【临床运用】

1. 辨证要点　本方适用于痰热内蕴,肺失宣降之咳喘证。临证以咳喘气急,痰多色黄,黏稠难咯,舌苔黄腻为辨证要点。

2. 加减变化　本方证中麻黄虽然重用,但有无表证俱可使用。若表证明显,药后调护当以解表方的标准用之,如服后避风、饮热水等以促进发汗;若无表证,麻黄也不必减量,更不能随意换成麻黄绒,否则定喘的效果大打折扣;若咽喉部痰鸣音明显,可加地龙,地龙咸寒,既可清热化痰,又可解痉,尚能入络搜邪,可增强清热化痰、止咳平喘之功;若有发热、舌红等肺热征象,可加石膏清透郁热,宗《伤寒论》麻杏甘石汤之意。

旋覆代赭汤

【主治】

本方主治胃气虚弱,痰浊内阻证。

本方出自《伤寒论》第161条,用于治疗"心下痞硬,噫气不除者"。从自然的角度来看,"痞"为天地不交,也就是天气不降,地气不升所致;从人体气机的角度来看,"痞"为脾不能升,胃不能降,当升不升,当降不降,中焦气机阻滞所致。

脾胃同居中焦,脾以升为健,胃以和降为顺,二者升降相因。脾的升和胃的降都必须以中焦之气为动力来实现。《伤寒论》中,旋覆代赭汤证乃误用泻下或涌吐所致,"吐下之余,定无完气",但凡吐、下之方,必然耗损中气。脾气一损,则中阳不升,还会导致水湿停聚,酿为痰浊;胃气不足,则胃不能和降。如此则脾胃的升降失常,痞塞在中焦,因此本方证的首要症状应该是"心下痞满"。在半夏泻心汤证中,患者但满而不痛,也不硬,是因为中焦没有有形之实邪停滞,仅有无形之气机阻滞;本方证中,患者胃中痰浊停滞,痰浊为有形实邪,因此本方证中,患者不仅主观感觉胀满不适,而且硬结于心下,即"心下痞硬",或者胃脘感觉胀痛(图10-17)。

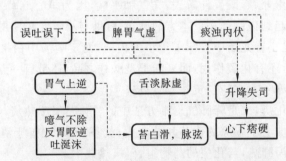

图10-17　旋覆代赭汤证的发病机制及主要症状

在本方证中,虽然同时存在脾不能升和胃不能降,但后者显得更加明显一些,因此患者"噫气不除",《景岳全书》曰:"噫者,饱食之息,即嗳气也","噫气"就是嗳气,"噫气"指的是气从胃中上逆,冒出有声,声音冗长,与呃逆不同,呃逆声声急短促。"不除"指的是持续时间很长。

概括起来,本方证的主要症状有两个:心下痞硬,噫气不除。关于二者的主次关系,有些学者根据"以方测证"的逻辑思维,认为应该以"噫气不除"为主,以"心下痞硬"为次。而笔者则认为,应以"心下痞硬"为主。可细分为三种情况,一是二者的程度大致相当,中焦气机处于低水平的平衡,如此则患者痞满而不痛,不硬;二是脾不升清更为明显,则患者可能会出现大便稀溏,腹泻或者妇女白带多等症状;第三种是胃气不降更为明显,也就是本方证,以噫气不除、呃逆、呕吐等胃气上逆症状为主。由此可见,"噫气不除"实际上是"痞"之下的一个类型而已。故临证使用本方时,"心下痞满"当是前提和基础,若仅见"噫气不除"一症而用本方,效果多不佳。

【病机和治法】

本方证的实质是中焦升降失调,本是脾胃气虚,标是痰浊阻滞,胃气上逆。治以化痰降逆和益气和中。二者是相辅相成的,因为胃气的和降需要中气提供动力,故补中气有助于降气;胃能和降则能受纳和消化,进而化生中气,故降胃气有利于补益中气。

【方解】

本方由旋覆花、代赭石、半夏、生姜、人参、大枣、炙甘草组成。可分为两个模块:第一模块,旋覆花、代赭石、半夏、生姜;第二模块,人参、大枣、炙甘草。

第一模块:旋覆花、代赭石、半夏、生姜。

旋覆花有两个作用,一是降胃气,一是化痰浊。中医有句俗语"诸花皆升,旋覆独降",旋覆花苦、辛、咸,归肺、胃经,虽然是以花入药,但性味偏降,既能降肺气止咳化痰,又能降胃气止呕逆、噫气。同时旋覆花的苦辛之性使其善消痰行水,对于痰浊、水饮之类的疾病甚为合宜,因此重用为君药。代赭石为金石类药物,重镇降逆,善降上逆之胃气而止呕、止呃、止噫。半夏、生姜都是足阳明经的药,尤其善止呕逆。四药合用,以降胃气,止噫气为专长,是方中的主要组成部分(图10-18)。

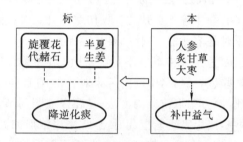

图10-18 旋覆代赭汤配伍示意图

药物用量也是影响功效发挥的关键因素。《长沙方歌括》中是对旋覆代赭汤各药用量是这样概括的"五两生姜夏半升,草旋三两噫堪凭;人参二两赭石一,枣十二枚力始胜。"我们首先看一下旋覆花和代赭石的用量对比。原方中,旋覆花用三两,而代赭石仅用一两,一般在临证中,金石、介类等质地重坠的药物一般用量偏重,而花、草之类质地升浮的药物用量则偏轻,但本方反其道而行之,是什么原因呢?先从寒热属性来分析,"气有余便是火,气不足便是寒",本方证的本是脾胃气虚,中气不足,是偏寒的;旋覆花苦辛咸,其性微温,而代赭石性寒,自然轻用;其二,金石、介类药物难以消化,更何况患者脾胃虚弱,痰浊阻滞。因此,应用本方时,旋覆花重用,而代赭石轻用。有人要问,既然代赭石的质地、药性与本方证多有禁忌,为何不干脆弃用了?代赭石除了入胃经通降胃气外,还可入肝经,能降肝气。肝气能影响胃气,若肝气郁结则会导致胃气上逆,而肝气会加重噫气、呕吐症状,如妊娠呕吐,而这种降肝气的效应,是旋覆花、半夏、生姜都不具备的,因此,本方不宜轻言弃用代赭石。

再来看一下代赭石和生姜的用量对比。在这里举一个现代伤寒名家刘渡舟先生《新编伤寒论类方》中的一个例子。魏生治一妇女,噫气频作而心下痞闷,脉来弦溃,按之无力,辨为脾虚肝逆,痰气上攻。处方:旋覆花9g,党参9g,半夏9g,生姜3片,代赭石30g,炙甘草9g,大枣3枚,3剂,然效果不显,乃请余会诊。诊毕,乃将生姜剂量增至15g,代赭石则减至6g,嘱再服3剂,而病竟大减。魏生不解其故,余曰:仲景此方的剂量原来如此。因饮与气搏于心下,非重用生姜不能开散,代赭石重镇降逆,使气下降,但用至30g则直驱下焦,反掣半夏、生姜之肘,而于中焦之痞则无功矣,故减其量则获效。

结合本案和原方,方中生姜用至五两,可谓重用,而代赭石仅用一两,可谓轻用。生姜既是降逆止呕的圣药,也是升散水饮、水气,化除痰浊的要药,与代赭石的但降不散的特性是不同的。本案中,魏生用方,生姜轻而代赭石重,效果不佳,改为重用生姜,轻用代赭石后效如桴鼓,药同但量异,改变了二者的主次关系,生姜重则化痰散饮,代赭石重则降胃气;若生姜重代赭石轻,则肝胃兼顾;若代赭石重,生姜轻用,则"直驱下焦"而降胃肠,不能降肝气之逆。本方生姜用至五两,而代赭石仅用一两,是肝胃兼顾。如果中焦虚寒较重,兼有"呕、利、冷、痛"者,可将生姜改为干姜,清代叶天士用此方治疗本方证兼有腹泻者,同时加茯苓健脾渗湿。

第二模块:人参、大枣、炙甘草。

明代许宏《金镜内台方议》云:"人参、大枣、甘草之甘,而调缓其中,以补胃气而除噫也。"人参、大枣、炙甘草补益脾胃之气,脾气足则既可以升清,又可以运化水液以治疗痰饮之上源,胃气足则可降浊,所以,补益脾胃之气实际上有助于脾升和胃降,从而消除心下痞满,也有利于噫气的祛除。

综上所述,本方既可降胃气,也可补益中气,但以降气为主,益气为辅。

【临床运用】

1. 辨证要点　本方功能降气化痰,益气和中,用于治疗脾胃气虚,痰阻气逆之证,以心下痞满,噫气不除,舌苔白腻,脉弦虚为辨证要点。应用的时候,一要注意本方证属于虚寒证,二要注意脉象的虚和弦,虚乃重按之感,弦为轻寻所得,本方证中,因为气逆较重,故在双关轻按时,可得弦脉,一定要注意判断证中是否有肝气或冲气上逆,如双侧关部在寻的时候,都有弦而急促之象,则可判定肝气亦上逆;若仅右关弦,则表明是胃气上逆。

2. 煎服方法　原方煎服方法"上七味,以水一斗,煮取六升,去滓再煎,取三升,温服一升,日三服",汉代的一斗等于十升,按照《伤寒论》原文的煎法,需要从十升水煎至三升,包括"去滓再煎",可见原方在使用时是浓煎的,为什么要浓煎呢?

因为方证中胃气不足,痰浊内阻导致胃气上逆严重,出现"噫气不除",也就是噫气症状持续存在。对某些患者而言,中药的苦味对胃的刺激会导致或加重恶心呕吐,对噫气、呃逆很重的患者而言更甚。为此,原方采取浓煎的方法,是在保证服药剂量的前提下,减少服药的水量,以减轻或避免呕吐。《伤寒论》中,当患者可能拒药时,经常采用浓煎的方法,如小柴胡汤、橘皮竹茹汤等,都是此意。

除此之外,我们尚可"峻药缓服",采取少量频服,以药代茶饮的策略,还可结合现代制药技术,比如应用超微粉、破壁饮片等提取制剂。笔者曾治一名慢性肾炎患者,64岁,全身浮肿,尿少,呕吐严重。辨证为脾肾阳虚,水湿内停。本当以温阳利水之法,以真武汤为主治之,但因呕吐严重,降逆止呕是当务之急,考虑以旋覆代赭汤加吴茱萸、桂枝。若以普通饮片煎成汤药服用,则可能加重呕吐,更何况患者全身水肿,应该严格限制水的摄入。因此将原方中的药物改用超微粉,超微粉乃中药饮片破壁提取的粉末,有效成分含量高,每副方剂只需8~12 g药粉,用水一到两汤匙融化即可,如此减少了服药容量,严格限制了水的摄入量。如此施治,2剂后,呕吐渐轻,再以他法治疗水肿。

3. 加减变化　若虚寒明显,出现腹中冷痛,腹泻明显者,可与理中丸合用,也可在噫气、痞满祛除后,长服理中丸以温中益气善后;肝寒犯胃,兼见头痛者,可加吴茱萸、桂枝;若用于妊娠恶阻之呕吐,则宜加重人参用量;对于病程较长的慢性胃炎、胃溃疡案例,尚可加陈皮、茯苓增强化痰的力量,加当归、三七以治血通络。

第十一章　理血剂

【概念】

以理血药为主组成,具有活血祛瘀或治血的作用,治疗血瘀证或出血证的方剂,统称为理血剂。

理,调理之意,即指理血剂针对的是血的不调之证。从理论上讲,血的失调包括血虚、血瘀和血溢三种。血虚证用补法治疗,即补益剂中的补血剂;血瘀证用活血祛瘀之法;生理情况下,血行于脉中,若因某种因素溢出脉外,成为离经之血,就会出现出血症状,所以血溢实际上就是出血。

【分类】

分为活血祛瘀剂和止血剂两大类。

1. 活血祛瘀剂

活血祛瘀剂适用于血瘀证。引起血瘀的原因多种多样,主要有气、寒、外伤和出血四种。气是推动血行的重要因素,气行则血行,气滞、气虚都会导致血瘀。按照气和血的关系,血瘀可以分为气滞血瘀和气虚血瘀两类,分别用行气活血和益气活血法治疗。血得热则行,遇寒则凝。寒,无论是实寒还是虚寒,都会阻滞血行,导致血瘀,称为寒凝血瘀,以温经活血法治疗。至于外伤所致的血瘀,通常比较简单和单纯,直接用活血祛瘀法即可。

出血是血溢脉外所致,若所出之血停留于体内,则会形成瘀血;瘀血反过来又会加重出血,所以出血-血瘀二者是互为因果的恶性循环。要想祛除瘀血,止血是必要的;要止血,活血祛瘀又必不可少。但活血祛瘀又易加重出血,止血又有加剧瘀血停留之弊,在治疗时必须调和好二者的比例关系。

活血化瘀和活血祛瘀,二者只差一个字,粗看并无差异,实际上是有区别的。化,是让瘀血消于无形,此类方药的功效是"消散"瘀血,用了以后未见有形之瘀血排出体外;而"祛"则是一个非常笼统的词,在祛瘀血的时候,既可祛有形之血,也可祛无形之血。比如,桃核承气汤用于治疗下焦蓄血证,服用了这个方剂以后,瘀血可能会随着大便通泻于下,是有形的;再如,治疗瘀血痛经时,用活血祛瘀法,在患者经血中排除暗紫色的瘀血块后,痛经症状也就豁然而消了,此时排除的瘀血也是有形的,也有可能并未见到排出瘀血,而患者的瘀血症状却消除了,这是无形的。

综上所述,活血祛瘀剂可以大致分为行气活血剂、益气活血剂、温经活血剂等。

2. 止血剂

止血剂适用于出血证。出血证包括吐血、衄血、咯血、崩漏、便血等,现代医学中的脑出血所致的脑卒中,虽然从外看不到出血,但行 CT 等检查时可以明显见到出血灶,也可以归入中医的出血证予以论治。导致出血的原因有虚有实,实证包括血热、外伤和瘀血出血,虚证主要涉及脾,是由脾气不足或脾阳虚衰,不能统摄血液,血溢脉外所致,如归脾汤主治的脾气虚损之出血证就属于气虚失统证,理中丸主治的出血证属于阳虚失统证,这两个方剂在特定的病证中,也可作为止血剂使用的。当邪热深入血分后,除了引起发热、神志异常外,很凶险的一个症状就是出血,我们前面学过的犀角地黄汤、白头翁汤的主治证中,出血就是很重要的一个方面。这些内容可以互参学习,不要拘泥于方剂的归类。至于瘀血引起的出血,在活血祛瘀剂中已经介绍过了。综上,止血剂可以分为凉血止血、益气温阳止血、活血止血三类。

【使用注意】

1. 活血祛瘀剂

(1)分清血瘀之因。气滞引起者,宜配伍行气药,尤其是疏肝理气药,因为肝的疏泄可以促进全身气机的顺畅,加强活血祛瘀的效果;气虚引起的,则要益气以推动血行,促进瘀血的祛除;寒凝引起者,则应配伍温经散寒药,尤其是温肝经的药物如桂枝、吴茱萸、细辛、川椒等,如果单用活血药,如桃仁、红花等,即便加大剂量也无济于事,必须和温经散寒的药物合理搭配才行。

(2)酌情配伍益气补血之品。活血药物的活血力量峻猛者称为破血,力量平和者则称为和血。破血之品容易耗伤阴血,即便是活血力量和缓的药物,久用也容易伤正,故在必要的时候应酌情配伍益气补血之品,使瘀祛而不伤正。

(3) 对于孕妇或者素来月经过多者,应用时必须谨慎,防止出现动胎、堕胎或崩漏。

(4) 某些血瘀引起的疼痛、出血的患者,在初用活血祛瘀剂时,可能会出现短暂的疼痛加重现象,此时应仔细检视用方,若确定用方无误,则有可能是瘀血将去之征,待瘀血一祛,疼痛和出血自会停止。

2. 止血剂

(1) 辨清出血之因。血热者,宜凉血止血;瘀血引起者,必待瘀血祛后,出血才可停止;阳气不足者,必须温阳健脾益气,恢复脾的统血之功。切忌盲目加用大量的固涩收敛药。

(2) 务求血止而不留瘀。止血方药,尤其是固涩止血药,在收敛止血的同时可能会留下瘀血,此时应加入活血药,使血止而不留瘀。但活血药有加重出血的倾向,因此,活血药的剂量一般不能大,以小量为宜,以力量温和者为妥,如三七、茜草等。

(3) 注意出血的部位。中医将出血证大致分为上部出血和下部出血,上部出血包括咳血、咯血、衄血等,其病势多数向上,故在选药组方时,应避开升散药如桔梗、荆芥、防风等;下部出血如尿血、便血、崩漏,其病势向下,故应避开沉降药如金石类药、泻下药等。

(4) 用于脱证时应注意,大出血者气随血脱,此时应紧急采用大剂量人参或者参附汤之类的方药益气固脱,而不是单用止血药。单用止血药往往缓不济急,益气固脱才是当务之急。

第一节 活 血 化 瘀

桃核承气汤

【导言】

关于"承气汤",我们在前面已经学过了大、小、调胃承气汤,都是泻下的方剂,都用于治疗阳明腑实证,本方方名为"桃核承气汤",是否也与阳明腑实证有关呢?是否也是以泻下为主的方剂呢?

【主治】

本方主治下焦蓄血证。

本方出自《伤寒论》太阳篇。关于本方证的病位,原文讲得比较灵活,先说是"热结膀胱",后又讲"但少腹急结者,乃可攻之"。少腹位于下焦,下焦包括肠、肝、膀胱、子宫等脏腑,《伤寒论》原文在叙述本方的用法时有"当微利",就是说服用了本方后,稍微有些泻下,"可攻"说的是可以用泻下法。下焦中,常用泻下法祛邪的脏腑当属肠。现代临床中也有应用本方治疗妇女痛经、闭经的,说明下焦蓄血证的发病部位也可以是肝和子宫。因此,此处讲的"下焦"是一个笼统的部位,可指膀胱,也可指肠、肝、子宫等。

再来看"蓄血"。"蓄"指蓄积的意思,"血"指瘀血,蓄血是瘀血蓄积的意思。在介绍犀角地黄汤时讲过,"蓄血"一是指较重的瘀血,二是部位相对偏下。这里讲的"蓄血"与犀角地黄汤中的"蓄血"大致相同。在桃核承气汤中,"蓄"还包括"郁积"之意,也就是瘀血蓄积在下焦,没有去路。

"蓄血"是怎么来的呢?按照《伤寒论》太阳篇的论述,是太阳经表邪不解,从经传腑,入里化热,深入血分,引起出血,出血留而不去,故形成瘀血;在内伤杂病中,可能是先有瘀血,瘀血阻滞气机,郁而化火,是先有瘀,后有热。无论是外感病中的由热致瘀,还是内伤杂病中的由瘀致热,最终都是瘀血与热互结,形成蓄血,如图 11-1 所示。

邪热与瘀血均为实邪,结聚于下焦,故见少腹急

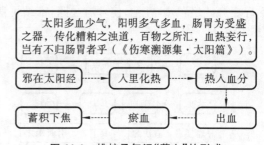

图 11-1 桃核承气汤"蓄血"的形成

结。"少腹急结"是少腹疼痛、胀满、拘急不舒的一种状态,如坏死性肠梗阻、急性胰腺炎等急腹症中,患者表现为小腹疼痛剧烈,痛苦不堪,拒按。本方证中的邪热已入血分,如果是内伤杂病所致的热,属于瘀热,也在血分。

因为邪热不在气分,膀胱的气化不受影响,所以小便是正常的,不会出现膀胱气分热而出现的尿频、尿急、尿少、尿闭等症状。《伤寒论》惜字如金,但仲景特地将"小便自利"摆放在原文中,就是为了鉴别诊断,是为了强调邪热在血分。

心主神明。若血分热重,则会扰乱神明,出现精神异常的症状,如谵语、烦躁、发狂等。在讲神志异常的时候,桃核承气汤证为何不直接说"发狂",而要讲"如狂"呢?《黄帝内经》有"重阳则狂"之说,上焦属阳,下焦为阴,若热在上焦,就是"重阳",则会发生"狂"。本方证中,瘀和热都在下焦,即便引起了谵语、发癫、神智错乱,也只能说是"如狂",因为和典型的"发狂"的部位不同。所以,此处的"如"字,当细细品味,因为通过这个字,仲景强调了本方证的病位在下焦。当然,也有人说"如狂"是比"发狂"要轻的症状,现代临床中,也有很多用此治疗重症精神失常疾病的案例,所以这种说法只能作为参考。

瘀热的发热特点是"至夜发热"。"至夜发热"不是说患者白天不发热只是到了夜晚才开始发热。而是不管白天发不发热,到了夜晚,发热就一定会出现或者加重。什么原因呢?这是因为昼为阳,夜属阴,入夜以后血行变慢,瘀血就加重,瘀热也随之而加重。

肝与子宫同处于下焦,与女子的月经来潮的关系甚为紧密,若瘀热阻滞下焦,亦会导致闭经或者痛经(图 11-2)。

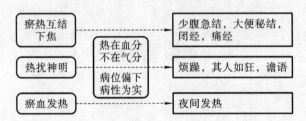

图 11-2　桃核承气汤证的发病机制及主要症状

【病机和治法】

本方证的病位在下焦之膀胱、肠或者子宫,病性属实,乃瘀血与邪热互结所致。《黄帝内经》有"血实者宜决之","血实"指的是瘀血、恶血或者败血;决,"行流也"(《说文解字》),"行流"就是让河流通畅,即排除阻塞物,疏通水道。对于本方证而言,要让下焦的血行恢复通畅,必须祛除瘀血和邪热。根据《黄帝内经》"其下者,引而竭之"的原则,以下法为主,使瘀血、邪热从下而去,乃是最佳途径。蓄血者血瘀较重,故必须予破血之法(图 11-3)。

【方解】

本方由桃仁、桂枝、大黄、芒硝、炙甘草组成,实际上就是在调胃承气汤,即大黄、芒硝、炙甘草的基础上加桃仁和桂枝。分为三个模块:第一个模块,桃仁;第二个模块,调胃承气汤;第三个模块,桂枝。调胃承气汤可泻热下瘀,桃仁为破血之品,为种仁类药物,其性下行,二者相配,既可增强破血之功,也可助泻热下行之势,"瘀""热"并治,使邪有去路,郁结可散,如图 11-4 所示。

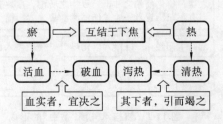

图 11-3　桃核承气汤的病机和治法

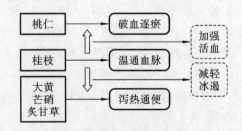

图 11-4　桃核承气汤配伍示意图

桂枝为辛温之品,难道不担心助热吗?在本方中有何配伍意义呢?

人身之血,得热则行,遇寒则凝。用大黄、芒硝泻下,可使瘀、热从大便而去,但二药性味寒凉,又恐招致血分之寒凝。桂枝性温,能入血分,可以制约大黄、芒硝的寒凉,避免寒凝血行之弊。因此,桂枝可以温通血脉,有助于瘀血的祛除。寒凉的大黄、芒硝得辛温的桂枝,则无寒凉之弊;反过来,辛温之桂枝得寒凉之大黄、芒硝,亦无助热之弊,可谓两全其功。从另一个角度来看,虽说芒硝、大黄能泻下,但毕竟是走气分的药,入血分非其所长,而桂枝善入血分,可引芒硝、大黄入血分,发挥泻下瘀热之功。

综上所述,本方破血泻热,"瘀""热"并治,服后"当微利",使邪有去路,蓄血可散。

【临床运用】

1. 辨证要点 本方具有破血泻热之功,用于治疗下焦瘀热互结证。临证以少腹急结,入夜发热,脉沉滑有力为辨证要点。

2. 应用拓展 本方原用于治疗瘀热互结下焦之蓄血证,现代临床将其运用进行了拓展,无论病位在何处,只要辨证属于瘀热互结,均可加减运用。如对跌打损伤导致的瘀血停留,疼痛不可转侧,二便闭塞者;火旺血郁于上所致的头痛目胀、目赤肿痛者;血热妄行而致鼻衄,或吐血暗紫者以及血瘀闭经、痛经或产后恶露不下的妇女等,都可起到很好的疗效。

【案例赏析】

1. 辨证 如图11-5所示,这个案例有一定的迷惑性。如果单从"小便不通"的主诉来看,容易误认为是膀胱的气化不利所致;但结合检查可知,导致小便不通的真正原因,乃是产后大血肿堵塞阴道,压迫肾区及膀胱,并非邪入膀胱气分。患者下半身不适、少腹胀痛都是瘀血蓄积所致,即本方中所讲的"蓄血"。因此,在辨证时,结合妇科检查,辨证审因,不难去伪存真,做出正确的诊断,切莫拘泥于《伤寒论》"小便自利"句下。

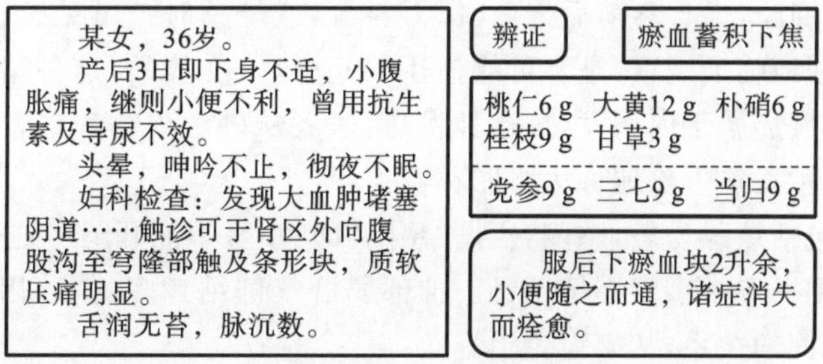

某女,36岁。
产后3日即下身不适,小腹胀痛,继则小便不利,曾用抗生素及导尿不效。
头晕,呻吟不止,彻夜不眠。
妇科检查:发现大血肿堵塞阴道……触诊可于肾区外向腹股沟至穹隆部触及条形块,质软压痛明显。
舌润无苔,脉沉数。

辨证 —— 瘀血蓄积下焦

桃仁6g 大黄12g 朴硝6g
桂枝9g 甘草3g

党参9g 三七9g 当归9g

服后下瘀血块2升余,小便随之而通,诸症消失而痊愈。

图 11-5 桃核承气汤案例

2. 治法及方药 患者产后三日,气血肯定不足,一般来说应该邪正兼顾,但本着急则治其标的思路,先用桃核承气汤破血逐瘀,缓解疼痛,疏通小便,此乃当务之急。又加入三七加强破血逐瘀之功;加当归、党参照顾气血之不足。本案中要求患者连服2剂,且在18小时内服完,亦是速祛瘀血,减少气血耗损,照顾产妇产后体质的明智之举。

血府逐瘀汤

【导言】

血府逐瘀汤和补阳还五汤都出自王清任的《医林改错》。王清任是清代中晚期医家,字勋臣,嘉庆年间河北玉田人。他自幼习武,青年时期曾考取武秀才,后来靠着亲戚们的资助捐了个千总衔的官,所谓的千总衔,就是一个下级军官职。他生性耿直侠义,厌恶官场黑暗腐败,于是弃官从医,后来在友人的帮助下,在北京开设"知一堂"药铺,成为京城名医。

王清任非常重视脏腑,认为"业医诊病,当先明脏腑"。他富于实践精神,身体力行,进行了约30年的解剖学研究。后人对他肯于实地观察,亲自动手的实践精神给予了高度评价,认为他"绝不逊于修制《本草纲目》的李时珍",西方人甚至称王清任为"中国现代解剖学家"。王清任在研究过程中,发现自《黄帝内经》以来,古籍中关于脏腑位置、形态、气血流动等记载存在颇多错误,他力图将这些错误更正过来,遂著成《医林改错》。

王清任一生最大的成就在于他对气血理论的发挥,并以此为基础发展了活血化瘀理论,创制了一系列行之有效的方剂。血府逐瘀汤和补阳还五汤是他活血化瘀理论的代表方。

【主治】

本方主治胸中血瘀证。

原方主治血瘀证,病位在"胸中血府"。按照《黄帝内经》的理论,"脉者,血之府也",血府指的是血脉。王清任根据自己的解剖学实践,认为"血府即人胸下膈膜一片",也就是"膈膜底下存血之池"。要知道,由于封建礼教的束缚,王清任只能从刑场上处死的囚犯尸体上,观察脏腑的解剖,他所观察到的"血府",其实是被处斩囚犯的胸腔积血,并非生理现象,实际上是把胸腔积血错当成了解剖生理现象。故现在认识的血府还是遵从《黄帝内经》之旨,以"脉"为准。现代认识本方适应病证的病位时,首先指的是胸中。

王清任在《医林改错》上卷中,非常详细地列举了血府逐瘀汤的19个适应证。可见他对此方应用之广,经验积累之丰富。王清任历来主张著书立说应该建立在亲治其证,万无一失的基础上,从本方的适应证的记载来看可见一斑。我们可以从下面五个方面来把握其主治证。

第一是疼痛。因为是瘀血所致,故痛如针刺,痛有定处,有些久治不愈。

第二是发热。瘀血日久化热,即成瘀热。王清任称这种热为"晚发一阵热"。《医林改错》中将"血府血瘀"之发热分为"四段",描述得非常详细:"后半日发烧,前半夜更甚;后半夜轻,前半日不烧,此是血府血瘀。血瘀之轻者,不分四段,惟日落前后烧两时;再轻者,或烧一时。"可见王清任观察细致,实证经验丰富。如果没有日久弥深地临证观察,是不可能描述如此详尽、准确的,这种精神就是我们今天所说的"工匠精神",值得效仿。瘀热属于内伤发热,这种发热,医者从外触诊是凉的,而患者自觉里面是热的,像灯笼一样,王清任将这种发热形象地称为"灯笼病"。

第三是情志改变。包括烦躁易怒,憋闷,所谓"憋闷"即"小事不能开解",这是王清任的说法,通俗一点讲,就是容易抑郁,遇到一点小事就心情不畅。抑郁属肝气郁结者多,倘若用疏肝解郁的方药治疗效果不佳,可以根据气血之间的关系,从瘀血论治。

第四是胸中感觉异常。《医林改错》中记载了两个胸中感觉异常的病例。一个是胸不任物:年已七旬的江西巡抚,夜间睡觉时,露胸方可入睡,但凡多盖一层纱布即不能入睡。另一个是胸任重物:一个二十二岁的女子,夜间睡觉时必须让家中女仆坐于胸上方可入睡。这两个令很多医师都束手无策的案例,王清任辨证后认为都是瘀血作祟,皆以血府逐瘀汤治愈。笔者在跟陈潮祖老先生抄方学习的时候,曾听过一个怪病例:一个年约四十岁的患者,每日饮水一小时后,自觉水从胸中两侧自上而下,像未关紧的水龙头一样滴沥不止,尤其是傍晚时分更为突出,陈老以血府逐瘀汤治愈。

第五是舌脉。常见的是舌色暗紫,血瘀日久者可以见到瘀点或者瘀斑。

【病机和治法】

本方证中瘀血为本,气滞为标;故立行气活血化瘀为治法,以活血为主,行气为标。

【方解】

本方由桃仁、红花、当归、赤芍、川芎、生地黄、柴胡、枳壳、甘草、桔梗、牛膝组成,包含桃红四物汤、四逆散两个基本方。桃红四物汤中将白芍换成了赤芍,熟地黄换成了生地黄。桃红四物汤是活血化瘀的基本方。因为白芍酸而收敛,熟地黄滋腻,都有碍血行,故以赤芍、生地黄替之。赤芍、生地黄性凉,可清瘀热,且赤芍性味辛散,具有活血化瘀之功,可加强活血;生地黄还有养阴之功,能制约活血诸药伤阴耗血之弊(图 11-6)。

柴胡、枳壳均为行气之品,桔梗虽不属于行气药,但其宣散上达之性对气机也颇具影响。《黄帝内经》有"肝升于左,肺藏于右"之说。自然界气机的上升始自东方,下降则终于西方。根据"道法自然"的思维,人的气机升自肝的条达,降于肺的肃降,只有肝的升散与肺的肃降很好地配合,才能够维持全身气机的顺畅。柴胡疏理肝气,枳壳肃降肺气,二者配合,使肝升肺降,调畅一身之气机。气行则血行,故调畅气机有助于活血祛瘀。

桔梗出自《神农本草经》,经中认为桔梗"主胸胁痛如刀刺"。"痛如刀刺"多是瘀血疼痛的特征,由此可见桔梗具有活血化瘀作用。在本方中,桔梗的作用是加强桃红四物汤的活血化瘀作用。川牛膝可引败血下行,亦有助于活血祛瘀(图 11-7)。

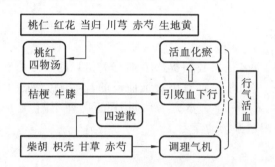

图 11-6　血府逐瘀汤配伍示意图

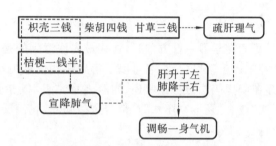

图 11-7　血府逐瘀汤枳壳-柴胡-桔梗配伍示意图

全方结构明晰,分为两个部分,一是活血化瘀,一是行气,以活血为主,行气为辅。

【临床运用】

清末医家唐容川对本方赞誉有加,他称本方为"治瘀活套方"。本方原治胸中血瘀证,因为人体的气血是流动全身的,本方中柴胡、枳壳能调理一身之气机,桃红四物汤的活血化瘀作用亦不限于胸中,故凡血瘀之证,无论在何部位,只要病机相宜,用之均能有效。临证中,只要抓住血瘀的主要特点如痛有定处,以刺痛为主,舌暗红或有瘀斑即可。

【附方】

王清任在《医林改错》中按照瘀血存留部位的不同,分别创立了五个活血化瘀方,分别为血府逐瘀汤、通窍活血汤、膈下逐瘀汤、少腹逐瘀汤、身痛逐瘀汤,通称"五逐瘀汤",均以桃红四物汤为基础。

通窍活血汤加了老葱、麝香,取其辛香上行以治头面部之瘀血;膈下逐瘀汤中加入了乌药、香附、延胡索等疏肝行气之品,以治肝气郁结,瘀阻膈下之证;寒乃阴邪,凝滞血行成寒瘀互阻结于少腹,治以少腹逐瘀汤,加入干姜、肉桂、小茴香、延胡索以温经散寒,行气活血;身痛逐瘀汤中加入秦艽、威灵仙、地龙以祛风通络宣痹,用于治疗日久不愈的瘀血阻滞之身痛。

【案例赏析】

某女,18 岁。2007 年 12 月就诊。主诉:痛经 2 年余。患者 4 年前开始出现痛经,疼痛甚著。余无明显不适。舌苔水滑,瘀斑遍布,脉沉细。询其发病经过,未得病因。

本例中患者以痛经为主诉,除此以外,并无其他不适。在诊断时,因见舌苔满布瘀斑而诊断为瘀血阻滞,气机不畅。辨证为气滞血瘀,胞宫阻滞,当活血化瘀,行气止痛。给予血府逐瘀汤加益母草、泽兰。桃仁 6 g,红花 6 g,当归 15 g,川芎 8 g,赤芍 10 g,生地黄 15 g,柴胡 8 g,枳壳 10 g,桔梗 8 g,甘草 5 g,川牛膝 15 g,益母草 10 g,泽兰 10 g。患者自诉服药后,腰痛似折,排出鸡蛋大瘀血块 3~4 枚后,其痛亦失去,此后未见痛经。后忆起 3 年前干农活时摔伤腰背,经治后,已未见疼痛不适,此后出现痛经。

血府逐瘀汤原用于治疗胸中血瘀证,但本方中桃红四物汤能活一身之血瘀,柴胡、枳壳升降气机,能调一身之气机,故血府逐瘀汤的行气活血功效不限于胸中,对一身上下之瘀血均能起效。痛经病在肝经,病位在下,用之亦能奏效。

《金匮要略》中有"血不利则为水",血行不畅亦能影响水液的运行,导致水湿停滞,这种水湿既可在血分,亦可能在气分;本证中,患者舌苔水滑,显然属于水湿之征。由于患者除痛经外并没有腹胀、腹泻等气分症状,故而揣测水湿停留在血分。益母草、泽兰二药既能活血化瘀,又能利水,可泻"血分之水"。水湿祛除后,血行阻滞减轻,瘀血更易祛除。

患者初服本方时,出现疼痛加剧,重于平常。活血化瘀药物引动瘀血,致使经络一时性阻滞更重,故而疼痛加剧,待瘀血祛除后自然消除,这种现象在服用活血化瘀方药的过程中常会出现。在临证过程中,医者应该向患者交代清楚,以免引起误会。

补阳还五汤

【导言】

我们在学习一首方剂时,往往最先注意到的是方名,方名是给我们提供方剂有关信息的第一材料。从"补阳还五汤"这个方名可以了解到哪些信息呢?"补阳"通常是针对阳虚证而设的,本方主治证的病机存在阳虚吗?"还"是归还、回家之意,"五"既指数字,又指一半。本方为何叫"还五",而不叫"还三""还四"或者"还七""还八"?带着这些问题,我们展开补阳还五汤的学习。

【主治】

本方主治气虚血瘀证。

王清任非常重视气血的关系。他从医的几十载里,对气虚和血瘀两种证"治之最多,知之最详",他在《医林改错》中详细列举出了60种气虚证和50种血瘀证。关于血瘀证形成的原因,王清任认为主要责之于三种:一是气滞血瘀,二是邪气致瘀,三是气虚血瘀。气滞血瘀在前面的血府逐瘀汤中已经做了介绍,这里主要介绍气虚血瘀。

王清任认为"元气既虚,必不能达于血管,血管无气,必停留而瘀"。基于气能行血的理论和对气虚、血瘀的深刻认识和丰富的临床经验,他提出了"气虚血瘀"理论。

气虚血瘀的临床表现多种多样,这里以中风为例展开学习。中风可分为先兆期、急性发作期和后遗症期,本方适宜于后遗症期的康复治疗。在王清任之前,中医对中风的认识多集中在"痰""风"之上,王清任基于多年的临床实证,开创了瘀血论治的先河,提出了"气虚致瘀"的理论,对中风后遗症的治疗做出了杰出的贡献。

一般而言,中风,尤其是中脏腑者,发病患者多为中老年人,主要原因在于年老者元气不足,再加上中风发病以后,加重了元气亏损,等过了急性期进入康复期或后遗症期,元气已大亏。气是血行的动力,元气亏虚,无力推动血行,故形成瘀血,就是这里所讲的"气虚血瘀"。由于经络、肌肉、四肢得不到气血的濡养,故废而不用,这种"废"就是古人说的偏废、偏枯,表现为半身不遂,口眼歪斜。原因是人在元气亏虚时,经络自然就空虚,空虚的一侧形成瘀血,瘀血阻滞气血运行至筋肉,致使功能不遂;原本应该行于空虚一侧的气血,必然归并到另一侧,致使一侧有气,一侧无气,如左侧无气,则左侧偏瘫,右边无气,则偏瘫在右边。同时舌体、面部肌肉同样得不到气血的濡养,故出现语言謇涩。

气不仅有推动和温养作用,还具有统摄之功。这种统摄作用表现在将血、津、液固摄在血脉、经络之中,不至于溢出于外。气虚尤其是元气虚衰时,津液失于固涩,上则口角流涎,下则大小便失禁。舌质黯淡,淡为虚,黯为血瘀。当然,对于一些病程较久或者多次中风的患者,有很大部分舌苔水滑或者胖嫩,是气虚生湿之象(图11-8)。

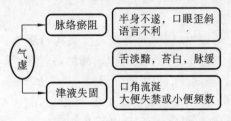

图11-8 补阳还五汤证的发病机制及主要症状

【病机和治法】

本方证中,气虚为本,瘀血阻滞经络为标,属于因虚致瘀,气虚血瘀。治宜益气活血消瘀。

【方解】

本方由黄芪、桃仁、红花、川芎、当归、赤芍、地龙组成,大体上包括桃红四物汤和黄芪两个部分。

桃红四物汤活血化瘀,其中,将白芍换成了赤芍。赤芍既能活血化瘀,也能清热,尤其针对瘀热最宜。桃红四物汤中原有熟地黄,但熟地黄滋腻,对祛瘀不利,因此换成了地龙。中风后遗症的恢复期一般较长,久病入络,所以在有中风后遗症的患者中,不仅大的经络瘀阻,细小络脉如孙络、浮络也被瘀阻。地龙为血肉有情之品,善通经活络,尤其善宣通络脉。由此看来,本方中桃红四物汤通血脉及主干经络,地龙宣通细小的支络(图11-9)。

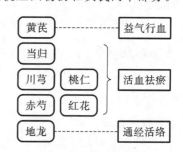

图 11-9　补阳还五汤配伍示意图

方中的地龙最好焙用,以免腥味引起恶心呕吐。笔者曾于2012年夏季治一名中风后遗症患者,给予补阳还五汤一个月余。这名患者是茶农,学习过炒茶,故嘱其以炒茶之法将地龙焙黄,再入汤剂煎服,服药期间甚适,症状改善非常明显,一个月后已经能拄拐行走自行就诊,生活基本能自理。后笔者因事出差,患者由其他医师接治。出差返回后,笔者发现症状不仅没有改善,反而加重明显,来诊时由两人搀扶入诊室。问及原因,言其服药期间每日均觉恶心呕吐,食欲不佳。查看所开之方,与先前的方完全相同,只是地龙没有焙用,而是直接入汤药。因为地龙的腥味导致了呕吐,呕吐伤气,气不足则血不行,前已消去的部分瘀血,又因推动无力而重新停聚,故而疗效倒退,症状加重。知晓原因后,仍用原方,地龙焙用,患者服后再无呕吐不适的现象发生,又服二个月,生活完全恢复自理。

黄芪是本方的重点。黄芪不仅可补益脾胃之气,还能大补元气。气足则血行,经络可通,瘀血可去,四肢百骸、五脏六腑都能得到濡养。因此,黄芪在方中的作用既在于大补元气,更在于推动血行以消瘀,即益气消瘀。如果将本方比作一支军队,桃仁、红花等活血化瘀药就是冲锋陷阵的将士,那么黄芪就是统帅。

相传清代嘉庆年间军机大臣卢荫溥中风后半身不遂、口角流涎,皇帝派来几位太医,但是久治不效,便有人推荐了王清任。王清任当时开了补阳还五汤,家人拿来方剂一看,感觉与前面诸位太医的方剂差不多,只是多了一味黄芪,担心没有疗效。王清任解释说:前面诸位太医开的方剂的确是活血化瘀的方剂,但缺少君药。病者之中风为气虚无力推动血行所致,加一味黄芪则可以推动血行。服用半个月后,患者能下床移步,再经综合调理,逐渐康复。由此可见黄芪在方中起决定性作用,是统帅全方的。

用药剂量也是本方的关键问题之一。按照活血化瘀剂的概念,本方中活血化瘀药应该重用,而且应作为君药,黄芪应轻用。但实际上恰恰相反,本方中黄芪重用,活血药反而轻用。原方中黄芪四两,桃仁、红花等活血药加起来一共是六钱半。清代重量的度量衡采用的是司马制,一两等于十钱,由此推算,黄芪与活血药的比例大约是 6:1,黄芪的用量远大于活血药的用量。临证中黄芪应该重用为君,这是非常关键的,如果我们开一副补阳还五汤,黄芪只用一二十克,这样的方剂只有其形,而无其神,是达不到益气活血消瘀的目的的。

黄芪为何重用呢? 首先,在气虚血瘀这一病机中,气虚是基础,血瘀则是衍生的,气虚为本,血瘀只是标,气旺可以行瘀;其次,小剂量的黄芪偏于补益脾胃之气,要补元气,非大剂量不可。

临证应用时,也不是一开始就大剂量重用,一般先从 40 g 左右开始,在服用一段时间后,病情稍见好转,而且没有不适反应,再逐渐加量到 50 g 或 60 g,再服用一段时间,再加量,如此类推,黄芪可加到120 g,临证用药中,黄芪甚至有用到 200 g 的。

归纳起来,黄芪应用的要点一是重用,二是梯次加量。

【方名释义】

王清任认为:"元气藏于气管之内,分布周身,左右各得其半,人行坐动转,全仗元气。若元气足则有力,元气衰则无力。"清代医家张锡纯对此解释道:"人之元气,全体原十分,有时损去五分……气虚者……即成偏枯。"元气半边虚损,谓之"五",正是瘀血阻络,造成半身不遂的根本原因。本方大补元气以推动血行,以达益气活血之功。因为气具有推动作用,属阳,故云"补阳",本方应用后,血脉得通,瘀血得去,虚损半边的阳气可以恢复,偏枯得复,故曰"还五"。

【临床运用】

1. 辨证要点 本方是益气活血法的代表方剂,是治疗气虚血瘀证的常用方,也是广泛认同的治疗中风后遗症的名方。临证以半身不遂、口眼歪斜、舌黯淡苔白,脉缓弱为辨证要点。

2. 使用注意

(1)把握好时期。用本方治疗中风时,先兆期、急性发作期者切勿使用,后遗症期或者康复期方可辨证运用。临证中应待患者神志清晰、体温正常、颅内出血停止后方可使用。黄芪升散,对神志不清者,尤其是痰浊蒙蔽清窍者,容易引起痰浊上行而加重脑窍的蒙蔽,加重、加深昏迷。从西医的角度来看,神志昏迷意味着脑细胞的持续损伤,时间越久,恢复起来越困难,预后也越差;本方有益气活血的作用,对于尚有活动性出血者,容易加重出血,故必待 CT 检查显示颅内出血已经停止才能使用,千万不能急,否则欲速则不达,易招致二次中风;全方以黄芪为主,整体性温,对于发热者,尤其是阴虚发热的患者,容易助火,亦不宜使用。

(2)中风后遗症为多发、难治疾病,本方需要久服才能见效。从临床中观察到,中风在半年内、发病年龄小、体质较强者,起效更快,疗效更佳;中风在一年或以上者,尤其是二次中风者,疗效多不佳。

(3)本方在愈后须继续服用一段时间,不可骤然停药。因为中风患者年龄和体质的原因,元气渐衰,故应该继续服用以维持元气,避免瘀血复来导致病情复发。一般在治疗暂告一个段落,患者恢复良好的情况下,还需要开一些方药,嘱咐患者隔三岔五煎服一付。

生 化 汤

【导言】

生化汤出自《傅青主女科》,为明末清初著名医家傅青主所创。傅青主出生于山西阳曲一个中医世家。明朝末年,官场黑暗腐朽,为人侠义正直的傅青主感于百姓疾苦,放弃科考,专心从事学问,在太原开设医馆,以行医为业。晚年因为学问卓著,声名远播而多次被清廷授官召唤,但他都坚辞不受。

傅青主是当时著名的文学家、书画家和医学家。关于文学、书画、医学三方面的成就,他自我总结"吾诗不如吾画,吾画不如吾医",反映了傅青主对医学的偏爱。傅青主不仅医术卓绝,而且医德高尚,贫苦人家请他看病,他从来不辞辛劳,而且免收诊金。傅青主的医学成就很高,精善各科,尤其善妇科,被后人尊称为"妇科医圣",他的著作中,《傅青主女科》最负盛名,为妇科带下、调经、种子、产后等多种常见病的理论发展做出了很大的贡献。我们今天学习的生化汤和后面要讲到的完带汤都是《傅青主女科》中的妇科名方。

【主治】

本方主治产后瘀血腹痛。

妇科疾病主要包括经、带、胎、产四大类,本方是治疗产后病的名方。妇女新产后,经脉空虚,容易出现虚、寒、瘀三种基本病机。虚,主要指气血不足;寒,包括实寒和虚寒,实寒多为坐月子期间外感寒邪,因为产后气血亏虚,寒从表入里,直达血分,成为血寒,虚寒即为气虚所致;瘀,乃分娩过程中产道出血所致,主要临床表现为恶露不下,小腹冷痛。

什么是恶露？恶露是产妇分娩后，子宫残留的余血和黏液，由瘀血、黏液和子宫脱膜等混合而成。一般产后 1～4 天开始排出，大多在产后 30 天内排尽。本方证中，产后气血先虚，寒入血分，阻滞了恶露的排出，恶露当下不下，或排出不畅，或完全不出，导致瘀阻胞宫，不通则痛，这种腹痛既有瘀血之刺痛，又有寒之冷痛。至于舌脉，多为舌淡苔白，脉细。如果瘀血时间较久，则可见到舌暗紫或有瘀点（图 11-10）。

图 11-10　生化汤证的发病机制及主要症状

【病机和治法】

本方证的病机主要与瘀血相关，涉及血虚、血寒和血瘀三个方面。一般而言，产后当补。然瘀血存留，此时若以补养气血为主，则新血不能生成（"瘀血不去，新血不生"），纵然多用补药亦是无益；待瘀血祛除后，所补之血才能流通而发挥作用。就血瘀和血寒来讲，血得热则行，遇寒则凝，单用活血药物，则纵然瘀血暂时得去，血分之寒仍在，血脉仍然会因为寒邪的凝滞作用而瘀滞，瘀血还会产生。唯有在温经散寒的基础上，加之活血化瘀，才能使瘀血消散。因此，活血既是针对瘀血，也是补血的基础；温经既是针对血寒，也是活血的关键。综上所述，本方证的病机关键在于血瘀，治法以活血化瘀为先，但必须温、消并行，再辅以补血，使瘀血得去，寒凝得消，新血能生，才是上策。

【方解】

我们从配伍和煎法两个方面展开学习。

1. 配伍

方由全当归、桃仁、川芎、炮姜、甘草五味药组成。当归被誉为"妇科圣药"，其药用部分包括当归尾、当归身和全当归三种。当归尾长于活血化瘀，当归身长于补血，全当归则兼具补血、活血之功。本方用的是全当归，针对血瘀能活血化瘀，针对血虚能补血。在产后病血瘀证的治疗中，活血和补血的用药都应该"和"，既不能太猛，也不能太缓，太猛则伤血耗血，太缓则瘀血不能去。傅青主曾批判"（产后）妄用苏木、篷、棱，以轻人命，其一应散血方、破血药，俱禁用；虽山楂性缓，亦能害命，不可擅用"（《傅青主女科》）。当归活血而不伤血，补血又不滞血，比破血药性缓，较山楂之属又要强一些，恰合产后之用；同时，当归性温，又可温经针对血寒。综上所述，当归性辛、甘、温，其辛能活血，甘能补血，温能散寒，兼顾虚、寒、瘀，与本方证中的"虚、寒、瘀"堪称合拍，故在方中重用为君。

方中其他药物围绕着当归的辛、甘、温，对其散寒、活血之功进行了加强。在活血方面，加用了桃仁和川芎，桃仁能活血化瘀，且属于种仁类药物，其性下行，不仅可加强活血之功，而且可以促进瘀血的排出；川芎为"血中之气药"。加入此二药以后，使活血化瘀力量得到加强。当归虽然性温，但温性较弱，恐不足以散血分之寒凝，故加炮姜。炮姜为干姜炒黑而成，亦称"姜炭"，善散血分之寒。如此，血分的寒凝得以消散，血行加快，有利于瘀血的消散。

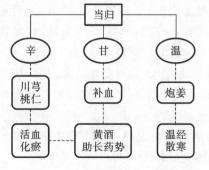

图 11-11　生化汤配伍示意图

全方组合起来，具有化瘀生新，温经止痛之功（图 11-11）。

2. 煎服法

本方煎药的溶媒比较特殊，用的不是水，而是黄酒、童便各半。黄酒能助长药势，既能助温经散寒之功，也能加强活血化瘀之效。童便即"童子尿"，通常指的是满月之前的男童清晨的第一泡尿。有何作用？为什么强调用男童尿？是因为尿中含有尿激酶，通过化工提取后，可用来溶解血栓，尤其是对静脉血栓的疗效更佳。用中医解释，血栓属于瘀血，童子尿可"引败血下行"。

那么为何强调用男童的尿呢？有现代药理研究表明，男童的尿中雄性激素的水平比女童的要高，雄性激素有利于溶栓。而从中医的理论来看，男为阳，女为阴，阳主动，阴主静，而要起活血化瘀的作用显然是要"动"起来。不过,现代大多数患者对童子尿入药是非常排斥的,所以临床实际是弃而不用的。笔者在用此方治疗产后恶露不下时,采用三七粉兑服替代童子尿,三七为人参科药物,能活血化瘀,药性缓和,且有轻微的益气作用,甚为合宜。

综合配伍和用法,本方能活血养血,温经止痛,虽温、消、补三法联用,实以活血化瘀为主,活血以化旧,化旧能生新,因此起名为"生化汤"。

【临床运用】

1. 辨证要点　生化汤具有温经散寒,养血活血作用,是治疗产后血虚寒凝,瘀阻胞宫的常用方剂,堪称"产后血块圣药"。临证以产后恶露不下,小腹冷痛,舌淡苔白,舌质暗紫或瘀点为辨证要点。

2. 使用注意　本方在不少地区,尤其是北方,被视为"产后必服之方"。实际上,每一首方剂创立之后,必有其适应证和禁忌证,不可能是普适的。就产后腹痛而言,原因多样,既有血虚、血瘀,也包括食积、实热等多种。如果产后腹痛的患者素体阳热,产后又为发乳多食辛热燥烈食物,出现胃肠实热,加之产后活动减少,容易导致大便秘结,甚至酿成痔疮,自然不可使用;至于单纯的血瘀证、血虚证也应禁用。因此,本方应该在辨证的前提下使用。

温 经 汤

【主治】

本方主治冲任虚寒,瘀阻胞宫证。

本方出自《金匮要略》,原治"妇人年五十所"之病变。女子"七七任脉虚,太冲脉衰","七七"就是妇女更年期,也就是这里所讲的"年五十所"。任脉与肾相关,冲脉与肝相关,因此从脏腑的角度来说,冲任虚损主要是肝肾亏虚,包括阳虚,也包括阴虚。按照《金匮要略》的论述,"曾经半产"是原因之一。

何谓半产?清初名医程钟龄将"半产"定义为"或三、五月而胎堕,或未足月而欲损",胎堕或者未足月分娩都属于半产。"半产"又称小产,其对产妇的损害重于正常分娩,因为"大产如瓜熟自落,而小产如生断根蒂。""半产"导致的损害包括两个方面,一是损肝肾,二是"瘀血在少腹",这种瘀血久而不去,积于腹中,成为"旧有瘀血"。所以,本方主治证的基本病机包括冲任虚损,瘀血内积。瘀血既形成郁热,又导致出血,继而导致阴血不足。综合以上分析,本方证病机包括虚、寒、瘀、热四个方面。

在"旧有积血"的基础上,冲任的虚寒进一步加重瘀血的程度,故出现痛经、月经推后,甚至闭经。当然,肾精亏虚,生血不足,也是月经推后、闭经的因素之一。由于瘀血的阻滞,正常的血不能归经,溢于脉外,形成出血,即瘀血出血,这种出血在经期和非经期都可能出现。如果出现在经期,则表现为出血量大于往常,形似血崩;如果出现在非经期,则阴道一月数次出血,或者月经提前,甚至一个月内,经期和非经期连在一起,阴道一直在出血(图11-12)。

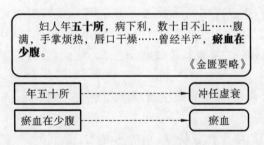

> 妇人年**五十所**,病下利,数十日不止……腹满,手掌烦热,唇口干燥……曾经半产,**瘀血在少腹**。
>
> 《金匮要略》
>
> 年五十所 ----------→ 冲任虚衰
>
> 瘀血在少腹 ----------→ 瘀血

图 11-12　温经汤之"虚""瘀"

由于肝肾阳虚,患者会有虚寒之象,如小腹拘急冷痛,腰腹冷痛等。肾主生殖,对于育龄妇女来讲,由于冲任虚寒,男精不能与女血结合,即便结合亦不能顺利着床,故而不能受孕或不易受孕,通常称之为"宫寒不孕"。

本方证总体上属于寒证、虚证,但也会有发热的症状,包括瘀热和阴虚发热。瘀热乃由瘀血日久化火而成,以傍晚发热为特征;阴虚发热是由阴虚所致,以午后潮热多见(图11-13)。

【病机和治法】

本方证病机复杂,可用虚、寒、瘀、热四个字概括。虚,包括肝肾亏虚、阴血不足;寒,主要是任脉阳虚

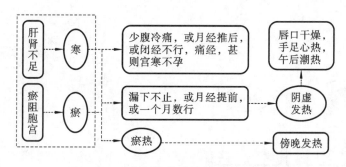

图 11-13　温经汤证的发病机制及主要症状

所生的虚寒;瘀,包括"旧有积血"、出血所致的瘀血和寒凝之血瘀;热,包括瘀热和阴虚发热。以寒和瘀为主,属于虚中夹实之证,故立温经散寒,养血祛瘀之法。

【方解】

本方由吴茱萸、桂枝、当归、川芎、丹皮、白芍、麦冬、阿胶、人参、炙甘草、半夏、生姜组成。可分为四个模块:第一模块,吴茱萸、桂枝;第二模块,当归、川芎、丹皮;第三模块,人参、炙甘草、当归、白芍、麦冬、阿胶;第四模块,半夏、生姜。

第一模块:吴茱萸、桂枝。

二者均入肝经,性温,可温散血分之寒凝以通行血脉,促进瘀血的祛除。打个比方来说明吴茱萸、桂枝的温散寒凝的意义:在我国北方,进入隆冬时节后,裸露在外的自来水管很容易被冻结,使整条水管因此而断流,此时加大水压也是无济于事的,唯有用温热的办法,使冻结凝固之处的冰块融化,才能恢复供水的通畅。

第二模块:当归、川芎、丹皮。

当归、川芎即后世之佛手散,可行气活血;丹皮辛凉,既能活血化瘀,又能清散瘀热。这三味药的"活"与吴茱萸、桂枝的"温"相伍,大大增强了活血化瘀的力量。瘀血一祛,正常的血能循经行脉,不需另加止血药而出血即能自止。

第三模块,人参、炙甘草、当归、白芍、麦冬、阿胶。

这一模块主要功效为补虚。人参大补元气,与桂枝相伍,辛甘化阳,可补益肾阳。《本草求真》曰:"阿胶气味俱阴,既入肝经养血,复入肾经滋水。"在本方中,既合当归养血,又合麦冬滋阴。如此配伍,阴阳并补,肝肾同养,冲任之虚可填补(图 11-14)。

第四模块:半夏、生姜。

二者都是阳明经的药,都以和降胃气为主,本方证主要在冲、任二经,为何要通降胃气呢?前面在介绍小柴胡汤的时候讲过,肝经和胃经的气机是相互沟通的。肝的疏泄有利于胃气的和降,反过来胃的和降也有利于肝的疏泄。本方中半夏、生姜和降胃气,有利于肝的疏泄,再加上吴茱萸、桂枝,既能温肝经,又能疏泄肝气,从而有利于瘀血的祛除。另外,这种和降作用也有利于使外溢之血回归血脉,减轻出血。

笔者曾在 2009 年治疗一名闭经患者。当时用了逍遥散、四物汤等妇科月经病常用方都不见效。一次复诊时,患者说她便秘有半年左右,就诊时已近一个星期未能大便,脘腹胀满较为严重。于是当时开具一付以增液承气汤为主的方剂。三日后患者来诉,她服方后,不仅大便通了,而且月经也通了。此后,她每月都会服用此方三到五剂,月经再未闭过。《黄帝内经》有"魄门亦为五脏使",大便的通畅可反映五脏的畅利。在本例中,泻下通便的增液承气汤在通下阳明经的同时,也调畅了肝经的气血,因此可以通月经。

妇科月经病中有一种疾病,名"倒经",就是每月行经之时,血不从阴道流出,反而从鼻腔出来,表现为每月鼻衄一次,血为何逆行到鼻腔呢?按照中医理论,是由肝胃气逆所致。本方中半夏、生姜降胃气,吴茱萸、桂枝降肝、疏肝,顺折肝气,可使逆行之血复归于下,由阴道流出,因此本方也可用于治疗倒经。同时半夏还能燥湿,可预防本方证中因肾阳不足,虚寒内生产生的水湿痰饮(图 11-15)。

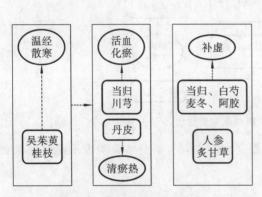
图 11-14 温经汤配伍示意图

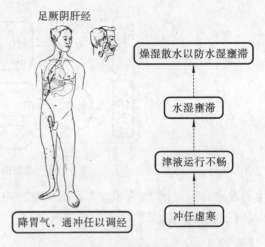
图 11-15 温经汤用半夏

综上所述,本方中以吴茱萸、桂枝温经散寒,以当归、川芎、丹皮活血消瘀,以半夏、生姜降胃气以助活血,以白芍、当归、阿胶、麦冬、人参、炙甘草补益,以丹皮、麦冬清虚热和瘀热,融温、清、消、补于一体,虽然用药繁杂,但条理井然,为我们治疗复杂病机的病证提供了良好的范例。学习此方,应当体悟在复杂病机中如何抓住关键,如何使方剂的各个部分相互协调成一个整体。

【临床运用】

1. 辨证要点 本方是妇科调经名方,主治冲任虚寒,瘀血内阻证。在《金匮要略》中原用于更年期之月经不调。临床应用时,不应局限于原著"年五十所",辨证以寒、瘀为主,兼见虚、热,出现月经不调,或前或后,或痛经,或崩漏不止,舌质暗紫即可运用。也可以用于治疗寒、瘀、虚并见之不孕症。近代名医蒲辅周以本方改汤为丸,用于妇科月经不调、痛经、小腹冷,颇为有效,可资借鉴。

成都中医药大学陈潮祖先生认为本方既能行气分之郁,又能开津液之壅,还能活血化瘀,兼顾了气血津液的盈、虚、通、滞,为治疗复杂病机所致的卵巢囊肿之类的疾病提供了思路。笔者曾在 2014 年 12 月治疗一例女性卵巢囊肿,患者 54 岁,临床表现为小腹冷痛,已绝经,舌质暗紫。以温经汤加丝瓜络、黄药子等,七剂付之。一年后,患者因他病来诊时告知,七剂药服完后,复查 B 超,提示囊肿消失。卵巢囊肿病机复杂,治疗颇为不易,进程多数缓慢,治疗的过程中,只能"渐消缓散"。若诚如患者所言,则为笔者所治这类疾病中,最为迅捷者。

2. 加减变化 瘀血久积,变成癥瘕积聚者,可酌加牛膝、莪术以破血逐瘀;若患者舌苔水滑,可减麦冬,增加白术、茯苓或泽兰、益母草,白术、茯苓可利水渗湿以祛气分之水湿,泽兰、益母草可活血利水以消血分之水;若患者舌质淡而暗紫,可加艾叶、炮姜以温经散寒。

第二节 止 血

小 蓟 饮 子

【主治】

本方主治下焦湿热之血淋、尿血。

这里所说的下焦,既指膀胱,也包括小肠。湿热可有湿偏重、热偏重以及湿热并重三种情况。湿偏重者,病邪主要在气分,影响膀胱气化;热偏重者,邪气容易入血分导致出血。

本方主治之湿热,以热为主,所以以出血为主要症状,表现为血淋或尿血。中医的淋证包括气淋、血淋、膏淋、热淋、石淋五种,通称"五淋"。其中"血淋",指的是尿频、尿急、尿痛,而且小便中混有血液;尿血则是小便中带血,二者的共同特点是尿中带血。需要说明的是,古籍中所讲的"尿血"指的是肉眼血尿,现在所说的尿血,还包括镜下血尿。本方证之血尿是由实热所致,因此,尿血以血色鲜红为特点(图 11-16)。

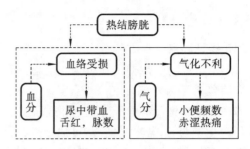

图 11-16 小蓟饮子证的发病机制及主要症状

【病机和治法】

本方证病性属实热,病位在膀胱和小肠,涉及气分和血分,以血分为主,气分为次,故以凉血止血、利尿通淋为治法。

【方解】

本方证以"尿血"为主要临床表现,属于"血证"范畴。清末医家唐容川对"血证"的病机病理、治法方剂进行了系统深入的研究,他提出的"治血四法"对后世启发颇大。"治血四法"包括止血、消瘀、宁血、补虚。

本方由小蓟、生地黄、藕节、蒲黄、当归、滑石、通草、竹叶、栀子、甘草十味药组成。下面以唐容川"治血四法"为纲进行配伍分析。

止血:小蓟、生地黄。

小蓟既入血分,也入气分,既可凉血止血,也可利尿通淋;生地黄善入血分而凉血止血。二药相伍,可清血分之热而凉血止血,是为"治血四法"中的"止血"。至于二者孰为君药,则是存在争议的,因为有的古籍版本中,生地黄是重用的,有的版本中则是十味药等份的。目前赞同后者的占多数。从药性特点来看,小蓟有凉血止血之功,以治疗尿血见长,而且能利尿通淋,兼顾气分和血分,以血分见长;而生地黄属于凉血的通用药。因此,以小蓟为君更加符合方剂的特点。

消瘀:蒲黄、当归、藕节。

出血为离经之血,产生瘀血在所难免;而由于尿道中存在瘀血,反过来会加重气分症状,使尿频、尿急、尿痛更加突出;同时,在使用凉血止血药物后,出血可止,瘀血也随之而来,即古人所讲的"血止而留瘀"。故此,活血化瘀药的使用是非常必要的。

蒲黄性味甘平,《神农本草经》称蒲黄"利小便,止血,消瘀血",现代临床多将其视为活血化瘀药来使用;藕节是莲藕的根茎,可生用、炒用或炒炭用,此药物药房多不备,使用时可令患者自行炒备。炒制时选用两节莲藕之间的节,民间称为"藕节把",将其炒至外面黑色而内部老黄色。藕节可散可收,既能收敛止血,又能活血化瘀。藕节和蒲黄两药性味平和,活血而不伤血。当归是活血化瘀常用药,其性温,又可避免凉血造成的血凝。此三药俱为活血之品,使血止而不留瘀。

宁血:滑石、通草、竹叶、栀子、甘草。

为"宁血"之法。出血是由火热内结于血分所致,要使热不内结,使血分安宁,必须清热祛火。根据《黄帝内经》"上竟上""下竟下"的原则,下焦膀胱、小肠之湿热,当从小便而出为佳。滑石和甘草构成六一散,再加上竹叶、栀子和小蓟,可利尿通淋,导湿热从小便而出,使下焦湿热之"结聚"从下而散,火去血自宁,即是"宁血"之法。

补虚:生地黄、当归。

生地黄、当归是用来补虚的。从病证属性来看,本方证为湿热内入阴分所致,阴血易伤;从症状来看,无论是血淋还是尿血,都有失血存在,都会耗伤阴血;从用药来看,全方中配伍小蓟、滑石、竹叶、栀子等多味利尿通淋药,蒲黄、藕节等也有利尿通淋之功,在利水的同时,容易伤阴。因此,本方证中存在阴血耗伤的隐含病机,而阴血耗损后,容易发展成为虚火、实热交错的格局,用药更加掣肘。方中的生地黄和当归滋阴养血,防患于未然(图 11-17)。

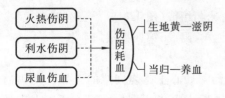

图 11-17 小蓟饮子生地黄-当归配伍示意图

综上所述,本方的配伍用药体现了"治血四法"。

【临床运用】

1. 辨证要点 本方具有凉血止血、利尿通淋之功,用于治疗湿热蕴结下焦,以热入血分为主的血淋和尿血证。证属实热,临证以尿中带血,血色鲜红,小便赤涩疼痛,舌红脉数为辨证要点。

2. 加减变化 本方所治之血淋或尿血,证属湿热蕴结下焦。若气分症状重,而出血并不严重,可改用滑石、栀子为君;若兼见结石,可加用三金、川牛膝等;若瘀血明显,可加入琥珀粉;本方性寒凉,易伤脾胃,不宜长期使用,使用过程中可适当加入太子参、大枣以顾护脾胃。

黄 土 汤

【主治】

本方主治脾阳不足,脾不统血证。

本方出自《金匮要略》,原文云:"下血,先便后血,此远血也,黄土汤主之。"对于《金匮要略》原文所讲的"远血",后世多以部位来界定,如《景岳全书》中有:"血在便前者其来近,近者或在广肠或在肛门;血在便后者其来远,远者或在小肠或在于胃。"这种解释有一定的弊端,其弊有二:其一是将本方的主治证局限在便血,诚然,本方是治疗便血的名方,但用于治疗吐血、崩漏、衄血等多种出血同样有效;其二,中医的精髓在于辨证论治,发病部位仅是辨证过程中的参考依据之一,单用部位来定证是与辨证论治精神相违背的。《成方便读》中有:"夫下血证,其源各有不同,《金匮》虽有远血、近血之分,而总不出虚实两途,与寒热之分而已。"这个认识摆脱了"远血"的思维惯式,没有将"下血"与"远血"画等号。从寒热虚实着手,是符合中医辨证论治精神的。

本方主治的出血,源头在于中焦虚寒。脾统血,能将血液统摄在脉管中运行,不至于溢出脉外而出血,脾统血有赖于脾气或者脾阳。气属阳,古云,"气有余便是火""气不足便是寒。"脾气虚和脾阳虚都属于虚寒,只不过是程度不同罢了。脾气虚重了,就发展成脾阳虚,导致温煦、统摄之功更弱。

脾阳不足,统血无力,故血溢出脉外而出血。按照《黄帝内经》的理论"脾不独主于时",寄于心、肺、肾、肝之中,也就是说,其他的脏腑中也会"含有脾",这就是李东垣脾胃学说的理论根基。所以,就发病部位来讲,五脏六腑都可能出现出血。本方证中,上可见吐血、衄血、咯血,下可见便血、尿血、崩漏等。古今文献中,用本方治疗出血的案例众多,并不限于"便血"。

就出血的性质而言,可缓可急,例如,在妇女崩漏中,可见出血量大而势急而在便血、尿血中,有些缓慢者,肉眼看不见出血,而仅在粪检或尿检时,镜下见红细胞;就出血的颜色来看,本方证的出血颜色黯淡。

出血日久,再加上脾阳不足,生血无力,故血虚,症见面色苍白,四肢不温,如图11-18所示。

【病机和治法】

本方证的关键在于脾阳不足所致的虚和寒,在于脾不统血之出血以及继发的血虚。治之法,不在于收敛,而重在温补脾阳,恢复其统血之功以治本。故立温阳健脾、养血止血之法。

【方解】

本方由灶心土、炮附子、白术、炙甘草、生地黄、阿胶、黄芩七味药组成(图11-19)。分为四个模块:第一模块,灶心土;第二模块,炮附子、白术、炙甘草;第三模块,生地黄、阿胶;第四模块,黄芩。

第一模块:灶心土。

灶心土又称黄土、伏龙肝,本方以黄土为君,故起名为黄土汤。灶心土是烧柴草的土灶里烧焦的黄土。在古代,人们认为灶中有神,可护佑生民,这个神在民间称之为灶神,也就是"伏龙"。所以在砌灶的时候,应纳一块猪肝在土中,以示虔诚和敬畏。灶中的黄土要多长时间烧制才能入药?据《雷公炮炙论》

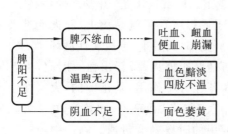

图 11-18　黄土汤证的发病机制及主要症状

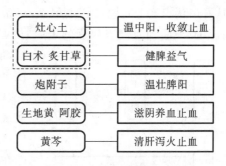

图 11-19　黄土汤配伍示意图

的说法,要十年才能使"灶内火气自结",方能入药。

土性本平,不温不寒,经过长时间烧制以后,就变化为灶心土。灶心土微温而不燥,且具收敛之功,故能温脾阳以统血,收敛出血,故用以止血。在临床应用时,宜大量用。应用时,有两种方法,一种是先以开水浸泡黄土,澄清后取汁,煮开,再纳其他药;另一种是以布包煎煮后澄清,再用澄清的汁水煎取其他药;也有的报道称,可与他药同煎,且煎取的药汁不必过滤,反而有助于止血。

由于经济的发展和社会进步,在我国,即便是贫困区或者偏远山区,烧土灶者也渐渐稀少了,更何况是烧制十年的土灶,所以药源难觅。清代医家陈修园推荐以赤石脂代替,赤石脂是一种高岭土,性温而涩,与灶心土略同,若单就温经止血而言,可替代灶心土。

第二模块:炮附子、白术、炙甘草。

脾为太阴之土,得温而运,喜燥恶湿。脾阳不足,必生虚、寒、湿,其统血、生化之功不能正常行使。故又加炮附子、白术和炙甘草,一者益气温阳补其虚,散其寒,二者燥其湿以顺脾的特性。温、补、燥并行,恢复脾的统摄、运化之功,则出血有望停止。需要说明的一点是炮附子,炮附子可温十二经之阳,尤其善温少阴心、肾之阳,这是它的本性。但药物在一首具体的方剂中发挥什么功效,除了与它本身的个性有关外,还受到配伍环境的影响。本方中灶心土、白术、炙甘草都是走中焦的药,故方中炮附子发挥温脾阳的作用。

第三模块:生地黄、阿胶。

炮附子、白术温燥,有利的一面是温补脾阳、燥脾湿,从而有助于脾的统血和运化;不利的一面是有加重出血之虞,因为人身之血,得热则行,对于出血证而言,则不利。本方证由于出血和脾生血不足的原因,血已经虚损了,附子、白术的燥性容易损伤阴血,又有加重血虚之虞。

有鉴于此,方中又加入生地黄、阿胶。生地黄、阿胶性寒凉而滋润,可制约炮附子、白术的温燥,避免加重出血或伤阴血;但生地黄、阿胶也存在弊端,本方证中脾胃阳虚,生地黄、阿胶的寒凉、滋腻之性和虚寒证不合拍,势必会碍胃。而炮附子、白术的温燥之性,刚好可以克制滋腻和寒凉的弊端。如此一来,燥与腻、寒与热之间刚好相辅相成,相互制约,我们将这种相反相成的配伍称作"润燥相济",也称"刚柔相济",如图 11-20 所示。

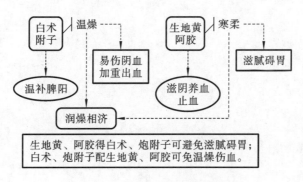

图 11-20　黄土汤"润燥相济"配伍

第四模块:黄芩。

有的人认为方中黄芩是清火的,也有的人认为它是止血的,到底应如何看待呢?

我们从肝来认识这个问题。肝主藏血,喜条达而恶抑郁。本方证中,由于出血和脾生血无力的缘故,导致血虚的存在,而且随着病程的进展,血虚越来越重。肝藏血不足,升发之性势必受到影响而郁结,郁结久了或程度重了就易化火,肝火反过来加重出血,使血更虚,肝更郁,火更重,形成恶性循环。

黄芩可清肝胆郁火,减轻出血。因此,学者从清火、止血来理解黄芩在方中作用,是正确的,大家在学习的时候,应该结合中医脏腑气、血理论,知其然,更要知其所以然,才能在临床应用的时候融会贯通。临证中,在治疗某些病证中,大出血已止,而遗留小出血或者隐性出血,导致治疗的收尾困难的时候,不妨从这个角度考虑,加上黄芩清火、川楝子疏肝,使肝火一清,肝气一舒,恢复肝的藏血之功,出血自然就会停止(图 11-21)。

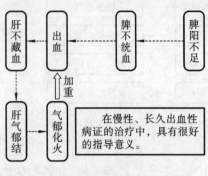

图 11-21 黄土汤用黄芩之意

【临床运用】

1. 辨证要点 本方具有温阳健脾,养血止血之功,适用于脾阳不足、统血无力所致的出血证,临证应用的时候,应该抓住本方证虚、寒特征,以出血而见血色黯淡,舌淡苔白,脉沉细无力为辨证要点。

2. 加减变化 若出血血色黯淡有块,可加三七,但不可恣意妄加桃仁、红花之类的活血化瘀药,以免加重出血;若肝郁化火,重者可与丹栀逍遥散合用,轻者加入川楝子、生麦芽;若便溏、腹泻,不可随意去掉生地黄、阿胶,此时可用阿胶珠替代阿胶。阿胶珠是阿胶融化后与蒲黄粉同炒成珠状,可减轻阿胶碍胃之弊端,有助于止血。

第十二章　治风剂

【概念】

以祛风药或者平息肝风药为主组成,具有疏散外风或平息内风的作用,治疗风病的方剂,统称为治风剂。

【分类】

按照发病途径的不同,可分为外风和内风。

外风是由风邪侵袭所致,风邪为外感六淫之首,属阳邪,外风侵袭人体,是走上、走表的,所以更容易出现人体上部的病证,如伤风、头风等,以头痛为主;外中风,就是西医讲的周围性面瘫,以口角歪斜、眼角闭合不全、口角流涎等为主。但如果风邪和寒、湿、痰等阴邪相合,则发病不限于人体上部,例如,风邪与湿热相合,郁于肌肤,可发为皮肤瘙痒,全身皮肤都有可能累及;风邪与寒、湿等邪气相合,郁于关节、经络、筋骨,则发为痹证,表现为关节疼痛,特别是以下肢为多见。这些疾病中,风邪在发病机制中发挥重要作用,有的以风邪为主,有的以风邪为主且兼夹他邪,有的以风邪为引动因素。"其在表者,汗而发之",故治疗外风以疏散外风为主,属于"汗法"的范畴,如图12-1所示。

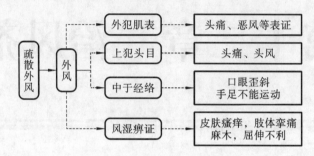

图 12-1　治风剂之疏散外风剂

内风是由于脏腑失调所致的,按照《黄帝内经》中"诸风掉眩,皆属于肝"的论述,内风的发病通常与肝相关,因此又称"肝风"。引起肝风的因素大致分为四种:热极生风、阳亢化风、阴虚生风、血虚生风。热极生风通常见于外感温病中,以高热、神昏、抽搐为主症;阳亢化风是由肝肾阴虚、肝阳上亢所致,以头昏、眩晕、跌扑倒地、口角歪斜、半身不遂等为主症;由于阴、血性质相似,层次都属阴分,故并称为"阴血",所以,经常将阴虚生风、血虚生风看作一个类型。热极生风证治宜清热凉肝,平息肝风;阳亢化风证治宜滋阴潜阳,平息肝风;阴虚生风证治宜滋阴养血,息风止痉。无论是热极生风、阳亢化风还是阴虚生风,平息肝风是治疗的共性,如图12-2所示。

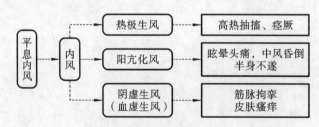

图 12-2　治风剂之平息内风剂

外风以散为主,内风以平息为主,按照这个原则,将治风剂划分为疏散外风剂和平息内风剂两类。

【使用注意】

1. 注意风邪的兼夹　风为"百病之长",多不单独致病,常与寒、湿、热、痰、瘀血等兼夹为病。因此,在组织治风的方剂的过程中,必须充分考虑风邪与其他邪气的兼夹。如治疗风、寒、湿三气杂至,相合而成的风湿痹时,如果单用风药,则汗不易出而邪无外出之路,故不见效,因为寒、湿对卫阳的阻滞,导致腠理闭塞;再如头风一证,发病的初期,以风药为主疏散风邪,则汗出而愈,治疗起来并不困难,但风邪久羁,邪入络脉,与痰涎、瘀血等邪气相合,若仍然单用疏风散表,则治疗无效。总而言之,当风与寒相兼,则辛温散表;与热相合,则多加辛凉透表或者加清热药;若与湿相兼,必须适当配伍祛湿之品。

2. 注意分清外风和内风　从理论上讲,外风和内风是不难区分的。治外风宜疏散,常以风药为主组方;而治内风宜平息,常用清热凉肝、滋阴潜阳、镇肝息风等药为主组方;两类方剂绝然不同,不能错用。如头风初期,宜用疏散外风之品;如果误用平肝息风之品,则风邪不能外出,因为平肝息风药的作用趋势是走里、向下的,与疏散达表的要求南辕北辙,背道而驰。

笔者曾见一误治病例:一位老者,素患高血压病。因为腿脚酸软无力,关节疼痛而至某医院就诊,诊为风湿关节炎而开具祛风除湿之方,结果仅服 2 剂,高血压病即发作,引发脑出血而中风偏瘫。高血压病属于肝肾阴虚,肝阳上亢型者多,本当用补益肝肾,平肝息风的方剂,而误用祛风散寒除湿的方药加重阴伤,致使阴更虚而不能制约亢阳,故而引发。

3. 治风先治血,血行风自灭　"治风先治血,血行风自灭"这句话出自明代李中梓《医宗必读》。李中梓原本是针对"行痹"的,他说:"治行痹者,散风为主,御寒利湿仍不可废,大抵参以补血之剂,盖治风先治血,血行风自灭也。"后世将这句话广泛用于治疗风病的组方思路之中。

风药容易耗伤阴血,对于痹证、湿疹、头风等顽固性疾病而言,病情缠绵,容易复发,所以需久用或者反复使用,故而伤阴血的弊端较为突出;阴虚、血虚生风者,其肝风的产生或由肝的阴血亏虚所致,或由血虚感受外风所致。此时,若肝阴、肝血不补充,筋膜得不到濡养,肝风就无法平息。因此,治风剂中必须配伍滋阴养血药,疏散外风剂中少量配伍滋阴养血药为辅;而阴虚、血虚生风者,则以滋阴养血为主。

对于外风夹痰或夹湿者,由于痰、湿容易阻滞气血的运行,致使病程较长而容易入络。所以应适当配伍行气活血药,使气血和畅,以利于痰和湿的消除,从而利于疏散风邪。对于热极生风所致的神昏抽搐,则既要清热解毒,又要凉血。

所以,在组织治风方剂时,应适当配伍补益阴血、行气活血的药物,如图 12-3 所示。

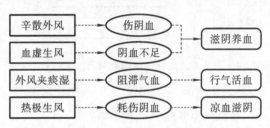

图 12-3　治风剂中当配伍滋阴养血药物

第一节　疏散外风

川芎茶调散

【主治】

本方主治外感风邪头痛证。

此处单言"外感风邪",是说病证中的寒、热偏向不明显,风邪也不夹痰、湿。不过在临证中是不存在绝对的既不偏寒也不偏热者。

外感风邪,多是在睡卧、洗浴后、酒后或是劳作后疲乏,卫气不能护卫肌表时,外风从皮毛腠理侵袭人体所致。

风为阳邪,易袭上位,故外感风邪,常见头痛。头痛的部位因经络的不同而有异,或在太阳经之颈项部,或在阳明经之面额部,或在少阳经之两侧,或在厥阴经之颠顶,或在少阴经之两腮附近。不过,由于肝胆属木,风对应五行之木,因此外感风邪之头痛部位以颠顶或两侧太阳穴附近者为多。我们常说的偏头痛,指的是颠顶、两侧以外部位的头痛,是由于风邪侵袭人体,影响的主要是肝胆经,其他的经络影响较小。如果风邪影响他经较重,则只能说是"走了偏路"。同时风邪外袭,容易郁遏卫阳,常表现为恶寒发热、鼻塞流涕等表证症状。"诸风掉眩,皆属于肝",风邪与肝是对应的,风邪侵袭后,影响肝经的经气,故而有时患者会有目眩等症状。

川芎茶调散出自《太平惠民和剂局方》,原治"妇人血风攻注,太阳穴疼",何谓"血风"?是指妇人血虚以后，不能载气护卫肌表，外风乘虚而入，攻入肝胆经所致。现代人的生活离不开手机、电脑等电子产品，熬夜多。从中医的角度来看，久视伤血，血不载气，卫气不能充分达于肌表，因此更容易外感风邪，属于"伤血感风"。

至于说"头风"，是风邪稽留所致。外感之风邪，如果风邪从皮毛、腠理被驱逐出体外则病愈，但若邪气没有及时出表，而是与痰涎、湿浊、瘀血等阴邪相合，羁留在体内，就成为"宿根"，当再次感受风邪，或遇到疲劳、紧张等因素时，就会再度发作，如图 12-4 所示。

【病机和治法】

"伤于风者，上先受之"，本方所治的头痛、鼻塞等症状，部位在上，实质是表证，因为"高巅之上，唯风可到"，故治以"风药"，疏散风邪。

【方解】

本方由川芎、羌活、白芷、细辛、薄荷、荆芥、防风、甘草、茶组成，如图 12-5 所示。

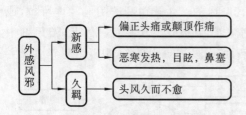

图 12-4　川芎茶调散证的发病机制及主要症状

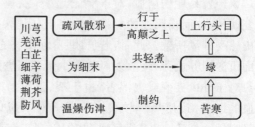

图 12-5　川芎茶调散配伍示意图

在学习本方时，可根据以下的问题来展开探讨。

1. 为何连用七味疏散外风药？

本方的组成中，除甘草和茶外，全是祛风解表的药。所以主要功效就是疏散外风。古方，特别是传世名方，通常很精简，而本方却连用七味疏风药，何故？主要是因为它们的归经不同：川芎善入肝、胆经，针对颠顶和两侧；羌活善入太阳经，针对颈项部；白芷善入阳明经，针对面额部；细辛善入少阴经，针对两腮连齿的头痛，这四味药可谓"名花有主"。荆芥、防风为"风药之卒徒"，所谓"卒徒"，恰如贩夫走卒，没有固定的经脉走向，形如"走卒"，哪儿需要就往哪里去，协助"名花有主"的风药，加强祛风的功效。

2. 何药为君药？

风邪袭人头部，因侵袭的经络不同，疼痛的部位亦有所区别。基于这一点，以哪一味药作为君药，要依具体的病情来定。换句话讲，川芎、羌活、白芷、细辛都可以作为君药，但以川芎为多见，笔者认为有两个原因：其一是风邪的特性。外感六淫和脏腑是一一对应的关系，风邪入肝胆经，容易上达颠顶，旁及两侧。在临证中，颠顶及两侧头痛的发病概率最高。而川芎入肝、胆经，故多以其为君药；其二，"初病在经，久病入络；在经治气，入络治血"，当风邪不去，久居头部，反复发作，久而不愈的时候，就说明邪气已经入络了，此时就要用血药或者虫类药。川芎为"血中之气药"，可行气活血，这是其他几味风药不具备的。因此，原方以川芎为君，是有理论和临床基础的。

3. 方中的薄荷为何重用？

薄荷辛凉，也是疏散风邪的药物。原方中，川芎、白芷、羌活、细辛都是辛温之品，防风和荆芥微温，所以全方整体性温。本方主治证中，"风邪"没有明显的寒、热偏向。如果仅用川芎、白芷、羌活或细辛等辛温之品，显然不能与本方证完全合拍。原方中薄荷重用，而且用量是其他药的四到八倍之多，其用意一是薄荷的清香气味可清利头目，有助于缓解头痛，其二是协助疏散风邪，其三，也是最为重要的，就是以薄荷之凉性制约其他药物的温性，使全方不偏温热。

4. 茶的作用

茶有红茶、绿茶、花茶之别，红茶性温，绿茶性凉，花茶发散。本方所用之茶为绿茶。绿茶气味芳香，一方面可帮助风药上行头目以疏散风邪，另一方面可制约风药的温燥。

原方用的是散剂，"食后用茶清调下"，具体怎么操作呢？我们先来了解一下古代的几种饮茶方法。唐代以前，人们制茶以"烹茶"为主，所谓"烹茶"，就是煮茶，强调烹煮的"三沸"；到宋代，则以"点茶"替代了"烹茶"，所谓"点茶"，就是将茶末放入茶碗，依次加入开水；到明代方有至今还在盛行的"泡茶"。现代临床上，由于制剂的发展，部分饮片逐步被颗粒中药替代，而这种颗粒剂如果直接用宋代的"点茶"法冲服，则药物的溶解性有欠缺，而用煎汤的方法又很麻烦，因此可以考虑用介于"点茶"法和"烹茶"法之间的方法，将颗粒药煎煮"一沸"后服用。何为"一沸"？陆羽在《茶经》中说，"沸如鱼目，微有声"即为"一沸"。这样既可以提高药物的溶解和吸收，又克服了煎煮汤药带来的麻烦。

【附：风药漫谈】

"风药"是中医经常提到的一个名词，"风药"具体指什么？哪些药属于风药？这些问题恐怕众说纷纭，莫衷一是，笔者在此谈一些自己的认识，供参考。

所谓"风药"，指的是专于祛风的药。有说"风药"指治疗与"风"相关疾病的药，如麻黄、桂枝都可以治疗外感风寒表证，但二者发汗解表的力量峻猛，功效偏重于"寒"，而不是"风"，因此不应属于"风药"的范畴；还有的将虫类药如蜈蚣、全蝎、僵蚕、白花蛇等归入"风药"，在很多古代医籍中有记载虫类药能"搜风"。那么何谓"搜风"？

虫类药为血肉有情之品，能走络脉。通常情况下，风邪偏于走表，不能深入络脉；"久病入络"，很多慢性疾病在反复发作、久治不愈的情况下，风邪就易入络脉。面对这种情况，如果没有虫类药"搜剔"作用的引领和协助，单靠疏风散邪的药物，则难以祛除深入络脉的风邪，所以古人常说虫类药能"入络搜邪""搜风"。

由此看来，虫类药的作用并非是祛风，而是引"风药"入络脉，说得简单一点，就是发挥引经药的作用，有助于提高临床疗效，但使用时要注意避免滥用，因为虫类药的价格多数是比较高的，如果不当用而用，不仅于疗效无益，还会加重患者的经济负担。

还有一些治疗内风的药，如生地黄、麦冬、天冬、龟板、阿胶、白芍等滋阴药，龙骨、牡蛎、磁石、朱砂、珍珠母等金石介类的重镇药，天麻、钩藤、菊花、桑叶等平肝息风药，都不能视为"风药"。

风药理论是在宋金元时期发展起来的，张元素、李东垣、王好古等做出了突出的贡献。张元素在《医学启源》中，根据"风升生"的理论，将柴胡、羌活、防风、荆芥、白芷、薄荷、蔓荆子、川芎、藁本等归为"风药"，后其弟子李东垣、王好古等明确提出"风药"之名。在宋代，应用风药来组方的思路是很常见的，大概归于两类，一类是我们这里讲的"主治诸贼风"，如川芎茶调散，菊花茶调散之类的方剂，主治以风邪为主的头痛诸证；二是用于风寒湿，就是"风能胜湿"理论的应用，如张元素的九味羌活汤，李东垣的羌活胜湿汤等。这些方剂的主体是"风药"，对解表剂的四个方面进行了创新，一是专于祛风；二是发汗力量比麻黄、桂枝之类的方剂轻，属于轻汗解表；三是针对夹湿的风邪；四是分经论治，突破了伤寒学派理论中的专主太阳经的范畴。

宋金元是一个百花齐放，百家争鸣的时期，强调突破，注重创新，"风药理论"就是其中的一个代表，以风药为主组成的方剂，正是这个时代创新风尚的代表性成果。

【临床运用】

1. 辨证要点　本方是治疗外感风邪头痛的代表方剂，临证以头痛，恶风鼻塞，脉浮为辨证要点。

2. 加减应用　本方名为川芎茶调散，是因为风邪易犯肝、胆经，头痛多发于厥阴经，以颠顶、少阳两侧居多，故君药是川芎。临证中，应该视具体情况灵活处理，如用于治疗慢性额窦炎头痛，就是中医所讲的"鼻渊"时，因为头痛部位多在前额部，故以白芷为君药，又根据《黄帝内经》中"胆移热于脑"的理论，在方中加上栀子、贝母、黄芩等药，就是《医学心悟》中的川芎茶调散；再如，治疗风邪兼夹寒湿而致的颈椎病急性发作，可考虑以羌活为君；至于说由紧张、焦虑等情志引发的，则要以肝经为主，兼顾太阳经，以川芎为君。

如果是初病，用本方时应严格遵循解表剂的使用注意，以开腠散邪为要务。如果用于治疗头风、顽固性偏头痛，可考虑加上活血化瘀药，或者加上虫类药以引领祛风药入络脉搜风。

本方专于疏散外风，寒热不偏，接近于"中性"。风易兼他邪，故实际在临证中致病的病证有寒热之偏,在使用的过程中,应该酌情处理。《丹溪心法附余》中的菊花茶调散,是在川芎茶调散的基础上,加辛凉的菊花、蝉蜕、僵蚕等药,治疗风邪偏热所致的头痛。如果偏寒,可考虑加上诸如苏叶、生姜之类的祛风散寒药;如果夹湿,还可以加上苍术、威灵仙等祛风除湿药。

最后,必须引起重视的是,使用本方时,如果服药时间久,则必须加入一些滋阴药,是因为风药容易伤阴。如九味羌活汤生地黄的配伍意义,可以前后互参。

【思考】

曹操大概是历史上最著名的头风病患者。在《三国演义》中有这么两个片段,一段是官渡之战期间发生的,一段是曹操临死前不久发生的。"官渡之战"期间,袁绍率领 78 万大军,号称百万雄师,浩浩荡荡进攻曹操,曹操则带领大约八万人的部队拒敌,双方在官渡对峙。此时曹操"头风"旧疾发作,卧病在床。袁绍怕人说他恃强凌弱,就遣手下谋士陈琳写了一篇檄文,陈琳为"建安七才子"之一,文笔犀利,将曹操从祖宗三代开始,骂了个狗血喷头,曹操听后,全身出汗,不料"头风"竟然随汗出而愈,随后以弱胜强,打赢了官渡之战。

曹操晚年头风愈甚,不得已请神医华佗治疗。华佗诊视后,对曹操说:"某有一法,不知魏王肯否?"华佗之法,是欲以利斧开颅去除风涎,以绝后患。曹操多疑,认为华佗之法不是治病,而是要谋害他,不仅没有采纳,反而将其杀害。

看了这两则故事,有两个问题需要思考。第一个问题,参考川芎茶调散及治风剂的发展源流,官渡之战期间,曹操的头风为何不能用药治愈,而在读了檄文后,惊恐之下,大汗而愈呢?第二个问题,曹操晚年的头风与官渡之战时期的头风,二者在病机上存在哪些差异?

消 风 散

【导言】

本方出自《外科正宗》。《外科正宗》由明代陈实功所著,全书共计四卷,是明代最有代表性的外科著作。陈实功所处的年代里,外科医师中不少仅仅依赖家传的一技之长,而摒弃内治,陈实功针对这种风气,极力主张"内外并治""泄毒外出为第一要",结合自己丰富的外科临证经验,著成《外科正宗》一书,开创了中医外科史上第一大派,正宗派。

在诸多治风的方剂中,对中医皮肤科影响最大的、使用最为广泛的,当属《外科正宗》中的消风散。

【主治】

本方主治风湿浸淫血脉所致的风疹、湿疹。

在《外科正宗》卷四中,消风散主治"风湿浸淫血脉"所致的"疮疥瘙痒不绝,及大人、小儿风热瘾疹,遍身云片斑点,乍有乍无"。按照原方的记载,消风散主治包括湿疮、风瘙痒、瘾疹等。湿疮是过敏性皮肤病,相当于西医所讲的湿疹;风瘙痒就是以瘙痒为主要表现但无明显皮肤损害的一类疾病;瘾疹相当于西医的荨麻疹。

陈实功所讲的"风湿"指的是风和湿热,即内蕴湿热,外有风邪。故本方证由风与湿热,或者风毒与湿热搏结,郁于肌肤所致。

风邪与湿热相搏,腠理闭塞,邪气就容易郁于肌表,甚至夹热而进入血分,内不得疏泄,外不得透达,故皮肤瘙痒;风邪善行,故发病部位多变,在阴囊者,称为"肾囊风",在肘、膝者弯曲部者,为"四弯风",在乳头者,称为"乳头风";由于瘙痒、出疹等症状就像一阵风一样,乍有乍无,故又有"游风"之称;因为湿邪的缘故,本病容易反复发作。

由于湿热阻滞局部,津液运行不利,故而在痒甚搔抓的时候,局部会流津水,这种症状在阴雨天、湿热气候、夜间一般会加重。如果是湿毒或火热较重,则浸淫血脉,邪毒深入血分,局部皮肤出疹,颜色鲜红,加重瘙痒,严重者遍身出现云片状斑点,甚至斑点融合成片。

【病机和治法】

消风散主治的风疹、瘾疹、湿疹等证是由于湿热内蕴,风邪或风毒相激而引发的,病邪郁于肌肤,外不能出,内不得泄,甚至浸淫血脉,邪气不能去除是发病的要点。治疗时,给邪气找到去路,使邪气顺利外出、内泄是关键。对风邪来讲,着眼于疏散;对湿热来讲,可采取清利湿热之法;对风毒而言,则散、清结合,如图 12-6 所示。

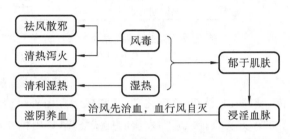

图 12-6　消风散的病机和治法

【方解】

本方由荆芥、防风、牛蒡子、蝉蜕、石膏、知母、苍术、苦参、木通、胡麻仁、当归、生地黄组成,可分为四个模块:第一模块,荆芥、防风、牛蒡子、蝉蜕;第二模块,石膏、知母、生地黄;第三模块,苍术、苦参、木通;第四模块,生地黄、胡麻仁、当归。

第一模块:荆芥、防风、牛蒡子、蝉蜕。

这组药物都是风药,可疏散风邪。本方证病机的关键在于外感的风邪与内蕴的湿热相搏于肌肤,虽说是"风邪",但在临床实际中可能是风寒,也可能是风热,还可能是风毒。荆芥、防风为发散风寒药,针对风寒,而蝉蜕、牛蒡子为发散风热药,针对风热。若为风毒,则不仅要外散风邪,还要清热泻火,要与石膏、知母相配伍才能解决。

第二模块:石膏、知母、生地黄。

风邪袭人,腠理闭塞,所以容易郁而化火,浸淫血脉,因此,必须用风药发汗解表,开腠理,用石膏、知母清热泻火,外散里清;另外,消风散主治的风疹、湿疹发病的原因与湿热内蕴的"宿根"有关,湿热内蕴久了,必然化热、化火更重,火热与内湿的搏结也就更重。用石膏、知母的清热泻火来辅佐祛湿药,使火热与内湿分而治之。

火热可发于气分,也有可能浸淫血脉而进入血分,加重瘙痒、出斑等症状。生地黄甘寒清热,善走血分以凉血,与善走气分的石膏、知母相伍,气、血兼顾。

第三模块:苍术、苦参、木通。

苍术燥湿,木通利水;苦参既可燥湿,又可利尿。苦参是一个承上启下的药,既可协助苍术燥湿,也可加强木通利水渗湿的作用。从作用的部位来讲,苍术、木通能使湿从中焦、下焦而去,荆芥、防风使湿邪从上焦而出,所以具有分利三焦的特点。

第四模块:生地黄、胡麻仁、当归。

这三味都是滋养肝肾的药,可滋阴养血。就病证本身而言,是不存在阴虚血弱的,更不存在肝肾亏虚,之所以用这三个滋阴养血的药,主要是基于其他药的弊端考虑的。本方中,荆芥、防风、蝉蜕、薄荷等"风药"容易伤阴,且苍术"燥性雄烈",苦参苦寒,木通利水渗湿,容易损伤肝肾的阴血。

此外,湿疹、瘾疹等都属难治性疾病,不易治愈,常反复发作,因此祛风除湿清热方药需长期服用,但会加重阴血的耗损,如果不及时补益阴血,则形成内燥,不仅发不了汗,而且虚火内生,反而加重瘙痒症状。因此,从配伍和用药的时间来看,适量配伍滋阴养血的药实属必要。

综上所述,本方融疏散外风、清热泻火、祛湿、滋阴养血等方法于一体,为皮肤科治疗瘙痒症的典范(图 12-7)。

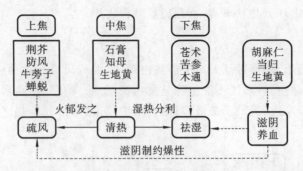

图 12-7　消风散配伍示意图

【临床运用】

1. 辨证要点　本方具有疏风、养血、清热、除湿之功,是临床治疗由外风侵袭,湿热内蕴于肌肤所致的风疹、瘾疹、湿疮等皮肤科疾病的名方。临证以急性发作的皮肤瘙痒、疹出色红,抓破流津水为辨证要点。

2. 加减变化　根据风邪、湿热、阴虚三方面病机变化进行加减。若热毒偏盛,患者口渴、烦躁、大便干结,可考虑加上金银花、大黄等以清热解毒,泻热通便;《黄帝内经》有"痒者,阳也",瘙痒的发生离不开阳邪,这里所说的"阳邪"包括风邪和火热,若瘙痒较著,且迁延难愈,可考虑加上蜈蚣、全蝎、地龙等虫类药入络搜风,或加上白蒺藜、浮萍等疏风散邪;若热较重,可加上黄连;若用药时间长,阴血虚损较重,可考虑加上麦冬、白芍等滋阴养血;若热入血分,可考虑加上紫草、白及等凉血止血。

【案例赏析】

患儿,女,3 岁 8 个月,2017 年 3 月 8 日就诊。浑身瘙痒一年余,屡经中西医治疗,时发时止。父母有湿疹、哮喘等病史。就诊时浑身瘙痒,起疹,尤以下肢为甚,且夜间发作更为频繁,症状更重,舌质较红,苔薄白,脉弦细。

辨证:首先,患儿有过敏性疾病如湿疹、哮喘等遗传史,用中医的话来讲,就是"湿热内蕴",一旦感受风邪,或者过食辛辣荤腥食物则容易引发。从发病部位来讲,下肢为甚,夜间重于白天,且根据患儿母亲介绍,自确诊为"湿疹"后,一应辛辣荤腥发物都禁忌有加,且发病与感冒关系不大,故此推断湿热重于风邪。治法为清热祛湿,疏风养血,以祛湿为主,疏风、养血为辅。方用消风散加减,苍术 8 g,苦参 6 g,蝉蜕 6 g,防风 6 g,通草 10 g,生地黄 12 g,当归 6 g,白蒺藜 6 g,7 剂,水煎服,每日 1 剂,分早晚两次服用。服药一周后,瘙痒渐渐消退,效不更方,原方继续服用一周。后于当年 9 月 6 日复发一次,上方合导赤散再用 7 剂后,至今未见复发。

按:消风散的结构包括疏风散邪、清热泻火、祛湿、滋阴养血四个部分,在临证应用的时候,应该根据病情,采取灵活的变化,分清主次。在教材中,本方归类为疏散外风剂,以荆芥、防风、蝉蜕、牛蒡子等风药为君。而在案例中,湿邪是主要诱发因素,因此将祛湿的苍术、苦参作为君药。病证中,热邪不明显,且小儿脾胃不足,知母、石膏苦寒太重,恐伤胃气,因此去掉不用。

第二节　平息内风

羚角钩藤汤

【主治】

本方主治热极动风证。

本方出自清代医家俞根初的《通俗伤寒论》,原书中未言明主治证,"热极动风证"是中华人民共和国成立后,编写教材时编著者加上去的。俞根初是将伤寒学派与温病学派汇通的一个改革派,堪称"寒温汇通的先锋",羚角钩藤汤与和解剂中的蒿芩清胆汤一样,都是寒温汇通的代表方。

本方主治的热极动风证,属于温病学派认识的范畴,属于内风。在唐宋以前,对"风"的认识都是基于"外风"立论的,而到宋代以后才有"内风"的认识,"热极动风"这个名称虽然从《黄帝内经》年代就有阐述,但有关的方剂,直到温病学派崛起的时候才明确下来。

"热极动风"是针对温热病邪进入肝经而言的。本方证中,热邪已入了肝经营分,属于热性病的极期。故最主要的特点是高热,因为是从气分热而来的,所以也具有壮热面赤的特点。母病及子,肝经的热邪容易波及心,扰乱心所主的神明,所以出现烦躁不安,甚至神昏谵语。

温热病邪容易损伤津液,由于失去了津液的柔润,肝所主的筋膜就出现痉挛,表现为四肢抽搐,颈项强硬。同时,肝是体阴用阳的,肝阴受损,如果没有肝阴的柔润,肝失疏泄而气机不顺,致使热邪容易郁滞在里,因此患者表现为高热不退。

就温热病邪而言,如果热在阳分,舌色一般是红色,但当热邪深陷阴分的时候,也就是营分和血分的时候,就变成绛色了。本方证中,病邪深入厥阴经的营分,故而舌质绛而干,如图12-8所示。

【病机和治法】

本方证中,温热病邪深入足厥阴肝经的营分,损伤肝肾的阴液,导致一身之筋膜失去濡润,形成肝风。热极应清肝热,伤阴需增液,动风要息风。温热之邪容易灼津成痰,如果痰和风相合为患则加重病情,所以为防患于未然,要提前给予化痰之法。综上,本方应清肝热、增阴液、息风三法并用,并辅以化痰,如图12-9所示。

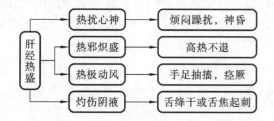

图 12-8 羚角钩藤汤证的发病机制及主要症状

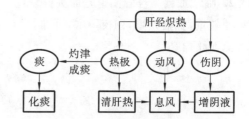

图 12-9 羚角钩藤汤的病机和治法

【方解】

本方由羚羊角、钩藤、桑叶、菊花、茯神、生地黄、生白芍、生甘草、川贝、竹茹组成。可分为三个模块:第一模块,羚羊角、钩藤、桑叶、菊花、茯神;第二模块,生地黄、生白芍、生甘草;第三模块,川贝、竹茹。

第一模块:羚羊角、钩藤、桑叶、菊花、茯神。

羚羊角、钩藤、桑叶、菊花这四味药都是寒凉之品,都善入肝经,羚羊角性味咸寒,清热力强,善入营血;钩藤性味甘微寒,桑叶用打霜后的桑叶,菊花用滁菊花。因此这个模块的功效体现在三个方面:第一,清肝热;第二,平息肝风;第三,散肝。"散肝"就是疏肝,但比常用的柴胡、香附、川芎等药的作用缓和。为何要散肝呢?

常理来讲,火热炎上,不宜用辛散之品,肝风内也不宜于辛散,恐辛散上行之性加重风动之势。但肝体阴而用阳,是以疏泄为特点的。本方中共计用了六味下行的药,但却压抑了肝的疏泄之性,不利于退热。桑叶、菊花具有散肝作用,既有助于肝的疏泄,又不会加重火热上炎和肝风内动之势。

第二模块:生地黄、生白芍、生甘草。

这个模块中的三味药都是生用的,为什么生用呢?熟地黄性味甘微温,而生地黄性味甘寒,入心、肝、肾经,既能补益阴液,又能清热,而且特别擅长清深陷营、血分之热,故用生地黄。白芍生用能保留其微寒之性,而发挥泻肝之功。甘草亦有生用和炙用的不同,生者性味甘平,蜜炙者如炙甘草,性味由甘平变为甘温,甘平者可清热解毒,甘温者则偏于补中缓急。本方证中热毒重,层次深,故选用三个生药,目的在于滋阴和清热双管齐下,使阴液得以滋补,肝经得以滋润,风动惊厥的症状自然得以缓解。

第三模块:川贝、竹茹。

这两味药的主要作用是化痰,为什么要化痰呢?其实这是温病学派治疗温热病"截断"思想的应用。何谓"截断"思想?就是在温热病中,预料到病证的发展方向,提前用药截断传变路径以防病情加重的思路,其实就是"未病先防,既病防变"思想在温病中的应用。

本方证中,由于肝经热邪炽盛,容易灼津成痰。痰浊一旦生成,反过来容易与肝风兼夹,导致痰蒙清窍,出现神昏谵语,加重昏迷程度,延长昏迷时间。西医认为,昏迷程度越重,时间越长,脑组织损伤的程度就越高,愈后就越差,所以本方证在治疗的过程中,要尽量避免热邪灼津成痰,已成痰者要尽量避免出现痰蒙清窍的情况。方中川贝性苦微寒,竹茹性味甘而微寒,都善化热痰,能及时将热痰化除,避免了热痰被肝风裹挟上扰头部,减少了痰蒙清窍加重昏迷的危险。

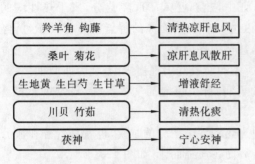

图 12-10 羚角钩藤汤配伍示意图

综上所述,本方具有凉肝息风,增液舒筋之功(图12-10)。

【临床运用】

1. 辨证要点 本方为凉肝息风的代表方剂,融清热、平肝息风、化痰于一体,是治疗热入肝经,肝风内动的常用方,临证以高热、神昏、惊厥抽搐、舌干绛而少苔,脉弦数为辨证要点。

2. 临证加减 若肝阳上亢而头昏较重,可仿秦伯未《谦斋医学讲稿》中"酌加石决明等潜镇"之法。若痰浊较重,抽搐频繁,彻夜不眠,可加竹沥、天竺黄;若热已入血分,引起了出血性脑卒中,可酌加水牛角等凉血止血药。

镇肝熄风汤

【导言】

本方出自《医学衷中参西录》,作者是张锡纯。张锡纯是清末民国初期的医家,河北盐田人,也是中西医汇通派代表。张锡纯早年和当时的读书人一样,致力于科考,辛亥革命以后,科举考试被废除,张锡纯又学习了西学。受时代思潮的影响,张锡纯萌发了衷中参西的思想,遂潜心于医学。

自鸦片战争后,西医渐渐传入中国,也引起了中医西医争论,这种争论几乎到了水火不容的地步。张锡纯认为医界不宜做意气之争,主张中西医的融会贯通,注重实践,反对故步自封,敢于创新。他"汇集十余年经验之方""又兼采西人之说与方中义理相发明",辑为八卷,起名为《医学衷中参西录》。

中西医结合是近年来谈论得颇多的话题,如何才是真正的中西医结合?镇肝熄风汤和接下来要学到的天麻钩藤饮,都具有颇为浓厚的中西医结合色彩,通过对这两个方剂的学习,我们可以领略中西医结合的内涵,从中得到一些启示,澄清认识,利于将来的临床实践。

【主治】

本方主治肝肾阴虚,肝阳上亢,肝风上扰之类中风。

首先讲一下什么是"类中风"。所谓"类中风",是风从内生所致的中风病,简称"类中",因不是外中风邪,故亦称"非风"。在金元以前,普遍将外风侵袭人体导致的病证称为"中风",元代王履第一次提出了"真中风""类中风",他将外中于邪者称为"真中风",将风从中生者称为"类中风",将风邪外袭与风从中生区别开来,这个理论一直沿用到今天。

本方主治的"类中风",实质是内风,是由肝肾不足所致,通常发生于老年人。老年人因衰老,脏腑功能减退,肝肾之阴逐渐亏虚,当然,近些年来,中风患者的年龄有逐渐提前的趋势,主要与现代人不良的生活方式有关,如熬夜。时间久熬夜导致阴液耗损,或者年老者,会导致肝肾阴液的耗损。

肝肾阴虚,不能制约肝阳,则肝阳上亢,过亢的肝阳通常招致两个方面的后果,一是化火,一是化风,本方证中主要是化风,也就是肝风。

阳亢化风的发病经过大致可以分为两个期,一个是先兆期,一个是急性发作期。在先兆期,由于风阳上扰头部,故头目眩晕,目胀耳鸣。张锡纯通过观察,认为这个过程中还存在"气血上逆",血藏于肝,属阴,一般不会上逆,但在肝风内动时,会随着肝风上升至头部。这样一来,由于下部的气血被肝风裹挟到头部、下部,特别是下肢的气血就显得不足,故而自觉脚下无力支撑,而头面部气血则显得过剩,《黄帝内经》有"血海有余则常想其身大",朱丹溪《丹溪心法》有"气有余便是火",因此患者自觉头部发涨,似乎要"爆炸"了,面部烘热,就像喝酒的时候喝得似醉非醉时一样。简单概括先兆期的典型表现,就是头重脚轻。

急性发作期又分为中经络和中脏腑两类。中经络者,下肢渐觉无力,容易跌倒在地,但神志清楚,口、眼逐渐歪斜,大致与西医所讲的周围性面瘫相当。中脏腑者,神志昏迷,醒来以后,口眼歪邪,四肢发生偏瘫,多数会留下后遗症,大致相当于中枢性面瘫,如图 12-11 所示。

这里要说一下脉象,本方证属于中风的急性发作期,故而脉象弦长。"弦"就是硬而有力,是肝风内动的表现;"长"就是超过双尺,李时珍云"长主有余之病"(《濒湖脉学》),在本方证中乃肝阳上亢的表征。所以,弦长脉表明阳亢化风,也提示本方证中的标很急。

【病机和治法】

本方为衷中参西的成果,我们从衷中、参西两个角度来归纳病机(图 12-12)。

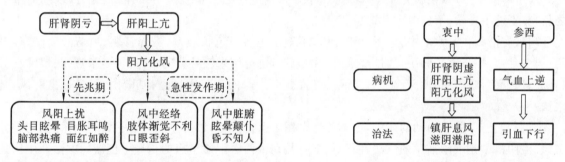

图 12-11 镇肝熄风汤证的发病机制及主要症状　　　　图 12-12 镇肝熄风汤的病机和治法

从衷中的角度来看,肝肾阴虚为本,肝阳上亢,阳亢化风为标,因为标急,危害大,必须紧急采取镇肝息风、滋阴潜阳之法;"气血上逆"是从参西的角度得出的,以"引血下行"为法。张锡纯是如何思考"气血上逆""引血下行"的呢?

"气血上逆"源于《黄帝内经》中的记载,"血之与气并走于上,则为大厥",《黄帝内经》中讲的"气血上逆"既包括有神志昏迷的中脏腑,也包括无神志昏迷的中经络。一百多年前,西医通过解剖观察到,在中风死亡患者的脑回部存在充血,称为"脑充血"。

张锡纯通过中西医病理的互参和对照,认为"血不自升,必随气而上升,上升之极,必至脑中充血"。人之血藏于肝,只有在肝阳上亢、肝风上扰的时候,才会上升到头部,形成"脑充血"(图 12-13)。有鉴于此,张锡纯首创了"引血下行"这个治法。

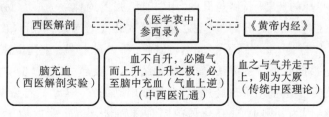

图 12-13 "衷中""参西""辨""气血上逆"

通过对本方证"气血上逆"病机和"引血下行"治法的理解,我们可以看出张锡纯"中医为本""参考西医"的中西医结合思想。自二十世纪九十年代以来,中医研究者兴起了一股用西医的病理、生理、生化知识来研究中医药的风气,试图用西医的分子生物学、药理学等知识来指导中医药的运用,这与张锡纯的中西医结合思想是完全不同的。

【方解】

本方由怀牛膝、代赭石、龙骨、牡蛎、龟板、白芍、天冬、玄参、生麦芽、川楝子、茵陈、甘草组成。主要分为两个模块:第一模块,怀牛膝、代赭石、龙骨、牡蛎、龟板、白芍、天冬、玄参;第二模块,生麦芽、川楝子、茵陈。

第一模块:怀牛膝、代赭石、龙骨、牡蛎、龟板、白芍、天冬、玄参。

笼统地讲,这八味药都是平肝息风的,但是息风的方式各不相同。

牛膝分川牛膝和怀牛膝两种,都能活血化瘀,引血(火)下行,补肝肾,但川牛膝偏于活血化瘀,怀牛膝偏于补益肝肾。本方之所以用怀牛膝治疗肝风内动,就是因为怀牛膝的下行作用,能引上逆的气血下行,减轻脑充血。张锡纯这样组方,完全是基于对"脑充血"的认识,是"衷中参西"的运用,也是张锡纯创新精神的体现。

代赭石、龙骨、牡蛎都是重镇的药,通过重镇的方式平息肝风。代赭石除了走肝经外,还归胃经,可以降胃气,这一点在旋覆代赭汤中已经详细介绍过了,这里为什么要提到代赭石降胃气的作用呢?肝经和胃经是相通的,胃气降则肝气易舒,肝风容易平息,反之如果胃气上逆,则肝风不易平息。通过重镇使上逆的气血回归本位,减轻脑充血,提高疗效,正如张锡纯所云:"(牛膝)伍以赭石、龙骨、牡蛎诸重坠收敛之品,莫不随手奏效,治愈者不胜记也。"

肝阳只有潜藏在肾水之中,才不至于亢盛,不至于为害。龟板咸寒,滋养肾阴;白芍酸而微寒,滋养肝阴;天冬甘寒,擅长滋养肺阴,通过金水相生的原理,也可用来滋补肾阴;玄参善走下焦,张锡纯言其为"清补肝肾之品",既能滋补肝肾之阴,又能清肝肾虚火。这四味药通过滋补肝肾之阴来平息肝风,是治本之法。

针对肝阳上亢,肝风内动的病机,本方相继采用了引血下行,镇肝息风、滋阴潜阳三种方法,其中,镇肝息风、滋阴潜阳是继承前辈的方法,而引血下行是在中西医汇通思想的指导下创新的方法。中医的发展离不开继承和创新,既要继承先辈的宝贵经验,又不能拘泥守旧,抱残守缺,必须与时俱进,有所创新,才能让中医永葆光芒。

第二个模块:生麦芽、川楝子、茵陈。

张锡纯最初创制的镇肝熄风汤是没有这三味药的,这三味药是后来基于临床观察添加上去的。为什么加上这三味药呢?他说:"用此方效者固多,间有初次将药服下,转觉气血上攻而病加剧者,于斯加生麦芽、茵陈、川楝子即无斯弊。"从这段话中,我们看出,张锡纯在最初用不含这三味药的镇肝熄风汤治疗中风证,大多数患者效果是满意的,只有少部分患者因"气血上逆"而病情加剧的。张锡纯并没有因为是少数案例而置之不理,在对肝的生理病理详加斟酌后,加入了生麦芽、川楝子、茵陈,方才使疗效更加可靠,充分体现了张锡纯精益求精,不断探索,不断自我完善的精神。

肝为刚脏,喜条达而恶抑郁。本方中,怀牛膝引血下行,代赭石、龙骨、牡蛎镇肝息风,龟板、白芍、天冬、玄参滋阴潜阳,但这些药的药势下行,与肝的"用"相反,张锡纯称之为"用药强制",极大地压抑、限制了肝疏泄升发的生理特性,容易引起肝的"反动之性",导致肝气上逆,加重肝风内动,气血上逆。打个比方:处于叛逆期的孩子,其行为、举动还不够成熟,此时如果一味打骂、重罚以求孩子改正,往往压而不服,招致更加严重的叛逆。此时最好的方法是压、抚相结合,既要严厉制止,也要安抚劝慰。

川楝子疏肝理气,麦芽小量生用可疏肝理气,大量炒用则消食,本方中麦芽生用,且量小,故能疏肝。茵陈既能疏肝,也能清火,因为肝阳上亢,在化风的同时,也能化火,而火也是气血上逆的加重因素。三药合用,能疏肝理气,适应肝的"用",如图 12-14 所示。

综上所述,本方具有镇肝息风、滋阴潜阳、引血下行之功,以平息肝风为主,兼顾肝的疏泄,标本兼顾(图 12-15)。

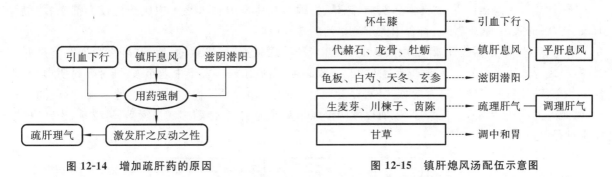

图 12-14　增加疏肝药的原因　　　　图 12-15　镇肝熄风汤配伍示意图

【临床运用】

1. 辨证要点　本方是平肝息风的著名方剂,用于治疗肝肾阴亏,肝阳上亢,肝风上扰,气血上逆之类中风。临证以头昏目眩,脑部热痛,肢体渐觉不利,或口眼㖞斜,脉弦长有力为辨证要点。

2. 临证加减　若中焦有痰,肝风夹痰上扰头部,导致头痛头昏,可与半夏白术天麻汤合用;若肝阳上亢化火,煎熬痰浊而成热痰,与肝风兼夹上犯头目,可加川贝、竹茹、胆南星等以清热化痰;若用于女性更年期综合征,有肝肾阴亏、肝血不足,肝风肝火上扰所致的失眠、头晕、性情暴躁易怒,乍汗出等,可再加上酸枣仁汤的结构;若兼气虚,可加用太子参;肝肾亏虚较甚者,可加山茱萸、干山药等。

【案例赏析】

患者,男,65 岁。患高血压病头痛数十年,历经中西医治疗,降压药经年不断,效果不佳。血压在下午三四点开始升高,伴头痛头昏,身体燥热汗出,夜间烦躁不安,时感午后胃中胀,时有嗳气,嗳气时头昏痛加重。舌淡苔白,偏厚腻,脉弦长有力。本例中,患者舌淡苔白,偏厚腻,结合胃中午后觉胀,时有嗳气等症状,辨证为痰湿阻滞中焦,胃气上逆,应以二陈汤为主加减予以治疗;但患者素有高血压病史,伴见头昏头痛,身体燥热,夜间烦躁不安,且年已 65 岁,肝肾阴虚,肝阳上亢症状很明显。若以燥湿化痰之二陈汤一类的方剂治疗,恐燥伤阴液,加重肝阳上亢、阳亢化风之势;若以镇肝熄风汤治疗,又恐方中诸多的滋阴药滋腻碍胃、助长痰湿,故选方用药颇为两难。

笔者思之再三,头部为人之至上,痰湿本在中焦,不会自行上升至头部,唯有在肝风内动时,方由肝风裹挟而上升,侵扰清空,发为头痛头昏。唯有平息肝风,痰湿才会下行,血压方可下降,头痛头昏诸症才可缓解。故以平肝息风,燥湿化痰为法,方用镇肝熄风汤合半夏白术天麻汤加减:怀牛膝 15 g,龟板 15 g,生白芍 10 g,天冬 10 g,玄参 15 g,代赭石 15 g,生龙骨 20 g,生牡蛎 20 g,川楝子 6 g,茵陈 6 g,生麦芽 10 g,党参 15 g,法半夏 12 g,茯苓 20 g,白术 10 g,陈皮 8 g,天麻 10 g,蜈蚣 2 条,7 剂,每日 1 剂,分两次温服。

患者一周后复诊,自诉头痛头昏、夜间烦躁、胃胀嗳气等症状都明显改善,夜间睡眠安宁,在服用原有降压药的基础上,血压能降到 140/95 mmHg 左右,自诉近十年来感到最为舒适。效不更方,又继续服用一周后,改为丸剂缓服,服用丸剂三个月后,诸症渐失。

天麻钩藤饮

【主治】

肝阳上亢,肝风上扰证。

本方出自《中医内科杂病证治新义》,该书出版于 1958 年,作者胡光慈。在《中医内科杂病证治新义》序言中,胡光慈提出"在不违背中医学术辨证论治的基础上,逐步地和现代的基础医学和临床医学知识联系起来,来丰富中医学的内容,提高它的理论和技术水平,更好地发挥中医学的特点。"明确提出了中西医结合以"中医为根本,西医为辅助"的基本原则,在今天中、西医并存的背景下,值得学习、借鉴。

原书中,天麻钩藤饮主治"高血压头痛、眩晕、失眠",在将本方选入高等中医药院校方剂学教材后,加入了中医的病机、病理,使之符合中医辨证论治的基本原则。

胡光慈认为高血压头痛属于"厥阴头痛",是由"肝火之厥逆"所导致的,所谓"肝火厥逆",就是肝火上冲,那么肝火从何而来? 又是如何上冲的? 一般而言,高血压病多发于中老年人,肝肾容易阴虚,肝阳容易上亢,而肝阳上亢的结果有两种,一种是化风,一种是化火,"风"性主动,"火"性上炎,所谓同气相求,风促火上,火助风势,上扰头部,故而以厥阴经颠顶头痛为主,多伴随脾气暴躁易怒、眩晕、失眠,如图12-16所示。

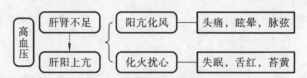

图12-16 天麻钩藤饮证的发病机制及主要症状

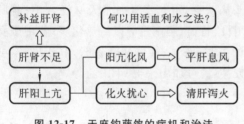

图12-17 天麻钩藤饮的病机和治法

【病机和治法】

如图12-17所示,本方证的本在肝肾不足,标在肝风和肝火。故以补益肝肾治本,平肝息风、清肝泻火治标。这都是在继承前辈们的认识下确立的,理解起来不难。在本方中,还加上了活血、利水两法,在接下来的方解部分,我们将详细学习。

【方解】

本方由天麻、钩藤、石决明、杜仲、桑寄生、黄芩、栀子、益母草、川牛膝、茯神、夜交藤11味药组成。由于本方创制的时候,是以中医理论为根本,又参考了西医的生理、药理等研究成果,所以,我们分中医理论和西医药理两个模块展开学习。

1. 基于中医理论

(1)天麻、钩藤、石决明:天麻性甘平,别名"定风草",可平肝息风;钩藤性味甘寒,既可平肝息风,又可清肝火,且不伤肝阴;石决明性味咸寒,专入肝经,质重潜阳,张锡纯称之为"凉肝镇肝要药""善治脑中充血作疼、作眩晕"。三药相伍,清肝火,平肝阳,又兼顾肝阴,为方中主药。

(2)黄芩、栀子:黄芩善清肝胆之火,栀子能清三焦之火,特别擅长于清下焦肝火。黄芩有枯芩、条芩、子芩之别,枯芩是生长多年的老根,中空而轻浮,善清肺热;条芩又名"枝芩",擅长清肝胆热;而子芩则为生长年少的子根,质重而降,故擅长清大肠之湿热而治湿热泻痢。本方证中,多用子芩,取其清肝泻火之功。

(3)杜仲、桑寄生、川牛膝、益母草:肝肾不足,水湿不化,痰浊内生,一方面,痰浊借肝风、肝火上行之势上扰清窍,加重头痛、眩晕;另一方面,水湿、痰浊为阴邪,阻滞气血的运行,造成气滞血瘀,反过来加重水湿,《金匮要略》有"血不利则为水"的理论,气滞血瘀与水湿、痰浊之间是互为因果的恶性循环,很多顽固的高血压与气滞血瘀、水湿、痰浊相关。益母草善入血分,善活血化瘀;川牛膝既能引血下行而平肝息风,又能活血化瘀,与益母草相伍,可加强活血化瘀之功。同时,益母草还能利水祛湿,尤其善祛"血分之水"。杜仲甘温,擅长补益肝肾,助火壮阳;桑寄生、川牛膝也能补益肝肾,三者配伍可补肝肾之不足。以上四味药配伍,既能补益肝肾治本,又能活血化瘀利水,以助肝风的平息以治标。

(4)茯神、夜交藤:肝火上炎,患者容易失眠、烦躁不安,焦虑烦躁也是造成血压上升的原因;反过来,血压升高,也会加重头痛、眩晕、烦躁,所以,血压升高与失眠、烦躁不安之间是互为因果的恶性循环。茯神、夜交藤宁心安神,可改善失眠、烦躁,从而降低血压。

全方组合起来,既可平肝息风、清肝泻火、活血利水、宁心安神治标,也能补益肝肾而治本,以平肝息风为主,如图 12-18 所示。

2. 基于西医药理

在二十世纪五十年代,西医对高血压的形成机制的认识不及现在这么深入,但已知高血压与血管的紧张以及循环障碍是特发性高血压形成的原因,并将利尿剂和血管紧张素抑制剂作为降压的主要治疗方案。

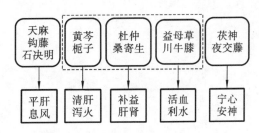

图 12-18 天麻钩藤饮配伍示意图

胡光慈继承了张锡纯"脑充血"的理论,他认为"所谓脑充血,乃指高血压之症状而言"。牛膝分为怀牛膝和川牛膝两种,二者均能引血下行,但前者擅长于补益肝肾,后者能活血化瘀,胡光慈选择后者是基于当时对活血化瘀药理及西医治疗高血压病的一些认识。益母草和川牛膝都有活血化瘀的作用,有药理学研究表明:川牛膝的提取物可减少肾素释放,减少血管紧张素的生成,使血管舒张,减小血管阻力而降低血压。而益母草可以减慢心率,减少心输出量,扩张血管,能对抗肾素引起的升压作用。另外,益母草具有比较缓和的保钾排钠利尿作用。由此看来,本方中采用的活血利水之法是参考了西医对高血压的发病机制和治疗成果的,对高血压的中医认识和治疗起到了很好的补充和发展。

综上所述,本方的创制,首先是遵循了"中医为根本"的原则,选药组方符合中医辨证论治原则,其次是参考西医对高血压病病理、药理的认识,"西医为辅助",以此为依据提出高血压"活血利水"的治法,是一种创新和提高。

【临床运用】

1. 辨证要点 本方具有补益肝肾,清肝息风、活血利水之功,是治疗肝肾亏虚,肝阳上亢,阳亢化风之高血压病的常用方,也是中西医结合色彩浓厚的方剂。临证以高血压头痛,烦躁失眠,舌红,脉弦长为辨证要点。

2. 临证加减 肝火上炎偏重者,可酌加桑叶、菊花;肝肾亏虚明显者,可加枸杞子、菟丝子、龟甲胶、鹿角胶;更年期肝肾阴虚者,可加龟板、天冬、知母、黄柏;脾虚有痰,肝风夹痰上扰者,病情缠绵,容易复发,可与半夏白术天麻汤合用。

第十三章　治燥剂

【概念】

具有轻宣外燥或滋润内燥作用，用以治疗燥证的方剂，统称为治燥剂。关于治燥剂这个概念，有两点需要做详细的说明：

1. 没有直接说明药物组成

中药中没有专门的"治燥药"，具有治燥作用的药涵括在解表药、滋阴药里，解表药辛而发散，滋阴药甘凉滋润。所以此处千万别习惯性地认为"由治燥药组成"。有的教材和参考书上，在治燥剂的概念中，将治燥剂的组成表述为"由苦辛润燥药或甘凉滋润药为主组成"，这个表述是准确的，但当下的中医学专业的学生、中医医师对药物性味的重视程度远不如以前，运用得也不多，"苦辛润燥""甘凉滋润"到底指的什么，对许多学习者而言是陌生的，所以以药性来代指一类药物，反而容易增添疑惑。

2. 什么是燥证

"燥"的本意是"缺少水分"，在《说文解字》中解释为"干也"，在《释名》中解释为"焦也"，干、焦都描述的是"缺水分"后的状态；《易·文言传》中解释为"火就燥"，火属阳，所以早期的医家都把"燥"看作阳邪。到了清代，随着温病学派的崛起，"燥"的内涵中又增添了"凉燥"，凉燥为阴邪。

【分类】

治燥剂可分为轻宣外燥剂和滋润内燥剂两种。

1. 外燥及轻宣外燥剂　燥有内燥、外燥之别。外燥是感受秋燥所导致的，外燥又分温燥和凉燥。温燥主要见于初秋，此时既有夏天的火热，又有秋季的燥，故名"温燥"。凉燥则发生在秋冬季节，既带有冬季的寒凉，又有秋季的燥，故名"凉燥"，凉燥和风寒有点相似，故又称"小寒"或"次寒"。

外燥证属外感病，治疗不外乎宣散表邪。在宣散病邪的同时，应重视调理肺气，恢复肺的宣发肃降。外感凉燥者，以辛温宣散，宣肺化痰为主；外感温燥者，宜辛凉宣散，润肺止咳为主。轻宣外燥实质是解表，在有些教材中，将这类方剂放在解表剂里面讲。

2. 内燥及滋阴润燥剂　内燥证属内伤病证。引起内燥的根本原因是津液被"夺"了。津液被夺的原因有很多，常见的包括火热伤津，如外感病症化热、里热证伤阴等；也包括饮食的原因，如多食烧烤、辛辣、香燥等辛香热燥的食物；还可见于"七情"化火伤阴。当然，生活习惯也是津液被夺的原因，比如，很多现代人夜间入睡晚，甚至有些是黑白颠倒，这种生活习惯容易造成津液被夺，也是容易导致燥证产生的原因之一。

人体的脏腑中，肺、胃、肾都是喜润恶燥的，如果失去津液的润泽，它们就会"燥"，就会出现异常。比如，肺是宣降结合的，如果肺的阴津不足，则肺气不能正常肃降，反而上升太过，通常被称为"肺气上逆"，出现咳嗽、喘息、咯血等症，比如我们在补益剂一章中的百合固金汤所主治的肺阴不足，虚火上炎证就属于"内燥"的范畴，因此有的教材将百合固金汤放在治燥剂这一章讲，也是合理的。由于肺居于上焦，故肺燥也称"上燥"。胃以通降为顺，胃阴不足，则胃气上逆，出现恶心、呕吐、呃逆、食不下等症。食不下是指饮食过后，患者自我感觉吃下去的东西还在食管或胃的上端"搁着"，像没下到胃里一样，实际上这只是一种自我感觉，这是由胃气不降导致的。因为胃居于中焦，故胃燥又称"中燥"。肾为水脏，阴阳共居，阴、阳之间是相互依存的，若肾阴不足，肾阳蒸腾气化、运转津液的功能就会受到影响，水液不能蒸腾气化到口咽部，人就出现明显的口渴，小便反多，故发为"消渴"；大肠与胃同属阳明，喜润而恶燥，若大肠津液不足，失去津液的润泽，则大便干燥甚至秘结，清代温病学家形象地称这种病机为"无水舟停"，因为肾和大肠位居下焦，故称二者的燥证为"下燥"，如图 13-1 所示。

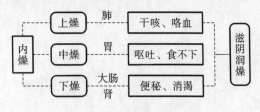

图 13-1　内燥及滋阴润燥剂

总的来说，内燥是由于津液亏损，不能润泽脏腑所产生的。根据"燥者润之"的原理，以润为主，从甘寒养阴生津的思路来看，故称为滋阴润燥剂。

【使用注意】

1. 分清内燥和外燥 有些症状,如咽喉干燥、咳嗽等,可能是外感温燥、凉燥所致,也可能是肺津不足的内燥所致,治疗时首先要分清到底是外燥,还是内燥。如果混淆了,不但疗效不佳,还会加重病情。凉燥证本应以轻宣为主,假如一见患者口干得厉害,就不加详查,误用甘寒滋润之品,邪气就不容易外出。外邪不祛,肺的宣发也不能恢复,不能将津液运转到口咽,结果口咽部仍然干燥,此时若用滋阴润燥的方药,短时间能缓解口干咽燥的感觉,时间一长不仅无效,还会加重痰湿的产生,使症状加重。反过来,肺阴不足所致者,本应用甘凉滋润的药滋阴润肺,如果误用辛温宣散的解表方药,则气阴伤得更厉害,反而加重肺燥的症状。

2. 选药组方的注意事项 宣发外燥的药要"轻",所以称"轻宣外燥","轻"有四层含义,一是质地轻,多数为苏叶、桑叶等叶类的药,二是用量轻,三是药性轻,四是煎药时间短。为何要"轻"呢?原因有二,一是肺为华盖,位置最高,唯有质地、用量轻才能更好地入肺;二是凉燥发于秋季,比冬天的风寒轻,故不用麻黄、桂枝等峻猛之品,用苏叶、桑叶等轻宣之品足矣。

《易·文言传》云:"火就燥",虽然燥的特性与火类似,但不同于火,所以治燥也不可等同于治火,治火热邪毒要用苦寒药清热,但治燥就不能用苦寒的药,因为苦寒药容易化燥伤阴,不仅治不了燥,反而容易加重燥,甚至使燥证演变成痿证。

第一节　轻宣外燥

杏苏散

【主治】

本方主治外感凉燥证。

杏苏散出自《温病条辨》。从《温病条辨》原文的记载"杏苏散乃时人统治四时伤风咳嗽通用之方"来看,杏苏散不是吴鞠通首创,在收录到《温病条辨》之前就已经被广泛应用了。吴鞠通认为,不同的伤风咳嗽的治法和方剂应有所不同,"受寒夹饮"者,应该用青龙,包括大、小青龙汤;"伤春风"者,即外感风温者,应用桑菊饮或桑杏汤。吴鞠通的主旨还是力申辨证论治的精神,在临床诊疗疾病的过程中,辨证论治是必须要贯彻的。不遵循辨证论治而诊病者,或将某方看作治疗某病的"神方""通用方",其实是偏离中医原则的。

杏苏散并非治疗"伤风咳嗽"的通用方,而是用来治疗凉燥证的。凉燥有突出的季节性,吴鞠通认为:"燥气起于秋分以后,小雪之前……燥病属凉,谓之次寒,病与感寒同类。"凉燥侵袭人体,与"感寒同类",首先侵袭肺卫,导致卫阳闭郁,腠理闭塞,表现为恶寒发热,无汗头微痛,鼻塞流涕,只不过凉燥为"次寒",恶寒发热的程度比冬天的风寒要轻。

除此之外,有两点需要着重说明。第一是"咽干口燥"这个症状是由阴液损伤所致的吗?第二是为何脉象不言浮脉?

在外感风寒中,一般不会出现咽干口燥。而凉燥发病于秋季的"秋分以后,小雪以前",很容易和"温燥"中的咽干口燥混为一谈,认为是阴津损伤所致,进而服用滋阴润燥的饮食或者药物。咽干口燥产生的原因不外乎局部津液匮乏,但匮乏的原因又包括两种,一是阴津的不足,二是阴津不能输送到局部。本方证为凉燥,凉燥不会伤阴,所以本方证中的口干是阴津运转不利所致。下面详细剖析这个机制。

肺主行水,为"水之上源",通过宣发肃降来疏通、调节水道。肺的宣发和肃降对人体内水液的输布和运行起着疏通和调节作用,宣发可将津液宣发至全身,肃降则可将水液向下输送,转化成尿液。感受凉燥后,肺的宣发和肃降都会受到影响,水液不能正常输布上行、外达,不能正常输布到口咽部、皮肤,因此口咽部有干燥之感,但这种干燥不能通过饮水或者滋阴来解决。就好比当下的物流,如果物流通道不畅,即便有再多的物资、商品也不能及时送达用户手中,用户仍然面临着物资的匮乏。秋天常见的皮肤干燥、皮屑多、皮肤瘙痒等也是这个缘故。

肺不能运转、输送津液,就会造成津液停于局部,化为痰湿,这就是我们常说的"津聚成痰"。痰湿生成以后,容易出现肺和脾胃的症状,如咳嗽、痰多而清稀、易咯、脘腹胀满,食欲不佳,大便不实、舌苔白厚等症。

第二个问题是有关脉象的问题。一般来说,凉燥是外感六淫邪气所引起的病证,属于表证的范畴,理当脉浮,但我们描述时一般不提浮脉,是什么原因呢? 人的脉象应于四季,即"春弦、夏洪、秋浮、冬沉"。外感凉燥证的脉象中,浮脉者的确不少见,但我们注意到,凉燥证发于深秋,在秋季,正常人的脉象也是偏浮的,所以此处不提浮脉(图 13-2)。

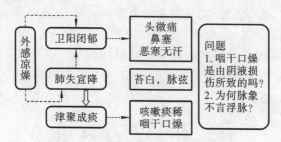

图 13-2　杏苏散证的发病机制及主要症状

【病机和治法】

肺既是宣发卫阳,又是转输津液的重要环节。凉燥侵袭人体,肺失宣降,卫阳闭郁,表邪不散,津液也聚而成痰。由此看来,宣降肺气是治疗的关键。通过宣降肺气,一是开泄腠理散表邪,二是通调水道,减少痰湿的生成;但对于已经生成的痰湿,还得化痰。综合来看,治疗本方证以宣降肺气,发散外邪,化痰止咳为主(图 13-3)。

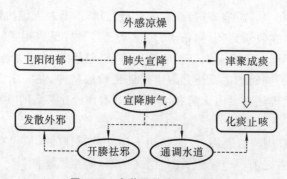

图 13-3　杏苏散的病机和治法

【方解】

本方由苏叶、桔梗、杏仁、前胡、枳壳、半夏、茯苓、橘皮、甘草组成。分为两个模块:第一模块,苏叶、桔梗、杏仁、前胡、枳壳;第二模块,半夏、茯苓、橘皮、甘草。

第一模块:苏叶、桔梗、杏仁、前胡、枳壳。

苏叶、桔梗都是辛散之品,苏叶能发汗解表,但力量比较平和,因为"凉燥"属于"次寒",比冬季的外感风寒要轻,所以选用轻散的苏叶,而不用外解伤寒太阳常用的羌活,更不用说麻黄、桂枝。杏仁、前胡、枳壳都偏降,可肃降肺气;杏仁、前胡尚可化痰。这五味药相配伍,可恢复肺的宣降。

第二模块:半夏、茯苓、橘皮、甘草。

这四味药组合起来就是二陈汤。半夏燥湿化痰,茯苓健脾渗湿,橘皮理气燥湿,甘草调和药性,四药配伍，燥湿化痰，理气健脾，既能针对已成之痰，又能针对将成之痰，是治疗痰证的基础方。

综上所述，本方具有轻宣凉燥、化痰止咳之功，实际上是一个表里同治的方剂，在表能轻宣凉燥，在里既能宣降肺气，燥湿化痰理气。《成方便读》中言其为"润燥之剂"，实际上杏苏散中并没有滋阴润燥的药物，但可发挥"润燥"之能，可通过轻宣外燥，宣肺化痰之功，恢复肺的宣降，从而运转津液，起到"润燥"的作用（图13-4）。

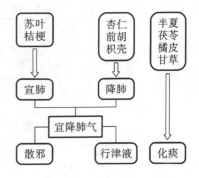

图13-4 杏苏散配伍示意图

【临床运用】

1. **辨证要点** 本方具有轻宣凉燥、化痰止咳之功，是治疗凉燥的代表方剂。临证以恶寒发热，咳嗽，痰多清稀、易咯，咽干口燥，苔白脉弦为辨证要点。

2. **临证加减** 无汗，脉紧者，是凉燥偏重，可加羌活；舌边红者，是痰湿蕴而化热，可加黄芩；兼见脘腹胀满者，是痰湿阻滞中焦气机，可加厚朴、枳实或香砂行气除满。若已用抗生素治疗较长时间而未取效，舌苔厚腻者，可加苍术、白术以燥湿健脾。

3. **拓展应用** 在中医辨证论治思想的指导下，笔者常用本方治疗经过较长时间（通常一周以上）静脉点滴抗生素治疗但效果不佳的患者，获得满意疗效。下面分析治疗有效的中医机理。

参照中药药性理论，抗生素属于苦寒之品，若用来治疗外感表证，显然是药不对证，此其一；其二，中药中的苦寒药如黄芩、黄连等，容易伤损中阳，长时间静脉点滴抗生素后，脾胃同样受损。脾阳被损，痰浊内生，使咳嗽、喘息等症状迁延。

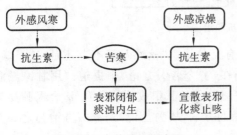

图13-5 杏苏散拓展应用

杏苏散是一个表里共治的方剂，杏仁配苏叶辛温解表，轻宣凉燥，枳壳、前胡、桔梗降气止咳，二陈汤燥湿化痰理气，全方组合起来，可宣散表邪，化痰止咳，与表邪闭郁，痰浊内生的病机非常合拍，故而治疗有效（图13-5）。

清燥救肺汤

【主治】

本方主治温燥犯肺之重证。

本方出自《医门法律》，作者喻昌，生于明代万历十三年，病逝于清康熙三年，与张璐、吴谦并称"清初三大家"。"救"是针对危、重、急状况所采取的紧急措施，本方以"救肺"为名，有何深意？

温燥为初秋之邪，秉秋之燥气和暑之余气，"金位之下，火气承之"。温燥侵袭人体，从肺和口鼻而入，轻则入肺卫，发为头痛恶风，身热不甚，干咳无痰或痰少而黏；重则入气分。本方主治的温燥证，属于重症，邪入气分。因为邪气已过卫分，故头痛身热而不见恶寒。

六淫邪气之中，燥邪容易影响肺的宣发肃降。温燥禀夏之火热，故属阳邪，其性向上，导致肺失肃降。肺的宣发和肺的肃降是相为因果的，肃降失常，宣发不利，反之亦然，最后都会导致肺失宣降。本方证中，以肺失肃降更为突出，因此咳嗽喘息更为严重，胸中的气机逆乱，患者胸胁胀闷不适。

温燥火热，容易伤损肺的气津，导致气阴两虚。阴津受损，加之肺的宣发肃降受到抑制，不能转运津液，故咽喉干燥，口渴鼻燥，咳嗽时无痰或少痰，舌红少苔，甚至无苔而呈镜面舌；一般情况下，气阴两伤的脉象应该为细数，但本方证中，温燥禀夏季暑天之火热，不仅伤阴严重，气随津耗，严重者气阴还有亡脱的趋势，以至于真阴耗伤，故脉虚大而数，重按则空，甚至芤而无力（图13-6）。

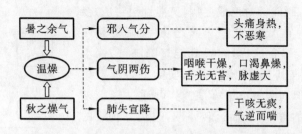

图 13-6　清燥救肺汤证的发病机制及主要症状

【病机和治法】

本方证为温燥伤肺之重证,邪入气分,导致肺失宣降,气阴两伤。温燥邪气,既要基于其外邪的特点,透散外出,更要基于温燥火热的特点而予以清热;对于肺失宣降,在宣降肺气之中,着重肃降肺气;气阴两伤则益气养阴。综合起来,治宜清散外邪、肃降肺气、益气养阴(图 13-7)。

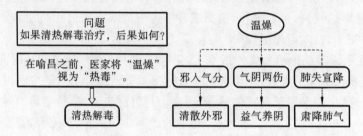

图 13-7　清燥救肺汤的病机和治法

喻昌是"秋燥"理论的首倡者,在他之前,广大医家还没有充分认识"秋燥",基本上还是将"温燥"视为"热毒",普遍采用清热解毒方治疗。在喻昌之前,柯韵伯在《古今名医方论》中提道:"用甘凉滋润之品,以清金保肺立法",创制了清金保肺汤,用以治疗燥热伤肺证,但从其组成功效来看,清金保肺汤与治疗内燥的方剂更为接近,并不是真正意义上的治疗外感温燥的方剂,故喻昌说"绝无一方治肺之燥者"。可见,本方对治疗外感温燥证的贡献是开创性的。

【方解】

清燥救肺汤由桑叶、石膏、麦冬、阿胶、胡麻仁、人参、甘草、杏仁、枇杷叶 9 味药组成,分为三个模块:第一模块,清宣;第二模块,润养;第三模块,肃降。

第一模块:清宣。

这一模块的药物有桑叶、石膏。

本方中的桑叶特别强调要用霜桑叶,药用之桑叶,从春季到秋季都可以采摘,在霜降到冬季采摘的,又称"霜桑叶"或"冬桑叶"。桑叶药性苦、甘、寒,归肝、肺经,既有疏散之性,又有清热之功,对于温燥来讲,可清散外邪,同时还有清泻肝火的作用,为什么讲到清肝火呢?根据五行学说,金能克木。本方证中,肺被温燥所侵袭,气阴两伤,肺金不能克制肝木,因此肝火偏旺,形成木火刑金的病机机制,导致干咳、呛咳加重,甚至出现咯血,故用桑叶清泻肝火,以防肝火偏旺。

本方中的石膏有两点要注意:一是用量要小,原方中桑叶三钱,而石膏仅用二钱五分;二是用煅石膏。石膏辛、甘、大寒,有生石膏与煅石膏之分,生石膏偏于清热,煅石膏则偏于收湿生肌。近代中西医汇通派代表医家张锡纯非常反对清热剂中用煅石膏,认为煅石膏有如"鸩毒",温燥禀夏暑之余气,一般来说应该用生石膏,但本方为何选用煅石膏呢?为何用小量呢?首先,肺为娇脏,吴鞠通曾云"肺药取轻清""治上焦如羽,非轻不举",因此用药要"轻",而石膏属于矿石类的药物,故只能小量使用。其次,石膏大寒,用量过大容易戕伐胃气,不利于培土生金(图 13-8)。

所以,本方用小量煅石膏的目的就在于轻宣燥邪和顾护肺津。桑叶与石膏配伍,清燥热邪气,兼顾肺津。

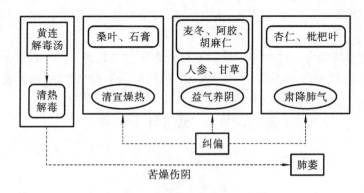

图 13-8　清燥救肺汤配伍示意图

第二模块：润养。

这一模块的主要药物有麦冬、胡麻仁、阿胶、人参、甘草。

麦冬、胡麻仁、阿胶三药养阴，其中麦冬、阿胶性凉，补益肺阴；胡麻仁、阿胶补益肾阴。民间有"一层秋雨一层凉"的谚语，意思是说，秋天的温燥，每下过一阵秋雨后，燥热的感觉就减一分，仔细揣摩一下，这个民间谚语包含滋阴润燥的道理在内。为什么又要用补益肾阴呢？因为金能生水，肺阴损耗严重，必然母病及子，伤及肾阴，肾阴一伤，虚火内生，虚火与温燥邪气一道，加重咳喘、短气。本方证中，患者的脉象为虚大而数，其中的虚大就是真阴虚损，无法内敛肺肾之气所致，是危重之候。麦冬、阿胶、胡麻仁相伍滋补肺肾之阴。

人参、甘草可培土生金，补益脾胃之气，从而补益肺气。或问：西洋参性甘凉，人参可否改为西洋参？乍一看，西洋参气阴双补，性凉，与燥热非常的对证，似乎没有什么不妥，实际上，肺气来源于脾气，脾属太阴，"太阴脾土，得温始运"，就好比庄稼、草木的生长，多在气候温热的夏季更快、更旺一样，脾得温方能化生人体的气血阴阳。方中桑叶、石膏、枇杷叶、麦冬等都是寒凉之品，如果再加用寒凉的西洋参，则寒凉之性更重，显然不利于肺气的生成。另外，人参除了补益脾肺之气外，还能补益元气，与滋养肾阴的阿胶、胡麻仁相伍，可发挥纳气平喘之功，有利于咳喘的治疗。

第三模块：肃降。

这一模块的药物为杏仁、枇杷叶。

杏仁、枇杷叶可肃降肺气。枇杷叶归肺经、胃经，分为风干枇杷叶和蜜炙枇杷叶，前者主要用于和胃止呕，后者则肃降肺气而止咳。杏仁为种子类药物，枇杷叶为蜜炙者，二者均偏润，契合全方"燥者润之"的组方思路。

综合来看，本方合清宣、润养、肃降于一体，三个模块相互配伍，达到清燥热、润肺燥、降肺气的目的。

【方名释义】

凉燥侵袭，邪在卫分，治以轻宣为主。温燥之轻证，亦在卫分，治以轻宣凉润为主。而温燥之重证者，邪入气分，气阴两伤，肺失肃降，对燥邪而言，以"清""润"为主，这是清燥救肺汤中"清燥"的内涵。"救"的内涵有两点：一是本方证是温燥之重证，不仅肺的气阴受损，而且真阴有可能耗伤，属于急重之证；二是有"纠偏"的意思在内。喻昌在《医门法律》中曾云，（肺燥）倘更以苦寒下其气，伤其胃，其人尚有生理乎？诚仿此增损以救肺燥变生诸证，如沃焦救焚，不厌其频，庶克有济耳。在喻昌以前，中医界对"温燥"并没有清楚的认识，是把"温燥"视作"热毒"，采用苦寒清热来治疗。而用苦寒之品则会造成胃阴的伤损，胃阴一伤，肺阴失去来源，形成肺叶枯萎之肺痿证，这一点喻昌是十分重视的，他说"今拟此方，命名清燥救肺汤，大约以胃气为主，胃土为肺金之母"。所以，方名中的"救"，就是喻昌在大声疾呼，力图纠偏苦寒清热解毒治疗温燥证的误区。

【临床运用】

1. 辨证要点　本方具有清燥、润肺、降肺之功，是治疗温燥之重证的代表方剂，为温燥证的治疗做出了开创性贡献。临证以全身发热,不恶寒,咳喘气急,或干咳少痰,舌红干少苔,脉细数或虚大而数为辨证要点。

2. 临证加减 痰多难咯者,可加贝母、瓜蒌等甘寒之品润肺化痰;呛咳或阵发性干咳明显者,可能是肝火犯肺所致,可考虑加菊花、茵陈等品;痰中带血者,可考虑加水牛角、生地黄或仙鹤草等凉血之品。

第二节 滋润内燥

麦门冬汤

【主治】

本方主治胃津不足,虚火上炎证。

麦门冬汤出自《金匮要略》的肺痿肺痈咳嗽上气篇,原治"火逆上气,咽喉不利"。从出处、主治的描述来看,麦门冬汤最早是用来治疗肺痿的;后世医家又逐步把麦门冬汤的主治拓展为胃阴不足所导致的气逆呕吐之证。因此,教材中将本方的主治证描述为两个,一个是肺阴不足证,一个是胃阴不足证。

讲究异病同治是方剂学科的特点。异病同治的核心思想在于抽取诸多疾病的共同病机,采取同种治法。清代医家喻昌认为"此(麦门冬汤)胃中津液干枯,虚火上炎之证,治本之良法"(《医门法律》),肺阴虚之咳逆上气也好,胃阴虚之呕逆上气也罢,其关键在于"胃津不足,虚火上炎"。所以,本着强调异病同治的思想,将麦门冬汤的主治表述为"胃津不足,虚火上炎证"。

证中的"胃津不足"属于胃阴严重受损。胃阴受损,胃气不降,表现为气逆呕吐;其次是土不生金,肺阴不足,肺叶得不到阴津的滋润和濡养而枯萎,中医称之为"肺痿"。"火就燥",肺阴亏虚,虚火内生,灼津成痰,阻塞气道,所以患者口干咽燥、喘促气急、咳浓浊。

本方证的舌苔一般是舌红少苔,少苔是津液匮乏的征象,舌红则是虚火的表现(图13-9)。

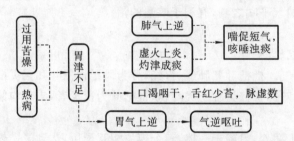

图 13-9 麦门冬汤证的发病机制及主要症状

需要说明的是,当病证发展到肺痿或者胃萎时,肺和胃的阴液受损程度严重,所以此阶段的患者以舌光无苔,出现镜面舌居多。

【病机和治法】

本方证病机涉及肺和胃,本是肺胃阴虚,标是气机上逆和痰浊,因此以滋阴润燥,滋养肺胃之阴治本,以降气化痰治标(图13-10)。

【方解】

本方由麦冬、人参、炙甘草、粳米、大枣、半夏组成,分为三个模块:第一模块,麦冬;第二模块,人参、炙甘草、粳米、大枣;第三模块,半夏,如图13-11所示。

第一模块:麦冬。

麦冬甘而微寒,入肺、胃经,既善入肺经养阴润肺止咳,又善入胃经益胃生津。燥热所产生的虚火,既不能用苦寒直折的方法,也不能用泻下、发散等方法治疗,唯有滋阴润燥方是治本之法。本方中,要用

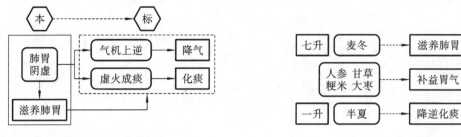

图 13-10 麦门冬汤的病机和治法　　图 13-11 麦门冬汤配伍示意图

大量麦冬才行,一方面,胃阴、肺阴受损重,用量太小则杯水车薪;另一方面,唯有大量使用,才能制伏虚火。

第二模块:人参、炙甘草、粳米、大枣。

《难经本义》中说"有胃气则生,胃气少则病,无胃气则死。"方中人参、炙甘草补益脾气,粳米、大枣益胃生津,益气和中,可以促进脾胃的运化、腐熟之功,又可以"培土生金"的方式培补肺气。以上两个模块相伍,气阴双补,以养阴为主。

第三模块:半夏。

半夏性味辛温,属于温燥之品,难道不担心助长虚火,化燥伤阴吗? 半夏在方中起什么作用呢?

其一,化痰。半夏能燥湿化痰,降逆下气,本方证中的痰浊,由虚火和痰湿而成,虚火可通过麦冬的滋阴清火作用,从根本上予以解决;痰湿痰用半夏燥湿化痰解决。

其二,下气。半夏可通降胃气以降逆止呕。

其三,润燥相济。麦冬为甘寒之品。鉴于肺、胃虚火上逆,又不得不重用麦冬,因此容易滋腻碍胃,半夏的苦燥之性刚好与麦冬的滋腻之性相反,可以克服碍胃的弊端;反过来,麦冬的滋润之性又能制约半夏的燥性,可以使全方滋而不腻,润中有燥。原方中,麦冬用七升,半夏用一升,二者以7∶1的比例配伍,麦冬的用量远大于半夏,综合起来,以滋为主(图 13-12)。

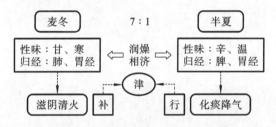

图 13-12 麦门冬汤"麦冬-半夏"配伍意义

【临床应用】

1. 辨证要点　本方具有益胃生津润燥之功,原用于治疗阴虚燥热之肺燥证,后又拓展用于治疗胃阴不足,虚火上逆之胃燥证。临证以口干咽燥,咳嗽、喘促气急或呕逆上气,舌红少苔,脉细数为辨证要点。

2. 加减运用　肺阴虚重者,可加百合、黄精;病情日久,母病及子,兼见潮热、盗汗等肾阴亏虚者,可仿百合固金汤之意,加入生地黄、熟地黄以填补肾阴、肾精;虚火较重,灼伤肺络、胃络而痰中带血或大便隐血者,可加入白及、仙鹤草等清热凉血药;痰重浊难咯者,可考虑加入贝母、瓜蒌等润燥化痰药;若麦冬用量大,患者出现腹胀、食欲不佳、大便不通等症状时,可考虑稍加砂仁、炒二芽等消食、理气药。

第十四章　祛湿剂

【概念】

由祛湿药为主组成,具有祛除水湿的作用,用以治疗水湿病证的一类方剂,统称为祛湿剂。

水湿分为外湿和内湿。外湿是由久处潮湿环境所导致的,主要侵袭人体肌表、经络、关节等部位,发于肌表则头胀重痛,肢体沉重,恶寒发热,脉濡,发于关节则多见于痹证,关节疼痛,肿胀,屈伸不利。春夏之交容易发生湿温证,初起阶段湿温在表,后逐渐入里。内湿由内而生,是由于脏腑,尤其是脾、肺、肾失调所导致的。其发病在脏腑和气血,以水肿、泄泻、黄疸等为主。

【分类】

外湿属于表证,以发汗解表的方法治之,称之为祛风胜湿剂;内湿属于里证,分为寒湿和湿热,寒湿多由脾肺肾阳虚,水液内停所致,治以温阳散寒祛湿;湿热之治,清热祛湿。按照祛湿的方法来分,又分为化湿、利水、燥湿等。"化湿"即芳香化湿,常用于中焦湿滞证;利水渗湿则用于水湿内盛证;苦能燥湿,苦有苦温、苦寒之分,苦温燥湿适用于寒湿,也可以应用于湿邪困脾证,因为脾喜燥恶湿,得温始运;苦寒燥湿适用于湿热证。因此,祛湿剂分为祛风胜湿、温化水湿、清热祛湿、化湿和胃、利水渗湿五类。

【使用注意】

1. 要紧密结合脏腑　人体水液的代谢与脏腑的关系紧密,主要和脾、肺、肾三脏相关,脾主运化,肺通调水道,肾主水,三脏失调是内湿的主因。临证中,祛湿必须紧密联系脏腑,或温肺化饮,宣降气机以调肺,或升脾降胃以调理中焦,或温阳化气以调理脾肾。正如《类经》中"水之本在肾,水之标在肺……实土可以治水,治在脾也;壮火可以胜水,治在命门也;自强可以帅水,治在肾也;分利可以泄水,治在膀胱也,凡此皆谓之折。""折"就是《黄帝内经》中所讲的"水郁折之"。

2. 常配理气药　水、湿都属于阴邪,容易阻滞气机,如湿滞中焦,脾胃气机被阻滞,则脘腹痞满胀痛;湿邪下注,下焦气机被阻滞,则大便不畅,小便不利;湿滞关节、筋骨则关节疼痛、重着等。气和津液的运转代谢是相辅相成的,气机顺畅则湿邪容易外达和内化,气机阻滞则津液容易停滞而成水湿。因此,在祛湿剂中常配伍理气药,如中焦湿滞证配伍陈皮、枳实,畅达中焦气机;大肠湿滞证配伍枳实、槟榔等具有通降特点的行气药。理气药可以使气机顺畅,调节脏腑对水液的运转和代谢,促进水湿的化除,即古人所讲的"气化湿亦化"。

3. "治湿不利小便,非其治也"　祛湿的途径包括发汗、芳香化湿、燥湿、利湿等多种途径,但最为快捷、最为直接的当属利湿,利湿就是通过利小便祛除水湿。在祛湿剂中适当配伍茯苓、猪苓、泽泻、车前子等利水渗湿药,可以增强效果。

4. 注意伤阴之弊　服用祛湿剂在祛除水湿邪气的同时,容易伤阴。如妇女月经期间,阴血常不足,故而在经期应当尽量避免使用祛湿剂,如果不得不使用,也要尽量避免在月经来潮的前两日使用,因为多数女性经期的前两日经量大,此时使用祛湿剂的话,伤损阴血的弊端则更加突出。又如,在用燥湿方剂治疗湿困中焦时,对于脾来讲,燥湿的药物是有利的,因为脾喜燥恶湿。但燥湿的药物又会损伤胃阴,胃喜润恶燥,胃阴不足则胃气不降,容易引发呕吐、嗳气等症状,此时应酌情配伍少量养胃阴的药物,如北沙参、麦冬,避免胃阴的损伤。再如,在风湿痹症的治疗过程中,大量、长期使用祛湿剂,阴血就容易耗损,病情容易反复、缠绵,此时应该配伍滋阴养血之品。

第一节　化湿和胃

平　胃　散

【导言】

平胃散是宋代名方。我们现行的《方剂学》教材均以《太平惠民和剂局方》为其出处,不过根据南京中医药大学彭怀仁先生的考证,本方最早见于《简要众济方》。《简要众济方》成书于北宋皇祐三年(1051年)三月,又称《皇祐简要众济方》,乃宋仁宗下诏编纂,国子监刊刻,颁行天下的方书,但现已失传。

平胃散是一首名声非常大的方剂,曾有一些很响亮的名字,如宋代《寿亲养老新书》、元代《岭南卫生方》中其名为"天下受拜平胃散",元代《杂类名方》中名为"受拜平胃散",明代《万氏家传保命歌括》中称为"神效平胃散"。说明从宋代到明代,平胃散一直很受认同并得到广泛应用。

【主治】

本方主治湿滞中焦证。

脾喜燥恶湿,主运化,以升为健;胃喜润恶燥,主受纳和腐熟,以通降为顺。若湿邪蕴结中焦,则脾胃气机阻滞,脾的升散、运化以及胃的受纳、通降都会受到影响,首先体现在饮食的异常,表现为脘腹痞满,不思饮食,口淡无味;脾不能升,则胃气不降,不能受纳饮食,故患者少食即饱,若勉强多食则感胀满不适,甚至胃气上逆而恶心呕吐,嗳气。患者的大便或溏稀、下利,或干结便秘,前者是湿邪下注大肠所致,后者是因脾气为湿邪所困,胃、大肠之气机亦被阻滞,故大便不畅,严重者呈秘结状态。

脾的运化体现在能将清阳升散到全身各个脏腑和经络,也就是《黄帝内经》所讲的"脾气散精"。脾为湿邪所困,不能散精,故全身疲乏无力,步履沉重,自觉昏沉嗜睡,行动呆滞。

本方证常见的脉象为濡脉。《濒湖脉学》中这样描述濡脉:"濡形浮细按须轻,水面浮绵力不禁",形容濡脉浮、细、软,轻按可得,重按反不明显,恰如"帛衣在水中"。濡脉可主虚和实两种病证,虚者见于诸虚、亡血、阴虚,实者可见于湿邪阻滞。本方证中,患者精神疲乏,全身沉重无力,食欲下降,嗜睡呆滞,属实证。

本方证属实,湿邪阻滞,聚而成痰,痰湿蕴结,缠绵难去,故病程较长,很容易误认为虚证;此外,脾胃气机为湿邪所阻滞,食积在所难免。由于痰湿和食积的存在,舌苔白而厚腻。

【病机和治法】

本方证由湿邪阻滞中焦所致,病证属实,气机阻滞,脾胃的升降失调乃是关键,宜燥湿行气,和胃运脾。

【方解】

本方由苍术、厚朴、陈皮、甘草四药组成。叶天士云"太阴湿土,得阳始运",苍术辛香苦温,辛能散,香入脾,苦可燥,温运脾,故能燥湿健脾,为方中君药;厚朴、陈皮辛苦温,可助苍术燥湿,更为重要的是,湿为阴邪,容易阻滞气机,故用二药理气。

厚朴的行气以降为主,陈皮的行气以升为主,二者相伍,调理中焦气机,协助祛湿。甘草可调和全方、调理脾胃。综合起来,本方具有燥湿行气、和胃运脾之功,其祛湿的途径是通过燥湿来实现的。

在这里有两个问题要加以说明:一是苍术和白术的问题;二是本方的燥性问题。

"术"首见于《神农本草经》,但最初苍术、白术不分,是混用的,直至北宋早期,二者开始分用,但仅仅是个开端,大型方书如《太平圣惠方》《圣济总录》中白术运用得多,用苍术者是极少数;到北宋后期《本草衍义》才正式将苍术、白术分开记载和论述。平胃散创立于北宋初期,也基本是苍术、白术混用,有的学者甚至推断,创方初期存在白术版的平胃散。

苍术、白术的分歧与本方主治的认识有很大关系。中焦属土,有"敦阜"和"卑监"两种病理。所谓"敦阜",原意高出地面,病机属实,治疗以祛邪为主;"卑监"原意低陷于地面,病机属虚,治疗以扶正为主。苍术、白术均能燥湿,但苍术以燥湿为主,可铲平"敦阜"之土,白术还可益气,能填平"卑监"。本方燥湿运脾,是用来铲平"敦阜"之土的,故方中用苍术。

脾、胃同居中焦,生理特点相反相成。方中苍术、厚朴、陈皮均为苦温之品,故全方温燥之性颇为雄烈。脾喜燥恶湿,"得温始运",三药的温燥之性可很好解决脾为湿邪所困的问题,这是有利的;但胃为燥土,喜润恶燥,需要阴液的润泽才能维持其通降,才能正常受纳和腐熟。平胃散的辛香温燥之性容易损伤胃阴,如果胃阴一伤,则胃失通降导致呕吐、反胃、呃逆等胃气上逆诸症。正因如此,原方中药物的制备很讲究。《简要众济方》中"苍术去黑皮,捣为粗末,炒黄色;厚朴去粗皮,涂生姜汁,炙令香熟"。《太平惠民和剂局方》中苍术"米泔浸二日""陈皮去白"。目的都是为了缓解燥烈之性,顾护胃阴。

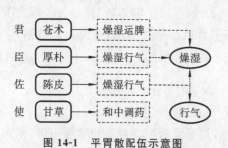

图 14-1　平胃散配伍示意图

临证应用平胃散时,尤其使用时间较长时,可能会碰到"湿邪已去,胃阴已伤"的情况,遇到这种情况,可参照清代林佩琴《类证治裁》中的思路,加入麦冬、北沙参、石斛等品以顾护胃阴。余用平胃散这类方剂治疗胃溃疡、慢性胃炎等胃肠道疾病时,对用药时间较长的案例,即便在初始阶段,也常加入滋阴养胃药,目的是令胃"得阴自安"(图 14-1)。

【临床运用】

1. 辨证要点　本方是燥湿运脾和胃的基础方和常用方,适用于湿困中焦证,临证以脘腹胀满,饮食无味,舌苔白厚腻为辨证要点。

2. 临证加减　兼食积者,可加山楂、神曲,名为楂曲平胃散。因山楂善去肉食、油腻食积,神曲善去酒食积滞,故本方又能用于脂肪堆积型肥胖症的治疗。中焦气滞,久而化热,若兼见苔中颜色变黄,或者舌边色渐红,或患者呕吐呃逆泛酸加重,属胃热已生或肝胆火热犯胃,可酌情加入黄连、芦根以清胆胃之热,或与左金丸(吴茱萸、黄连)联用;若肝火重,可单用青黛粉冲服。若见舌苔水滑白腻,是湿盛之故,可加入半夏、茯苓、藿香、防风等品,但此时更应注意胃阴的顾护,勿令脾治而胃伤;属嗜酒者,可加入神曲、枳椇子,舌苔厚腻胶结者,考虑与达原饮合用,再辅以北沙参之类以消酒癖;为饮浓茶者,古代称为"茶癖",又宜加入猪苓、泽泻等利湿之品。酒积与茶癖,应辨清寒热,前者多热,后者多寒,故前者宜加入芦根、茵陈,稍加黄连,后者应加入干姜、白术。久病入络,入络治血,用本方治疗病程较长,反复发作的胃脘疼痛胀满之疾时,可考虑加入三七粉活血,加入地龙、蜈蚣等通络。

藿香正气散

【导言】

从中医的角度来看,多雨潮湿气候条件下,湿病多发多见,因此治湿之方也随之增多。前面讲过的九味羌活汤、败毒散、平胃散、参苓白术散和将要介绍的藿香正气散都是祛湿名方,都源自宋代。

在今天,借助现代化的制药技术,藿香正气散被开发成丸、胶囊、酊、口服液等多种剂型。经过推广和运用,已经证实本方是疗效佳、应用广的良方,已经成为家喻户晓的中成药,是古方开发的成功范例。藿香正气散主治何证? 是什么特点让这个方长盛不衰呢?

【主治】

本方主治外感风寒湿,内伤湿滞证。

藿香正气散主治外寒内湿证。外寒,指外感风寒湿,有些教材将外寒表述为外感风寒是不合适的,实际上单纯的外感风寒是不用藿香正气散的,夹湿的外感才能应用。内湿,指的是内伤湿邪,是素体偏湿或由外湿入里所致。表寒、外湿与内湿相互引动,阻滞气机。在表,卫阳闭郁,气血不顺,表现为恶寒发热,头身酸痛,肢体沉重;在里,中焦气机阻滞,升降失调,见于胸腹、胃脘胀满痞塞,严重者上吐下泻。

本方出自《太平惠民和剂局方》,除用于"伤寒"外,还用于霍乱、山岚瘴疟。中医所讲的"霍乱",范围宽泛,既包括西医所讲的霍乱弧菌、霍乱杆菌引起的传染性胃肠道疾病,也包括非传染病,只要出现急剧、猛烈的上吐下泻,挥霍缭乱的即可称为"霍乱"。

"山岚瘴疟"指的是人迹罕至的原始森林里由于大量的动物尸体、草木植被堆积腐烂而形成的秽浊之气,通称"瘴气",是一种"湿毒",流行性和传染性比较强,加之山岚森林之中,气温寒湿,容易形成感寒伤湿之证。

除此之外,中医还以此方治疗"水土不服"。很多人认为"水土不服"是偏指"水"不服。其实,"水土不服"是偏指"土"不服,是人在一个地方居住久了以后,骤然迁至另一个陌生的地方后,客观环境的骤然改变引起了脾胃的不适应,以致脾胃运化无力,湿邪阻滞中焦,出现不思饮食,精神倦怠萎靡,甚至上吐下泻等症。影视中常有这样的情景:某人因故要离开生活已久的故土到他地,临走之前都带走一抔故乡的泥土,随身携带,这也是故乡情结的一种寄托。

【病机和治法】

本方证属于表里同病,在表为外感风寒湿,在里为湿滞中焦。表证宜发散风寒湿,里证宜祛湿理气和中。

【方解】

本方的君药是藿香,全方的配伍是围绕着藿香来展开的。

藿香辛散芳香,既善发汗解表散外感风寒湿邪,又能芳香化湿醒脾以祛内湿,因此内湿、外湿都可用藿香。藿香的芳香之性浓烈,这种芳香之性能醒脾和胃,还可辟秽化浊,对于山岚瘴疟,外感时邪都有佳效。《药品化义》称藿香"不使外邪内侵,有主持正气之力"。藿香被称为湿困脾胃最捷之药。

针对外湿,方中加上了苏叶、白芷,二药和藿香性味相似,都是辛温的,芳香之性都很浓烈,可增强藿香外散风寒湿,内化湿浊,芳香辟秽的功效。

脾喜燥恶湿,得温始运。半夏、厚朴、陈皮、白术都能燥湿和胃。前面介绍平胃散时曾介绍过,在宋代白术和苍术混用,二者不分,到宋代后期才逐渐区分开。因此本方中虽然写的是白术,实际上可能是白术,也可能是苍术。无论是白术还是苍术,都可通过温燥之性来解除中焦湿困。大腹皮即槟榔皮,燥性也很强,但与前面四味不同,主要走大肠,针对湿邪下注大肠。

祛湿之法有很多种,但最为快捷的当属利尿,正所谓"祛湿不利小便,非其治也。"方中茯苓、白术是淡渗利湿之品,能导湿从小便而出。

湿邪为阴邪,容易阻滞气机。陈皮、厚朴、槟榔皮都能行气,陈皮的行气以升为主,行脾气;厚朴、槟榔皮的行气以降为主,行胃肠之气。三药相伍,可调畅中焦气机而有助于湿邪的祛除,体现"气化则湿化"。

桔梗出自《神农本草经》,书中记载其"主……肠鸣幽幽","肠鸣幽幽"是由湿邪下注于大肠所致,由此可以推断桔梗具有祛湿止泻之功。在宋代将桔梗作为祛湿止泻药物来应用是非常普遍的,例如参苓白术散中的桔梗,功效与本方一样,也是用于祛湿止泻的。

综上所述,本方围绕着中焦之湿,采用了祛风胜湿、芳香化湿、苦温燥湿、淡渗利湿等多种祛湿方法,可谓集祛湿法之大成(图14-2)。

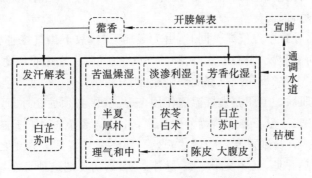

图 14-2 藿香正气散配伍示意图

【方名释义】

从字面上看,"正气"是扶助正气的意思,带有补的意味。本方中含有茯苓、白术,能健脾和中,因此不少人认为本方具有扶助正气之功,因此推测,本方起名为藿香正气散,是能补益正气的缘故。前面讲过,原方中的"白术"不一定就是今天所讲的白术,就算是白术,其补益之功也有限,放在方中,补益力量微不足道,如何能护卫正气,防止山岚瘴疟、外感时邪的入侵?

"正气"二字,源自对藿香功效的认识。《药品化义》中对藿香功效的阐释是令人信服的,书中说藿香"辛能通利九窍,若岚瘴时疫用之,不使外邪内侵,有主持正气之力",藿香辛温芳香,对于"不正之气",已感者祛湿散邪,未感者辟秽化浊,可"主持正气"。在《删补名医方论》中说得更明确,"藿香之芬以开胃,名曰正气,谓能正不正之气",故名藿香正气散。

【临床运用】

1. 辨证要点　本方具有解表化湿、理气和中之功。尤其适用于外寒内湿证,临证以恶寒发热,周身酸楚,胸脘痞闷,呕吐腹泻,舌淡苔白腻为辨证要点。

2. 应用拓展　本方原用于治疗外感风寒湿,内伤湿滞证,以表里同病为最宜。实际上临证应用时,表里同病,表证以及里湿证三种情况均可用之。以表证偏重者,如四时感寒夹湿之感冒,特别是夏日感寒伤湿、空调病、胃肠型感冒;单纯的内湿阻滞脾胃证,如旅行之水土不服者,本方俱有佳效。鉴于藿香正气散的这种特点,藿香正气散类中成药常作为旅行常备药携带。正是因为藿香正气散对表里同病、表证、里证俱可起效,适应证范围比较宽泛,极具社会价值和经济效益。

第二节　清 热 祛 湿

三 仁 汤

【主治】

本方主治湿温初起证。

本方出自《温病条辨》,主治湿温初起或者暑温夹湿证。湿温与湿热性质相同,都是湿热外感,湿温带有传染性、流行性。湿热的范畴更大,包括传染病,也包含非传染病。湿热病与湿温都是由于外湿相感后,邪气居于中焦,导致湿滞中焦。

根据湿和热的轻重,湿热可分为湿重热轻、湿轻热重、湿热并重三种。三仁汤主治的湿热证属于湿重热轻,吴鞠通的原意是针对外感病证,临证中内伤病证也可应用。如果是外感病证,则多发于春夏之交,此时天湿多雨,俗称"梅雨季节",虽已入夏,热并不重,所以湿热突出且湿重热轻;如果是内伤病证,则先有脾气阻滞,湿邪内蕴,郁而化热,形成湿热。

湿犯人体,脾先受之,导致中焦气滞。同时,由于湿性下趋,故下焦气机也会被阻滞。湿本不向上,但若有温、热熏蒸,则会向上弥漫,阻滞上焦心、肺的气机。所以,从气化的角度来讲,湿温初起邪气的部位以中焦为主,蒙上流下,上焦、下焦气机都受到阻滞,波及三焦。

卫阳行于体表,温煦肌肤。卫阳要发挥温煦作用,三焦气机必须通畅才行。今三焦气机受阻,卫气不能宣发到体表,故而恶寒,这里不要误辨为外感风寒,错当作感冒来治。三仁汤证之恶寒与发热不并见,恶寒通常一整天都在,而发热则要到午后才开始。发病季节多见于春夏之交,舌苔多厚腻,脉亦不浮;而外感风寒之恶寒发热并见,且多发于冬季,脉浮。所以,切莫把这种身冷与外感风寒混为一谈。

湿阻中焦,清阳不升,不能达于头部及周身,可见头重如裹,周身酸楚,步履沉重,倦怠乏力,气血阻滞得严重的,还会表现为全身疼痛。

本方证的脉象多为濡脉。古人形容濡脉"如帛浮水",就是如极薄极轻的绢帛漂浮在水面上一样。濡脉轻按则有,重按则无,极细极软,既主虚,又主湿证。当疲乏无力与濡脉并见时,就要结合舌象来诊察,气血不足者,舌为淡白;而本方证中,舌苔多为厚腻而白,与虚证是不同的。

本方证不是单纯的湿证,还兼有热。湿容易被热裹挟而上蒙,阻滞气机。如果阻滞肺气,则心胸憋闷,咳嗽咳痰;如果阻滞心气,则心慌心悸;如果瘟疫、湿毒与湿相合,则会蒙蔽心包,出现神昏窍闭。

三仁汤证也有发热。由于热被湿郁遏于气分,故发热不易显现,以身热不扬为主。所谓"身热不扬"就是患者自觉发热,医师扪诊患者体表时,初不觉热,久则感到肌肤有灼手的感觉,热好像从里面慢慢蒸出来一样。临证中,患者常诉手足心和前胸发热,但体温不一定升高。这种身热,常在午后2～3点加重,因为午后属阳明,主阖,此时卫阳由表归里,阳与热合,所以发热更重。在发热的同时,患者自觉口干但不欲饮水,这是湿邪的困阻,脾不升清,津液不能上承的缘故,并非是阴液亏损所致。口干与午后发热并见,所以很容易误以为是阴虚发热。实际上,二者是不难分辨的:阴虚者,口渴多饮,饮水后症状减轻,且患者舌苔多红、干而少苔,舌体多瘦小;本方证中,口渴但不欲饮水,饮水后症状并不能缓解,且舌淡苔白而厚,舌体有时甚至胖大,脉象虽细,但不数反缓(图14-3)。

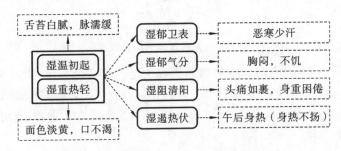

图14-3　三仁汤证的发病机制及主要症状

【病机和治法】

本方证的关键和重点在于"湿"字,湿邪可弥漫三焦,导致三焦气机不畅,邪气没有去路。治疗的要点,为给湿和热寻找出路,故立宣畅气机,利湿清热之法,如图14-4所示。

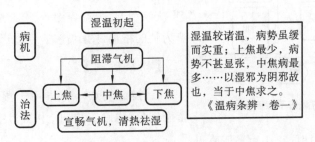

图14-4　三仁汤的病机和治法

湿温或者湿热初起,与外感风寒、阳明腑实证、阴虚发热有些相似,容易混淆,故吴鞠通在谈本方证的治疗时,特地提出了"三禁",可见在吴鞠通那个时期,这三种误诊误治还是广泛存在的。所谓"三禁",指的是"禁汗""禁润""禁下"。"禁汗"就是禁用发汗解表之法。如果误以为风寒而用辛温解表发汗的方药,则解表药的辛散之性会使湿邪上行而蒙蔽头部,出现头昏蒙、耳闭。"禁润"就是禁用滋阴润燥之法。如果误以为阴虚而用滋阴方药,则湿邪会因此变得更加胶结难治。"禁下"就是禁用下法。如果因为脘腹胀满、大便不畅而误诊为阳明腑实证而用大承气汤一类的泻下方药,则湿邪随着泻下药的趋势,更趋于下,下注大肠,出现腹泻不已,古称"洞泄"。

【方解】

本方由杏仁、白蔻仁、薏苡仁、半夏、厚朴、通草、滑石、竹叶组成。其中杏仁、白蔻仁、薏苡仁就是这里所讲的"三仁",是方中的君药。杏仁入肺经,可宣降肺气,宣畅上焦气机,从而通调水道而发挥肺的行水之功,从而有助于祛湿;白蔻仁辛、温行散而芳香,主归脾经,可芳香醒脾,恢复脾的气机,恢复脾的运化水湿的功能;薏苡仁甘、淡、凉,能利尿清热,导湿热从小便而出,畅通下焦气机。

由此看来,"三仁"各擅其长,合用则调畅三焦气机,我们称这种思路为"宣上、畅中、渗下"。这种宣畅三焦气机的治疗方法,是吴鞠通为祛湿剂开创的一条全新思路,如图14-5所示。

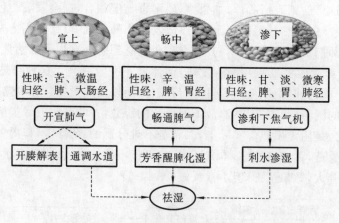

图 14-5　宣畅三焦气机以祛湿

本方证中,湿邪弥漫三焦,但终归以中焦为源头和关键。脾喜燥恶湿,太阴脾土,得温始运。本方中,半夏和厚朴均是苦温之品,可燥湿运脾;同时,两药还可降胃气,胃气得降,脾气也因之得升,所以,半夏、厚朴可协助白蔻仁畅利中焦气机。"祛湿不利小便,非其治也",故以通草、竹叶、滑石渗利小便,使湿热从下焦而出,畅通下焦气机。

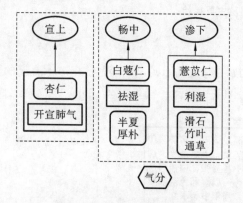

图 14-6　三仁汤配伍示意图

综上所述,从气化的角度来看,以杏仁宣上焦;以白蔻仁为主,半夏、厚朴为辅畅中焦;以薏苡仁为主,辅以滑石、通草、竹叶渗利下焦气机。当然,本方中宣发上焦气机的用药比较轻,若外感风寒,上焦气机郁滞加重,兼见咳喘时,可加入藿香,兼顾风寒和湿邪。本方集芳香化湿,淡渗利湿,苦温燥湿等治湿诸法,体现了祛湿为主,清热为辅的格局(图14-6)。

【临床运用】

1. 辨证要点　本方用于湿温或湿热证,湿重热轻,留恋气分,弥漫三焦,以中焦为主。临证以头身酸痛,胸闷不饥,午后身热,舌苔白厚,脉濡为辨证要点。

2. 加减变化　如果兼有表证,可加藿香、荆芥、防风等解表;如果舌苔中心黄厚,是湿阻中焦,郁而化热之象,可加黄连清热燥湿;头部昏蒙者,可加菖蒲、佩兰、黄芩等祛湿醒脾;如由长期嗜酒,酒食积滞化湿生热,阻滞中焦者,酌情加芦根,少佐黄连,再加神曲、枳椇子;舌苔厚腻胶结者,为湿邪阻滞膜原所致,可加槟榔、草果之类。

【附方】

藿朴夏苓汤,由杏仁、白蔻仁、薏苡仁、半夏、厚朴、通草、猪苓、泽泻、藿香、茯苓、淡豆豉、栀子组成。即是在三仁汤的基础上将滑石、竹叶换成猪苓、泽泻,加上藿香、茯苓、淡豆豉、栀子而成。与三仁汤相比较,二者都可宣上、畅中、渗下以宣通三焦气机,以利湿邪的祛除,都适用于湿温初起,湿重热轻,邪在气分之证。但藿朴夏苓汤中有藿香,藿香辛散芳香,既可发汗解表祛表寒,亦可芳香化湿,以祛内湿,可助杏仁宣上,亦可助白蔻仁畅中;淡豆豉与栀子配伍,即《伤寒论》之栀子豉汤,可宣透郁热。故此,藿朴夏苓汤祛湿力量更强,适用于"湿气内蕴,氤氲浊腻……舌苔满布,厚如积粉,板贴不松"者。因藿朴夏苓汤中加入了藿香、淡豆豉等辛散之品,宣肺之力比三仁汤大,故而兼表证者也可使用。综上所述,藿朴夏苓汤的功效是解表化湿透热。

茵 陈 蒿 汤

【主治】

本方主治湿热黄疸证。

黄疸分为阳黄和阴黄。阳者,颜色鲜明外显,黄如新鲜橘子色;阴者,颜色晦暗。茵陈蒿汤主治的黄疸为阳黄,由湿热所致。本方主治的阳黄是由土壅木郁所致的。什么是"土壅木郁"呢?清代医家黄宫绣有一段非常形象的比喻,他说:"黄原有阴、阳、寒、热之分,阳黄者由热蕴于脾土,如苗值于大旱,则苗必燥而黄,是苗因燥而黄者;太涝则苗必湿而黄,是苗因湿而黄者也"。是说一片玉米地,玉米要发芽、长大、结实,都必须有雨水的滋润才行;但如果将玉米地浸泡在水中,玉米也不会生长,时间久了,根就会烂掉而死亡。

如果中焦湿热阻滞,肝胆的升发也会为之郁滞。肝胆气机不畅,胆汁不循常道,就会外溢。肝胆属木,若乘其母,也就是肺金,则外溢皮肤,因为肺主一身皮毛,表现为一身皮肤发黄;如仅在本脏,因为肝开窍为目,胆汁就会上溢至目,表现为目黄;若母病及子,则胆汁下走小肠,小肠主泌别清浊,表现为小便不畅、尿黄。

黄疸的发生虽然在于肝胆,但阳明湿热乃其本源,这里所讲的阳明乃是广义的阳明,包括脾和胃。湿热壅滞中焦,脾和胃的气机都为之阻滞:脾气阻滞,则食欲不振,厌油,有时会腹泻,同时津液不能上承,出现口渴而不欲多饮;胃的气机阻滞,则常感恶心呕吐,脘腹胀满,大便不爽甚至秘结。

典型的舌苔一般为黄而厚腻,至于脉象,多见于两种,一种是滑数,另一种是沉滑。前者是湿热的典型脉象,容易理解;后者则稍难一些。朱丹溪曾云"郁脉沉迟",就是当病机中包含有抑郁的机制时,脉象多数会沉迟。本方证中,如果脉象不滑数反而沉迟,则是热被湿所郁结的征象,如图14-7所示。

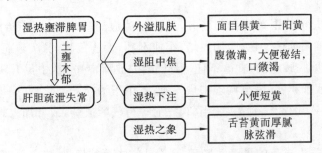

图 14-7 茵陈蒿汤证的发病机制及主要症状

【病机和治法】

本方主治的黄疸是阳黄,涉及脾胃和肝胆两个方面,乃土壅木郁所致。胆汁的正常外泄途径主要包括两条路:大便和小便。本方证中,脾胃气机被湿热所阻滞,大、小便都不通畅,胆汁的外泄之路不畅,郁积在肝胆而外溢,表现为阳黄。

《伤寒论》中以"瘀热在里"表述黄疸的发病机制。"瘀"通指血脉阻塞,本方证中,湿热阻滞中焦,继而肝胆气机不畅,从发病层次来看,核心在于气分,并不在血分,不是血瘀所导致的发黄,所以,不能将《伤寒论》中"瘀热在里"的"瘀"字理解为瘀血,应该理解为"郁积"。《金匮要略》中的"谷疸"则是由饱食失节,饥饱不匀,湿热、食滞阻遏中焦所引起,也属于"郁积"。

肝胆属于刚脏,气机不畅,疏泄失司,郁积化火,随着火热的加重,黄疸也加重,如果火热入血分,还会出现神志昏迷的危重症状。

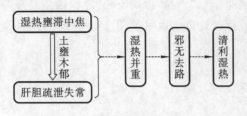

图 14-8 茵陈蒿汤的病机和治法

本方证发病的关键在于胆汁外溢,而胆汁外溢的根源又在于胆汁郁积,没有出路,因此治法的重点在于给邪气找到出路。参考古人治河之法,治河之要,不在于堵,而在于疏,要给水以出路,水患才能平息。退黄也是同样的道理,要着眼于疏,着眼于给邪气以出路。本方证中中焦湿热阻滞、胆汁郁结,故前者泻下,后者则要清火(图 14-8)。

【方解】

本方由大黄、茵陈、栀子三药组成。茵陈性味苦寒、芳香,归肝胆经和脾胃经。一般来说,芳香的药在入汤剂的时候应该后下,但在《伤寒论》茵陈蒿汤的服法下,却不仅没有后下,反而"先煎",是何缘故呢?

茵陈蒿的苦寒之性偏走肝胆,可以清肝胆湿热,而芳香之性则偏走脾胃。在本方之中,因为煎煮的时间更长,所以茵陈蒿的芳香之性尽散,只保留了苦寒,换句话讲,先煎是为了让茵陈蒿更好地入肝胆经,以便清利湿热。

大黄为阳明经药物,可泻下通便;栀子清热泻火利尿,通过泻下和利尿的作用,可使大、小便通畅,打开了胆汁外泄的两条通路,使湿热从二便祛除,谓为"二便分消",清代伤寒大家柯韵伯将这种方法称为"逐秽法"。张仲景在本方的用法后注明:"小便当利,尿如皂角汁状,色正赤,一宿腹减,黄从小便去也。"服用本方后,小便通畅,黄随小便而祛,如图 14-9 所示。

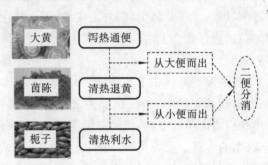

图 14-9 茵陈蒿汤配伍示意图

【临床运用】

1. 辨证要点 本方是清热退黄的经典名方,是治疗黄疸的基础方,用于治疗阳黄证。临证以一身面目俱黄,小便黄,黄色鲜明如橘子色,腹满便结,小便不利,舌苔黄腻,脉沉数而有力为辨证要点。

2. 加减运用 若兼见脘腹胀满,食欲不佳,呕吐腹泻,是湿滞中焦,中焦升降失常所致,可加少许藿香、干荷叶等升发脾气,或加枳实、陈皮调理中焦气机;若用于治疗肝硬化、肝癌等兼见胁肋疼痛者,根据"久病入络"的理论,可加入川楝子、延胡索、当归、三七等行气活血药,或者加入蜈蚣、地龙等虫类药以疏通经络。

3. 关于茵陈蒿汤有关中成药的思考 随着现代制药技术的发展,鉴于茵陈蒿汤良好的退黄作用,以茵陈蒿汤为基础方,开发出了一系列的中成药,如茵栀黄口服液、软胶囊、颗粒、注射液,被广泛用于临床黄疸相关疾病中。

但是有些医师,在不辨证的情况下,将茵陈蒿汤通用于黄疸,不分阴黄还是阳黄,无疑是盲目扩大了其适应证。如果病证属于湿热所致的阳黄,自然有效,而对于瘀血黄疸、阴黄则无效,寒湿引起的阴黄不但无效,还会加重病情。中药是在中医药理论指导下研究和应用的药物,中成药的研究应用,不能脱离中医理论,更不应该把它当作西药来使用,必须严格遵循辨证论治的原则。

【附方】

茵陈四逆汤,由四逆汤加茵陈组成。四逆汤是温阳散寒,回阳救逆的基础方,茵陈蒿乃清利肝胆退黄的主药。二方配伍,可达温里助阳,利湿退黄,用于治疗寒湿蕴里所致的阴黄证,临证以黄色晦暗如烟,伴见四肢不温,皮肤怕冷,身体沉重,目不欲开,舌淡苔白,脉沉缓为辨证要点。

八 正 散

【主治】

本方主治湿热淋证。

本方出自《太平惠民和剂局方》,原用于治疗"大人、小儿心经邪热,一切蕴毒",现代多用本方治疗湿热淋证。

本方所治疗的淋证,乃湿热蕴结下焦膀胱所致。以湿为主者,湿邪阻滞膀胱气机,影响膀胱的气化,症见小便不利,表现为尿频尿急,淋漓不畅,甚至癃闭不出;如果不能输布津液,则口燥咽干,大便秘结。以热为重者,入血分,血络受损,导致出血,表现为尿血。

下焦之腑除了膀胱以外,还包括小肠,心与小肠相为表里,小肠的湿热或者热毒也会循经上攻于心经,表现为烦躁不宁、目赤肿痛、咽喉肿痛、口舌生疮、唇焦鼻衄等(图14-10)。

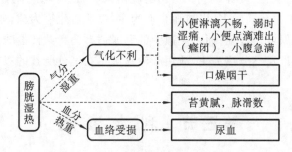

图14-10 八正散证的发病机制及主要症状

【病机和治法】

本方证乃湿热蕴结下焦所致,以气分证为主,血分证为次。治之之法,以清热泻火,利尿通淋为宜。而清热泻火的治法中,又以清气分热为主。

【方解】

本方由瞿麦、萹蓄、车前子、滑石、木通、大黄、栀子、甘草八味药组成,各药等分,且用散剂,故名"八正散"。其中瞿麦、萹蓄、车前子、滑石、木通都是利尿通淋的药,其中瞿麦和萹蓄苦寒,分别归心、小肠和膀胱经,不仅可以利膀胱湿热,还可以清心和小肠之火;另外,瞿麦不仅可以走气分以清利湿热,还兼入血分以凉血止血。所以,对于下焦湿热之淋证,心经之热毒证,还是气分证、血分证都是适宜的,因此以瞿麦作为方中的君药。栀子、大黄取茵陈蒿汤之意,其中大黄泻热通便,栀子泻火利尿,可使火热从前后二阴而去,是分消二便之意。全方一派苦寒,恐伤胃阳,故又加甘草调和药性,为方中使药,如图14-11所示。

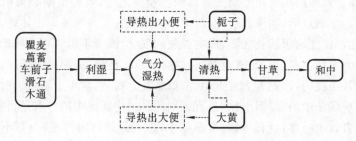

图14-11 八正散配伍示意图

全方配伍,可利尿通淋,清热泻火,以祛除气分湿热为主。

【临床运用】

1. 应用要点 本方功能为利湿清热泻火,是临床治疗湿热淋证的常用方,因为本方中包含大黄、栀子等清热泻火药物,以及诸多利湿清热药,所以也可以作为治疗热淋、石淋的方剂使用。临证以尿频、尿急、尿痛,舌苔黄腻,脉滑数为辨证要点。

2. 使用注意 本方重在清、利,方中除甘草外,其余七药均为寒药,临证应用过程中,应该注意寒凉伤脾胃;此外,利尿之品容易耗伤阴液,所以不宜久用。

【类方比较】

小蓟饮子与八正散。

共同点:小蓟饮子与八正散都可清热泻火,利尿通淋,用于治疗下焦湿热所致的尿频、尿急、尿浑赤等症。

不同点:小蓟饮子由小蓟、生地黄、蒲黄、藕节、当归、滑石、木通、竹叶、栀子等组成,八正散由瞿麦、萹蓄、木通、滑石、车前子、栀子、大黄等组成。从用药配伍来看,二方均既能针对湿热在气分,又能治疗湿热入血分。但小蓟饮子中血分药颇多,以凉血止血为主,以活血化瘀为辅,兼能利尿通淋,用于治疗热入血分,血络受损所致的血尿或血淋证;而八正散中的利尿通淋药物共计七味,全方以利尿通淋为主,以清热泻火为辅,且清热药又以清气分热为主,故用于治疗湿热在气分所致的以尿频、尿急、尿痛为主的湿热淋证或者热淋。

第三节 利水渗湿

五苓散

【导言】

本方出自《伤寒论·辨太阳病脉证并治》。伤寒在太阳时,邪气有在经和传腑之别。"在经"是邪气在肌表,分表实和表虚两种,分别以麻黄汤和桂枝汤为主方论治;"传腑"是邪气内传膀胱,又有气分和血分之别,分别以五苓散和桃核承气汤为主论治。我们在解表剂中已经学习过了麻黄汤和桂枝汤,在理血剂中学习过了桃核承气汤,本次课学习五苓散。

【主治】

本方主治蓄水证、水湿内停证、痰饮证。

在《伤寒论》中,五苓散用于治疗"蓄水证",是太阳经表邪未罢,循经内传入膀胱之腑所形成的病证。在学习"蓄水"这个证之前,我们首先梳理一下膀胱的生理功能。《黄帝内经》云:"膀胱者,州都之官,津液藏焉,气化则能出矣。"人体的水液在外出之前都藏在膀胱之中,要外出则必须依靠气化,通过气化可将津液向上、向外输送,濡润口咽,润泽大肠,而将无用的废液转变为尿液排出体外。

本方证中,伤寒之邪循经入于膀胱之腑,影响膀胱的气化,津液不能"出"。临床表现主要包括三种,第一,水湿内停,表现为小便不利、尿少、甚至癃闭。第二,水饮泛滥,如果外溢肌肤,则导致水肿;如果下注胃肠,则肠鸣漉漉,甚至腹泻,严重者上吐下泻,形似霍乱。第三,津不上承,表现为烦渴欲饮。本方证中的"烦渴欲饮"与白虎汤证中的"口渴引饮"是有区别的。白虎汤证中的口渴是由阳明经之大热灼伤津液,津液匮乏所致,患者饮水量多,且喜冷饮;本方证中,患者虽然口渴严重,但并不想多喝水,有时只是漱漱口而已,如果多喝水就会出现呕吐,这种呕吐称为"水逆证",是因为原本就有水饮停聚,水饮没有去路,再喝水只会加重水饮蓄积的程度。

本方在《伤寒论》中用于治疗外感病,到了宋代,又拓展为治疗内伤杂病,用于治疗脾肾阳虚证、水湿内停证和痰饮证。膀胱气化的实质是一种运动,有赖于脾肾之阳提供动力,脾肾阳虚则膀胱气化无力,水湿内停,痰饮停聚。痰饮射肺则咳嗽,困脾则清阳不升而头目眩晕,痰饮停胸则胸痹,表现为心悸、短气等。临证时水湿痰饮停聚体内,随气上下,无处不到,表现各异,尤其在杂病中更是如此(图14-12)。

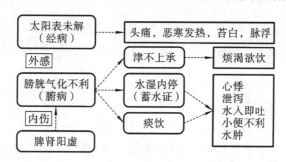

图 14-12　五苓散证的发病机制及主要症状

【病机和治法】

五苓散既可以治疗外感之蓄水证,又能主治内伤之痰饮证,无论是外感病证还是内伤杂病,其病机的重点都是膀胱气化失司,水湿内停。治疗之法,以利水渗湿法针对已经生成的水湿痰饮,但单纯利水仅能治标,膀胱的气化难复,痰饮容易再生,故以温阳化气治本。

【方解】

本方由泽泻、猪苓、白术、茯苓和桂枝五味药组成,故命名为五苓散,如果去掉桂枝,就是"四苓散"。因此,将方中的五味药分为两组,四苓散是一组,桂枝是另一组。

泽泻、猪苓、白术、茯苓在方中利水渗湿,针对水湿之标。原方中,泽泻一两六铢,其他三味都是十八铢。铢是汉代的度量衡,一两等于二十四铢。泽泻直达肾、膀胱,其利水作用较猪苓、茯苓为强,因此重用为君。猪苓利水,白术和茯苓除了利水作用外,还可健脾。

桂枝是一个表里兼治的药物。在表可解太阳经之余邪。在《伤寒论》原文中,"捣为散,以白饮和服方寸匕,日三服,多饮暖水,汗出愈,如法将息","如法将息"就是和桂枝汤解表时的服药将息一样,是为了加强解表的作用。

在里,桂枝可温阳化气。若无阳气的鼓动,存储在膀胱中的津液就是静水,甚至化为痰饮,只有阳气的鼓动才能活起来,譬如壶中之水,唯有以火加热,才能化为蒸汽而运动起来,这就是膀胱的气化。方中的桂枝可温脾肾之阳,和茯苓、白术的健脾益气之功配合起来则可温阳化气,为膀胱的气化提供热力。膀胱气化,则不仅使停蓄的水饮得以从小便而出,还能使津液上承以濡润口咽。因此随着膀胱的气化,小便容易通畅,烦渴自然就消失了。

陆渊雷在《伤寒论今释》中云:"桂枝为一方之关键,有人畏桂枝如虎,特去此味,谓之四苓,方意尽失。"成都中医药大学陈潮祖教授的《治法与方剂》一书中,收载了这样一个医案:一名60余岁的男子,眩晕不能自立,口中时吐清涎,诊断为高血压,当时陈潮祖教授将五苓散去掉桂枝,改用四苓散,服用7剂而无寸效;后李克光先生接管,将桂枝加上了,复改为五苓散,结果服用数剂后患者血压正常,眩晕亦消失。故陈潮祖教授认为:五苓散中不用桂枝则不能成其化气行水之功,徒用利水药无益。由此可见,桂枝的温阳化气作用是方中至关重要的部分,不能贸然去掉。

有关桂枝,还有两个问题:一是原方中用的到底是桂枝还是肉桂;二是桂枝在方中的地位如何。

因为汉代桂枝和肉桂是混用的,所以在肾气丸、五苓散等经方中,就有是用肉桂还是用桂枝的分歧。肉桂和桂枝虽同出一物,但二者是有别的:肉桂偏于温里,以温助肾阳为主,而桂枝表里共治。本方选用桂枝为宜,既可外散残余表邪,又可温助膀胱气化;对于外感病证与内伤杂病都是适宜的。

关于方中的君药,主要有两种不同的观点:以泽泻为君或者是以桂枝为君。泽泻利水渗湿作用强,而桂枝用量虽小,但温阳化气作用也是祛湿利水的关键。以泽泻或是桂枝为君药,要视情况而定:若是蓄水严重,水肿、呕吐、腹泻等症状严重,则以泽泻利水渗湿为君以治标;若诸症轻微,阳气明显不足,则以桂枝温阳化气为君以治本。

【临床运用】

本方在《伤寒论》原文中用于治疗外感病证,宋代以后又用于治疗内伤杂病,无论外感还是内伤杂病,其病机的关键和重点是一致的,都是水湿内停,五苓散能利水渗湿,温阳化气。临证以小便不利,舌苔白滑为辨证要点。

【附方】

1. 四苓散 出自《丹溪心法》卷三,用于治疗脾虚水停证;在《明医指掌》中主治内伤饮食有湿,小便短赤,大便溏薄。四苓散和五苓散都具有利水渗湿之功,都可以用于治疗水湿停聚中焦证。但五苓散中多了一味桂枝,既可治疗表邪由经传腑所致的蓄水证,又可用于脾肾阳虚,膀胱气化无力导致的水湿内停证,以小便不利、水肿等为主要症状;而四苓散则用于脾虚所致的水停中焦之证,症状相对较轻。

2. 茵陈五苓散 是在五苓散的基础上加茵陈而成。主治湿热黄疸而以湿偏重者,临证以面目俱黄,小便不利,头身困重,胸腹痞满,厌油,口淡不渴,舌苔淡黄,脉濡为辨证要点。与茵陈五苓散相比,茵陈蒿汤主治阳黄湿热并重者,临证以一身面目俱黄,腹微满,恶心呕吐,舌苔黄腻,脉数为辨证要点。

3. 春泽汤 出自《世医得效方》,由五苓散加人参而成,原治"伤暑泄泻,泻定仍渴,小便不利",现用于治疗气虚水停之水肿,泄泻,神疲食少,小便不利,大便稀溏;又治"咳而遗尿"。

第四节 温化水湿

真 武 汤

【导言】

"真武"最初叫"玄武",因避康熙皇帝玄烨的讳而更名为"真武"。青龙、白虎、玄武、朱雀谓为"四象",都是传说中令妖魔鬼怪胆寒的上古神兽,各镇一方,护佑生灵。四大神兽之名来源于古人对星宿的认识,其中,北方七星连起来后形如龟蛇,所以龟蛇合体就成了玄武的外象,龟和蛇都是与水有关的灵性之物。真武在方位属于北方,在脏归于肾,主水,与水液代谢失常密切相关,因此不难理解,真武汤的主治与水是紧密相连的。

【主治】

本方主治脾肾阳虚之水肿证。

本方出自《伤寒论》,在太阳篇和少阴篇中都有此方。在太阳篇中用于治疗阳虚水泛证,在少阴篇用于治疗寒湿证,二者症状不同,但病机都是肾阳亏虚,水湿内停。

气化的实质是一种运动,这种运动带来各种变化,保证气、血、津液在全身运转,以实现各种生理功能。膀胱的气化是津液正常运转的重要机制,要实现这种气化,必须依赖于一定的热力资源,能给膀胱气化提供热力的是脾阳和肾阳。

肾阳虚时,膀胱气化无力,小便不能外出,表现为小便不利,严重者癃闭;水液停聚,化生痰湿水饮,性质属寒。肾阳为一身之元阳,能温煦全身,因此肾阳不足则虚寒内生,全身恶冷。所以本方所治的水湿、痰饮乃为"寒湿""寒饮"。

寒饮外溢肌肤,则表现为水肿,这种水肿为"阴水"。从部位来看,下部重于上部,尤其是脚踝、阴囊、腹部等部位突出;从发病时间来看,夜间重于白昼,下半夜重于上半夜;就发病季节来看,春夏轻而秋冬重。

若水饮上犯于心,则心悸心慌,谓之"水饮凌心";若上犯于肺则咳嗽、喘息、短气,谓之"水饮射肺";若中犯于脾,则腹痛、腹泻,或者困阻清扬而清阳不升,导致头晕;若中犯于胃,则肠鸣漉漉,恶心呕吐;若下犯于大肠,则或腹泻便溏,或大便秘结不畅;总之,寒饮的症状多样(图14-13)。

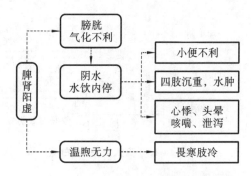

图14-13 真武汤证的发病机制及主要症状

本方证之舌苔多为淡白水滑。在临证中,还可见到淡黄水滑的舌苔,容易误诊为热证。笔者曾在2013年治一名女性,患慢性支气管炎多年,入秋发病,咳嗽喘息不能平卧,咳痰不爽,来诊时已是隆冬时节。患者咳喘频作,夜间为甚,胸闷短气,舌苔淡黄水滑,脉弦滑。两个月以来,已服数方,用药皆为寒凉。揣度前医之所以用寒凉,乃是将淡黄苔与黄腻苔混淆,误辨为热证了。过用寒凉则更加伤损阳气,加重寒饮不化,上犯于肺则咳喘难愈。故以真武汤加当归、杏仁、桔梗,一周后复诊,咳喘大为减轻,咳痰易出,夜卧安宁,精神大振,继以真武汤合肾气丸数剂而喘平。

【病机和治法】

本方证以肾阳虚衰为本,以寒湿内停为标,但主要病机为水饮停聚,故以标为主,立温阳化气、利水渗湿之法。这一点应该与肾气丸相区别,在肾气丸证中,虽然也可见到水肿、转胞等水湿痰饮证,但以虚为主,治以补肾助阳,待肾阳得补,水饮自消。

【方解】

本方由炮附子、白术、茯苓、白芍、生姜五味药组成(图14-14)。

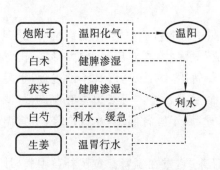

图14-14 真武汤配伍示意图

附子有生附子和炮附子之别,《医宗金鉴·订正伤寒论注》云"附子生用则温经散寒,炮熟则温中去饮"。生附子辛散之性更强,回阳救逆、散寒之力大,在四逆汤及其类方之中,用之以回阳救逆;本方中的附子用的是炮附子,其辛散之性缓,散寒之力减弱,但可缓补脾肾之阳以助膀胱之气化,偏于温化寒饮。

白术辛甘温而淡,既可益气健脾,与炮附子配伍辛甘化阳以治本,亦可与茯苓配伍淡渗利水以治标;生姜辛温,若煎煮时间短则偏于发汗解表,若久煮则温胃;本方中生姜与其余四药共煮,温胃以行水。

本方和四逆汤中都采用了姜-附配伍,但二者是不同的:在四逆汤中,采用的是生附子-干姜,温散之性颇强,可回阳救逆以救急;本方中,采用的则是炮附子-生姜,散寒之性大大减弱,用以温阳化饮以缓除水湿。二者作用不同,缓急有别。

本方中最费解的当属白芍。在汉代,本草书籍是十分有限的,张仲景在著《伤寒杂病论》时,主要参考了《神农本草经》和《胎胪药录》两本药学著作,后者已经失传。《神农本草经》中云白芍"主邪气腹痛",主何"邪气"?《神农本草经》之后的《本经》、《别录》中给予了注释,言其"去水气,利膀胱",所以在真武汤中,白芍首先是一个利水药,和其余四味药一起,共奏温阳化气、利水渗湿之功。

本方中,肾阳虚衰,膀胱气化无力,以至于寒湿内停于中焦,影响肝木之疏散升发,即"土壅木郁";《黄帝内经》云:"肝主身之筋膜",当肝气郁闭时,腹部的筋膜就会出现痉挛而腹痛。白芍性酸,归肝经,可缓解筋膜的痉挛而缓急止痛。

本方中炮附子、白术、茯苓、生姜四味药皆可利水,而且多为温燥之品,容易伤阴;而且湿邪缠绵难

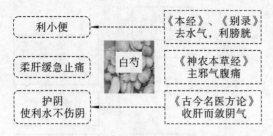

图 14-15 真武汤中的"白芍"

愈;所以通常用药时间不会太短,伤阴之弊必然持续存在。白芍性酸收敛,可以防止阴液的损耗,如图 14-15 所示。

由此看来,本方在用药上,脾、肾、肝诸脏兼顾,以温阳利水为重点,以治标为主。

【临床运用】

1. 辨证要点 本方具有温阳利水之功,是治疗脾肾阳虚,水气内停的阴水之有效方剂,临证以四肢水肿,小便不利,舌淡苔白或淡黄而滑,脉沉缓为辨证要点。

2. 加减应用 咳者,仿照小青龙汤之意,加干姜、细辛、五味子,以温、散、敛结合,温肺化饮,或仿苏子降气汤之意加当归,增强化痰止咳作用;腹泻者,去白芍,仿理中丸之意,加干姜、人参;呕者,仿吴茱萸汤之意,加吴茱萸、人参。

【案例赏析】

1. 案例 1 笔者于 2018 年 11 月治一老妇,患慢性肾炎、肾功能衰竭多年,水肿严重,起坐翻身尤为困难,小便不利,呕吐严重,食入则吐,由其子代诉病情。斟酌再三,开具真武汤加吴茱萸、红参、山药,超微粉剂以水冲化,不拘时候,少少服之。一周后仍由其子代诊,诉最初二日服药后仍吐,后几日呕吐有所减轻,且能食少量软食,尿量增多,水肿有所消退。效不更方,继至 14 剂后,小便已通,水肿消退大半,食后已不呕吐。

2. 案例 2 某女,24 岁,患乙型肝炎。面色黧黑,声低语微,短气,头晕,身软倦怠,两膝酸楚,脘腹发凉隐痛,得热暂缓,纳甚少,终日不欲进食,手足不温,口鼻兼有冷气,大便略溏。舌淡边缘有齿痕,苔薄白而润,六脉沉细。

首先来看脏腑的问题:本例西医诊断为"乙型肝炎",那么按照中医的辨证原则,本病病位属"肝"吗?患者出现"面色黧黑,声低语微,短气,头晕,身软倦怠,两膝酸楚"等症状,黑对应肾,腰为肾之府,肾藏精,肾精不足则头晕短气,身软倦怠乏力。而"脘腹发凉隐痛,得热暂缓,纳甚少,终日不欲进食,手足不温,口鼻兼有冷气,大便略溏"等症状,显然是中焦虚寒的症状。最后看舌苔,"舌淡边缘有齿痕,苔薄白而润,六脉沉细"是阳虚水停之象。综上所述,本方证病位在脾肾,属于脾肾阳虚,水饮内停,治宜温阳利水。

方用真武汤加炙黄芪、丹参、炒麦芽。真武汤温阳化饮,脾肾兼顾,重在温肾。黄芪补益中气,炒麦芽消食,加强方中白术健脾益气之功;"六脉沉细"表明诸脏皆有不足,按照"三焦不足,治取中"的思想,要注意培补后天。故在治疗温肾利水治标的同时,采取补后天以促先天的策略,待中气恢复,肾阳自然得补。血遇寒则凝,故加丹参以助活血。全方脾肾兼顾,温阳益气利水,如图 14-16 所示。

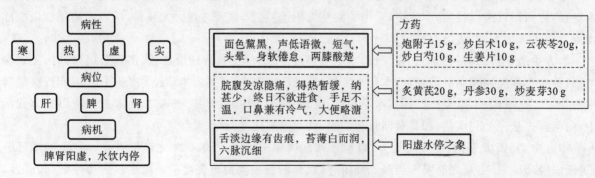

图 14-16 案例辨证及方药分析

实 脾 散

【导言】

本方出自南宋严用和所撰的《济生方》。《济生方》在明代以后散佚,清代乾隆年间在编纂《四库全书》时,根据《永乐大典》将其辑录,《四库全书》中对这部书的评价颇高,认为严用和"持论谨慎,不轻攻,亦不轻补""条分缕析,往往切中要肯,固可与张从正、刘完素诸家互相调剂云"。

【主治】

本方主治脾肾阳虚,气滞水停之阴水证。

和真武汤一样,本方主治的阴水,其本也为脾肾阳虚,不过,从方名很容易看出二者的区别:真武汤证偏于肾阳虚衰,而实脾散证则偏于脾阳虚。

水液的代谢与脾、肾相关,所谓"制水在脾""主水在肾"。脾肾阳虚则水液停聚而成寒饮,泛滥肌肤则为水肿,这种水肿属于阴水,下半身比上半身严重。如果是女性患者,带下也会受到影响。带为肾之余精溢出于下所致,脾肾阳虚,水湿内停则带脉失于约束,因此带下量增多,质稀。

湿为阴邪,容易阻滞气机,特别是阻滞中焦的气机。中焦气滞则脘腹胀满,大便失调,出现大便稀溏、泄泻,少数患者不但不腹泻,大便反而干结,主要是因为胃失和降。由于湿停气滞阻滞,中焦常也会出现食积。由于水湿和食积停滞脾胃,故而舌苔厚腻,如图 14-17 所示。

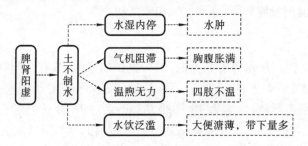

图 14-17 实脾散证的发病机制及主要症状

【病机和治法】

本方主治的阴水,病位在脾肾,以脾为重点。以脾肾阳虚为本,水湿、气滞为标。对于水肿,严用和主张"先实脾土",认为"脾实则能舍水,土得其政,面色纯黄,江河流通,肾水行矣,肿满自消"。故立温阳健脾,行气利水之法。

【方解】

本方由炮附子、白术、茯苓、生姜、木瓜、厚朴、草果、大腹子、木香、干姜、甘草、大枣组成,是在真武汤基础上加减而成的。

本方是由真武汤变化而来。真武汤为治疗寒湿证的代表方剂,具有温阳利水之功,其治疗的重点在于肾,在此基础上,增加了干姜、厚朴、草果、大腹子、木香、大枣、木瓜等,再加上原有的茯苓、白术,所以,实脾散中配伍了一系列走中焦的药,偏于温脾阳而治水。具体来说,在真武汤的基础上,实脾散做了以下三个变化:一是将白芍替换为木瓜,二是加了干姜、甘草、大枣,三是加了厚朴、草果、大腹子、木香,如图 14-18 所示。

白芍味酸,性微寒,归肝、脾两经,在真武汤中的作用主要是缓急止痛和利小便。太阴脾土,得温则运,而白芍性微寒,对脾的运化是不利的。木瓜酸温,归经和白芍相同,也是归肝、脾两经,也可缓急止痛、利小便,但其性温,不会加重虚寒。故实脾散中将白芍替换为木瓜,方中增加干姜、甘草、大枣也是基于这个原因,是为了增强温补脾阳之功,如图 14-19 所示。

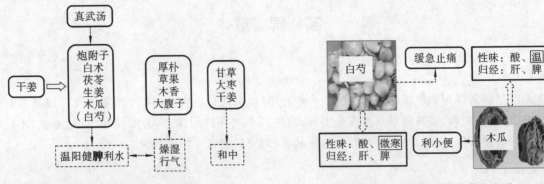

图 14-18　实脾散配伍示意图　　　　　　图 14-19　实脾散易白芍为木瓜

脾喜燥恶湿,但凡水湿与脾相关时,就要考虑脾的这个特点。厚朴苦温而性燥,草果"辛温燥烈""善除寒湿而温燥中宫,故为脾胃寒湿主药"(《本草正义》),大腹子指槟榔,归胃、大肠经,味苦,性温,取三味的温燥之性去中焦之寒湿。

严用和在治疗杂病时,把调气放在很重要的地位,他认为"人之气道贵乎顺,顺则津液流通"。方中的厚朴、槟榔在燥湿的同时,兼具行气之功,二者都偏降,可降胃肠之气,木香偏升,能行气醒脾,这样厚朴、槟榔的降和木香的升组合起来,可调畅中焦气机。气机的调畅,既缓解了胸腹胀满、大便不畅等气滞症状,也利于津液流通,从而加强祛湿之功,这就是"气化湿亦化"。综合起来看,厚朴、草果、大腹子既能燥湿,又能和木香一起发挥理气的作用。

综上所述,本方具有温阳健脾利水,燥湿行气和中之功。

【临床运用】

1. 辨证要点　本方是治疗阴水的著名方剂,对后世影响巨大,具有温阳健脾,利水行气之功,临证以水肿,身半以下为甚,兼见胸脘痞满,舌淡苔白而腻,脉沉迟为辨证要点。

2. 临证加减　本方温阳健脾,以温为主,补的力量不足,故神疲乏力气短,不欲饮食者,可酌加黄芪、山药、人参等补脾益气之品;若水肿的肿势较重,可酌加泽泻、猪苓等淡渗利水之品以加强祛湿;水湿内停,中焦气机为之阻滞,气滞则血瘀。《金匮要略》曾云"血不利则为水",血瘀反过来加重水肿,故顽固性水肿久用利水药不效者,可考虑加用益母草、川牛膝、当归、泽兰等活血之品;若头昏沉者,可加升麻、白芷等升散之品;小儿脏腑娇嫩,不可照搬成人之方,若小儿阴水属于脾肾阳虚,酌情可去附子、干姜、厚朴、槟榔、草果等温燥之品,换之以人参、山药、白扁豆,并且酌加山楂、神曲、麦芽等消食之品,如《普济方》之实脾散,用于治疗小儿脾胃虚冷,乳食不进,慢惊及痘证下利,不能收涩者。

第五节　祛 风 胜 湿

独活寄生汤

【主治】

本方主治痹症日久,气血两虚,肝肾不足证。

痹通"闭",阻塞不通的意思。中医的痹证分为五脏痹和肢体痹,本书讲到的痹证以肢体痹为主,是临床常见、多发、难治性疾病。关于痹证产生的原因,《黄帝内经》有"风寒湿三气杂至,合而为痹"之语,强调发病与外感邪气密切相关。其中,风偏盛的谓之"行痹",因为风善行数变;湿邪偏盛者谓之"着痹",因为湿邪重着凝滞;寒邪偏盛者谓之"痛痹",因为寒邪凝滞气血。发病时间短的,属于新痹,常见关节恶冷、肿胀、疼痛、屈伸不利等症状,天气转冷、潮湿时发作或者症状加重(图 14-20)。

本方主治的痹证属于久痹，气血两伤，肝肾不足者。这种“久痹”是内因和外因相合的结果，外因是触冒风寒湿邪，内因与正气不足相关，尤其是气血不足者。新痹长时间、反复使用疏风散寒除湿的方药，容易耗损气血，甚至损伤肝肾，就发展成为“久痹”。陈言《三因极一病证方论》中提道：“三气袭人经络，入于筋脉、皮肉、肌肤，久而不已，则入五脏”。

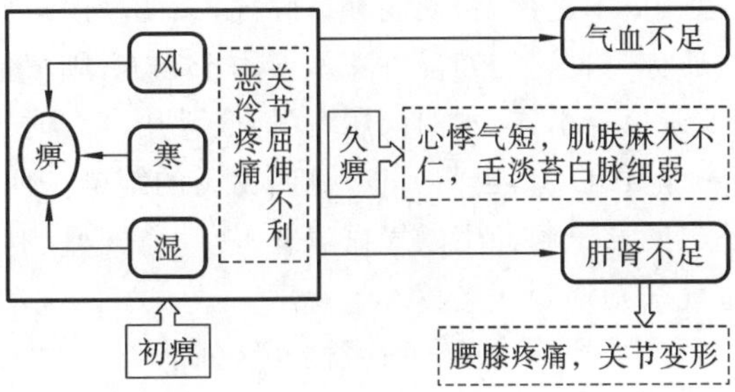

图 14-20　痹证的产生

《素问·逆调论》云：“荣气虚则不仁，卫气虚则不用，荣卫俱虚则不仁且不用。”气血不足，肌肤筋骨失养，故屈伸不利，肌肤麻木不仁。肝主筋，肾主骨，肝肾不足，筋骨失养，虚寒内生，故腰膝酸痛，关节变形。临证中有些老年患者，反复发作，气血不足，而且肝肾亏虚，关节尤其是小关节出现晨僵、触觉减退或消失、关节变形，称为“尪痹”。心主血脉，若气血不足或者痹阻，寒湿容易内舍于心，出现心悸气短(图 14-21)。

【病机和治法】

本方证是虚实夹杂的病证，以风寒湿邪为标，以气血不足、肝肾亏虚为本；外邪宜散，以祛风散寒除湿为主，内虚宜补，以益气养血、补益肝肾为主。本方证病势较缓，病程较长，若单纯祛邪则气血更伤、肝肾愈损；若单纯予以补益，则邪气终究不去。故立祛风散寒除湿，益气补血，补益肝肾为法，标本兼顾，如图 14-22。

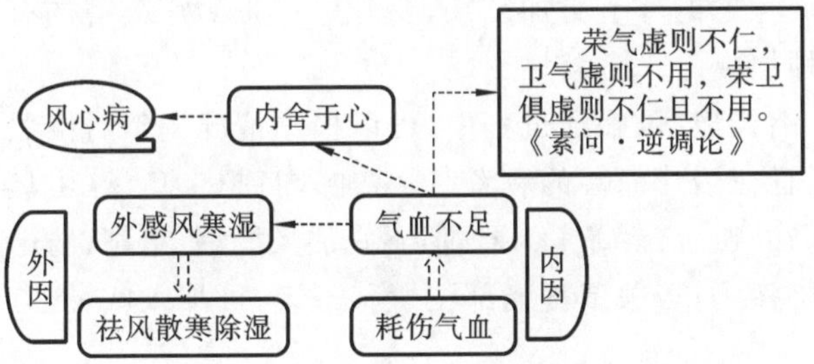

图 14-21　独活寄生汤证的发病机制

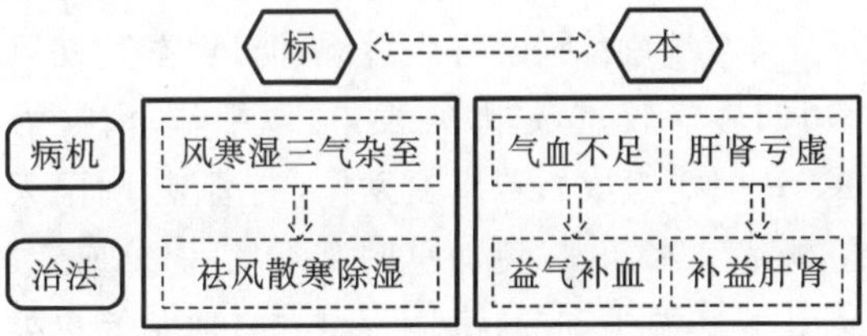

图 14-22　独活寄生汤的病机和治法

【方解】

本方由独活、桑寄生、杜仲、牛膝、细辛、秦艽、防风、肉桂、人参、茯苓、甘草、当归、白芍、熟地黄、川芎组成。可以分成两个模块：第一模块，独活、桑寄生、防风、秦艽、细辛、肉桂；第二模块，人参、茯苓、甘草、熟地黄、当归、白芍、川芎、桑寄生、杜仲、牛膝。

第一模块：独活、桑寄生、防风、秦艽、细辛、肉桂。

独活、羌活都能祛风胜湿，羌活更擅长治上半身，独活则偏于下半身，本方中选择独活，取其能祛下焦与筋骨间的风寒湿邪；桑寄生归肝、肾经，既能祛在表的风湿之邪，又能补益肝肾，强筋骨，可谓邪正兼顾的良品。独活、桑寄生相伍，能祛风除湿，补益肝肾，针对新痹、久痹都甚为合宜，共为君药。

秦艽、防风为“风药中润药”，药性平和，不似麻黄、桂枝发汗力量峻猛，耗伤气血的弊端要轻得多，故又称“散药中补剂”，适于兼有气血两虚的患者较长时间服药。细辛和肉桂都是散寒之品，前者既可散在表之寒，又可温散入肾经的寒邪，可谓表里兼顾；肉桂偏于走里，可温散深入血分的寒邪。因此，细辛与肉桂相伍，表里的寒邪可一并祛除。

综上所述，本模块中，独活、桑寄生偏于祛湿，防风、秦艽偏于祛风，细辛、肉桂偏于散寒，三组药物搭配，则风、寒、湿三气共治，祛邪以治标。

第二模块：人参、茯苓、甘草、熟地黄、当归、白芍、川芎、桑寄生、杜仲、牛膝。

人参、茯苓、甘草是四君子汤去掉了白术。四君子汤健脾益气，补益中焦以助湿之运化，治疗湿邪内生之源。白术甘苦温，既能补益脾气，又能燥湿，为什么去掉了呢？这是因为在唐代及唐以前苍术、白术混用，通称"白术"。如果将苍术误用于本方，则气血更易伤损，对于患者是不利的。孙思邈不用白术，正是为了避免苍术、白术的误用，我们今天用本方时大可不必担心这个问题，加用白术亦可。

熟地黄、白芍、当归、川芎是四物汤的结构。四物汤补血活血，是治疗血虚血滞的基础方。运用的目的，是与四君子汤合用以气血双补，使气血旺盛，有利于祛风散寒除湿，正如"清初三杰"之一的张璐所讲的"血气旺则痹著开矣！"

桑寄生、杜仲、牛膝可补益肝肾、强筋骨。对于腰膝疼痛和关节变形者，不仅可以改善疼痛的症状，还可减缓或者防止关节伤损的进一步发展。

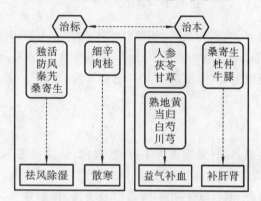

图14-23　独活寄生汤配伍示意图

综上所述，全方共奏祛风除湿、散寒、益气补血、补肝肾之功，如图14-23所示。

【临床运用】

1. 辨证要点　本方标本兼顾，既可祛风散寒除湿以除"三气"，也可益气补血，补益肝肾扶助正气。适用于风寒湿三邪久居，气血不足，肝肾亏虚之久痹，临证以关节疼痛恶冷，屈伸不利，腰膝酸软疼痛，心悸气短，舌淡苔白，脉沉细为辨证要点。

2. 临证加减　痹证病机复杂，涉及的因素有风寒湿三邪、气血亏虚、阴津耗损、肝肾不足、气滞血瘀、湿郁化热等，所以治疗痹证的方剂通常药物比较多，要考虑的环节更加复杂，要开好一张治疗久痹的有效方剂，殊为不易。根据正邪两方面的变化，兹举数种加减。

本方的独活、桑寄生胜湿，防风、秦艽祛风，细辛、肉桂散寒，临证过程中，可以根据情况调整君臣关系，如疼痛较重，遇寒则发，可以细辛、肉桂为君。笔者在治疗痛甚的患者时，常加入自拟二乌汤（由乌头、乌梢蛇组成）；若反复发作，遇潮湿、阴雨天则发，仍以独活、桑寄生为君，但不宜加入泽泻、猪苓、防己等淡渗利水药，以免加重阴血不足，诱发或者加重心脏疾病；若关节疼痛部位游移不定，可加入威灵仙、荆芥等辛温平和的祛风药及蜈蚣、地龙等虫类搜风药。

在多数久痹案例中，气滞血瘀是非常普遍的兼夹证。寒凝血瘀者，可加桂枝温经散寒通脉；气滞血瘀者，可加红花、丹参、延胡索、陈皮等行气活血药，忌用水蛭等破血逐瘀药，以免伤血。寒湿、气滞血瘀久郁化热者，可酌加少量黄芩、丹皮、赤芍等，以清热活血。久用皮质激素或非甾体抗炎药者，多致气阴两伤，诱发胃溃疡。胃脘隐痛，大便隐血，舌红苔少而光者，可加麦冬、北沙参、山药等益胃养阴药。

【案例赏析】

笔者2020年治一57岁女性，患风湿关节炎多年，口服阿司匹林、外用扶他林及祛风散寒祛湿方剂甚多，刻下症见脘腹痞满，烧心泛酸，大便干结，双下肢关节疼痛，双手指关节变形，已呈鹰钩状，不能伸直；遇天气或季节变化及潮湿、寒冷时发作，舌红无苔，脉沉细。

风寒湿犹在，气阴伤损。患者原本以治疗痹证为主要诉求，但胃的气阴伤损较重，恐脾胃运化无力，汤剂之效无从发挥，故以调理脾胃为先，再缓图痹证的治疗。

先以生脉散合益胃汤为主，兼顾痹证的治疗，方用：太子参30 g，麦冬20 g，五味子10 g，北沙参15 g，瓜蒌仁15 g，生地黄20 g，砂仁10 g，茯苓20 g，竹茹10 g，独活10 g，桑寄生15 g，威灵仙10 g，防风10 g，秦艽10 g，三七粉5 g，桂枝10 g，7剂，水煎服，每日1剂。

一周后复诊，脘腹胀满明显减轻，大便通畅，未见烧心、泛酸症状，食欲增强，关节痹痛略轻。效不更方，上方继用14剂，胃脘渐舒，食欲正常，不泛酸，关节疼痛大减，舌上渐见少量白苔，是胃阴渐复之象。汤药既已起效，再加石斛、乌梢蛇、细辛为丸，服用2个月。丸药服完后，胃脘未见不适症状，食欲、大便均正常，唯上下肢关节疼痛仍于天气变化时发作，但程度明显减轻，且腰膝酸软，时有行走乏力感。上方再加杜仲、牛膝、菟丝子、枸杞子,仍然做成丸剂缓服。

独活寄生汤全方药味虽多,但药性平和。从中我们领悟到,对于风寒湿邪阻闭,气血不足,肝肾亏虚之复杂病机者,不可骤然使用性味猛烈之品以图一时之快,要兼顾扶正和祛邪,散寒与清热,补血与活血,祛风与益气之间的平衡。

本方证中,因为口服皮质激素、非甾体抗炎药等西药以及峻猛的祛风散寒祛湿止痛中药,致使胃阴损伤太重,如不滋养胃阴,恢复胃气,一是其他治疗风湿药物运化吸收不好,影响疗效;二是辛散温燥的药物还会继续伤损胃的气阴。因此,用药始终以益气养阴为主,兼顾风寒湿,待胃气逐渐恢复以后,再逐渐增加祛风散寒除湿、活血化瘀、补益肝肾之品,如此风湿病与胃病两相兼顾,用药不至于相互掣肘。

完　带　汤

【导言】

在学习完带汤前,我们先来看一个案例,如图14-24。

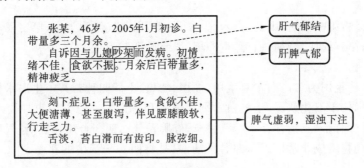

图 14-24　完带汤导言案例

以上案例是笔者于2005年元月所诊。患者张某素来体健,其子于2004年5月新婚,婆媳关系不甚和睦,经常发生口角,情绪烦躁压抑,食欲不振。一个月后,患者开始出现白带增多,期间一直未就诊。2005年1月来向笔者问诊时,白带量大异常,且兼疲乏无力,腰膝酸软,腹泻便溏。笔者听完她所述病情,很快给她开了一个方剂,完带汤加枸杞子、菟丝子、杜仲。

因时近年关,患者忌讳煎药而未服药,一直等到过完元宵,才到药店购买了六剂药,服用完四剂后,白带量大减,食欲增加,腹泻停止,服完六剂后,白带停止,精神气力大增。

本方出自《傅青主女科》。傅青主是明末清初著名医家,精擅妇科,对妇科经、带、胎、产诸病的病机病理、治法方药精研甚笃,被誉为"妇科医圣"。完带汤是《傅青主女科》中的第一个方剂,在列出方药后,傅青主对本方的疗效有这么一句简短的概括,他说"二剂轻,四剂止,六剂则白带痊愈"。笔者初读此书时,心中很是怀疑。待临证亲用此方后,疗效与书中所记的分毫不差,疑虑顿消,始信古人不欺。本案无论病因、发病经过、临床症状、舌脉等都与书中所述吻合,辨识起来不难。

【主治】

本方主治脾虚肝郁,湿浊下注之带下。

带下是由肾气充盛,脾气健运所形成的一种无色无臭的阴津,具有润泽阴户的作用,正常情况下,由任、带脉所约束,其量不多。上述案例中,患者发病的诱因是婆媳争吵,导致肝经不舒,肝郁克脾,脾气也随之郁滞,形成肝脾气郁,食欲不振,情绪烦躁,脾不化湿,湿浊下注,故而带下量多;肝经郁滞日久,脾气随之虚损,带脉因此而失去约束,湿浊内生,流注于前阴,故带下量显著增多,颜色白,无臭,质地清稀;如果湿浊流注后阴,大便会变得稀溏,严重的还会腹泻。

脾为后天,肾为先天,脾虚日久,损及于肾。上述案例中,患者脾虚的时间比较长,而且处于更年期,肝肾渐呈虚损之势。由于脾气虚损,加之肝肾不足,任脉也失约,因此白带量多,且腰膝酸软。

【病机和治法】

本方证涉及肝、脾、肾三脏，重点在于肝、脾。肝郁是起因，脾虚是本，湿浊下注是标，脾虚肝郁，湿浊下注，治宜健脾疏肝，祛湿止带。要注意，因为方证中有明显的湿浊存在，因此不能贸然用固涩收敛药来治标，否则就会"闭门留寇"，如图 14-25 所示。

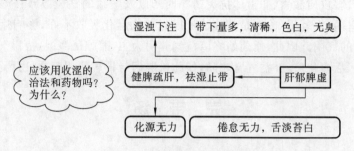

图 14-25　完带汤的病机和治法

【方解】

本方分为三个模块：第一模块，山药、白术、人参、甘草，以益气健脾为主；第二模块，苍术、车前子、陈皮，以祛湿理气为主；第三模块，柴胡、白芍、荆芥穗，以疏肝理气为主。

第一模块：山药、白术、人参、甘草。

本方中白术和山药重用为君。白术有生用、炒用、炒焦、土炒四种。其中生白术偏于健脾和通便，炒白术偏于燥湿，焦白术偏于温化寒湿，土炒白术则以健脾和胃为主。原方用土炒白术，是强调其益气健脾和胃之功。山药性味甘平，三焦并补，人参、甘草、健脾益气。四药合用，健脾益气以治本。

在这个模块中，药物组成非常接近于四君子汤，只是将四君子汤中的茯苓，用山药替代了。为什么要这样变化呢？

茯苓是一味淡而利水的药，就药势而言，是降的。茯苓的降，对于水湿是有利的，但对于脾气虚损，病势下陷者则不利。本方证中，脾气久虚，已经有下陷的趋势，所以如果用茯苓，白带就不容易收涩住。而山药既可补益脾经，也可祛湿，且与茯苓相比，渗下的趋势不明显，且具有收涩之性，因此用山药替换茯苓，体现了傅青主对药物的谙熟和病机的准确把握。

第二模块：苍术、车前子、陈皮。

苍术温燥雄烈，可燥湿以健脾；车前子利水渗湿，使水湿从小便而出；陈皮辛温而燥，既可燥湿，又可理气，使"气化湿亦化"。三药合用，行气化湿以治标。

第三模块：柴胡、白芍、荆芥穗。

脾虚之源头在于肝郁乘脾。方中柴胡疏肝解郁，白芍养阴敛营，体用兼顾，是常用的调肝组合。荆芥辛而微温，小量使用可"散肝"。何谓"散肝"？肝属木，喜条达而恶抑郁。按照宋代的风药理论，风对应春季，和五行中的肝木对应，风药的升散之性可以促进肝的疏泄，只是其疏泄气机的作用比柴胡、川芎等要缓和一些，因此谓之"散肝"。荆芥穗有自然长黑的，称黑芥穗；也有炒黑的，称荆芥炭，前者可散肝，后者以止血为主。如果本方证之脾气虚弱到不能统血的程度，而带下中见出血，则用荆芥炭。如若不见出血，则以天然长黑的芥穗为佳，起"散肝"的作用。

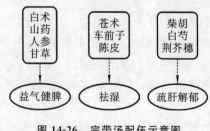

图 14-26　完带汤配伍示意图

综上所述，本方可健脾益气，祛湿止带，疏肝理气。补散结合，大量应用山药、白术以补气健脾，小量应用柴胡、荆芥、陈皮以理肝脾之气，如图 14-26 所示。

【临床运用】

1. 辨证要点　本方是《傅青主女科》中的第一首方剂，被誉为妇科"带下第一方"，用于治疗脾虚肝郁，湿浊下注之白带下。临证以带下量多，色白清稀，无臭，兼见食欲不振，大便溏薄,舌淡苔白,脉弦虚为辨证要点。关于肝郁脾虚的这一病机,与逍遥散比较类似,但本方证中的脾虚更加突出,而且兼夹明显的湿浊,且湿浊下注于前阴。

2. 加减变化　肾藏精。若肾虚则任督二脉不固,不仅会出现腰膝酸软,还会因失约而带下量会更多,因此必须加用补肾的药物,加强涩精止带的功效,可以加枸杞子、菟丝子、杜仲、牛膝、龟甲胶、鹿角胶等品,以补益肝肾;湿郁化热者,兼见黄带,或小便色黄,则加黄柏、栀子等以清热燥湿;脾主运化,脾虚则气血无以生化,容易导致肝血不足,肝血不足者,可加当归、炒枣仁等,使肝血不燥,不至于克脾太过而加重带下。

3. 本方的归属问题　在各种方剂学教材中,本方的归属不一,有将其列入固涩剂的,有将其列入补益剂的,也有将其列入祛湿剂的。因本方重用山药、白术为君,且配伍人参、甘草,补益脾气为其主要功效,故列入补益剂;脾气健旺,能收涩带脉,因此本方中虽然没有用收涩药,但能收涩止带,故亦可列入固涩剂之中;对于脾虚湿浊下注之白带下,本方又具有健脾益气祛湿之功,因此列入祛湿剂也有一定的道理。临证时不可拘泥于本方的归属,当辨证论治,对证即可运用。

第十五章　祛痰剂

【概念】

以祛痰药为主组成,具有祛除痰饮的作用,治疗痰病的方剂,统称为祛痰剂。

痰分为广义之痰和狭义之痰。狭义之痰,指看得见、摸得着的痰,有些虽然肉眼看不见,但用现代的透视、影像等技术可以观察到,也算是有形的痰,包括咳嗽咳出的痰、肿块等;广义之痰,则还包括看不见、摸不着,但可以推知的痰,比如老年性痴呆,常由痰湿阻滞、头窍失灵所致,即可以通过症状推知有痰;再如脘腹胀满,行各种胃肠道检查并无阳性体征,但可以根据症状、舌脉等综合起来分析得出属于痰湿。我们本章介绍的祛痰剂中的痰,既包括有形之痰,也包括无形之痰。

再说一下“祛痰”的含义。中医讲的“祛痰”,有化痰、涤痰、涌痰、消痰等说法。“祛痰”是总称,化痰是将痰消于无形之中,治疗过程中见不到任何病理产物排出体外,但痰涎已经消失了,“涤”是洗涤的意思,涤痰严格说来应该属于“下法”的范畴,比如大黄、瓜蒌仁等都通过通下大便,让痰涎随大便而出,涌痰是用催吐的方法排出痰涎,消痰与化痰的意思差不多。所以,这几个说法,实际上代表了痰证的不同治疗思路。

【分类】

按照性质的不同,可将痰分为湿痰、燥痰、寒痰、热痰、风痰五种。

湿痰由湿聚而成,这种机制简称“津聚成痰”,参考脾喜燥恶湿的特点,以燥湿化痰为治法。燥痰的病位在肺,主要病因是肺燥,肺燥有外燥和内燥之别,外燥又有凉燥和温燥之分,总体上说,外燥化痰者轻宣外燥,止咳化痰,例如轻宣凉燥的杏苏散,其实也可以视作一首祛痰的方剂;外感温燥和肺燥内生者,参考肺喜润恶燥的特点,以润燥化痰为主要治法。寒痰中,既有虚寒,又有津液不布凝聚成痰,故以温阳化痰为主。热是热痰的本因,其机制称为“灼津成痰”,故以清热化痰为主要治法。风痰的成因包括风和痰,风有外风和内风之别,外风夹痰者,以化痰止咳、外散风邪为主;内风夹痰者,以息风化痰为治法。

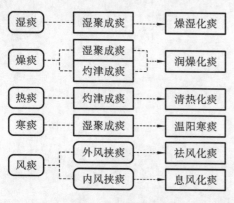

图 15-1 祛痰剂的分类

综上所述,祛痰剂可分为燥湿化痰、润燥化痰、温阳化痰、清热化痰、祛风化痰、息风化痰六类,如图 15-1 所示。

【使用注意】

1. 注意联系脏腑 痰的产生,主要与肺、脾、肾相关。肺为“水之上源”,通过宣发肃降来通调水道;脾主运化,可运化水湿;肾主水,经膀胱的气化作用而调节水液;一旦肺、脾、肾三脏失调,都会导致水液的停聚而成痰。所以,在组织祛痰剂时,要紧密联系脏腑。

治痰归根结底,在于两点:一是针对成痰的环节,二是针对痰生成之后的病理改变。对肺而言,不外乎宣降肺气以治未成之痰,以温肺化饮治疗已成之痰,前面学过的小青龙汤既可以看作是辛温解表方,也可以以其温肺化饮功治疗寒湿寒痰;对于脾来讲,脾为生痰之源,所以,以行气祛湿、益气健脾等方法治脾,目的在于治生痰之源,对于一些已成之痰如老痰、郁痰等,已成郁结难去之势,治脾就无能为力;从肾来看,水湿痰饮无不由肾阳、肾精亏虚,膀胱气化无力所致,治疗之法不外乎治标和治本两端,治本是以温肾助阳或者补肾填精,如肾气丸是补肾助阳的经方,也可以用来治疗痰饮,是治本的名方;而治标则主要着眼于温肾助阳,化气行水,水湿祛除,痰湿也随之而解,如真武汤本是温阳利水的方剂,但临证中也可以作为治疗肾虚寒痰的基础方剂(图 15-2)。

2. 注意调理气机 气和痰关系密切。气机阻滞,影响津液的运行,导致痰的生成;反过来,痰也容易阻滞气机。对将成之痰来讲,气机顺畅则津液流通,痰产生的上游机制被阻断了;对于已成之痰,行气可令津液流通,从而祛除痰涎。在祛痰时,要注意气化的重要作用。古人在概括气化和痰湿的关系时,有“气化湿亦化”“气顺则痰消”两句话,对于痰湿的临证遣药组方大有裨益。

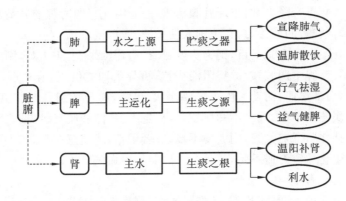

图 15-2 痰的产生与肺、脾、肾的关系

在治疗痰证的过程中,如何调理气机呢? 针对不同的脏腑,调理气机的方法是不同的。对于肺而言,宣发和肃降结合,恢复肺的宣降是关键;对于脾而言,要注意脾的升和胃的降;此外,手少阳三焦经是一身气血津液运行的通道,三焦阻滞,也影响水液代谢而成痰,所以也要引起重视(图 15-3)。

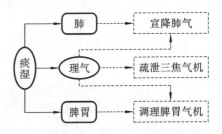

图 15-3 祛痰剂注意调理气机

3. 注意痰的兼夹 痰为阴邪,常和其他的邪气兼夹致病,如夹风、寒、湿、热等,这些邪气一旦与痰兼夹,则更难祛除。所以,在组织祛痰剂时,切莫忘记兼夹邪气的治疗。如痰湿夹热证,痰湿阻滞气机,会导致气滞而化热;温热病证中的温热之邪也可灼津成痰,产生热痰,所以,热和痰之间互为因果,恶性循环,热不清,则痰难祛,唯有二者兼顾,才是正途。

第一节 燥 湿 化 痰

二 陈 汤

【导言】

清代医家张璐在《张氏医通》中说"夫字有字母,方有方祖","方祖"就是祖方,何谓"祖方"?"祖方"就是基础方、母方,是一类方剂产生的源头,也是众多类方变化、运用的依据。二陈汤是祛痰方剂的祖方,清代汪昂在《医方集解》中称"治痰通用二陈"。我们在前面学过的方剂中,很多都含有二陈汤的结构,如蒿芩清胆汤、杏苏散等,本章中的温胆汤、清气化痰丸、半夏白术天麻汤等,也同样是以二陈汤为祖方化裁而得来的。二陈汤对后世的影响很大,其类方为数众多。

【主治】

本方主治湿痰证。

所谓"湿痰",是由于湿邪停聚而成的痰,是人体水液代谢失常,停聚在局部所形成的病理产物,湿和痰虽然从理论上讲是可分的,但实际上二者是紧密相连的,常将二者统称为"痰湿",当水湿停聚的程度较重时,就称为"痰",所以我们将这种机制称为"湿聚成痰"。脾位居中焦,是运化水液、水谷的中枢,脾气失调,水液不化,饮食内积,不能化生人体需要的气血阴阳,反而生湿成痰,故称脾为"生痰之源"。

二陈汤出自《太平惠民和剂局方》,原方主治"痰饮为患,或呕吐恶心,或头眩心悸,或中脘不快,或发为寒热,或因食生冷,脾胃不和"。原方所讲的"痰饮",主要指的是中焦之湿痰。湿和痰都是属阴的邪气,容易阻滞气机。脾为"燥土",喜燥恶湿;胃虽为"闰土",但水湿痰饮过度,也会影响胃的和降。所以湿痰首先影响脾胃,导致脾胃升降失常,出现脘腹痞满,恶心呕吐。同时脾的升清功能受到阻滞,在上不能养头窍、四肢,故头晕,嗜睡,四肢乏力,在下则大便稀溏、腹泻或不畅。

痰可随气上下,无处不到。上犯头目,则为头晕目眩、癫痫痴呆;上犯于肺,则咳嗽咳痰,痰多色白易咯;上凌于心,则心悸不宁;脾主四肢,故湿痰阻滞中焦,可导致四肢沉重,麻木肿胀,如肩周炎,又称"五十肩""凝肩",就以双侧肩部疼痛,活动受限为主要症状;再如,周身特别是四肢莫名肿胀,时发时止,部位游移的,也可能是湿痰停聚中焦,气血不和所致;湿痰走下,壅滞肝胆气机,谓之"土壅木郁",则失眠怔忡,心虚胆怯,"如人将捕之";下走大肠,则大便不畅,或者干结,或便意频频,或大便稀溏不等;停滞于胞宫,则一方面气血不能生化导致气血不足,另一方面肝胆气滞血瘀,二者都会对女子的月经造成影响,导致月经后期、停经、痛经,或者不孕。

综上所述,湿痰全身无处不到,症状不一,朱丹溪讲"百病生于痰""怪病多痰",讲的就是湿痰的这个特点,明白了这一点,对杂病的治疗大有裨益(图15-4)。

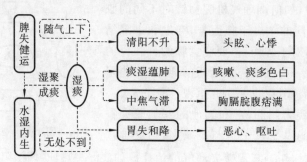

图15-4　二陈汤证的发病机制及主要症状

【病机和治法】

湿痰以湿为前奏,乃脾失健运,湿聚而成;湿和痰都属于阴邪,容易阻滞气机,气滞反过来又加重湿痰的产生与停聚,湿痰和气滞二者互为因果,因此,脾失健运,湿聚成痰,气机阻滞是本方证病机的关键。根据脾的生理特点,以燥湿化痰,理气和中为治法。

【方解】

本方由半夏、茯苓、陈皮、甘草、乌梅、生姜六味药组成。半夏性温,归脾胃经,对于脾而言,其燥可祛湿,其温可运脾;对于胃而言,能降逆止呕,可反助脾升从而有助于脾的健运,减轻痰湿的生成,因此,半夏燥湿化痰和胃,是治疗脾失健运,痰湿停聚之要药,为君药。陈皮性味温燥,可与半夏协同燥湿化痰;同时陈皮归脾、胃经,气味芳香,可理气,取"气顺则痰消"之意,对祛湿化痰非常重要(图15-5)。

痰有已成之痰,也有将成之痰,也就是湿,本方中半夏、陈皮化痰,针对已成之痰;茯苓利水渗湿,针对将成之痰。所以,这三个主干药物的配伍,将湿痰生成的环节都兼顾了,如图15-6所示。

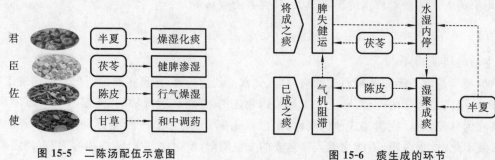

图15-5　二陈汤配伍示意图　　　　图15-6　痰生成的环节

原方中,还有乌梅和生姜。本方中的主药半夏和陈皮都是温燥之品,且湿邪缠绵难愈,容易反复发作,用药时间一般较长,长时间用温燥之品,容易伤津耗液。乌梅味酸,与甘草相合,酸甘化阴可制约伤阴之弊端;另外,本方可以用于治疗咳嗽如湿痰犯肺型慢性支气管炎,本方证病程长,咳嗽反复发作。久咳则伤肺,因此肺气容易虚损,严重者子病犯母,导致肾气虚损,形成肺肾两虚,《本草求真》言乌梅"入肺则收",乌梅可收敛肺气,防止肺气的进一步耗损。生姜是用来解半夏之毒的,在宋代以前,半夏的炮制工艺还不完善,半夏用的是生半夏,毒性较大,所以要配伍生姜来解毒。

自明清以后,二陈汤中的半夏就极少再用生半夏了,多改用制半夏如法半夏、姜半夏等,橘红用的也是陈橘皮,也就是陈皮,因此乌梅和生姜的配伍价值就显得不如原方那么重要了。所以,明清以后的二陈汤就不再包含乌梅和生姜了。我们今天学习、记诵、运用二陈汤,只需记住半夏、陈皮、茯苓、甘草四味药即可。

【方名释义】

本方为何命名"二陈"呢?"二陈"之说源自梁代陶弘景的《本草经集注》,"凡野狼毒、枳实、橘皮、半夏、麻黄、吴茱萸,皆欲得陈久者,其余唯须新精。"指出半夏、橘皮陈久者良,张山雷曾云"新会皮,橘皮也,以陈年者辛辣之气稍和"。陈久的半夏和橘皮的辛散之性减轻,燥性稍和,半夏的毒性也相对弱一些,耗气伤阴之弊端得到控制,故《医方集解》云:"陈皮、半夏贵其陈久,则无燥散之患,故名二陈。"当然,半夏和橘皮也不是存放时间越久就越好,存放时间过久,色、香、味俱失,也就失去疗效了。

【临床运用】

1. 辨证要点 本方是燥湿化痰的基础方,也是祛痰方的祖方。临证以脘腹痞满,恶心呕吐,舌淡苔白腻,脉滑为辨证要点。

2. 使用注意 本方虽然主药半夏、陈皮多用"陈久者",减轻了温散之性,但全方毕竟温燥,故阴虚有火者慎用。本方为"治痰之通剂",经过适当的加减变化,可用于治疗寒痰、热痰、风痰、湿痰等多种痰证,但燥痰者不宜使用。明代王纶精研痰证的辨证、治法、方药,他认为,二陈汤治疗湿痰、寒痰等证,可随症加减;但不适用于老痰、郁痰或阴虚火动之痰。王纶所谓的"老痰""郁痰",实际上就是"火熏蒸凝浊郁结而成"的痰,具有岁月积久,根深蒂固的特点,例如经年饮酒所致的老痰、郁痰,就是由"酒气上升为火……故郁结而成"(《明医杂著》)所致,不宜用二陈汤治之。

3. 加减变化 二陈汤经过适当的加减,可以用于治疗多种痰证。寒痰犯肺而见咳嗽咳痰,痰稀易咯者,可仿小青龙汤之意,加上干姜、细辛以温肺化饮;寒痰痞塞于胸中者,可加麻黄、细辛等发散风寒药;肝风夹痰上扰之风痰证见眩晕、呕吐者,可加天麻、钩藤等;热痰者,可加黄芩、桑白皮、胆南星等;食积化痰者,可加山楂、神曲、黄连、枳实等;因酒而成痰,但尚未成老痰、郁痰者,可酌加枳椇子、神曲等消酒积以助化痰;顽痰久积中脘而两臂疼痛,手不能上举,麻木水肿者,可加枳壳、芒硝等;脾虚较重者,可酌加黄芪、太子参等益气健脾。

【案例赏析】

笔者曾于2020年11月治一73岁老者,患肩周炎20余年,病情反复发作,屡经中西医治疗,时发时止。近1个月来,双臂疼痛难忍,不能上举,不能持物,时感双侧指间麻木或上臂肿胀,舌淡,苔白偏厚,脉右滑而偏软。辨证为顽湿老痰停聚中焦,治宜燥湿化痰,行气活血。

方用二陈汤加减:法半夏12 g,茯苓20 g,陈皮8 g,炙甘草5 g,枳壳10 g,芒硝5 g,桑枝10 g,片姜黄10 g。七剂,水煎服,其中芒硝溶服,视大便情况随时调整:不腹泻者,可持续用之;腹泻如水者,暂停之,待大便恢复正常后再如前用之。

一周后复诊:服方第二日大便稀溏,疼痛大见好转,两臂上举幅度显著提高,能提物。服至第四日时大便水泻如注,遂停服。

吐下之余,定无完气,况患者年高,故在原方中增加黄芪10 g,太子参15 g补益脾胃之气,继用一周。患者在一周内大便稀溏,未出现严重的腹泻。服完后,双臂上举、提物均正常,偶有疼痛如针刺样,但发作程度已极轻。

温 胆 汤

【导言】

冠以"温"字的方剂很多,如温经汤、温中汤、温脾汤等,这些方剂中,"温"是温里散寒的意思,都针对里寒证。温胆汤最早见于北周时期姚僧垣的《集验方》,书中言明该方的主治"大病后虚烦不得眠,胆寒故也"。如果按照字面意思和古方命名的一般原则来理解,本方的主治病证的病机应包含"胆寒",也就是说"胆腑有寒",顺着这个推理,温胆汤应该具有温里散寒的功效。那么温胆汤到底有没有温里散寒之功呢?

【主治】

本方主治胆胃不和,痰热内扰证。

本方证中的痰的来源包括两种途径,一种是由胆到脾,一种是由脾到胆。

胆属木,性喜条达而恶抑郁。若惊恐、抑郁等七情侵犯肝胆,胆气抑郁,气郁化火,形成胆热或胆火,木郁克土,脾气不舒,健运失职,水湿内停,湿聚成痰,这个途径就是由胆郁开始,逐步发展成胆热痰郁;另一种是饮食劳倦伤及脾胃,脾运化不及,生湿化痰,痰湿进而影响胆的疏泄条达,导致胆郁,也就是土壅木郁,这个途径就是由脾湿生痰开始,发展成为湿痰内生,胆火内郁。以上两种发病经过,在临证中都是可以见到的,但无论哪种途径,最后都会形成胆热痰壅。

胆为清净之腑,中正之官,喜宁静,胆中郁火扰乱心神,则常见失眠。失眠包括三种情况,一种是日夜不眠;一种是入睡困难,入睡后噩梦纷纭,醒后困倦;还有一种是易醒,醒后难以再度入睡。本方证中,如果郁火重则表现为彻夜无法入眠,人始终处于亢奋状态,甚至还会烦躁易怒;如果郁火不是很重,则表现为虚烦不眠。

胆属六腑之一,胆经郁火容易侵犯其他的脏腑。若上犯于心,则惊悸不安,触事易惊,若侵犯肺则呛咳不已;若犯胃,则呃逆呕吐;若犯小肠,则尿频,等等。笔者近年治疗过兼有腰痛、尿频、咳嗽、口苦、胃中嘈杂的患者,其发病以凌晨一点到四点之间发作居多,相关检查均为阴性,以温胆汤为主方治疗,取效者多。

湿痰容易阻滞脾胃气机,导致脘腹痞满,恶心呕吐,四肢疲乏,大便不畅等症状。湿痰为郁火所扰动,上犯清窍出现癫痫、痴呆,痴呆多见于老年患者。引起湿痰上犯清窍的因素,除了胆经的郁火外,通常还包括肾阴亏虚所导致的虚火。

最后说一下本方证的舌苔,一般而言本方证患者舌苔白而厚腻,这是因为湿痰是病机的主要方面;如果舌质不红,说明湿痰较重,郁火不外显;如果舌边偏红或者舌苔白厚腻,但舌上可见红色星状点,或者舌苔微黄而厚腻,都属于郁火渐渐外显,或者中焦也开始化热。脉象左弦右滑者,说明胆火和痰湿的郁滞较轻;若脉象沉迟而滑,说明郁滞程度较重,如图 15-7 所示。

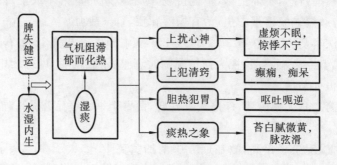

图 15-7 温胆汤证的发病机制及主要症状

【病机和治法】

本方证涉及的脏腑包括胆和脾，在胆为郁火，在脾为湿痰，当然胆火横逆，也容易侵犯其他脏腑，本方证重点是湿痰，因此治宜燥湿化痰，清胆理气（图15-8）。

【方解】

本方实际上是在二陈汤的基础上加枳实、竹茹、生姜、大枣组成。二陈汤燥湿化痰，理气健脾，既治已成之痰，又治生痰之源，是治痰的基本方。胆为清净之腑，喜柔和，竹茹性微寒，可清胆热；与苦寒的黄芩相比，竹茹性柔和，在清胆热的同时，还能适应"胆喜柔和"的特性；枳实苦辛微寒，归脾、胃经，长于调理脾胃之气，用在本方中可以解决脾气的郁滞，从而有利于胆经郁滞的解除。竹茹、枳实与二陈汤配伍，使痰湿得去，胆热的郁滞得除，如图15-9所示。

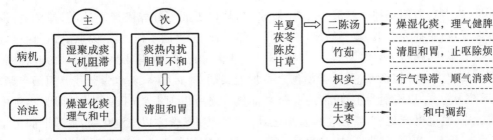

图15-8　温胆汤的病机和治法　　　　图15-9　温胆汤配伍示意图

【方名释义】

方中半夏、陈皮性温，茯苓、甘草性平，而枳实、竹茹性微寒，如果再加上生姜、大枣，总体上呈微温。为何本方要命名为"温胆汤"呢？为何说其主治证乃"胆寒故也"呢？其实，本方总体微温，是基于本方证的核心病机是湿痰，以脾为重点，在二陈汤中讲过，脾喜燥恶湿，得温始运，所以本方总体药性呈微温的用药格局，是有利于湿痰的祛除的；胆喜柔和，因为胆气郁滞，容易化热化火，因此一不宜温热，二不宜苦寒太过，因为温热和苦寒太过都会扰乱胆的"宁静"。方中之所以用竹茹，而不用黄连、黄芩等大苦、大寒的药来清胆热，就是照顾胆"喜柔和"这个特点，所以"温胆"指的是与黄芩等大寒之品相比较，竹茹、枳实相对"温"，而不是绝对的"温"；对胆而言，不但不温，反而是"凉"。正如清代医家陈念祖《时方歌括》中所言："温之者，实凉之也。若胆家真寒而怯，宜用龙牡桂枝汤加附子。"可见"胆寒"一词并不是胆中有寒邪之意，可理解为"心虚胆怯"，姚僧垣在《集验方》讲的"胆寒故也"，就是指本方证的病因源于惊恐害怕，而不是说胆腑有寒。

【临床运用】

1. 辨证要点　本方是二陈汤的化裁方，具有燥湿化痰，清胆理气的功效，用于治疗湿痰阻滞，胆热痰扰证，临证以虚烦不寐，恶心呕吐，舌苔白厚或微黄，脉弦滑或沉滑为辨证要点。

2. 临证加减　若胆郁化火较重，酌配少量黄连以加强清热作用，名为黄连温胆汤；若肝气郁结，可酌加柴胡、白芍以疏肝解郁；若肝胆郁结化火较重，可加柴胡、黄芩以疏泄肝胆火郁，名为柴芩温胆汤；若脾气虚，兼见自汗，短气心悸乏力，四肢浮肿，饮食无味，酌加人参，此为《普济方》卷三十四之温胆汤。

【附方】

十味温胆汤，出自《世医得效方》，由温胆汤加炒酸枣仁、熟地黄、人参、远志组成。其中炒酸枣仁补肝血，熟地黄养肝肾之阴，此二味补益肝肾，肝之阴血旺则疏泄有资，人参、远志益气健脾，气旺则脾能健运，有助于祛痰，故在温胆汤基础上，补益气血以安神，适用于阴血不足，气虚痰扰证，临证以心虚胆怯，遇事不决，惊悸多梦，心悸气短为辨证要点。本方中，如若脾虚不重，可考虑加生龙骨、生牡蛎等重镇之品以加强安神作用。

【案例赏析】

林某,男,21 岁,2016 年 7 月因"失眠 40 余日"就诊。患者 2016 年 3 月因"面部痤疮"自购药物治疗后出现情绪烦躁易怒,睡眠障碍,多梦易醒。严重时彻夜不寐,已不能工作。观其病历,曾服用安神补脑液、复方阿胶浆、甜梦口服液等中成药,加味逍遥散等汤剂,安定、谷维素等西药,但疗效不佳。现患者食欲不佳,食后易胀,舌苔白厚,脉弦滑。

辨证为肝胆热郁,痰湿阻滞。方用柴芩温胆汤加减:法半夏 12 g,茯苓 20 g,陈皮 10 g,炙甘草 6 g,枳实 10 g,竹茹 10 g,远志 15 g,菖蒲 10 g,柴胡 24 g,黄芩 9 g。

一周后复诊。患者自诉服药后,入睡明显好转,一般 1～1.5 小时能入睡,睡眠时间维持在 5 小时左右,仍于凌晨 1—3 点易醒,食欲明显增强,自觉疲乏无力。舌中白厚,并间现红色星斑,边红,脉弦滑。仍以原方为主,加黄连 10 g。

案例分析:患者曾服用安神补脑液、复方阿胶浆、甜梦口服液等补养安神之品,但都枉效,说明失眠并非阴血亏虚所致;主症为失眠、烦躁易怒,说明肝胆郁火较重;食欲不佳、食后易胀、舌苔白厚,脉弦滑,邪实较重。综上所述,病机为痰湿阻滞,肝胆火郁。治宜燥湿化痰,清泻肝胆火热。处方以温胆汤为基础。在原方的基础上,仿用《伤寒论》小柴胡汤之意加上柴胡 24 g,黄芩 9 g,为柴芩温胆汤。柴胡、黄芩二药,一以透散为主,一以清泄为主,可清透肝胆之郁热。之所以加上柴胡、黄芩,是因为本例中的肝胆郁火较重。远志、菖蒲开窍化痰,增强化痰安神之效。经此变化,全方以燥湿化痰,清泄肝胆为主。

患者服用一周后,痰湿、郁火渐祛,故失眠、烦躁均得到较好的改善。随着湿痰的祛除,肝胆郁火逐渐外显,所以舌上出现红色星斑,舌边由淡转红,凌晨 1—3 点易醒也是肝胆郁火所致,遂在原方中继加黄连以清胆胃之热。经过三周治疗,痰湿郁热得除,睡眠、情绪逐步稳定,恢复常态,后期以健脾益气疏肝方调理一个月余,诸症皆除,恢复正常工作。

第二节 清热化痰

清气化痰丸

【主治】

本方主治痰热犯肺之咳喘证。

本方出自《医方考》,作者吴昆(1552—1620),字山甫,号鹤皋,徽州府歙县澄塘村(今安徽省黄山市)人。

本方用于治疗痰热蕴肺所致的咳喘证。考痰热之成因,不外乎两种,一种是因痰而热,一种是因热而痰。前者乃因先有痰湿生成,再郁而化热,形成痰热,属于湿聚成痰。后者乃是先有肺热,再灼津成痰。本方主治的痰热,以前者为主。

痰热蕴肺则肺的气机阻滞,宣降失常,故见咳嗽、气喘,咯痰,痰色黄,黏稠难咯,胸膈痞满。严重者可见胸憋气急,呈现"三凹征"。舌红苔黄腻,脉滑数乃痰热之象,如图 15-10 所示。

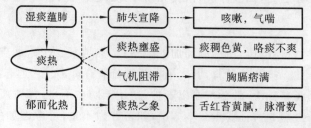

图 15-10 清气化痰丸证的发病机制及主要症状

【病机和治法】

无论是由热成痰还是由痰成热,虽然最后都形成痰热,但重点是不同的,前者重在热,热祛则痰自消,所以清热是重点;后者则重在痰,痰祛则热亦随之而清,所以祛痰是关键。本方证之痰热,乃由痰成热所致,故立燥湿化痰、清热降气为法(图15-11)。

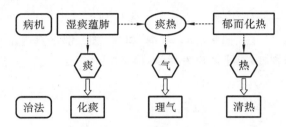

图15-11　清气化痰丸的病机和治法

【方解】

本方由二陈汤加上枳实、杏仁、胆南星、瓜蒌仁、黄芩组成。二陈汤是化痰的祖方,可以燥湿化痰,理气健脾。胆南星乃天南星加胆汁而成,天南星性温而燥,加入猪胆汁或牛胆汁后,由温变寒,燥性大减,而且存放的时间越长,苦燥伤津的副作用就越轻。本方中,胆南星合半夏燥湿化痰。但是年久存放的胆南星味道腥臭,患者服用后容易出现呕吐不适,因此在制作丸剂的最后一道工序中,喷上生姜汁以和胃止呕。瓜蒌仁性味甘寒,归肺、胃经,可"降火""利大便""涤痰",吴昆称之为"下气利痰",可使痰湿从大便而出,就好比将胃和肠中的痰洗涤一番。当然,大肠和肺相为表里,通利大肠也可以降利肺气,减轻因为肺气失降所造成的咳嗽喘气。

杏仁和枳实都是降气药,可降肺、大肠之气。肺中郁火也是成痰因素,而且肺火不去,痰湿愈发胶结难去,胸闷、气喘、咳嗽等也愈发加重,因此,清肺热也是祛痰的一个重要环节。方中黄芩、瓜蒌仁,均为清肺热常用药,二药合用以加强清肺热的作用。

综观全方,降气药和化痰药相因为用,清热降气有利于化痰,化痰药反过来有利于清热,全方共奏燥湿化痰、清热降气之功(图15-12)。

吴昆在《医方考》有"气之不清,痰之故也",本方证中的肺火产生的根本原因是痰,所以关键还在于祛除蕴结在肺中的痰湿。因此,本方的君药为半夏和胆南星。

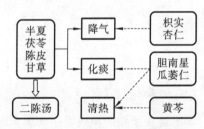

图15-12　清气化痰丸配伍示意图

【临床运用】

本方是治疗痰热犯肺的常用方剂。临证以咳嗽喘息,咯痰黄稠,舌红苔黄,脉滑数为辨证要点。

第三节　润燥化痰

贝母瓜蒌散

【导言】

接下来的贝母瓜蒌散、止嗽散、半夏白术天麻汤都出自《医学心悟》,作者是程钟龄,所以在介绍这三个方剂之前,先对程钟龄予以简介。

程国彭(1662—1735),字钟龄,号恒阳子。清代名医,安徽歙县(今安徽省黄山市)人。少时多病,常卧病不起,吃尽无钱、无医、无药之苦,年长后立志学医,博采众长,23岁悬壶乡里,医名大噪。他医术高明,处方用药精当,每日登门求医者、倾心拜他为师者众多,被誉为"大国医"。

程钟龄幼时贫苦,尝尽人间之苦,然而他遵循"己所不欲,勿施于人"的儒家之训,苦心钻研,多有创新,将"心""术""力"都用在患者的身上。他行医一日所获之钱,多合膏散,任人取携,他的收入不用来满足自己的享受,而是用于解决穷苦百姓的疾苦。在医术的修养方面,程钟龄主张学贵沉潜,务求对医理有所心悟。

程钟龄沉潜、心悟,历时三十年作《医学心悟》,这本书部头不大,但医理精深而不苦奥,很适合初学者,被誉为"初涉医务必读之书"。我们学过的"八纲"和"八法",都出自这本书,提纲挈领,要而不繁,足见程钟龄"沉潜""心悟"之精神,唯有抱着启发后学,胸怀"为往圣继绝学"(宋代张载语)的情怀,才能如此精纯。

【主治】

本方主治燥痰证。

肺为娇脏,喜润恶燥。若燥热袭肺或肺津不足,都会影响肺的宣发肃降,尤其是肃降。肺失宣降则水液不布,津液聚而成痰,称为"津聚成痰"。若火燥偏重,还容易灼津成痰。

肺的宣发肃降失常,则表现为咳嗽,这种咳嗽可为干咳,也可以是呛咳,但痰很少,并不是因为痰的生成少,而是因为痰不容易排出。如果火热不重,则痰色是白色的,如果火热偏重,则痰黄而黏稠。

特别要注意的是舌苔,本方证的舌苔是苔白而干,是肺津已伤或者不布的征象。或问:证中有痰湿之象,舌苔为何不是白腻? 舌苔白腻多是痰湿、水饮或者食积蕴结中焦的表现,本方证中虽有痰,但痰不是由脾的运化失调所致,而是因为肺为燥热所限不能输布津液所致,病位不在脾而在肺,故而舌苔通常是薄白而干,如图 15-13 所示。

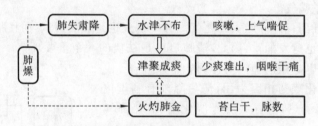

图 15-13　贝母瓜蒌散证的发病机制及主要症状

【病机和治法】

本方证中燥痰的生成在于燥热犯肺,肺失清肃,津液不布,聚而成痰。针对已成之痰,治宜化痰,针对成痰之本,又宜润燥清肺。

【方解】

贝母、瓜蒌都是苦而微寒之品,可润肺化痰,清肺下气;天花粉即瓜蒌的干燥块根切段而得,性味甘而微寒,归肺、胃经,滋阴润燥清热。三药合用,滋肺阴润肺燥,清热化痰下气,针对燥和热。

茯苓和陈皮的配伍思路取自二陈汤。二陈汤的君药是半夏,但本方证不在脾而在肺,肺喜润恶燥,半夏的温燥与燥痰不合拍,故去之。茯苓健脾渗湿,陈皮理气化痰,二者相伍,针对"将成之痰"。桔梗归肺经,用意有二,一者化痰止咳,桔梗性平,治疗无论寒热、虚实、新久之痰均合适;二者治疗肺病,唯有既祛邪气又调理肺气,方为收功。桔梗偏升,而贝母、瓜蒌、天花粉均性寒偏降,桔梗与三药相合,可恢复肺的宣发肃降,止咳化痰,如图 15-14 所示。

综合起来,本方主要由润燥的药与祛痰药配伍,针对肺燥成痰之燥痰证。燥邪属于阳邪,若肺火、肺热较重,灼津成痰而患者咳喘气上,痰黏稠而黄,不易咯出,舌黄脉数者,本方力所不及。在《医学心悟》卷三另有一"贝母瓜蒌散",保留了本方中的瓜蒌、贝母、橘红、甘草,加入了黄连、黄芩、栀子、胆南星四味,使清肺热之功大增,如图 15-15 所示。

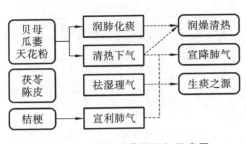

图 15-14 贝母瓜蒌散配伍示意图

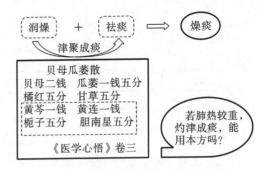

图 15-15 《医学心悟》卷三之贝母瓜蒌散

【临床运用】

本方是润燥化痰的代表方剂,临证以咳嗽咯痰难出,咽喉干燥,舌苔白干为辨证要点。

第四节 治风化痰

止 嗽 散

【主治】

本方主治风邪犯肺之咳嗽证。

《医学心悟》中称止嗽散"治诸般咳嗽",但绝不能盲目认为止嗽散是包治"一切咳嗽"的神方,它针对的咳嗽乃是风邪犯肺所致的。

先说一下本方证中的风邪犯肺,这个问题得从创方的经过说起。清代康熙年间,明末降将吴三桂叛乱,史称"三藩之乱",程钟龄的老家安徽是主战场之一。"三藩之乱"后,随之而来的就是疫病,再加上连年不断的匪患猖獗,民不聊生,百姓生活非常困苦。百姓们在感受风寒后,其中一些根本无法接受治疗,还有一些虽接受治疗但不彻底,遗留咳嗽。程钟龄感于百姓疾苦,本着度厄扶贫之仁心,苦心琢磨出止嗽散一方。

本方证中的风邪不重,"十去八九,仅留一二",实际上是"余邪未净"的状态。风邪犯肺,肺失宣降,咽痒,恶风发热,故临证中多数患者的表证不明显。

本方证的关键在于痰,风邪使肺的宣发肃降失调,输布津液的功能受到阻滞,津液聚而成痰,由于是外风和痰相夹,也有的称为外风夹痰。如果是单纯的外感风邪,一般情况下凭借人自身的正气,是能自愈的;但正是因为痰的存在,使病程延长,在临证中,外风夹痰证的症状多为咳嗽、咽痒且比较剧烈,病程较长,有的咳嗽持续时间长达三四个月(图 15-16)。

【病机和治法】

历版方剂学教材中,止嗽散的归属问题一直存在争议,有的倾向于放在解表剂这一章,也有的倾向于放在祛痰剂这一章中,分歧的关键之处在于"风"和"痰"的主次问题。在上面已经谈到,痰的存在是咳嗽加重、病程延长的关键因素,在治疗过程中,治痰是关键。若痰不去,咳不减,风邪也会一直存在,故本书中将止嗽散放在祛痰剂这一章中。鉴于此,治法以化痰止咳为主,疏风宣肺为辅,如图 15-17 所示。

【方解】

本方由紫菀、百部、白前、桔梗、陈皮、荆芥、甘草七味药组成。其中,紫菀、百部为君药,均可下气化痰止咳。或问,半夏为"治痰之要药",为何本方不用半夏? 半夏性味辛苦温,温燥之性强,有伤津耗气之弊,因此没有采用。而紫菀、百部属于"温润"之品,二药性味苦微温,苦味没有半夏重,温而不热,较半夏

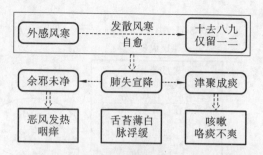

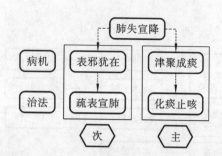

图 15-16　止嗽散证的发病机制及主要症状　　　　　图 15-17　止嗽散的病机和治法

平和得多,因此伤津耗气之弊端较轻。故用二者既有利于发散表邪,也可下气化痰,肃降肺气。

白前和桔梗都是化痰止咳的药,白前性微温而不燥烈,长于化痰和降肺以止咳;桔梗性苦而辛平,在祛痰的同时,可开宣肺气。这两味药都是平和的药,无论寒热、虚实、新久之咳嗽咳痰都可运用。另外,白前偏降,桔梗偏升,二者相伍,一升一降,可恢复肺的宣发肃降。荆芥性辛而微温,为风中之润药,针对外风最为合适,因为本方证中的风邪是"未净之余邪",风邪并不重,如果用麻黄、桂枝、羌活等品,则就是"攻击过当"了。

综上所述,本方功能主要在于化痰止咳,兼有祛风散邪之功,如图 15-18 所示。

本方的配伍特点体现在三个方面:一是药量轻微,药价低廉;二是温润平和;三是普济众生之仁心仁术(图 15-19)。

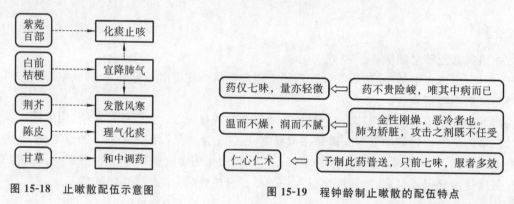

图 15-18　止嗽散配伍示意图　　　　　图 15-19　程钟龄制止嗽散的配伍特点

1. 药量轻微,药价低廉　原方药仅七味,药性平和。吴鞠通云:"治上焦如羽,非轻不举。"治疗上焦咳嗽,所用的药物剂量要小,质地要轻。本方中所用七药质地都很轻,用量"每服三钱",加之这几味药本身价格很低廉,可以说价廉效佳,适合贫苦百姓使用,体现了程钟龄"药不贵险峻,唯其中病而已"的思路。

2. 温润平和　程钟龄认为"金性刚燥,恶冷者也,过寒亦咳。且肺为娇脏,攻击之剂既不任受"。肺为娇脏,不耐寒热,对性猛气厚的药物不能耐受,何况本方证中的外邪比较轻,属于"小贼",此时只需"启门逐寇"即可,不必大动干戈;相反,如果用麻黄、半夏等药,则属于"攻击过当",肺气必然受损。因此,本方采用的解表药、化痰药都属于微温之品,既适应肺"恶冷",也能兼顾其"攻击之剂既不任受"的特性。

3. 普济众生之仁心仁术　本方用量轻微,药价低廉,用药温润平和,适合人群广泛使用。本方也是程钟龄苦心琢磨,从众多病例中总结共同规律,用于"普送"的,即免费赠送给广大贫苦患者使用的。程钟龄幼年家贫,尝尽了有病不能医的困苦,所谓"己所不欲,勿施于人",他不愿自己的苦痛重现在他人身上,这是他创制本方的良苦用心。由此可见,无论是创方的初衷、组方的思路,还是用药的特点,无不彰显程钟龄的仁心仁术。

【临床运用】

1. 辨证要点　本方为治风痰咳嗽之主方。临证以咳嗽咽痒,咯痰不爽,微恶寒发热,脉浮为辨证要点。

2. 加减变化 止嗽散是程钟龄反复临证实践,总结一般规律,苦心琢磨而得的名方。基于大量的临证案例和心得,为了更好地普及使用,造福更多的患者,他在代表作《医学心悟》中总结出了丰富的加减变化。这里以"兼六淫邪气的加减变化"为例介绍,其余众多的变化方法,大家可以以自学的方式拓展。

风寒初起加荆芥、防风、苏叶、生姜以散邪;暑气伤肺,口渴烦心尿赤,加黄连、黄芩、花粉;湿气生痰,痰涎黏稠者加半夏、茯苓、桑白皮、生姜、大枣;燥气伤肺,干咳无痰者加瓜蒌、贝母、知母、柏子仁。

外感六淫与季节相关,如冬季气候寒冷,以寒邪为主,夏季则兼夹暑气,夏秋则兼夹湿邪或者燥邪,以本方为主加减变化,可以让本方广泛地适用于四季,这就是程钟龄在《医学心悟》中言其"治诸般咳嗽"的原因,并非是指通治一切咳嗽。

原方中解表药仅荆芥一味,且药性平和,发汗力量薄弱,因此外感风寒恶寒发热明显者,可加入防风、苏叶、生姜以增强发汗解表的力量,这里没有贸然加入麻黄、桂枝、羌活等发汗峻药,而是加入的防风、苏叶、生姜等同样性味平和的药,与原方配方宗旨是吻合的;如果加入麻黄、桂枝等峻药,就有违全方"温润平和"的配方思路。

《黄帝内经》云"五脏六腑皆令人咳,非独肺也",五脏之邪气或者气机不顺,都会牵连到肺,引起咳嗽。暑为壮火,内应于心及小肠,故见心烦尿赤;若暑热伤肺,与"心咳"类似,加黄连清心火,黄芩、天花粉清肺火,火清则咳亦止;长夏内应于脾,主湿,脾胃位居中焦,是一身气机上下出入之中枢,犯肺则导致肺气不利而咳嗽,加半夏、茯苓燥中焦之湿,加生姜、大枣调和脾胃,加桑白皮兼顾肺气;肺喜润恶燥,燥气犯肺,则加贝母、瓜蒌、知母、柏子仁等甘寒、质润之品,清燥热,润肺燥。

半夏白术天麻汤

【主治】

本方主治风痰上扰证。

本方证所主治的风痰,乃内风夹痰证。内风就是肝风,痰是湿痰。痰湿为阴邪,容易阻滞气机,特别是中焦气机。中焦气滞,则见呕吐恶心,或者呕吐痰涎。湿痰在中焦,本不自升,但容易被肝风所裹挟,上扰清空,导致眩晕头痛。舌苔白腻,是中焦痰湿之象,脉左弦右滑,左关属肝,右关属脾胃,弦为肝风内动,右滑为痰湿,如图15-20所示。

【病机和治法】

本方证属于脾虚痰湿阻滞中焦,肝风夹痰上扰头目。治宜健脾祛湿化痰,平息肝风。

【方解】

本方由半夏、茯苓、陈皮、甘草、白术、天麻组成,乃二陈汤加上白术、天麻而成。二陈汤是化痰的基本方,功能燥湿化痰,以治疗湿痰病证为长。脾为生痰之源,脾气虚弱,湿亦聚而成痰,如果不着眼于补益脾气,痰湿将会无休无止,故加白术,白术甘苦温,益气健脾和燥湿兼顾。白术、茯苓和甘草相合,可健脾益气祛湿,对于湿痰而言,是标本兼顾。风痰证中,肝风内动是痰湿上扰的关键因素,故以天麻平肝息风。天麻味甘性平,《本草纲目》称之为"定风草""治风之神药",能平肝息风。肝风平息,则痰湿自降,上扰清空的病机自解,如图15-21所示。

程钟龄在《医学心悟》眩晕节中说:"有湿痰壅遏者,书云头旋眼花,非天麻、半夏不除是也",天麻息风,半夏祛痰,二药组合,平息肝风,燥湿化痰,为治疗风痰上扰之眩晕头痛的常用组合,共为君药。

【临床运用】

1. 辨证要点 本方是治疗风痰眩晕的常用方,临证以眩晕头痛,胸膈痞满,舌苔白滑,脉左弦右滑为辨证要点。

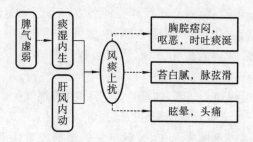

图 15-20 半夏白术天麻汤证的发病机制及主要症状

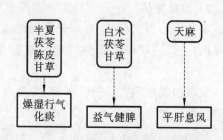

图 15-21 半夏白术天麻汤配伍示意图

2. 临证加减 可从脾和肝两个方面来考虑。

若脾虚较重而动则自汗乏力,可加人参、黄芪补益脾气;若痰湿阻滞而脘腹痞满,可酌加枳实、山楂、神曲等消食理气之品;若呕吐较重,可仿半夏生姜汤之意,增加半夏用量,或酌加旋覆花,或加泽泻渗利水湿。

若肝风较重,可适当加入生龙骨配伍神曲以镇肝息风;若老年体虚,肝肾阴亏而肝风内动,可考虑与镇肝熄风汤合用,以镇肝熄风汤平息肝风,半夏白术天麻汤化痰。此法笔者屡次用之,常能起到佳效,尤其是对于舌苔白滑而面部潮红、脾气急躁而兼见失眠的患者;头痛较重者,可加入蔓荆子,或根据"久病入络"之理酌情加入蜈蚣、全蝎等虫类药,或者加入丹参、当归等活血之品。

【案例赏析】

这个案例可从两个方面来学习:一是辨证。患者以"头痛眩晕"为主诉就诊,从患者的年龄来看,存在肾虚头痛的可能,从发病季节来看,又有外感风寒的可能;仔细辨析诸症、舌脉,可排除肾虚和外感,辨证属于脾虚生痰,风痰上扰证。二是方药的问题,本方实际上以半夏白术天麻汤加人参合吴茱萸汤组成,前者益气健脾,燥湿化痰,后者降逆和胃(图 15-22)。

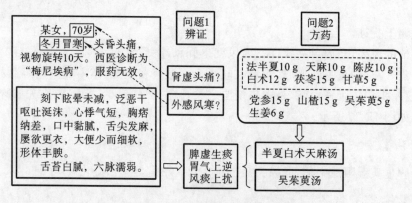

图 15-22 半夏白术天麻汤案例赏析

第十六章　消食剂

【概念】

以消食药为主组成,具有消除积滞的作用,用于治疗食积证的方剂,统称为消食剂。

我们先来看看"积滞"的含义,"积"的原义与禾谷相关,是"谷物堆聚"之意;"滞"则与水相关,乃"水流不畅"之意,后来引申为积压、阻滞、闭塞之意。脾可运化水谷和水湿,若脾失健运,则水谷、水湿停滞,这与"积滞"原义非常吻合,所以中医用"积滞"这个词代指饮食堆积,痰湿停聚。积滞与食积不是同一个词,积滞的范畴更大,包括现在常讲的癥瘕积聚、瘿瘤瘰疬等。我们这里主要介绍食积。

按食积部位的不同,可分别采取"消"和"导"。若食积时间短,积于上脘,采取吐法;如果食积时间较长,积于下脘,考虑下法,使之从大便而出;在中脘者,采取消法,如图16-1所示。吐法、下法就是这里所讲的"导滞",是通过涌吐和泻下,给饮食积滞以去路。吐法的代表方剂如瓜蒂散,下法的代表方剂如枳实导滞丸、木香槟榔丸等,都是比较峻猛的方剂,适用于病情较重的病例;"消法"则是将食积消于无形的一种方法,代表方剂有保和丸、健脾丸等,适用于病情较轻,病程较长者。

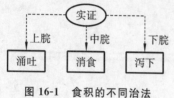

图16-1 食积的不同治法

【分类】

食积产生的原因有外因和内因,外因是饮食超常,如食入过多,过油等,属于实证,治以消导为主;内因是脾胃不足,不能充分消化,属于虚实夹杂之证,此时,既要用"消法"针对已经形成的食积,又要用"补法"补益虚弱的脾胃,消补兼施。因此,消食剂可以分为消食导滞剂和消补兼施剂两类。

【使用注意】

1. 要注意分清食积的虚实 消食药在消化食积的同时消耗脾胃之气,涌吐和泻下的药物耗损中气更厉害、更快。所以,对于实证来讲,在食积消除以后应立即停用消食药,否则就会伤损脾胃;对于虚实夹杂证,不可单用消法,如果单用,虽解决了旧的食积,但脾胃更虚,会产生新的食积,而且较之前更虚,症状更重。所以对于虚实夹杂的病例,不可图一时之快,要消补兼施,用消法治标,祛除已成的旧食积,用补法治本,以杜绝将成的新食积,如图16-2所示。

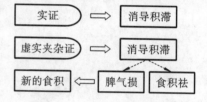

图16-2 要分清食积的虚实

2. 消食剂中常配理气药和健脾祛湿药 食积容易阻滞中焦气机,产生水湿、痰浊。食积之化,有赖于脾的运化和胃的和降,气机不畅,痰湿不去,脾胃的消化功能就被阻滞,食积从何而化? 所以,在消食剂中常配伍理气药和健脾祛湿药,用木香、陈皮、砂仁、豆蔻等行气药,枳实、厚朴等降气药,茯苓、山药、薏苡仁、白术等健脾祛湿药,以调畅中焦气机,气滞调整得当,不仅可以解决好气滞带来的胀满疼痛、呕吐、腹泻等症状,还可促进食积的消化。

3. 不可久用 消食剂虽然属于渐消缓散之品,但也容易攻伐人体正气,所以只能暂用,攻补兼施类的方剂虽然配有部分补益药,但亦不能久用。待食积祛除后,改用消除病因的方法,外因所致者,减少食量或改变饮食习惯;内因所致者,改用健脾益气类方剂。

第一节 消食化积

保 和 丸

【主治】

本方主治食积证。

食积的产生有内因和外因两种,内因是脾胃不足,运化无力;外因是过饮过食,或者过于油腻。保和丸主治的食积证属于后者。当饮食过量或者过于油腻,超过脾胃的运化的能力时,就导致中焦升降失调。脾不升清则食欲不佳甚至恶食,恶油腻;胃不能受纳,则胃脘痞满、恶心呕吐、嗳腐吞酸。

脾的运化能力是运化饮食能力和运化水湿能力的综合。如果脾的运化能力过多地用于承担运化饮食功能,则运化水湿的能力必然相应减少,反之亦然。本方证中,由于过度饮食,脾的运化能力过多地用于运化饮食,则导致脾运化水湿的能力消弱,造成水湿停聚中焦。水、湿阻滞中焦气机,加重脘腹痞满胀痛;如果水湿下注大肠,大便就变得稀溏;舌苔是辨识食积证的佐证,本方证中,舌苔白而厚腻。

"气有余便是火",中焦气机阻滞,所以时间一长就化热。本方证中,常见的舌质变化有两种,一种是舌边逐渐变红,这是因为脾胃的食积和水湿,土壅木郁,引起肝胆火郁。另一种是舌的正中央出现少许黄苔,说明胃中有热,即朱丹溪在《丹溪心法》中所讲的"食郁有热"(图 16-3)。

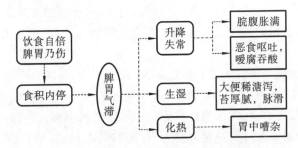

图 16-3　保和丸证的发病机制及主要症状

【病机和治法】

本方证的病因乃过度饮食,超出脾胃的运化能力所致,属于实证。由于食积停聚在中脘,所以既不能用吐法,也不能用下法,当以消法使之消于无形。故立消食化积,行气祛湿之法(图 16-4)。

【方解】

本方共计七味药,可分为三个模块:第一模块,山楂、神曲、莱菔子;第二模块,半夏、茯苓、陈皮;第三模块,连翘,如图 16-5 所示。

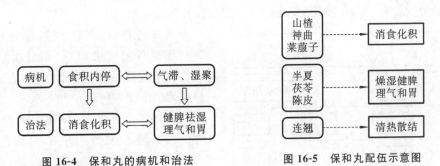

图 16-4　保和丸的病机和治法　　　　图 16-5　保和丸配伍示意图

第一模块:山楂、神曲、莱菔子。

为什么要连用三个消食的药呢? 山楂健脾开胃,促进消化,尤其善于消化油腻、肉食积滞;莱菔子长于消除谷面之积,味辛而行散,消食化积之中兼有行气之功,尤其善治气滞偏重的食积证;神曲又称"六神曲",性味辛温,辛能行气消食,擅长于消谷、麦、酒积,甘温能健脾开胃。三者合用,针对的范围更广,谷、面、肉食、酒等导致的食积都能兼顾。临床上,食积证的患者中,有的可以追溯到引起食积的食物种类,有的却不能,有的是因为多种食物引起的,因此三药合用实为必要。由此看来,三药并不重复。

那么,何者为君呢? 在《丹溪心法》原方中,重用山楂为君,因为山楂是三药中针对面最广的。当然,也不是一成不变的,如果是食面食过多引起的食积,以神曲或者莱菔子为君就比山楂合适一些,如果是饮酒过多引起的酒积,则以神曲为君,如果患者腹胀较重,则重用莱菔子为君,因为三者之中莱菔子行气之功最为突出。因此,何者为君,要具体病证具体对待。

第二模块：半夏、茯苓、陈皮。

这三味药是二陈汤的结构。其中，半夏燥湿健脾，茯苓渗湿健脾，陈皮健脾理气，三者配伍健脾祛湿以针对中焦之湿。此外，半夏擅长于降胃气，陈皮行气，性味芳香，擅长于升散脾气，二者一升一降，调理中焦气机，不仅有利于消痞除胀，而且有利于食积的消化。

第三模块：连翘。

在前面讲过，气机阻滞容易化热，成为"郁火"，郁积在胃或肝胆。"火郁发之"是治疗郁火的基本准则。本方证郁热并不重，也不像温热病的那样传变迅速，因此本方中取苦寒的连翘，小量使用，如此既可清热，又可透热外出，对于郁积在肝胆或者脾的郁热尤其合宜。如果是郁热在胃，导致泛酸或者烧心、嘈杂、呃逆等，可参考脾胃大家李东垣的思路，改连翘为黄连，如《兰室秘藏》中的枳实导滞丸。

连翘散热，加上半夏、陈皮、茯苓祛湿理气，可将湿、热、气三者的结聚散开，分而治之，有利于脾胃消化功能的恢复，从而有利于食积的消化。朱丹溪以善治杂病著称，对郁证独有心得，本方中的连翘就秉承了其发越、发散的思路。

清代医家费伯雄认为连翘与消食无关，"可以减去"（《医方论》卷四），而现代医家焦树德先生恰恰相反，认为"本方妙在连翘一味……在方中实具有画龙点睛之作用"。笔者比较赞同后者，焦先生所讲的连翘"具有升浮宣散，清热散结之力，在大队消食导滞和中降气之品中加入连翘，不但能清郁热，散滞结，而且用其升浮宣透之力，以防消降太过而使全方有升有降，有消有散，有温有凉，有化有导，呈现出一派活泼生机"（《方剂心得十讲》），从升降出入、温热寒凉、消导消化等各个角度深刻点明了连翘在本方配伍中的妙处。因此连翘在方中不可缺少。综上所述，连翘在本方中小量使用，可清热散结。

【临床运用】

1. 辨证要点 本方为"消导平剂"，是治疗一切食积轻证的常用方。临证以脘腹胀满，嗳腐厌食，苔厚腻，脉滑为辨证要点。

本方中含有山楂、神曲、莱菔子三个消食药，为何称之为"消导平剂"呢？实际上平剂和重剂的划分是以"消"和"导"为直接依据的。"消"是以消食药为主组成的，功效一般比较缓和，渐消缓散，用于治疗病程较长，病势较为缓和的食积证；而"导"主要指的是泻下和涌吐，一般作用较为峻猛，起效迅速，适用于病情较重，病势较急者。保和丸是"消"法的代表方剂，剂型是丸剂，故属于"平剂"。

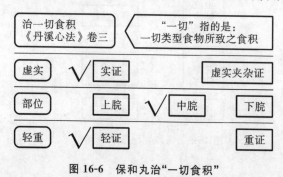

图16-6 保和丸治"一切食积"

本方出自《丹溪心法》，原方主治"一切食积"，那么丹溪所讲的"一切食积"指的是什么？我们从适应证的虚实、部位、轻重三个角度逐一分析，如图16-6所示。

从虚实角度来看，保和丸是消食健脾，祛湿理气的方剂，是祛邪的方剂，只适宜于实证，不适合虚实夹杂；从食积的部位来看，上脘者多用吐法，下脘者用下法，而消法则适宜于中脘者，本方是消法的代表方，用于食积中脘者；从食积证的轻重来看，保和丸属于消导平剂，作用平和，仅用于轻证。由此看来，无论从虚实、部位还是轻重等角度看来，保和丸都不包治一切证型的食积。

从方中组成来看，方中山楂、神曲、莱菔子都是消食的药物，各擅其长，三者组合，涵括日常各种饮食食积类型。由此看来，朱丹溪所讲的"治一切食积"的"一切"，指的是"一切食物类型"，而不是一切证型，保和丸也不是包治食积的"万能药"。我们读古书，用古方，一定要秉持批判的态度，只有这样才能客观、正确地理解古方，才能更好地继承创新。

2. 临证加减 本方原为丸剂，但临证应用时，改丸为汤的也不在少数。李东垣云"汤者荡也，去大病者用之"，如果改为汤剂，其功效远较丸剂峻猛，使用时必须予以注意。脘腹胀痛显著者，是气滞重，可以加入厚朴、枳实等行气消痞之品；食欲不振，口中黏腻者，是脾湿显著，可用羌活、藿香、荷叶等芳香醒脾;兼见脾虚而便溏者,或小儿乳食积滞,可加白术,即《丹溪心法》中的另一首消食方,名为大安丸。

第二节 健脾消食

健脾丸

【导言】

本方出自《证治准绳》,作者王肯堂(1549—1613),金坛(今江苏金坛)人,字宇泰。明万历十七年进士,官至福建参政。由于朝廷不纳他的抗倭疏议,故他称病辞官回乡,重操医学。《证治准绳》是汇集明以前医学大成的名著,后世医家对其非常推崇,称该书"博而不杂,详而又要"。

【主治】

本方主治脾虚食积证。

脾主运化,若脾气虚弱,形成食积和痰浊,食积于胃,痰湿聚于脾,容易阻滞中焦气机,气机阻滞日久,又化内热,于是在中焦形成了气虚、气滞、食积、痰湿、内热的复杂病机。虽然病机复杂,但只要把握好脾的生理病理特点和病机转化的规律,认识起来也不难。

脾虚则无力消化饮食,故患者倦怠乏力,食少,食欲不佳,虽食量不多,也不能充分消化,形成食积,阻滞胃的气机而脘腹痞满。一般而言,实证者饱则胀满,饿则减轻;虚证者相反,饱则胀轻,饿则加重。由于本方证中既有气虚,又有气滞,既有虚,又有实,所以往往在问诊时,患者的脘腹胀满的轻重不分时间,饱时也胀,饿时也胀。"气有余便是火,气不足便是寒",中焦气滞容易化热,脾气不足又易生虚寒,故在中焦形成寒热错杂,升降失调的状况。临证中,有些患者不仅胀满疼痛,还觉得食入的饮食不能下行,就像搁在胃脘一样,古人称之为"食不下"。

由于胃中有热,加之脾虚所致的湿浊,所以本方证中,患者的大便溏薄,但也可能干结,或溏结交替,还可能一次大便中前干后溏。舌苔常表现为苔腻微黄,如图16-7所示。

【病机和治法】

本方证的病机涉及气虚、气滞、食积、水湿、郁热等五个方面,虚实夹杂,以食积为主,气虚为次,治宜消补兼施,消为消食、行气、祛湿,补为补益中气(图16-8)。

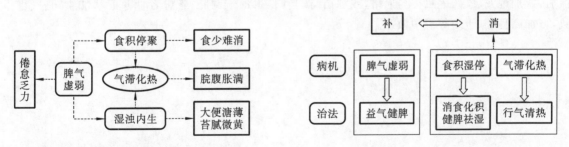

图 16-7　健脾丸证的发病机制及主要症状　　　　图 16-8　健脾丸的病机和治法

【方解】

全方十二味药,按照功效划分为三个模块:第一模块,人参、白术、茯苓、甘草、山药;第二模块,山楂、神曲、麦芽;第三模块,木香、砂仁、肉豆蔻、黄连,如图16-9所示。

第一模块:人参、白术、茯苓、甘草、山药。

这一模块即是四君子汤加上山药的结构,人参、白术、甘草、山药能益气健脾,白术、茯苓、山药又可

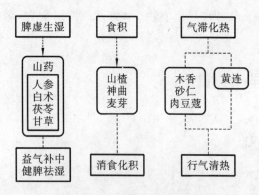

图 16-9　健脾丸配伍示意图

祛湿,是标本兼治、功效平和的组合,可益气补中、健脾祛湿。

第二模块:山楂、神曲、麦芽。

三者都是消食化积的药,山楂消食的范围比较广泛,擅长消肉食油腻荤腥之类的食积,神曲又称"六神曲",擅长消米面、酒湿之类的食积;麦芽擅长消淀粉类食物引起的食积。与保和丸相比,二方的消食药大致相同,只是本方将莱菔子换成了麦芽,因为本方有人参,莱菔子会减弱人参的补气作用。三药合用,增加了食积的针对面,加强了功效。我们通常习惯性地将这三味药合称为"焦三仙"或者"炒三仙",就是指三药合用,其效如仙。

第三模块:木香、砂仁、肉豆蔻、黄连。

木香、砂仁是行气的药,二者经常配伍使用,简称"香砂"。木香性味辛、苦、温,善走脾,偏于升散,虽说木香既能理脾气,又能理胃气,但实际上是偏于理脾气的;砂仁是阳春砂的成熟干燥的种子,其性偏降,所以砂仁的理气作用以调胃气为主。如此一来,木香偏升,以理脾气为主,砂仁偏降,以行胃气为主,二者合用,脾胃同调,因此是调理中焦气滞,消痞除满的经典组合。

肉豆蔻性味辛温,入脾、胃、大肠经。肉豆蔻气味芳香而入脾,能醒脾助消化,能温中行气。本方的剂型是丸剂,在制丸剂的过程中要"面裹煨"。所谓"面裹煨"就是将肉豆蔻的果实打碎,然后用湿面团包裹,放在火上烧,为什么要"煨"呢? 因为肉豆蔻的果实中含有油脂成分,容易加重腹泻。因此,"煨"可减轻肉豆蔻加重腹泻的副作用。黄连苦寒,与肉豆蔻相配,一升一降,一寒一热,与半夏泻心汤的辛开苦降、消痞除满思路大致相同。

本方补气药和消食化积、祛湿行气药同用,消补兼施,原方中白术、茯苓、人参、山药、甘草的用量共约七两半,山楂、神曲、麦芽共三两,因此补重于消。

【临床运用】

1. 辨证要点　健脾丸组方周正平和,原用于治疗饮食劳倦,脾虚不能食,后又补充"食积"证。成为治疗脾虚食积的常用方,临证以食少神疲,脘腹胀满,舌苔白而厚或微黄,脉虚为辨证要点。

2. 临证加减　本方的病机涉及气虚、气滞、食积、水湿和郁热。临证应用时,首先要注意君药的变化,如果脾虚重,则以人参、白术为君;若脾气虚弱不明显,则减轻人参、白术的用量,加大山楂、神曲、麦芽等消食药的量,以消食药作为君药;若脘腹胀痛明显,则加枳实、陈皮调理中焦气机,并加三七粉、当归等活血,或加地龙、蜈蚣等虫类药通络,或加白芍、当归、川楝子调肝;若患者食寒症状加重,是气虚生寒所致,可加高良姜、干姜等温中散寒。

第十七章　驱虫剂

【概念】

以驱虫药为主组成,具有驱虫或杀虫作用,用以治疗肠道寄生虫的方剂,统称为驱虫剂。

肠道寄生虫包括蛔虫、绦虫、钩虫等,以蛔虫为多见,所以主要介绍蛔虫病。蛔虫主要寄生在小肠、胆道,主要通过粪-口传播,发病多见于儿童,尤其是学龄前儿童;感染的特点是农村多于城市,卫生习惯、卫生条件差的地方发病率更高。常见脐周疼痛,食欲不振,腹泻、便秘等症状。除了肠道症状外,有些患儿还会出现流涎、夜间磨牙、烦躁不安、多动、营养发育不良等症状。蛔虫有钻孔的习性,肠道环境改变时,蛔虫可能会离开肠道进入其他带孔的脏器,如胆道、胰管、阑尾、子宫等,引起上腹部剧烈的、阵发性绞痛。

蛔虫寄生于体内,症状可轻可重,轻者可完全无症状,也可见偶发的腹痛、腹泻,重者腹部剧烈疼痛,甚至引起气血逆乱,出现"厥逆"。本章中的乌梅丸是用来治疗重证的。

乌 梅 丸

【主治】

本方主治蛔厥证。

乌梅丸出自《伤寒论》厥阴篇,用于治疗"蛔厥证"和"久痢"。

厥,有两层意思,一是厥冷,二是昏厥。古今以来的伤寒注家大多倾向于前者,现代报道中常见昏厥。

我们再来看看厥阴的内涵。人体有三阴三阳,三阴中,太阴为开,少阴为阖,厥阴为枢。厥阴经是阴气的最后阶段,好比一扇门,门里为阴,门外属阳。人体总是永不停息地由阳转阴,又从阴转阳,这个过程中,厥阴这扇门起着关键的作用,如果厥阴失调,就不能完成阴阳的转换,如果不能转阳则寒,反之则热。所以,厥阴病常易寒易热,易虚易实。

蛔厥乃《伤寒论》"十厥"之一,属于蛔虫病之重者。蛔厥证的本在于"上热下寒",所谓"上热",指的是胃热,属于实热,"下寒"指的是脾肾阳虚之虚寒,胃属中焦、肾属下焦,相对而言胃为上,肾属下,故称上热下寒。脾肾阳虚则可由蛔虫病已久导致。蛔虫寄生在胃肠道,扰乱脾胃气机,影响运化,导致气血不足,后天累及先天,终致脾肾阳虚。

蛔虫有趋热避寒和钻孔道的习性,下焦有寒,则虫体沿贲门上窜至胃脘,扰乱胃的气机。导致腹痛、恶心呕吐。如果蛔虫较多,扰动严重,腹痛和呕吐也就重。腹痛一般呈绞痛、钻痛、刀割样痛;呕吐剧烈者,还会吐出蛔虫。

脾是一身气血阴阳升降出入的枢纽,与胃相为表里,胃的和降是脾能升清的前提和基础,胃失和降,则脾亦不能升。脾肾阳气本来就虚,温煦全身之力不足,再加上脾胃气机逆乱,阳气不能输转到四肢,不能温煦四肢,因此厥冷更甚,患者不仅四肢不温,全身也厥冷。有些情况下,脾胃的升降失司,导致清阳不能上升至头目,患者出现突然昏厥等症,如图 17-1 所示。

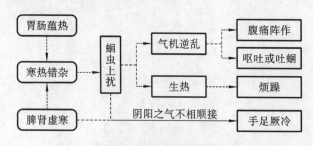

图 17-1　乌梅丸证的发病机制及主要症状

1998 年,笔者曾跟随李培生老先生抄方,李老是享誉中医界的伤寒大家,当时已经年近九旬。其中有一名患者,患慢性腹泻有二十余年,李老开了乌梅丸加减方。等患者取药离开以后,我就冒昧地问李老:"您用这个方剂治疗过蛔厥证吗?"老先生很坦率地说,"我只在中华人民共和国成立前用乌梅丸治过蛔厥证,中华人民共和国成立后就再也没有用过。"蛔厥证现在已日渐少见,在临床实践中用乌梅丸治疗蛔厥证的可能性不大。当然,乌梅丸是放在驱虫剂来讲的,所以我们首先学习蛔厥证,再关注它的另一个主治,即久泻久痢。

乌梅丸主治的久泻久痢,也是寒热错杂,虚实夹杂所导致的。肾为胃之关,肾阳不足,肠失固涩,故表现为泻痢,下利白色黏冻为主,兼见食欲不振,四肢不温等。这种久泻久痢,多反复发作,久久难愈,腹痛不严重,隐痛多见,一般不会出现蛔厥证中的绞痛、钻痛。

【病机和治法】

本方证中所讲的"下寒",远没有"寒厥证"中的阴寒那么重,如果没有蛔虫上窜引起的气机逆乱,是不会引起四逆中的厥冷的。因此,就蛔厥证而言,蛔虫扰动是标,是引动因素,对"厥逆"的发生起着决定性作用。蛔厥证属重病,也是急症,根据"急则治其标"的原则,使蛔虫停止扰动是当务之急,所以治疗的重心应着眼于治蛔。

对久泻久痢而言,治疗就要以调理脏腑为着眼点。本方证中脏腑病机复杂,包括寒热和虚实,既要固涩大肠以防止滑脱,也要调和寒热,调理虚实(图17-2)。

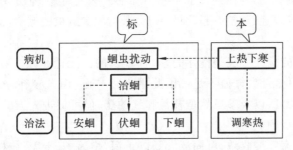

图 17-2 乌梅丸蛔厥证的病机和治法

【方解】

本方由乌梅、花椒、细辛、黄连、黄柏、炮附子、干姜、桂枝、人参、当归组成。全方可分为三个模块,第一模块,乌梅、花椒、细辛、黄连、黄柏;第二模块,炮附子、干姜、桂枝;第三模块,人参、当归。

第一模块:乌梅、花椒、细辛、黄连、黄柏。

这一模块的主要作用是安定蛔虫,如图 17-3 所示。

酸能安蛔:乌梅。

乌梅丸以乌梅为君药,乌梅性酸,是"酸中之至酸",原方中,在制作丸药之前,要"以苦酒渍一宿","苦酒"即醋,这样做的目的是使乌梅酸到极致,发挥安蛔作用。

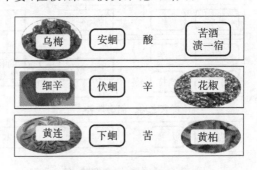

图 17-3 乌梅丸安定蛔虫

"酸能安蛔"用中医理论如何解释呢?乌梅性酸,是一味入厥阴经的药物。《黄帝内经》云"肝主身之筋膜",乌梅能入肝经舒筋缓急,能缓解筋膜、肠道、胆道的痉挛。前面讲过,蛔虫喜欢钻孔,筋膜的痉挛容易导致孔道狭窄,使蛔虫活动更加剧烈。所以,乌梅缓解筋膜痉挛的作用就是乌梅安蛔的机理。乌梅性酸入足厥阴肝经,这也是《伤寒论》中将乌梅丸列入厥阴篇的原因。

辛能伏蛔:花椒、细辛。

针对蛔虫,采取的第二个步骤是"伏蛔"。"伏"是屈服、顺从之意。辛味的药可以伏蛔。花椒主产于四川,故又称"蜀椒"。花椒和细辛的性味都是辛的,尝起来都有麻辣的感觉,可以使蛔虫麻醉,减少活动,故称"伏蛔"。方中炮附子、干姜、桂枝都具有辛热之性,有人因此将这三味药也列入"辛能伏蛔"之列,是不太准确的,此处花椒和细辛的"辛"是"麻"的意思。

苦能下蛔:黄连、黄柏。

关键在于"下",什么性味的药能"下"?"苦"能降、能泄。方中黄连、黄柏大苦大寒,苦能降,寒属阴,也能下之和降胃肠,使蛔虫的虫体和虫卵从胃肠而下。

能否单用二黄来通下蛔虫?黄连、黄柏都是苦寒之品,如果大量、单独使用,虽然可清胃肠之热,但其寒热环境也迅速转变了,原来胃有热,是蛔虫所喜欢的环境,突然转变为寒,又是蛔虫所恶的,蛔虫受到了"压迫",不但不会乖乖就范,反而奋起反抗,会上窜得更加猖獗,最终加重腹痛、蛔厥的症状,所以简单、粗暴地单用苦寒泻下最终只会事与愿违,是绝对不可取的。

以上是第一模块,用乌梅、花梅、细辛、黄连、黄柏制止蛔虫窜动,缓解剧烈腹痛、厥冷、昏厥等。

第二模块:炮附子、干姜、桂枝。

炮附子、干姜大辛大热,附子能温十二经之阳,散十二经之寒,偏于温散下焦肾阳虚衰之寒,干姜善温散中焦脾阳不足之虚寒。桂枝散在肝经之寒,这一点在温里剂中当归四逆汤、温经汤时已经详细分析过,这里不再赘述。我们常说"附子无姜不热",一般来说,治疗厥逆证时附子应该用生附子,但本方中的附子用的却是炮附子,原因何在?因为本方证中,脾肾阳气虽然虚衰,但阴寒并没有到达格阳的程度,之所以出现厥冷,是因为蛔虫的扰动,与四逆汤证是不一样的。综上所述,本方用炮附子、干姜、桂枝、细辛、花椒五味强有力的温热药,与黄连、黄柏一起,调和寒热,既可减少蛔虫的上窜,也可减轻厥冷的症状。

第三模块:人参、当归。

就病程来讲,本方主治的病证一般是慢性的,病程较长的。无论是蛔虫在胃肠滋生和扰动,还是久泻久痢,都会影响脾胃的运化,导致气血不足。因此用当归补血,用人参补气,以达气血双补。另外,张仲景特别强调后天补益先天,所以人参虽然是补益脾气的药,但可促进先天的补益,与诸温阳药配伍,辛甘化阳,以达到补益肾阳的目的。

对于久泻久痢来讲,乌梅性酸收敛,可固涩大肠以止泻,炮附子、干姜、桂枝等药温阳散寒,肝、脾、肾同治,黄连、黄柏清热燥湿,人参、当归扶正对于寒热错杂,虚实夹杂,肝、脾、肾同病之久泻久痢也可起到很好的治疗作用,如图 17-4 所示。

本方的配伍特点,体现在三个方面:一是酸苦辛并进;二是寒热并用;三是补泻兼施,如图 17-5 所示。

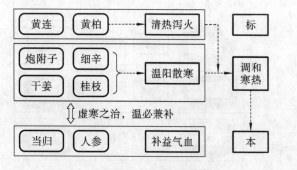

图 17-4 乌梅丸调和寒热,气血双补

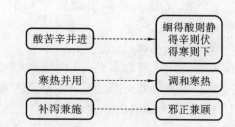

图 17-5 乌梅丸的配伍特点

本方中,乌梅味酸,细辛、花椒性辛,黄连、黄柏性苦,酸苦辛并进,使"蛔得酸则静,得辛则伏,得苦则下";黄连、黄柏性寒,能清上热,炮附子、干姜、桂枝性温热,能散下寒,故寒热并用以调和寒热;黄连、黄柏苦寒清热以泻实热,当归、人参甘温以补益气血,故补泻兼施以邪正兼顾。

【临床运用】

1. 辨证要点 本方具有调和寒热、安蛔止痛之功,是治疗上寒下热,蛔虫扰动之蛔厥证的名方。临证以腹痛时作,四肢厥逆为辨证要点。

乌梅丸原用于治疗"蛔厥证",随着时代的发展,现代用于蛔厥证的报道已日益少见了。结合本方的功效和配伍特点,近来用于治疗慢性腹泻、抑郁症、失眠症、糖尿病、痛经等疑难杂病者则渐多。

近年来,笔者用乌梅丸治疗顽固性失眠者较多,特别是抑郁症失眠者。失眠,古称"不寐",病机多变,总体上不外乎阳不入阴,阴不涵阳。乌梅丸是治疗厥阴病的方剂,按照方证的病机寒热错杂,虚实夹杂的特点,适宜于肝寒郁热,脾寒胃热,肝实脾虚的不寐证。

2. 使用注意 乌梅丸中集酸、辛、甘、苦四种性味于一体,四种性味均用其极,至酸、至苦、至寒、至甘,如果作汤剂,服用起来对胃肠有很大的刺激性,笔者所经治的患者中,凡是服用过乌梅丸汤剂者,都会提到汤药味道怪异,刺激性大,如果依从性不强,是很难坚持服用的。"汤者,荡也,去大病用之",与丸散剂相比,汤剂药力峻猛,其效速度快捷,重病急症应当用之。考"蛔厥"一症,属急症重病无疑,原方为何用丸剂呢?其中缘由可能与汤剂口感怪异,副作用大有关。现代医家在应用乌梅丸方汤剂的过程中,常加蜂蜜同煎,蜂蜜性甘,可调和口味及药性,缓解胃肠刺激,是对古方很好的应用。

3. 加减变化 本方证病机的要点是寒热错杂,虚实夹杂。寒重热轻者,则重用炮附子、干姜、桂枝;热重寒轻者,则重用黄连、黄柏。若以之治疗失眠症,应适当参考肝阴、肝血、肝气之虚实,若肝血、肝阴不足,虚阳外浮,可参考酸枣仁汤之意,酌加炒枣仁、茯神、川芎,或加磁石、煅龙骨、煅牡蛎以镇静安神;若以之治疗消渴,可加入黄芪、山药等益气生津之品;若以之治疗痛经,可加入川芎、延胡索、川楝子、泽兰等活血行气止痛之品。

【案例赏析】

笔者曾于2017年治一患者,该患者常年在北京经商,患有焦虑症,脾气急躁,多梦易醒,问及失眠的时间点,多数集中在凌晨1～3点,一直服用抗焦虑西药及养血安神类中成药,初服有效,久服则无效,伴有胃肠道不适,大便有时稀溏,呈腹泻状,有时数日不解,呈便秘状,舌两边红,舌苔淡白,脉弦。

分析其证在肝经,属寒热错杂。故用乌梅丸加酸枣仁、磁石、白术等予以治疗。一周后复诊,自述服后白天精神明显振奋,夜间睡眠情况也大为改善,初服时易醒、早醒依然存在,但服至四五剂时,大便顺畅,凌晨醒后,烦躁明显减轻,而且能再度入睡。再服七剂,已基本恢复正常,观察月余,未见反复。患者在第一次复诊时,曾谈及服药过程,称初次服用汤药时,味道极其怪异,服后胃中如波浪翻滚,有欲呕之势,半小时后自觉眩晕,但持续时间不长,为15～20分钟。这种"眩晕"可能就是"瞑眩"。即"药不瞑眩,厥疾不瘳"(《尚书》)。

参 考 文 献

[1] 杨裕忠,王新芳.大承气汤大黄后下时间对阳明腑实证的临床疗效观察[J].世界中医药,2014,9(7):904-907.

[2] 罗元凯.中医妇科学[M].上海:上海科学技术出版社,1984.

[3] 郝万山.经方中的白酒与清酒[J].中医杂志,1991(5):59.

[4] 浙江省中医研究所,浙江省宁波市中医院学会.范文甫专辑[M].北京:人民卫生出版社,1986.

[5] 曾志恢.桃仁承气汤加减治愈一例大面积阴道血肿[J].中医杂志,1965(10):44.

[6] 陈潮祖.中医治法与方剂[M].北京:人民卫生出版社,2009.

[7] 杨成山.辨证运用真武汤举隅[J].中医药学报,1987(1):37-38.

[8] 王礼.半夏白术天麻汤的临床应用[J].安徽中医学院学报,1985(1):17-18.